Dr Fernand Lagrange

La médication

par l'exercice

Paris, FÉLIX ALCAN, éditeur, 1894

LA

MÉDICATION PAR L'EXERCICE

4606-93. — CORBEIL. Imprimerie Éd. CRÉTÉ.

LA
MÉDICATION

PAR

L'EXERCICE

PAR

LE DR FERNAND LAGRANGE

Lauréat de l'Institut et de l'Académie de médecine
Médecin consultant à Vichy.

Avec 62 figures dans le texte

ET UNE CARTE COLORIÉE HORS TEXTE

PARIS

ANCIENNE LIBRAIRIE GERMER BAILLIÈRE ET Cie

FÉLIX ALCAN, ÉDITEUR

108, BOULEVARD SAINT-GERMAIN, 108

1894

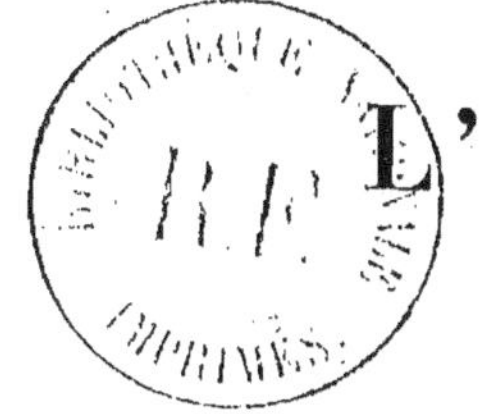

A

M. LE DOCTEUR CADET DE GASSICOURT

MÉDECIN DES HOPITAUX
MEMBRE ET SECRÉTAIRE ANNUEL DE L'ACADÉMIE DE MÉDECINE

Cher et honoré Maître,

Permettez-moi de vous dédier ce livre en reconnaissance de l'intérêt que vous avez bien voulu prendre à mes travaux, et de l'appui si autorisé que vous leur avez prêté devant l'Académie.

F. LAGRANGE.

PRÉFACE

Ce livre va clore la série de nos travaux sur l'*Exercice* et en sera comme la conclusion.

Les trois premiers volumes déjà publiés sur le même sujet n'étaient, pour ainsi dire, qu'autant d'étapes conduisant le lecteur au but final aujourd'hui atteint, savoir l'étude de l'Exercice envisagé comme *moyen thérapeutique*.

Dans le premier, paru en 1888, *la Physiologie des exercices du corps*, nous avions étudié les modifications produites dans l'organisme humain par le travail musculaire et le mouvement. Mais cette étude très générale, base nécessaire de nos travaux ultérieurs, ne renfermait guère qu'à l'état de germe les applications pratiques auxquelles doit toujours viser une œuvre de science médicale.

Les deux livres qui ont suivi avaient pour objet de montrer comment les notions puisées dans la physiologie de l'exercice pouvaient être utilisées, chez l'homme bien portant, pour contribuer au maintien de la santé.

L'un, qui a pour titre l'*Exercice chez les enfants et les jeunes gens*, exposait le rôle de l'exercice dans le développement normal du corps et dans la formation des organes. Il traçait les règles de l'Éducation physique dans ses rapports avec l'Hygiène, et cherchait à préciser quelles sont les formes et les doses d'exercice qui s'adaptent rationnellement aux diverses périodes de la vie durant lesquelles le corps se forme et s'accroît.

L'autre, intitulé l'*Exercice chez les adultes*, étudiait les effets du travail musculaire et du mouvement sur le corps arrivé à son développement complet. C'était encore, comme le précédent, un livre d'Hygiène, où l'exercice était considéré comme agent *préventif* plutôt que comme moyen *curatif* des maladies. Toutefois, ce dernier volume, en cherchant à déterminer le rôle de l'exercice suivant les diverses conditions d'âge et de tempérament, nous avait conduit jusqu'aux frontières de la thérapeutique. Nous avions été amené à étudier les perversions de la nutrition qui résultent du défaut d'exercice, et les diathèses diverses qui constituent les tempéraments morbides. De plus, il nous avait fallu tenir compte des divers troubles fonctionnels, ou même des diverses affections organiques, qui peuvent créer des difficultés particulières dans l'application de l'exercice; il nous avait fallu tracer des règles grâce auxquelles on pût donner à certains malades les bénéfices de ce puissant modificateur hygiénique sans aggraver leur maladie. Mais ce n'étaient là encore à proprement parler que des études d'Hygiène.

Aujourd'hui nous nous proposons d'étudier l'Exercice, non plus comme moyen de prévenir les troubles de la santé, mais comme moyen de guérir ou d'améliorer les maladies confirmées.

L'étude de la *Médication par l'exercice* peut passer pour une nouveauté en France, mais non pas dans tous les pays. Dans bien des contrées de l'Est et du Nord de l'Europe, la thérapeutique par le mouvement est en honneur depuis de longues années. Aussi avons-nous tenu, avant d'écrire ce livre, à rechercher dans tous ces pays les documents qui y abondent sur les procédés divers et aussi sur les résultats de cette forme de traitement. Trois hivers consécutifs ont été consacrés à recueillir à l'étranger les documents qui ont servi à la composition de ce livre, et dont la recherche a été facilitée par trois missions scientifiques que nous a confiées le ministère de l'instruction publique.

Nous sommes heureux de saisir l'occasion de remercier ici tous les savants étrangers dont l'obligeance et l'accueil si hospitalier nous ont permis de mener à bonne fin la laborieuse enquête scientifique que nous sommes allé faire en Suède, en Allemagne, en Autriche et en Suisse. Nous devons surtout un témoignage de vive reconnaissance à tout le corps médical de Stockholm et en particulier aux Drs Wide, Murray, Zander, Levertin, ainsi qu'au major Thure-Brandt et au professeur Törngren, pour les précieux renseignements et les utiles leçons que nous avons trouvés auprès d'eux pendant notre séjour en Suède. Nous avons aussi à remercier le professeur Lorenz, de Vienne, et le professeur Dollinger, de Budapest, des documents spéciaux qu'ils nous ont permis de recueillir chez eux. Enfin nous tenons à rendre hommage à la courtoisie des médecins allemands auprès desquels nous ont conduit nos voyages d'étude, et tout particulièrement à l'obligeance du professeur OErtel, de Munich, qui a bien voulu nous fournir tous les documents nécessaires à l'exposé de son système, et qui a obtenu pour nous du Commissariat de Reichnall, l'autorisation de publier un extrait de la carte régionale qui sert à l'application de sa *Cure de terrains*.

Les résultats de nos différents voyages ont été consignés dans notre livre, et y font l'objet de plusieurs chapitres. Notre mission en Suède surtout, nous a fourni les documents les plus précieux. Nous en avions déjà fait l'objet d'un mémoire manuscrit, *la Gymnastique suédoise étudiée à Stockholm*, que l'Académie de médecine a couronné sur le rapport présenté par son éminent secrétaire annuel, M. Cadet de Gassicourt (prix Mombinne, 1891). Mais, bien que ce mémoire occupe dans le livre une place importante, il était loin de pouvoir, à lui seul, constituer le fond de la *Médication par l'exercice*. Nous ne pouvions pas non plus nous borner à présenter au lecteur une sorte de compilation des divers systèmes de traitement par le mouvement que nous avions étudiés à l'étranger. Les documents recueillis dans nos voyages étaient comme des matériaux disparates dont la réunion ne pouvait former un tout complet. En effet si la plupart des praticiens du Nord et de l'Est de l'Europe s'accordent à proclamer l'efficacité de l'exercice actif et passif et du massage dans le traitement des maladies, il faut reconnaître que chacun des maîtres qui a fait école dans la matière n'a vu, le plus souvent, qu'un seul côté des applications de ces agents thérapeutiques.

Certains systèmes, tels que la gymnastique suédoise, s'attachent surtout à la forme des mouvements et ne voient dans l'exercice qu'un moyen de mettre en jeu tel ou tel groupe de muscles et de mobiliser telle ou telle articulation, afin de modifier soit une région limitée du corps, soit un organe ou un appareil organique déterminés, sans viser l'ensemble des grandes fonctions vitales et la nutrition. Les autres, comme le système d'OErtel avec son exercice de marche ascensionnelle, ont au contraire pour objectif les effets « généraux » de l'entraînement et n'arrivent à modifier un organe déterminé, tel que le cœur par exemple, qu'en modifiant du même coup tout l'organisme dans son ensemble. D'autres enfin limitent l'effet du mouvement à une étroite sphère d'action, ne visant que les affections des organes locomoteurs, les maladies des articulations et des muscles, les déviations de la taille, etc., ou bien n'utilisant dans la thérapeutique qu'une portion restreinte des éléments de la médication par l'exercice, comme les mouvements passifs et le massage.

Aucun système, parmi ceux que nous avons étudiés, n'a songé à utiliser méthodiquement dans leur ensemble toutes les ressources thérapeutiques offertes par l'exercice au médecin. Et si l'on peut reconnaître quelque mérite à notre travail, ce sera, sans doute, d'avoir recherché tous les effets primordiaux du mouvement musculaire et d'en avoir déduit des données thérapeutiques rationnelles, en montrant combien les indications en sont plus nombreuses et plus diverses que ne l'avait dit jusqu'à présent chacun des auteurs qui ont écrit sur ce sujet.

Ce livre n'est donc pas un simple résumé des méthodes de traitement gymnastique employées par diverses écoles, et nous pensons pouvoir prétendre à le présenter comme une œuvre, à bien des égards, personnelle.

Nous dégageant de toute influence d'école, nous avons tenté de rapprocher les enseignements de la physiologie de ceux de la clinique pour en déduire les indications à remplir et aussi les dangers à éviter dans l'application de l'exercice aux maladies. Cette étude fait l'objet de la 1re partie du livre, qui a pour titre *les Effets thérapeutiques de l'exercice.*

Dans la IIe partie, intitulée *les Moyens d'exercice,* nous avons présenté au médecin les divers systèmes d'exercices usités, parmi lesquels nous nous sommes efforcé de lui apprendre à faire un choix rationnel. Nous avons même ajouté au formulaire des exercices méthodiques bien des types de mouvements et bien des formes de travail empruntés aux actes naturels, aux travaux professionnels, aux jeux libres et aux exercices de sport.

Enfin, dans la IIIe partie, qui étudie *l'Application du traitement,* nous avons abordé le côté vraiment pratique de notre travail. Quelles sont les affections médicales ou chirurgicales auxquelles le traitement par l'exercice doit être appliqué? A quelle dose et sous quelle forme faut-il prescrire le travail musculaire et le mouvement, suivant la gravité du cas et la période de la maladie? A quel moment, enfin, et dans quelle mesure faut-il recommander le repos et l'immobilité? Telles sont les questions auxquelles nous nous sommes efforcé de répondre dans cette dernière partie. Et nous n'avons pas besoin de dire à quelles

difficultés nous nous sommes heurté, en en cherchant la
solution.

Ces questions, en effet, n'ont jamais été nettement posées
dans nos ouvrages classiques de thérapeutique, et si, parfois, quelques cliniciens les ont agitées, ils n'y ont jamais
répondu que d'une façon vague et superficielle.

Aussi, quelque imparfaite que puisse être notre œuvre, elle
aura rendu, au moins, le service d'ouvrir la voie à de nouveaux travaux, en attirant l'attention des médecins sur une
importante lacune à combler dans la thérapeutique.

Il nous eût été difficile, dans bien des cas, de faire saisir, à
l'aide d'une simple description écrite, les divers mouvements et attitudes qu'impliquent certains exercices et dont
la précision stricte est parfois la condition essentielle de succès. Nous avons donc eu recours à des figures. L'ouvrage
contient 62 planches ou graphiques et une carte coloriée.

MM. Mauroy frères, médecins-gymnastes à Paris et élèves
de l'Institut central de Stockholm, ont bien voulu poser dans
tous les mouvements de gymnastique suédoise « manuelle »,
dont nous publions la photogravure d'après les clichés
obtenus et reproduits par M. Méheux, le photographe et
dessinateur scientifique bien connu.

Plusieurs des clichés qui ont servi pour nos planches
sont dus à l'obligeance de M. Bouchet, étudiant en médecine, et quatre dessins au trait ont été exécutés d'après
nature par Mme Lesou (de Limoges).

Le Dr Zander, de Stockholm, nous a gracieusement autorisé
à reproduire, d'après son album, les photographies de quelques-unes de ses machines, pour faire comprendre les
mouvements de la gymnastique médicale « mécanique ».
Les machines de Nycander ont été photographiées dans le
gymnase de M. Soleirol, à Paris.

Les tracés sphygmographiques montrant les effets de
l'exercice sur la circulation du sang sont empruntés les

uns au bel ouvrage de M. Marey, les autres au livre de
M. OErtel. Quelques-uns ont été pris sur nous-même, à
Stockholm chez le Dr Levertin, à Paris par M. Chevillot,
élève de M. Huchard.

Enfin les poses relatives à l'effet orthopédique de l'escrime
ont été photographiées d'après nature, l'une sur M. le professeur Prévost de Paris, l'autre sur notre ami M. Vavasseur, l'un de nos escrimeurs les plus renommés.

Nous avons tenu à citer les noms de toutes les personnes
qui nous ont aidé dans l'exécution matérielle de notre
ouvrage, et cela non seulement pour acquitter une dette de
reconnaissance envers elles, mais aussi pour montrer combien leur compétence spéciale est une garantie sérieuse
dans le concours qu'elles ont bien voulu nous prêter.

Vichy, 1er novembre 1893.

LA
MÉDICATION PAR L'EXERCICE

PREMIÈRE PARTIE
LES EFFETS THÉRAPEUTIQUES DE L'EXERCICE

CHAPITRE PREMIER
DE L'EXERCICE ACTIF.

L'effort musculaire et le mouvement. — Effets locaux de la contraction musculaire. — Effets de voisinage et de synergie. — Effets généraux de la contraction musculaire. — Rôle du système nerveux dans les effets de l'exercice actif. — Résumé des résultats thérapeutiques.

En thérapeutique, avant d'expliquer l'effet d'un médicament sur l'organisme malade, on commence par exposer ses propriétés physiologiques, c'est-à-dire l'effet qu'il produit sur l'organisme sain; de là, on déduit ensuite l'opportunité de son emploi et les services qu'on peut en attendre dans telles ou telles maladies. Il faut procéder suivant la même méthode, si l'on veut faire comprendre comment l'exercice peut devenir un moyen de traitement et dans quels cas il doit être appliqué aux malades.

L'*exercice*, au sens propre du mot, n'est autre chose que l'entrée en fonction des organes quels qu'ils soient. On réserve pourtant plus spécialement cette expression pour désigner le fonctionnement des muscles; et cela, sans aucun doute, par la raison que l'exercice musculaire entraîne forcément le fonctionnement plus ou moins actif de tous les organes du corps.

Quand l'activité des muscles vient à augmenter, on voit s'exagérer en quelque sorte tous les phénomènes de la vie, la respiration, la circulation du sang, la calorification, les sécrétions; la cellule organique elle-même, dernier terme de l'analyse anatomique du corps vivant, acquiert une suractivité proportionnée à l'intensité du travail musculaire : elle attire à elle une plus grande quantité d'éléments nutritifs, excrète une plus forte dose de produits de dénutrition.

Il nous faut, avant d'aller plus loin, analyser brièvement les éléments fondamentaux de l'exercice, d'où procèdent ces effets physiologiques si importants.

L'effort musculaire et le mouvement.

Dans tout exercice physique se rencontrent deux éléments fondamentaux : l'*effort musculaire* (1) et le *mouvement*. Ces deux éléments sont si intimement associés, en général, qu'ils semblent, au premier abord, n'en faire qu'un. Il est aisé de les distinguer par la pensée en se représentant l'effort comme la cause du mouvement, et le mouvement comme le résultat de l'effort.

On peut aussi dissocier expérimentalement le mouvement de l'effort musculaire. Par exemple, c'est l'effort du muscle biceps qui fléchit l'avant-bras sur le bras; mais on peut contracter le biceps sans que le mouvement de flexion se

---

(1) Il ne faut pas confondre l'effort musculaire, qui est la mise en action de la force du muscle, avec l'effort *thoraco-abdominal* appelé aussi simplement l'*effort*, acte synergique très complexe qui accompagne quelquefois mais non toujours l'effort musculaire et se caractérise par la contraction de tous les muscles expirateurs, avec fermeture de la glotte et arrêt momentané de la respiration.

produise : il suffit, pour cela, que l'avant-bras soit maintenu en extension par une force supérieure à celle du muscle fléchisseur. Inversement, le mouvement de flexion peut se produire en dehors de tout effort musculaire du sujet, dans le cas, par exemple, où une force extérieure, telle que la main d'un aide, vient saisir l'avant-bras et le fléchir.

L'effort musculaire et le mouvement sont les deux facteurs distincts d'où résultent les effets physiologiques de l'exercice, et, partant, ses propriétés thérapeutiques, et chacun de ces deux facteurs produit des effets qui lui sont propres.

L'effort musculaire se traduit extérieurement par un phénomène essentiel, la *contraction*. Quand un muscle se contracte, il se raccourcit et ses deux extrémités se rapprochent en attirant — si rien n'y met obstacle — les os auxquels elles sont insérées (1). Grâce à des effets de levier, de poulie, de pivot, qui se passent dans les articulations, ce mouvement fondamental de traction se transforme à l'infini et les membres se fléchissent, se tendent, se tournent et se retournent dans tous les sens. La contraction, c'est-à-dire le raccourcissement du muscle, est ainsi la cause des mouvements. Il ne peut y avoir mouvement *volontaire* ou *actif* sans contraction du muscle. Mais, on peut, nous l'avons dit, provoquer des mouvements à l'aide d'une force extérieure et sans que la contraction intervienne, et on dit alors que le mouvement est *passif* ou *communiqué*. Inversement, on peut provoquer des contractions dans un muscle et supprimer le mouvement que ce muscle devrait produire en lui opposant une résistance suffisante. L'effort ne se traduit plus alors par le déplacement du membre, mais par certaines modifications dans la forme et dans la consistance du muscle. On dit que le muscle est en contraction *statique*, quand il fait effort sans produire un mouvement ; quand, au contraire, son effort

(1) Voir, pour plus de détails, notre *Physiologie des exercices du corps* (6e édition, 1892). — Alcan, édit., Paris.

aboutit à un mouvement, la contraction est dite *dynamique*.

En réalité, cette distinction entre l'effort statique et l'effort dynamique n'est pas complètement exacte, en ce sens, qu'il ne peut y avoir contraction musculaire sans mouvement. Quand je contracte mon biceps et qu'une force supérieure à la mienne empêche l'avant-bras d'obéir à la traction que je lui imprime, il semble, en effet, ne se produire aucun mouvement, puisque le membre reste en place malgré mon effort. Mais si le mouvement passe inaperçu, c'est qu'il est très limité; il ne se traduit pas par un changement de position de l'avant-bras, mais par un simple déplacement moléculaire de diverses portions du muscle et des tissus qui l'avoisinent. Si, en effet, on observe ce muscle en contraction *statique*, on peut voir, même à travers les téguments, combien il a changé d'aspect; il est devenu plus dur, plus saillant, ses molécules se sont tassées en se rapprochant les unes des autres, les cordons fibreux et les aponévroses auxquels il s'attache se tendent et se soulèvent, formant relief sous la peau. Ces changements de forme et de consistance du muscle sont manifestement dus à un mouvement de concentration de ses fibres, mouvement très peu étendu et qui se fait, pour ainsi dire, sur place, mais qui n'en est pas moins important à noter pour expliquer bien des effets locaux de l'effort musculaire. Par ses mouvements moléculaires et ses changements de forme, le muscle exerce une action mécanique sur les divers éléments anatomiques avec lesquels il est en contact. Les filets nerveux qui le traversent, et les gros nerfs qui le côtoient ressentent, par le fait de la contraction, des froissements, des tiraillements qui sont autant de causes d'excitation transmises aux centres nerveux. De même les vaisseaux capillaires, les artères et les veines subissent des pressions qui peuvent modifier le cours du sang et réagir sur le cœur, organe central de la circulation sanguine.

Il importait d'attirer l'attention sur ces mouvements *mo-*

léculaires, car certains effets de voisinage que produit la contraction du muscle sont tout à fait indépendants du déplacement des membres. Si on ne voyait dans l'exercice musculaire que le mouvement extérieur et l'effort, on ne s'expliquerait pas comment le *massage* peut produire certains effets identiques à ceux du travail musculaire et pourquoi on le range parmi les diverses formes de l'exercice. La main du masseur imprime au muscle qu'elle pétrit et mobilise en tous sens, des mouvements moléculaires qui influencent dans le même sens que la contraction, non seulement les molécules du muscle lui-même, mais ses nerfs, ses vaisseaux, et tous les organes voisins.

Ainsi, tout effort musculaire s'accompagne, dans une certaine mesure, de mouvement. Le mouvement, au contraire, peut se produire et être utilisé en thérapeutique indépendamment de tout effort. Nous étudierons tout à l'heure, en parlant des mouvements passifs, les ressources thérapeutiques que peut offrir le mouvement en lui-même, isolé de la contraction musculaire. Revenons d'abord à l'étude de la contraction et cherchons parmi ses effets quels sont ceux qui peuvent être mis à profit pour le traitement des maladies.

La *contraction musculaire* consiste essentiellement dans le raccourcissement du muscle. Ce phénomène peut se produire sous l'influence d'agents extérieurs tels que l'électricité; mais nous ne parlons ici que de la contraction normale du muscle vivant, c'est-à-dire de celle qui se produit sous l'influence de la volonté.

Il se manifeste, dans le muscle en contraction, des effets divers dont nous avons déjà dit quelques mots, et sur lesquels il importe d'insister en raison des ressources que peut y trouver dans certains cas la thérapeutique. Mais ces phénomènes, bien qu'on les observe au moment même où le muscle se contracte, sont toujours consécutifs à certains actes physiologiques qui en sont la condition essentielle et même la cause première et qui se produisent loin du muscle, dans les centres nerveux. Le fonctionnement volontaire du muscle est toujours précédé de l'entrée en fonction du cerveau mis en jeu par la volonté. La volonté excite les cellules motrices de la substance grise, qui elles-mêmes transmettent l'excitation au muscle par l'intermédiaire de la moelle épinière et des nerfs. C'est alors seulement que la contraction se produit. Si l'on ne tenait pas compte de ces actes préliminaires, sans lesquels le muscle ne peut fonctionner, on risquerait de laisser de côté toute une série d'effets physiologiques du plus haut intérêt intimement liés à l'intervention active des cellules cérébrales dans l'acte musculaire et qui sont la conséquence de cet « exercice » auquel est soumise la cellule cérébrale en même temps que le muscle. Il faut se rappeler que tout effort musculaire se double forcément d'un effort de volonté dont l'énergie règle la force de la contraction. Le fonctionnement des muscles exige l'intervention d'un facteur *psychique* et l'entrée en jeu du cerveau. C'est ce qui explique les ressources thérapeutiques qu'on peut trouver parfois dans l'exercice musculaire pour combattre certains troubles des centres nerveux et même certains symptômes d'ordre purement psychique.

Effets locaux de la contraction musculaire.

Si on étudie le muscle lui-même pendant la contraction, on voit qu'il s'y produit trois ordres de phénomènes : 1° phénomènes *physiques*; 2° phénomènes *chimiques*; 3° phénomènes *physiologiques*.

Effets physiques. — Ils consistent d'abord dans le raccourcissement, le tassement des éléments anatomiques du muscle, d'où tiraillement des aponévroses et des tendons auxquels s'attachent ces fibres, froissement des filets nerveux qui le traversent, et compression des troncs nerveux et vasculaires qui l'avoisinent. Ces effets, purement *mécaniques*, n'offrent guère à noter comme résultat thérapeutique que l'excitation produite dans les parties sensibles des muscles, et notamment dans les filets nerveux sensitifs. Il résulte, en somme, des mouvements moléculaires qui constituent la contraction, un effet comparable à celui qu'on cherche si fréquemment à produire sur les éléments sensitifs de la peau par divers agents thérapeutiques, tels que les frictions stimulantes, les flagellations, la douche à percussion, l'application du froid, etc. La contraction musculaire peut ainsi devenir un moyen méthodique de stimuler les centres nerveux. Les sensations, développées par l'exercice dans la région qui travaille, iront exciter les cellules du cerveau et de la moelle, avec une intensité d'autant plus grande qu'un plus grand nombre de muscles est mis en jeu, et pourront provoquer des réflexes utiles au fonctionnement des organes éloignés, utiles surtout aux actes divers de la nutrition.

D'autres effets physiques plus importants s'observent dans le muscle en travail. Nous ne parlerons pas des phénomènes *électriques*, encore trop mal connus, auxquels pourtant il n'est pas téméraire d'attacher une part dans les effets thérapeutiques de l'exercice. Mais il est nécessaire d'exposer avec quelques détails les phénomènes de *calorification* qui ont été très nettement étudiés dans le muscle en travail. Tout muscle qui entre en contraction s'échauffe instantanément, ainsi qu'on l'a prouvé en mesurant directement sa température avec les appareils très sensibles dont disposent les laboratoires de physiologie. Suivant la plupart des auteurs, la production d'un excès de calorique serait la cause essentielle du travail musculaire, le muscle étant soumis aux lois des machines thermiques, et transformant la chaleur en travail. Suivant d'autres, et surtout d'après les derniers travaux de M. Chauveau (1), l'augmentation du calorique pendant la contraction ne serait qu'un phénomène concomitant, qui n'aurait pas, avec le travail des muscles, un rapport de cause à effet. Mais, au point de vue qui nous intéresse, peu importe l'explication théorique. Il nous importe surtout de retenir qu'une notable augmentation de chaleur dans le muscle accompagne toujours la contraction, car les résultats thérapeutiques les plus intéressants de la contraction musculaire se déduisent, non pas précisément de cette augmentation de chaleur, mais des actes chimiques qui lui donnent naissance.

Effets chimiques. — Ils sont intimement liés à l'augmentation de température du muscle, et tout le monde s'accorde à reconnaître qu'ils en sont la cause. La chaleur développée dans le muscle en travail est le résultat de combinaisons moléculaires, en vertu desquelles certains éléments, qui se rencontrent au sein du muscle, s'unissent pour donner naissance à des composés nouveaux.

On a cru longtemps que ces combinaisons chimiques, accompagnées de dégagement de chaleur et auxquelles on donne le nom de *combustions*, étaient exclusivement dues à l'union des principes organiques avec l'oxygène introduit dans l'économie par la respiration, et apporté au muscle par le sang. En réalité, ces réactions sont beaucoup plus complexes. Bien des corps autres que l'oxygène prennent part aux actes vitaux d'où résulte la chaleur animale; l'hydrogène, par exemple, joue un rôle important comme agent des combustions organiques. En outre, beaucoup de réactions de chimie biologique, qui accompagnent le travail musculaire, se font par simple dédoublement d'une substance en deux corps dont cette substance contenait les éléments. Souvent même l'acte chimique se borne à l'hydratation d'un

(1) Voir Chauveau, *Le travail musculaire et l'énergie qu'il représente.* Paris, 1891. — Voir aussi d'Arsonval, communication à la Société de biologie, année 1885.

corps qui absorbe quelques équivalents d'eau, ou bien à sa déshydratation par perte de ces équivalents.

Il faut dire, toutefois, que parmi les actes chimiques qui se passent au sein du muscle, le rôle capital appartient aux combinaisons dans lesquelles intervient l'oxygène. L'immense majorité des combinaisons organiques d'où procède la chaleur dégagée par le travail, sont des *oxydations*. Il faut dire aussi que les réactions de chimie vitale où l'oyygène n'intervient pas sont encore assez mal connues, et, partant, peu intéressantes au point de vue de leurs déductions pratiques. Nous nous bornerons donc à les signaler sans y insister autrement, et nous limiterons notre étude aux phénomènes d'oxydation, comme les plus importants et les plus féconds en applications thérapeutiques.

Nous rappellerons d'abord que les actes chimiques observés dans le muscle ne diffèrent nullement de ceux qui se produisent au sein des autres organes, et qu'il se fait constamment, dans l'économie, des « échanges » (1) organiques avec production de chaleur, et cela en dehors de toute contraction musculaire. Le fonctionnement de tous les organes, et celui même de toutes les cellules organiques, a pour condition essentielle une série d'actes chimiques accompagnés d'une augmentation de température, à défaut desquels la vie ne pourrait s'entretenir. Dans l'état actuel de la science, il est permis de considérer la nutrition comme un grand acte de chimie, auquel concourent une vaste série de combinaisons par échanges moléculaires, dont le processus est identique à celui des combustions observées dans le muscle en travail. Dans la cellule qui se nourrit, aussi bien que dans le

____

(1) Le mot *échange* représente très exactement l'acte fondamental de la nutrition, en vertu duquel la cellule vivante emprunte au sang qui la baigne les principes organiques nécessaires à son entretien et lui cède, en retour, les éléments qui, après avoir servi pendant un certain temps à alimenter son fonctionnement, sont devenus impropres à la vie.

muscle qui se contracte et dans le cerveau qui pense, l'acte chimique le plus essentiel, celui dont l'importance est telle qu'il a fait longtemps méconnaître tous les autres, c'est l'*oxydation* des éléments organiques, c'est-à-dire la combinaison de ces éléments avec l'oxygène que leur apporte le sang. Le muscle, enfin, même à l'état de repos, et par cela seul qu'il se nourrit, est toujours le siège de phénomènes d'oxydation analogues à ceux qu'on y observe pendant la contraction, à cette différence près, que l'état de contraction rend ces phénomènes infiniment plus apparents en décuplant leur activité.

En résumé, les actes chimiques observés dans le muscle en travail ne sont que l'amplification, l'exagération des actes normaux qui s'effectuent, même à l'état d'immobilité et de repos, dans l'ensemble de l'organisme, actes indispensables à la nutrition et, partant, au maintien de la vie. De cette conclusion il est facile de déduire l'importance du rôle dévolu au muscle dans les fonctions de la nutrition, car on peut déjà prévoir que les actes de chimie biologique d'où résultent les échanges nutritifs seront activés par la contraction musculaire et ralentis par l'inaction du muscle. Le muscle est ainsi une sorte de régulateur de la nutrition, et, comme ce régulateur est soumis à la volonté, on comprend quelles précieuses ressources thérapeutiques le médecin peut demander à l'exercice musculaire actif dans toutes les maladies de la nutrition caractérisées par le ralentissement des échanges organiques. Mais les détails dans lesquels nous entrerons plus tard, à propos des troubles qui caractérisent ces maladies, justifieront mieux encore les développements sur lesquels nous sommes forcés d'insister ici, et qui, au premier abord peut-être, pourraient sembler un peu trop spéciaux et sans grande portée pratique.

Nous n'avons fait, jusqu'à présent, qu'indiquer le processus général des actes chimiques qui accompagnent la contraction musculaire au sein du muscle en travail. Il nous reste à préciser davantage la nature de ces actes et à indiquer leur résultat définitif.

Et, d'abord, quels sont les éléments utilisés pour ces combinaisons d'où résulte le surcroît de chaleur dégagée, ou, en d'autres termes, quels sont les métériaux organiques qui alimentent les combustions dans le muscle en travail? Ici commencent les divergences et les discussions. Bien des points sont encore vivement controversés dans la question des combustions vitales. Cette question est encore à l'étude et il serait aussi fastidieux que peu profitable de la suivre dans les évolutions successives qu'elle a subies depuis Lavoisier. Nous nous bornerons à présenter ici le résultat de l'état actuel de la science à ce sujet. La plupart des auteurs les plus récents s'entendent pour battre en brèche les anciennes théories en vertu desquelles le muscle, en se contractant, combustionnerait sa propre substance. La fibre musculaire ne joue pas le rôle d'un combustible, mais plutôt le rôle d'un fourneau dans lequel se brûleraient les matériaux organiques apportés par le sang. Quant à ces matériaux qui viennent se brûler dans le muscle, ils sont de deux ordres : éléments *ternaires* ou *hydrocarbonés* et éléments *quaternaires* ou *azotés*. Toutefois, les éléments azotés n'interviennent que pour une très faible part dans les combustions musculaires dont les frais sont faits en majeure partie par les éléments ternaires, tels que les graisses et surtout les sucres (1).

Nous avons insisté sur ce point que la grande majorité des actes chimiques d'où résulte la chaleur du travail musculaire sont des combinaisons où entre l'oxygène. Ce gaz est introduit du dehors par la respiration, se fixe aux globules sanguins qui le tiennent pour ainsi dire en réserve

---

(1) Chauveau, *Le travail musculaire et l'énergie qu'il représente.*

et l'abandonnent, au moment voulu, aux éléments organiques avec lesquels il doit se combiner. Le point intéressant à noter à propos des réactions chimiques qui accompagnent la contraction musculaire c'est que les éléments
nécessaires à ces réactions sont constamment en présence
dans le muscle, mais ne se combinent pas quand cet organe
est en repos. Le sang qui arrose le muscle contient à la fois
de l'oxygène et des éléments hydrocarbonés comme le
sucre, mais une partie de ces éléments attend pour se combiner que la volonté leur en donne pour ainsi dire le signal.

Puisqu'on est forcé d'exposer à l'aide de comparaisons les
phénomènes que la science n'explique pas encore, on peut
se représenter le muscle comme un fourneau dans lequel
seraient en présence l'élément combustible (sucre ou
graisse), et l'élément qu'on appelait autrefois « comburant »,
c'est-à-dire l'oxygène ; mais il faut, pour que la combustion
se produise, l'intervention d'un agent de nature encore
inconnue, la volonté, qui vient, si on nous permet une
image familière, allumer le fourneau et provoquer la
combinaison chimique en commandant la contraction.

On sait combien un composé chimique diffère par ses
propriétés de chacun des corps qui ont contribué à sa formation, et l'on comprend aisément que les oxydations, qui
accompagnent le travail musculaire puissent donner naissance à une multitude de produits nouveaux, qui modifient
profondément la composition chimique du muscle où ils se
forment. Les produits des combustions musculaires varient
naturellement suivant les éléments qui ont contribué à les
former. On les divise en deux grandes classes, suivant qu'ils
résultent de l'oxydation d'éléments *azotés* ou d'éléments
hydrocarbonés. Ils peuvent, en outre, être des produits
d'oxydation *complète*, c'est-à-dire renfermant tous les équivalents d'oxygène que la substance combinée à ce gaz est
susceptible d'absorber, ou bien rester à l'état de produits

de combustion *incomplète*, auxquels il manque un ou plusieurs équivalents d'oxygène pour arriver à leur dernier terme d'oxydation. L'acide carbonique et l'eau sont les derniers termes de l'oxydation complète des matières hydrocarbonées ; l'*urée* est le dernier terme d'oxydation des matières azotées. Les produits d'oxydation incomplète les plus connus sont : pour les matières azotées, l'acide *urique*, la *créatine* et la *créatinine* ; pour les matières hydrocarbonées, l'acide *lactique*, l'acide *oxybutyrique* et toute la série des acides *gras*.

Tous ces produits d'oxydation complète ou incomplète se forment avec exagération pendant le travail musculaire, et l'analyse chimique les retrouve dans le muscle après le travail. Par contre, les matériaux qui leur ont donné naissance s'usent et diminuent, comme il était rationnel de le prévoir. Aussi, trouve-t-on, par exemple, plus d'oxygène et plus de sucre dans le sang qui arrive au muscle que dans celui qui en revient, tandis qu'en revanche l'acide carbonique et l'eau, produits de la combinaison du sucre avec l'oxygène, sont plus abondants dans la veine musculaire que dans l'artère correspondante. Il faut dire que ces différences s'observent déjà même à l'état de repos ; en dehors de toute contraction, et pour les seuls besoins de la nutrition, le muscle produit de l'acide carbonique et consomme de l'oxygène. Mais, à l'état de repos, cette consommation est infiniment moindre, et c'est là justement ce qui fait du travail musculaire un moyen thérapeutique si puissant dans toutes les maladies de la nutrition où les combustions vitales ont besoin d'être activées. On a calculé qu'un muscle produit sept fois plus d'acide carbonique à l'état d'exercice violent qu'à l'état de repos complet ; dans les mêmes conditions, la consommation d'oxygène, ainsi que la dépense de sucre ou de tout autre combustible organique, est corrélative de la production d'acide carbonique. Il est aisé de prévoir les déductions thérapeutiques que nous ferons ressortir plus loin de ces faits, quand nous étudierons l'application de l'exercice à certaines maladies de la nutrition telles que le diabète et l'obésité.

L'*urée*, produit des combustions *complètes* de la matière organique azotée, n'est pas augmentée, mais plutôt un peu diminuée sous l'influence de la contraction du muscle; et cela en raison de ce fait précédemment signalé, que ce sont les matériaux non azotés qui fournissent presque exclusivement aux combustions musculaires. Mais, sur ce point, bien des divergences existent parmi les auteurs et beaucoup admettent encore l'augmentation de l'urée sous l'influence de l'exercice physique. Pour notre part, les expériences auxquelles nous nous sommes soumis avec la collaboration de M. Gautrelet, n'ont laissé aucun doute dans notre esprit, et nous ont permis de constater, à l'aide de l'analyse des urines, que la contraction musculaire répétée n'augmente pas la production de l'urée. On sait que l'urée s'élimine par les urines, et il est rationnel de se baser sur l'analyse du liquide urinaire pour évaluer l'augmentation ou la diminution de ce produit sous l'influence de la contraction musculaire. Or, plus de quarante analyses faites à la suite d'excercices très violents tels que l'aviron, l'escrime, la boxe, n'ont jamais fait constater une augmentation, mais plutôt une légère diminution du taux de l'urée. Il nous semble absolument prouvé que la formation de l'urée n'est augmentée qu'en cas de travail musculaire exceptionnellement intense et poussé jusqu'au surmenage. Tel est le cas, par exemple du célèbre marcheur anglais Weston chez lequel on a pu constater jusqu'à 100 grammes d'urée dans l'urine des vingt-quatre heures (au lieu de 40 à 45 gr.). Mais cette analyse fut faite au cours d'une prouesse de sport, où le marcheur parcourut 140 kilomètres par jour et répéta cet effort surhumain pendant quatre jours consécutifs!

Dans des cas pareils, le sujet est sorti des conditions

physiologiques et s'achemine vers l'état pathologique. Le muscle surmené semble alors se brûler lui-même et passer du rôle de fourneau des combustions vitales à l'état de combustible. C'est lui, alors, qui fournit anormalement ses éléments azotés aux oxydations, et, de fait, dans les cas de surmenage prolongé, on voit toujours le volume du muscle diminuer avec une rapidité surprenante, tandis que l'exercice énergique mais bien mesuré le fait, au contraire, grossir.

Les produits azotés ou non azotés des combustions *incomplètes* se rencontrent toujours en quantité exagérée dans le muscle en contraction, et il est admis aujourd'hui par tous les physiologistes, que c'est justement à l'accumulation de ces produits anormaux et doués de certaines propriétés toxiques, qu'est due la fatigue du muscle et son impuissance à continuer au delà d'un certain temps son travail. Ces produits semblent augmenter, d'après les analyses chimiques, en proportion corrélative de la diminution de l'urée. Il semble que la quantité d'azote oxydé pendant le travail, soit, au total, la même que celle qui s'oxyde en état de repos, mais qu'une portion de cet azote ait subi la combustion incomplète par insuffisance de l'oxygène, ce dernier élément étant dépensé en quantité excessive pour d'autres combinaisons telles que les oxydations des hydrocarbures, qui ont pour résultat une si grande augmentation de l'acide carbonique (sept fois plus qu'à l'état de repos). Le carbone des matériaux organiques brûlés semble, si l'on peut s'exprimer ainsi, accaparer une partie de l'oxygène dont auraient besoin les éléments azotés pour parfaire leur oxydation et passer à l'état d'urée. Faute du nombre voulu d'équivalents d'oxygène, une portion de ces éléments reste à l'état d'*acide urique*, de *créatine*, de *créatinine*, produits d'oxydation incomplète des éléments quaternaires. Toutefois, les éléments hydrocarbonés eux-mêmes restent pour une certaine partie à l'état de produits incomplètement oxydés, et la pénurie d'oxygène se traduit par ce fait, qu'au lieu d'être transformés en eau et acide carbonique ils restent à l'état d'acides gras, tels que l'*acide oxybutyrique*, ou bien à l'état d'*acide lactique*. Ce dernier acide se produit, pendant le travail musculaire, en quantité parfois considérable, et de là peut résulter un changement complet dans la réaction du muscle. Celui-ci, en effet, qui à l'état de repos est alcalin, devient franchement acide à la suite du travail.

Telles sont les principales modifications chimiques observées dans le muscle en état de contraction. Mais il faut savoir que beaucoup de ces modifications sont essentiellement passagères et aboutissent, par leur répétition fréquente, à des modifications absolument inverses, comme nous le verrons par la suite de cette étude en comparant les effets de la fatigue et les résultats de l'*entraînement*. Pour ne citer ici qu'un exemple, l'exagération de la réaction acide que nous avons signalée dans le muscle en travail, et qui se retrouve dans les urines à la suite d'un exercice violent, fait place, chez l'homme adonné régulièrement au travail musculaire, à une diminution permanente de l'acidité.

Il ne faut donc pas tirer de l'exposé que nous venons de faire, des conclusions trop hâtives au point de vue des effets thérapeutiques de l'exercice considéré comme modificateur chimique de la nutrition. Son action véritablement utile ne doit pas se déduire de ses effets immédiats et passagers, mais de ses résultats consécutifs et durables que nous exposerons au chapitre de l'*entraînement*.

Effets physiologiques. — Le phénomène le plus important au point de vue thérapeutique, parmi ceux qui s'observent dans le muscle en contraction, c'est l'accélération de la circulation du sang. Les muscles d'un animal, au cours d'une vivisection, sont pâles et anémiés à l'état de repos, mais si on y provoque des contractions, on les voit aussitôt se colorer en rouge intense, par l'afflux du sang qui s'y porte en grande abondance.

Cette suractivité de la circulation sanguine n'est pas due surtout, comme on l'a dit, à un phénomène mécanique résultant de la pression du muscle sur les vaisseaux qui le traversent. La pression du muscle sur des veines pleines peut bien les vider plus vite, mais ne pourrait favoriser mécaniquement l'afflux du sang dans les vaisseaux artériels. On ne peut expliquer l'irrigation plus active du muscle en travail que par une sorte d' « appel physiologique » fait par l'organe au liquide dont il a besoin pour fonctionner, en vertu d'un *stimulus* analogue à celui qui produit l'afflux du sang vers tout organe qui fonctionne, vers une glande qui secrète, vers l'estomac qui digère, vers le cerveau qui pense. Dans tout organe au repos il y a *vaso-constriction*, et, dans tout organe en travail, *vaso-dilatation*. C'est ainsi que s'explique le débit considérable des artères musculaires pendant la contraction. Il passe *neuf fois* plus de sang dans le muscle en travail que dans le muscle en repos. La contraction musculaire est donc un excitant de la circulation du muscle, et, par suite, une cause d'augmentation du débit des vaisseaux qui lui envoient le sang. Nous verrons plus loin les conséquences thérapeutiques de ce résultat.

Un grand nombre d'autres phénomènes physiologiques ont leur point de départ dans le muscle en contraction, mais se manifestent hors de lui, soit sur des organes éloignés, soit sur l'ensemble de l'organisme. Nous les étudierons tout à l'heure.

Il ne s'agit à présent que des phénomènes observés dans le muscle lui-même.

RÉSULTATS THÉRAPEUTIQUES. — Si nous étudions les modifications organiques et fonctionnelles qui sont la conséquence des effets produits par la contraction sur le muscle, voici quel en est le résumé : l'afflux du sang artériel augmente l'apport des éléments organiques destinés à réparer l'organe : de là un surcroît de nutrition qui le fait grossir ;

L'excitation des nerfs qui l'animent, et des centres nerveux qui le commandent, rend son innervation plus facile et plus riche, d'où son aptitude plus grande à se contracter, et l'augmentation de son énergie ;

Enfin, l'activité plus grande des oxydations active la combustion des éléments inutiles, les tissus graisseux, qui le surchargent et le gênent.

Cet ensemble de modifications organiques et fonctionnelles constitue ce qu'on appelle l'état d'*entraînement* du muscle. On peut caractériser en deux mots ce résultat thérapeutique qui consiste dans l'augmentation de la force et de la résistance de l'organe exercé. — Il est aisé de déduire de là l'utilité de l'exercice local dans tous les cas, faiblesse, parésie, atrophie ou surcharge graisseuse du muscle.

Les effets thérapeutiques locaux de l'exercice sont surtout utilisés pour les affections de l'appareil locomoteur, en chirurgie, en orthopédie ; mais leur indication se présente très fréquemment dans le traitement de certaines maladies internes, quand les muscles mis en cause sont les agents ou les auxiliaires d'une fonction essentielle, la digestion, la respiration, etc. Nous verrons plus loin l'importance des exercices locaux des muscles abdominaux et thoraciques.

Mais ce ne sont là que des résultats *locaux*, et nous allons voir que les effets de la contraction musculaire ne restent pas localisés au muscle en exercice.

Effets de voisinage et de synergie.

Les effets *mécaniques* de la contraction musculaire se font sentir au delà du muscle par deux processus différents : par *voisinage* et par *synergie*.

Effets de voisinage. — Ces effets se comprennent d'eux-mêmes. Les mouvements moléculaires du muscle, son raccourcissement, son durcissement, son gonflement, les tiraillements qu'il exerce sur les tendons et les aponévroses constituent, pour la région où la contraction se produit, un véritable *massage* qui influence tous les organes voisins comme pourrait le faire la pression de la main.

On comprend que ces actes mécaniques « de voisinage », ces froissements, ces pressions, peuvent avoir des conséquences importantes lorsque les muscles mis en jeu sont en contact avec des organes internes, le foie, l'estomac, les intestins. Nous verrons, en parlant de la gymnastique abdominale, quel puissant moyen thérapeutique peuvent trouver les affections des voies digestives dans la contraction des muscles droits, obliques, transverses, psoas-iliaque, etc. La pression énergique de ces muscles peut aider au « brassage » des aliments contenus dans l'estomac, activer le cours des matières attardées dans l'intestin, et aussi stimuler l'énergie des tuniques musculaires du tube digestif, en les réveillant de leur atonie.

La contraction musculaire produit aussi des effets de voisinage très importants sur les vaisseaux sanguins : 1° sur les artères, par la *vaso-dilatation* qui accompagne le fonctionnement du muscle et augmente le débit des branches artérielles qui lui portent le sang ; 2° sur les veines par les pressions répétées que subissent leurs parois à chaque contraction, et sous l'influence desquelles la vitesse centripète du courant sanguin est augmentée. Mais ces effets « de circulation » se généralisent très promptement à tout l'appareil cardio-vasculaire et leur étude sera mieux à sa place au paragraphe des effets *généraux* de l'exercice.

Effets de synergie. — Quand nous contractons un muscle pour produire un mouvement, il arrive très fréquemment qu'un ou plusieurs autres muscles éloignés se mettent spontanément en travail, et agissent de concert avec celui que notre volonté avait spécialement désigné pour agir. C'est cette association inconsciente d'une région du corps à une autre, dans l'exécution d'un acte musculaire, qu'on appelle « synergie ». On sait l'importance des synergies dans la physiologie des mouvements, et personne n'ignore combien fréquemment, dans les actes ordinaires de la vie, le travail des épaules, des reins, des jambes, vient s'associer à celui des bras.

La synergie la plus intéressante à étudier, parmi les effets de la contraction musculaire, est celle qu'on appelle l'*effort thoraco-abdominal*, ou simplement dans la langue courante, l'*effort*. L'effort se produit, d'une manière générale, dans tous les actes qui demandent une grande dépense de force, mais plus spécialement dans ceux qui exigent une action très énergique des membres supérieurs ou du tronc. Cet acte consiste essentiellement dans l'entrée en jeu de tous les muscles expirateurs, qui abaissent les côtes au moment même où une profonde inspiration vient de gonfler le poumon en le remplissant d'air, et où la glotte énergiquement fermée empêche l'air inspiré de s'échapper de la poitrine. Il a pour but d'immobiliser toutes les pièces osseuses du thorax, de la colonne vertébrale et du bassin, et d'en faire un tout rigide pour donner un point d'appui fixe et résistant aux muscles qui viennent s'y insérer.

Nous étudierons plus loin, avec détail, le mécanisme de l'effort, en parlant des troubles de la circulation du sang ; nous voulons ici seulement indiquer le parti qu'on en peut tirer en thérapeutique, comme aussi en signaler les inconvénients et les dangers. Il importe d'abord, toutefois, de faire remarquer que cet acte n'est pas la conséquence du mouvement, pris en lui-même, mais de la contraction musculaire, et qu'il ne se produit jamais dans les mouvements passifs. L'effort met en jeu, avec une grande énergie, les muscles de l'abdomen, et de ce résultat peut dériver une conséquence thérapeutique intéressante. La *synergie* d'effort permet au médecin de fortifier les muscles de la paroi abdominale à l'aide d'exercices très simples et très faciles. Il suffit, par exemple, de saisir à pleine main et d'élever au-dessus de la tête un haltère un peu lourd, pour provoquer l'effort et mettre, par cela même, en exercice les muscles abdominaux. L'effort intervient fréquemment dans la partie de la gymnastique médicale suédoise qu'on appelle le « traitement abdominal ». Il doit être proscrit chez tous les sujets atteints de hernies et chez tous ceux qui sont suspects d'une affection cardiaque ou artérielle. L'effort, en effet, comprimant violemment l'abdomen, provoquerait l'issue des viscères herniés. Les conséquences seraient plus graves encore en cas de lésions de l'appareil circulatoire. On sait que l'effort produit aussi la compression du poumon, des gros vaisseaux et du cœur, et fait refluer le sang dans les extrémités de l'arbre circulatoire, en augmentant considérablement la tension artérielle. Nous aurons à revenir avec détails sur toutes les conséquences fâcheuses de l'effort en étudiant l'emploi de l'exercice dans les affections du cœur et des vaisseaux.

Effets généraux de la contraction musculaire.

Nous venons de montrer quel est le mode de propagation des effets mécaniques de la contraction musculaire. On voit que ces effets peuvent, en résumé, gagner les régions voisines ou s'étendre à des régions éloignées, mais tendent toujours à se limiter sur une partie plus ou moins circonstruite de l'organisme. Il n'en est plus de même des effets physiologiques et chimiques, et même de certains effets physiques, comme la calorification qui tendent à se faire sentir à l'organisme tout entier, et qui modifient profondément toutes les fonctions vitales et les actes les plus intimes de la nutrition. On observe dans l'organisme tout entier le contre-coup d'un exercice local. Tous les organes du corps se mettent, pour ainsi dire, à l'unisson du muscle en travail, par une suractivité fonctionnelle proportionnée à l'énergie de la contraction et au volume des masses musculaires où elle siège. C'est cette sorte de mise en branle de l'organisme par la contraction musculaire, qui constitue ce qu'on a appelé les *effets généraux* de l'exercice.

Il nous faut rechercher à présent par quelles voies et en vertu de quels processus, les effets de l'exercice peuvent se propager du muscle en travail à tous les organes et même à tous les éléments anatomiques du corps vivant.

Effets de la contraction musculaire sur la circulation du sang. — La *circulation du sang* est activée dans le muscle par le fait de la contraction. Nous savons que ce résultat n'est pas seulement un effet mécanique. Non seulement la pression du muscle sur les troncs veineux y fait cheminer plus vite le liquide sanguin, comme le feraient, par exemple, des frictions méthodiques et le massage; mais, en outre, le sang artériel afflue au muscle en travail, en vertu d'une loi physiologique par laquelle tout organe dont le fonctionnement augmente reçoit une plus grande quantité de sang. Ainsi, d'une part, le sang artériel arrive au muscle en contraction avec plus de vitesse, et d'autre part, le courant de sang veineux qui en sort subit une accélération très notable, non seulement à cause de la poussée artérielle, mais encore par l'effet mécanique des pressions du muscle sur les canaux veineux.

L'accélération du cours du sang n'est pas limitée au muscle, et se fait sentir de proche en proche dans les vaisseaux des régions voisines. On connaît l'expérience de Chauveau et Marey, qui ont noté une vitesse plus grande de l'ondée sanguine dans la carotide du cheval, sous l'influence d'un simple mouvement de mastication. Il se produit, d'abord, une circulation plus active dans tout le voisinage du muscle, et de là, déjà, peuvent se tirer d'importantes déductions thérapeutiques. On peut comparer l'action du muscle sur la région qui l'avoisine, à celle d'une ventouse, avec cette différence que la ventouse fixe et immobilise le sang sur le point où elle l'attire, tandis que le muscle s'en débarrasse aussitôt pour le rejeter dans les canaux veineux, et pour en attirer à lui une nouvelle quantité. Une foule d'observations directes montrent la réalité de cet « appel » fait au sang par le muscle en contraction. On sait que, dans tous les cas de blessure des vaisseaux sanguins, les mouvements musculaires augmentent l'hémorrhagie. A la suite d'une saignée veineuse, quand le sang ne s'écoule pas en assez grande quantité, il suffit de faire exécuter au patient quelques mouvements de la main ou des doigts pour voir affluer le liquide en jet plein et vigoureux. Comme corollaire de ce fait, il faut rappeler la difficulté qu'on éprouve parfois à arrêter le sang des saignées chez les malades dont les bras sont le siège de contractions musculaires involontaires et permanentes, comme les épileptiques et les éclamptiques en *état de mal.*

La thérapeutique peut tirer parti de cette sorte de drainage du sang par la contraction musculaire, pour faire cesser les stases sanguines dans les organes voisins d'un groupe de muscles mis en jeu. Nous verrons que la gymnastique suédoise emploie très fréquemment le travail des muscles du bassin et des cuisses pour décongestionner les viscères abdominaux et l'utérus.

Mais les effets de la contraction musculaire ne se limitent pas aux vaisseaux des régions les plus rapprochées. L'impulsion plus rapide donnée au sang par le muscle gagne, de proche en proche, toute la masse du liquide. M. Chauveau dont nous citions tout à l'heure les expériences, a constaté que chez le cheval qui contracte le muscle masséter pour mâcher l'avoine, il se produit une accélération du cours du sang jusque dans les artères du pied. Cette généralisation des effets « de circulation » du travail musculaire est subordonnée, on le comprend, au nombre des muscles mis en jeu et à l'importance de leur masse. Si le travail reste limité à un groupe musculaire restreint, le retentissement de la contraction sur une région éloignée passera tout à fait inaperçu ou ne sera appréciable qu'à l'aide des instruments de précision. Si, au contraire, un grand nombre de muscles entrent en jeu à la fois, avec une grande énergie, l'on verra le cours du sang se précipiter, le nombre des pulsations augmenter du double, les battements du cœur devenir violents et tumultueux.

L'accélération du cours du sang par l'exercice est à la fois l'effet thérapeutique le plus puissant et la conséquence la plus redoutable des exercices violents. C'est un « coup de fouet » des plus salutaires pour un organisme où toutes les fonctions vitales languissent, sans qu'aucun organe soit lésé ; c'est une secousse dangereuse pour un cœur malade ou pour des vaisseaux artériels dont la solidité n'est pas parfaite. Aussi, sera-t-il de la plus haute importance de rechercher s'il est des procédés d'application de l'exercice qui permettent soit de produire cette suractivité générale de la circulation du sang, soit de l'éviter : c'est ce que nous ferons en temps et lieu. Nous voulons seulement montrer ici comment, par l'intermédiaire du sang, tous les organes du corps vivant, peuvent subir l'influence de l'exercice des muscles.

Les vaisseaux sanguins constituent entre les muscles et les organes éloignés, un véritable trait d'union par l'intermédiaire duquel se propagent à tout le corps vivant les phénomènes vitaux dont l'origine est dans la fibre musculaire. Et d'abord les phénomènes de calorification. Le muscle s'échauffe en travaillant, et échauffe le sang qui le traverse. Ce liquide, à son tour, en circulant à travers les tissus vivants, leur cède une partie de sa chaleur, et l'on voit ainsi s'élever la température des régions du corps les plus éloignées. Quand on fait des armes de la main droite, on peut constater que la main gauche, restée pourtant absolument inactive, finit par acquérir une température égale à celle des régions du corps qui ont le plus travaillé. Le muscle en travail peut se comparer au foyer d'un calorifère à eau qui chauffe, à lui seul, tous les appartements d'une maison par l'intermédiaire des tuyaux de conduite.

Effets de la contraction musculaire sur la respiration. — La comparaison du muscle à un fourneau est l'image par laquelle ont été traduites les notions les plus récentes de la physiologie. C'est elle qui va nous servir à exposer comment les effets chimiques, signalés dans le muscle en travail, peuvent se propager à l'ensemble de l'organisme et modifier profondément les actes les plus intimes de la nutrition.

Nous avons dit que l'activité plus grande des combustions, dans le muscle en travail, est la conséquence immédiate (d'autres disent la cause première) de la contraction. Mais nous savons aussi que ce n'est pas le muscle lui-même qui fournit des matériaux à la combustion, et que ces matériaux lui sont apportés par le sang qui les puise partout. Aussi, l'effet des combustions musculaires ne se traduit-il pas par la disparition ou la diminution des éléments constituants du muscle, — celui-ci grossit au contraire, — mais par l'usure de certains principes organiques qui sont, en majeure partie, des éléments ternaires, des hydrocarbures, des graisses, empruntés d'abord aux tissus cellulaires du muscle, puis à la région qui avoisine celui-ci et, enfin, à tous les tissus vivants dont le sang baigne les éléments. C'est ainsi que l'on peut voir diminuer les tissus graisseux sous l'influence des exercices violents, d'abord sur les régions qui travaillent, puis sur le corps tout entier.

Mais un fourneau qui brûle n'use pas seulement des matériaux combustibles; il puise dans l'air ambiant de l'oxygène, et en consomme d'autant plus que sa combustion est plus active. Ainsi fait le muscle. Pendant qu'il travaille, il utilise un surcroît d'oxygène proportionné à l'énergie, à la fréquence et à la durée de ses contractions. Pour suffire à cet excès de dépense, le muscle emprunte une plus grande quantité d'oxygène au sang artériel, et le sang lui-même doit puiser l'oxygène demandé dans l'air atmosphérique avec lequel le poumon le met en contact par la respiration. Le poumon est alors obligé d'activer son fonctionnement pour introduire plus d'air dans ses alvéoles, et donner satisfaction au sang qui veut être hématosé. Et c'est ainsi que le fonctionnement plus actif du muscle entraîne la suractivité du poumon.

Il faut noter que la consommation exagérée d'oxygène n'est pas le seul facteur de l'exagération de la respiration pulmonaire. La suractivité des combustions vitales donne naissance à un excès d'acide carbonique et d'autres produits gazeux de désassimilation, qui sortent du muscle en contraction avec le sang veineux et se déversent dans le torrent circulatoire. Si l'exercice met en jeu une masse importante de muscles, le sang veineux va se trouver saturé d'acide carbonique et d'autres produits de combustion impropres à la vie, qu'il importe d'éliminer au plus tôt; le poumon qui est chargé de l'expulsion des excréments gazeux de la nutrition, se trouvera ainsi sollicité à hâter son expiration. De là une deuxième cause de suractivité respiratoire. Si la consommation excessive d'oxygène que provoque le muscle en travail stimule l'*inspiration*, le surcroît d'acide carbonique qu'il produit, stimule, d'autre part, l'*expiration*.

Les phénomènes chimiques développés dans le muscle en travail expliquent donc d'une manière satisfaisante cet important résultat de l'exercice musculaire, l'activité plus grande de la respiration. Si le poumon fonctionne avec plus d'énergie quand le muscle travaille, c'est en résumé, que le muscle « respire » comme le poumon. Le muscle, comme le poumon, absorde de l'oxygène et rend de l'acide carbonique. On peut même dire que le surcroît de respiration, dont témoigne l'accélération du mouvement du poumon, se fait, en réalité, dans le muscle, puisque c'est dans le « fourneau musculaire » que se passent les réactions chimiques en vertu desquelles s'use l'oxygène apporté par l'inspiration, et se fabrique l'acide carbonique expulsé par l'expiration. —Tout le monde s'accorde à reconnaître les précieux effets thérapeutiques de l'oxygène, et l'avantage qu'il y aurait d'augmenter son apport à l'économie, dans la plupart des maladies du sang et de la nutrition; mais on oublie trop souvent que le meilleur moyen d'oxygéner le sang, c'est d'augmenter le fonctionnement du poumon. On oublie surtout que pour faire respirer le poumon, il faut faire « respirer » les muscles, c'est-à-dire les mettre en contraction.

Toutefois, l'association de la respiration pulmonaire au travail des muscles est subordonnée à certaines conditions qu'il est indispensable de connaître, si on veut utiliser ce résultat en thérapeutique. Il est possible de provoquer des contractions très énergiques et très persistantes dans un muscle isolé sans influencer les fonctions du poumon. C'est qu'un muscle isolé ou un groupe de muscles restreint ne consomment pas assez d'oxygène, et ne produisent pas assez d'acide carbonique pour influer sensiblement sur les mouvements d'inspiration et d'expiration.

Nous avons formulé ailleurs (1) cette loi que : l'activité de

(1) Voir notre *Physiologie des exercices du corps.*

la respiration pendant l'exercice musculaire est en raison directe de la quantité de travail effectué par les muscles en un temps donné. Pour activer la respiration, il faut donc choisir un exercice qui mette en jeu simultanément un grand nombre de muscles, ou d'importantes masses musculaires, car c'est le moyen le plus sûr d'obtenir beaucoup de travail en peu de temps.

Cette loi est utile à connaître, non seulement pour chercher dans l'exercice l'exagération de la respiration, mais aussi quelquefois pour l'éviter. On comprend, en effet, que ce bénéfice thérapeutique de l'exercice n'est pas sans offrir quelques dangers. L'exagération de la respiration amène aisément, chez certains sujets, l'essoufflement et tous les inconvénients qui en dérivent, soit pour le cœur, soit pour le poumon. Il faut donc savoir que si l'on redoute d'essouffler un malade, on devra chercher, pour lui, à localiser l'exercice et limiter la contraction à un groupe musculaire restreint, car c'est le moyen d'atténuer son retentissement sur la respiration.

Rôle du système nerveux dans les effets « généraux » de l'exercice.

Le *système nerveux* est le régulateur de la respiration et de la circulation du sang, et c'est par son intermédiaire que se produisent les deux effets « généraux » les plus caractéristiques de la contraction musculaire, savoir l'accroissement de la respiration et l'accélération de la circulation sanguine. Nous avons dit que la contraction musculaire était l'origine de ces deux ordres de modifications fonctionnelles, mais il nous reste à en indiquer le processus. On ne peut invoquer autre chose qu'un acte réflexe pour expliquer comment le cœur et le poumon, sous l'influence du travail des muscles, activent leur jeu avec une intensité qui peut aller jusqu'à l'essoufflement, et aux palpitations. Toutefois, le mécanisme de ces réflexes, assez bien connu pour le poumon, est encore un peu obscur pour le cœur.

Avec un courant de sang dépouillé d'oxygène et surchargé d'acide carbonique (tel que le sang qui a traversé le muscle en contraction), les physiologistes sont arrivés à provoquer expérimentalement sur le bulbe rachidien une excitation spéciale et à produire ainsi, par voie réflexe, l'accélération des mouvements respiratoires.

Les expériences de laboratoire sont moins concluantes au sujet de l'accélération des mouvements cardiaques. MM. Chauveau et Marey (1) ont seulement établi cette loi d'observation, « que la fréquence des battements du cœur augmente corrélativement à la diminution de la tension artérielle ». Or, suivant les mêmes auteurs, la tension artérielle diminue pendant le travail musculaire, par le fait de l'afflux du sang au muscle en contraction et d'une augmentation du débit des vaisseaux. Les choses se passent « comme après la section d'un vaisseau artériel, où l'on voit subitement le débit du sang augmenter, le pouls s'accélérer et la pression artérielle diminuer du même coup. »

Quoi qu'il en soit de la théorie, l'excitation du cœur sous l'influence de la contraction musculaire est un fait avéré et de la plus haute importance. Tantôt cette excitation est recherchée comme un bénéfice thérapeutique, comme dans le système d'OErtel, quand on croit devoir « exercer » le myocarde atone ; tantôt elle est redoutée comme capable d'amener la fatigue du muscle cardiaque et de favoriser l'asystolie. Il sera donc de la plus haute importance de préciser les conditions dans lesquelles la contraction musculaire peut exciter le cœur, et celles dans lesquelles elle ne retentit pas sensiblement sur cet organe. Ces conditions sont les mêmes

(1) Marey, *La circulation du sang*. — Masson, édit. Paris.

que nous avons déjà signalées pour le poumon : l'intensité de l'excitation du cœur sous l'influence de la contraction musculaire est en raison directe de la quantité de travail effectué par les muscles en un temps donné.

Avec des exercices localisés dans des groupes de muscles peu importants, on n'excitera ni le cœur ni le poumon et l'on n'aura à redouter ni l'essoufflement ni les palpitations. C'est pourquoi les exercices suédois ne faisant travailler à la fois que des régions très circonscrites du corps, s'adaptent, comme nous le verrons, mieux que tous les autres aux sujets dont il faut ménager le cœur et les poumons.

Le système nerveux, aussi bien que le sang, sert d'intermédiaire entre le muscle et les organes éloignés pour généraliser les effets de la contraction musculaire. Nous avons déjà parlé de l'excitation que développe mécaniquement dans les filets sensitifs de la région, la pression des fibres musculaires en travail. Les sensations obscures qui en résultent sont le point de départ de nombreux réflexes dont on ne saisit pas toujours aisément le mécanisme, mais qui se traduisent par l'intervention de certains effets utiles au travail. Il est incontestable, par exemple, que les mouvements actifs semblent provoquer la mise en liberté d'une certaine quantité d'influx nerveux qui rend momentanément le sujet plus apte à agir, plus « en train ».

C'est un fait bien connu que cette excitation générale à laquelle personne n'échappe, mais qui est surtout très marquée sur les sujets nerveux après quelques mouvements un peu vifs. Le phénomène dont nous parlons se manifeste avec une exagération qui va jusqu'à l'ivresse chez les danseurs de *tarentelle*, chez les derviches *tourneurs*, chez les chevaux *emballés*. Peut-être faut-il invoquer aussi, dans ces cas, l'action d'une exagération de la circulation sanguine, d'une congestion active des centres nerveux, — car il est bien rare que les phénomènes physiologiques de l'exercice soient dus à un facteur unique, tous les organes s'unissant dans une sorte de consensus pour vibrer, si l'on peut ainsi parler, à l'unisson des muscles. Toujours est-il que, chez certains sujets déprimés, mélancoliques, pour lesquels on cherche des stimulants de l'énergie vitale, ces effets excitants de l'exercice physique peuvent avoir d'heureux résultats. Nous savons, du reste, que la contraction musculaire est l'occasion d'une excitation directe du cerveau, puisque le choc de la volonté sur les cellules motrices de la substance grise doit toujours précéder tout mouvement actif.

C'est ainsi que, par effet direct ou réflexe, les centres nerveux sont constamment ébranlés pendant le travail musculaire. Cette inévitable excitation de l'exercice rend parfois son indication très difficile à saisir chez les neurasthéniques. Pour certains, dont l'état de dépression est lié au désœuvrement, au défaut d'emploi de l'énergie nerveuse, l'excitation de l'exercice peut être des plus salutaires ; pour d'autres dont l'atonie tient, au contraire, à un épuisement véritable des centres nerveux, cet ébranlement produirait des effets funestes et doit être évité, car il serait l'occasion d'une dépense d'influx nerveux pour leurs cellules déjà appauvries.

Effets de l'exercice musculaire sur les sécrétions. — Parmi les réflexes utiles suscités par la contraction du muscle, et dont le retentissement se fait sentir à tout l'organisme par l'intermédiaire du système nerveux, il faut citer en première ligne l'activité plus grande des *sécrétions*. Ce phénomène est le type de ces effets généraux complexes que nous avons signalés tout à l'heure et auxquels contribuent à la fois les nerfs et le sang.

La sécrétion la plus manifestement activée par l'exercice musculaire, celle des glandes de la peau, est justement celle dont l'utilité thérapeutique semble la plus évidente. L'augmentation de la *transpiration cutanée* pendant l'exercice est due, comme celle de toutes les sécrétions, à des phénomènes simultanés d'innervation et de circulation. Nous ne connaissons pas le mécanisme suivant lequel le système nerveux vient agir sur les éléments sécréteurs de la glande pendant le travail musculaire ; mais nous pouvons assez bien nous rendre compte des modifications de circulation auxquelles est due l'augmentation de la sueur. Ce phénomène est essentiellement lié à l'élévation de température du sang. La physiologie nous enseigne que si le sang vient à atteindre une température trop élevée, les nerfs vaso-moteurs, auxquels a été attribué le rôle d'un véritable régulateur thermique, le font affluer en grande abondance à la peau où il se refroidit. L'afflux du sang vers la région où siègent les glandes sudoripares, rend la sécrétion de celles-ci plus active, comme il arrive pour toutes les glandes où la circulation sanguine est exagérée.

Il est à peine besoin de faire ressortir l'importance thérapeutique de cette augmentation de la sécrétion cutanée, car tout le monde sait combien sont fréquentes, dans les maladies, les indications de la sudation. La suée qui résulte de l'exercice musculaire est particulièrement utile dans le traitement des maladies de la nutrition. Ces maladies, en effet, sont à peu près toutes caractérisées, ainsi que l'établissent les analyses chimiques, par un excès d'acidité du sang (1). Beaucoup de goutteux, de lithiasiques, de diabétiques éliminent par les urines jusqu'à 7 et 8 grammes de principes acides en vingt-quatre heures. On comprend combien la sueur qui entraîne au dehors une quantité considérable d'acide lactique, peut devenir un agent thérapeutique précieux pour les sujets dont le rein lutte si laborieusement à les débarrasser de cet agent toxique.

La sécrétion urinaire est très notablement réduite à la

(1) Voir Drouin, *Hémo-alcalimétrie, hémo-acidimétrie.* — Steinhel, édit. Paris.

suite de l'exercice, et cela, par l'effet même de la transpiration qui draîne vers la peau une partie de l'eau habituellement éliminée par le rein. Mais il faut savoir que la réduction du liquide urinaire est un phénomène du début, qui ne s'observe plus chez l'homme *entraîné*. Les médecins allemands qui pratiquent le système d'OErtel appelé *cure de terrain*, — c'est-à-dire l'entrainement par la marche ascensionnelle progressive, — ont tous noté l'effet *diurétique* des ascensions; non pas quand l'exercice est pratiqué une fois en passant, mais quand on s'y adonne avec persistance. Des observations très nombreuses prouvent que, *chez l'homme entraîné*, l'exercice musculaire peut augmenter de plus de moitié le volume de l'urine des vingt-quatre heures; et cela, sans préjudice d'une émission considérable de sueur, même quand on réduit dans des proportions considérables la quantité de boisson ingérée, comme on a coutume de le faire dans le régime d'OErtel.

Nous verrons les utiles effets thérapeutiques qu'on peut attendre de la déplétion vasculaire résultant de cette déperdition simultanée d'urine et de sueur, dans tous les cas de congestion passive, où il importe de diminuer le contenu des vaisseaux.

Résumé des effets thérapeutiques.

Il ne sera pas inutile de résumer en quelques mots les ressources thérapeutiques que peut nous offrir l'exercice musculaire réduit à son élément fondamental : la *contraction musculaire*. Ce sont :

a — Des effets *locaux* consistant dans l'augmentation de volume et de force du muscle exercé.

b — Des effets de *voisinage :* effets « de circulation » utiles pour activer le cours du sang et faire cesser les congestions passives des organes voisins; effets mécaniques et physiologiques « de massage » utiles aux organes creux (estomac, intestins) pour faire cheminer les matières qu'ils contiennent et aussi pour tonifier leurs fibres contractiles.

c — Des effets *indirects*, ou « de synergie » qui résultent d'actes musculaires accessoires associés à l'acte principal; effets qui ont souvent leur utilité et quelquefois leurs dangers, comme la synergie dite *effort*.

d — Des effets *généraux* de trois catégories distinctes : 1° effets *physiques* caractérisés par l'élévation de la température de tout le corps au contact du sang échauffé par les muscles; 2° effets *physiologiques* consistant essentiellement dans l'exagération du fonctionnement de tous les organes, y compris les organes sécréteurs, et 3° effets *chimiques* dus à l'introduction dans le sang d'une plus grande quantité d'oxygène et à l'utilisation plus active de cet élément, pour ces actes intimes de la nutrition qu'on appelle les oxydations ou les « combustions ».

L'utilité thérapeutique des effets « généraux » de l'exercice réside, d'une part, dans cette exagération du fonctionnement des appareils vitaux qui augmente, pour ainsi dire, l'intensité de la vie organique, et, d'autre part, dans l'impulsion plus active donnée aux échanges nutritifs, dans lesquels l'oxygène joue un rôle si essentiel.

Ces effets généraux permettent au médecin de développer et de fortifier en les mettant indirectement en exercice des organes essentiels comme le cœur et le poumon. Ils constituent surtout de puissants moyens thérapeutiques dans les maladies de la nutrition et doivent être recherchés toutes les fois que les combustions vitales sont *insuffisantes*, comme dans le diabète et l'obésité, où l'organisme est encombré de matériaux hydrocarbonés, graisses et sucres, qu'il faut brûler; ou bien quand elles sont *incomplètes*, comme dans la diathèse urique, où les éléments oxydés, atteints par les combustions vitales, ne sont pas portés à leur dernier degré d'oxydation.

CHAPITRE II

DE L'EXERCICE PASSIF.

Mouvements actifs et passifs. — Effets locaux et généraux du mouvement « communiqué ». — Le mouvement « moléculaire » ou *massage*.

Mouvements actifs et passifs.

Nous venons d'étudier les effets thérapeutiques de la contraction musculaire, isolée du mouvement qui l'accompagne d'ordinaire. Pour compléter l'étude des éléments fondamentaux de l'exercice, il nous reste à parler du mouvement pris isolément, et abstraction faite de l'agent qui le produit.

Nous avons déjà dit que l'agent du mouvement n'est pas toujours le muscle actionné par la volonté, mais peut, dans certains cas, être représenté par une force extérieure agissant sans l'intervention active du sujet. On sait que le mouvement est dit *actif* quand il est le résultat de la contraction du muscle, et qu'il est appelé *passif* ou *communiqué* quand il est provoqué par un agent extérieur, homme, animal ou machine.

Il faut comprendre que ces distinctions entre le mouvement actif et le mouvement passif sont basées sur l'origine du mouvement, mais non, à proprement parler, sur ses qualités, sur sa nature. J'entends que le mouvement, réduit par la pensée au déplacement pur et simple du corps ou des membres, est toujours doué des mêmes propriétés thérapeutiques, quel que soit l'agent qui le provoque, — que cet agent soit la contraction du muscle inséré à l'os mobilisé, ou bien l'effort d'un aide dont la main viendrait saisir et mouvoir le membre.

Dans les mouvements actifs, il est vrai, les effets du déplacement du corps ou des membres sont *accompagnés* de beaucoup d'autres effets dus à la contraction musculaire, et que nous venons justement d'étudier dans le chapitre précédent. Mais ce sont là deux séries de résultats très distincts, entre lesquels on fait parfois confusion. Il serait aussi peu logique, pourtant, de confondre les effets de la contraction des muscles et ceux du mouvement qui en est le résultat, que de décrire ensemble, par exemple, comme résultats de l'équitation, les effets ressentis par le cheval et ceux qu'éprouve le cavalier.

Ayant ainsi délimité notre sujet, et isolant par la pensée le mouvement de la cause qui le produit, nous pourrons réunir dans une seule et même étude le mouvement actif et le mouvement passif. Le lecteur se rappellera, toutefois, que cette manière de procéder n'est qu'un artifice d'analyse, et que, pour avoir la notion complète des effets d'un mouvement actif, il faudra joindre à ce que nous allons dire ici du mouvement pris en lui-même, tout ce que nous avons dit précédemment des effets de la contraction musculaire.

Quand il s'agit de mouvements passifs, il est bien facile de distinguer ce qui est le fait du mouvement de ce qui appartient à l'agent moteur, celui-ci représentant toujours une force extérieure très distincte du sujet qui en subit l'action. Il n'en est pas de même pour les mouvements actifs, où le moteur et la partie mobilisée sont en contact intime au sein du même organisme, comme on le voit pour le muscle et l'os sur lequel il agit. Il faut souvent une analyse attentive pour isoler les effets de la contraction musculaire de ceux du mouvement qu'elle produit. La distinction est, dans certains cas, d'autant plus difficile que les effets du mouvement et ceux de la contraction présentent parfois de l'analogie, bien que ressortissant d'un processus différent.

Il faut noter de plus que le mouvement actif provoque très fréquemment des mouvements secondaires purement passifs, et qu'inversement les mouvements passifs sont quelquefois la cause de contractions musculaires secondaires.

Tout cela fait qu'on donne parfois aux effets d'un mouvement une interprétation erronée, soit en attribuant à l'effort musculaire ce qui revient en propre au mouvement proprement dit, soit, au contraire, en méconnaissant les effets d e la contraction musculaire et en les interprétant comme les résultats des mouvements passifs.

Ici quelques exemples sont indispensables pour faire bien comprendre notre pensée.

On sait que la contraction musculaire produit des effets de calorification très sensibles, et d'autant plus marqués que l'effort développé par les muscles est plus intense. Par les froids les plus rigoureux l'exercice musculaire peut réchauffer le corps et augmenter la chaleur organique jusqu'au point de provoquer la transpiration. Mais il faut, dans ce cas, que ce soit un exercice suffisamment violent, comme la course, le patinage, etc., car l'élévation de température produite est toujours en raison de la quantité de travail affectué.

Or, il est des actes musculaires qui n'exigent qu'une très faible somme de travail et qui produisent cependant de remarquables effets de calorification. Tout le monde a vu les hommes du peuple, quand leurs membres sont engourdis par le froid, exécuter de grands mouvements d'adduction et d'abduction avec les bras qu'ils croisent et décroisent alternativement sur la poitrine. Souvent ils se bornent à imprimer au membre de grandes oscillations, une sorte de va-et-vient rapide analogue à celui du pendule, ou bien encore des mouvements de circumduction, mouvements de « fronde » dont l'articulation de l'épaule est le centre. Tous ces mouvements n'exigent, en somme, qu'une quantité de travail insignifiante, et cependant, sous leur influence, les membres engourdis par le froid semblent très promptement faire une nouvelle provision de calorique.

Il est impossible d'expliquer cet accroissement très sensible de la chaleur organique par l'effet des réactions chimiques étudiées au chapitre précédent, et que provoquent les mouvements actifs. Le mouvement actif est là trop peu important pour exagérer la combustion musculaire au point de réchauffer les membres mobilisés. Dans cet exemple l'échauffement est dû au mouvement passif. Il ne procède pas d'un acte chimique qui augmenterait directement la température du sang, mais bien d'un acte mécanique qui distribue mieux la chaleur organique. Les bras se réchauffent, non, à proprement parler, par un effet de *calorification*, mais par un effet de *circulation*. En effet, ces grandes oscillations des membres supérieurs impriment au sang des secousses régulières qui tendent à le déplacer, et activent sa progression dans les vaisseaux. Sous l'influence de ces mouvements qui « fouettent le sang », ce liquide, immobilisé par le froid dans les capillaires engourdis et comme paralysés, reçoit une impulsion nouvelle et reprend sa circulation. Le sang artériel avec sa teinte rosée vient remplacer dans les petits vaisseaux le sang veineux qui donnait à la peau saisie par le froid un aspect noirâtre et violacé. C'est ce qui explique pourquoi l'on voit les mains se dégonfler et reprendre leur coloration accoutumée en même temps qu'elles retrouvent leur chaleur normale.

Si les membres se réchauffent alors, c'est, au total, par le retour d'un sang artériel plus chaud dans ces régions éloignées du centre circulatoire, où le sang veineux, n'étant plus suffisamment poussé par les parois des capillaires engourdis, s'immobilisait et perdait sa chaleur. Le mouvement, en activant la circulation, n'a fait que transporter à la périphérie, par l'intermédiaire du sang, une portion de la chaleur concentrée dans les parties profondes de l'organisme, où la température, comme on sait, se maintient toujours égale, quel que soit le refroidissement de l'air extérieur. — C'est donc en activant *mécaniquement* la circulation, que le mouvement (et non la contraction d'où il résulte) produit, dans l'exemple cité, la sensation de chaleur que le faible effort musculaire effectué ne permettrait pas d'expliquer.

C'est, de même, en vertu d'un processus tout mécanique que les enfants rétablissent, en « battant la semelle », la circulation du sang dans leurs pieds engourdis par le froid. Et c'est encore, dans ce cas, le mouvement qui les réchauffe et non la contraction musculaire.

Il est aussi des cas tout inverses, où une analyse attentive permet seule de rattacher à la contraction musculaire bien des effets qui sembleraient, au premier abord, la conséquence directe du mouvement passif. Ici encore nous citerons des observations vulgaires et faciles à contrôler, car on ne saurait trop s'appliquer à rendre clairs des faits thérapeutiques aussi importants, et aussi mal interprétés, il faut bien le dire, que ceux dont nous faisons ici l'exposé.

La contraction musculaire intervient très fréquemment dans des mouvements qui paraissent, au premier abord, absolument passifs, étant provoqués par un agent extérieur, tel qu'un moteur mécanique ou un animal. Les diverses formes de « vectation », comme l'équitation, la promenade en voiture, les voyages en chemin de fer, sont toujours accompagnées de secousses plus ou moins intenses, éléments essentiels du mouvement passif. Souvent le corps s'abandonne à ces secousses, et leur obéit passivement, et, dans ce cas, le patient ne subit absolument que les effets du mouvement proprement dit. Mais, souvent aussi, les muscles viennent opposer au mouvement communiqué une résistance instinctive, à l'aide de contractions plus ou moins énergiques.

On ne saurait trop attirer l'attention sur les effets de ces efforts musculaires concomitants, qui font varier parfois du tout au tout les résultats attendus, en transformant un exercice passif, dont on croyait avoir éliminé tout effort, en un exercice actif accompagné de contractions musculaires intenses.

L'équitation n'est, pour un cavalier bien assoupli, qu'un exercice à peu près passif, dont l'effet se réduit à une série de mouvements communiqués, d'énergie proportionnée à la vitesse des allures et à la dureté des « réactions » de l'animal. Mais s'il s'agit d'un sujet tout à fait inexpérimenté, la crainte de tomber et la préoccupation de chercher l'équilibre provoquent des efforts musculaires intenses, des « contractions » de toutes les parties du corps, dont l'effet physiologique s'ajoute à l'action mécanique des mouvements passifs pour en augmenter beaucoup l'action et, parfois, pour en modifier singulièrement le résultat final.

Les mouvements de vectation peuvent, dans certaines formes de véhicules, impliquer aussi l'intervention très active des muscles. Quand on cherche à se maintenir debout sur la plate-forme d'un tramway en marche, ou bien à rester assis en équilibre sur un siège sans dossier dans une voiture non suspendue, comme le font les artilleurs sur leurs caissons, il est très difficile d'éviter de se raidir, de se contracter, de faire, en un mot, des efforts musculaires.

Tout cela nous conduit à dire que les engins les plus ingénieux, conçus en vue de produire des mouvements passifs et dont nous parlerons à propos de la gymnastique mécanique, ne sont pas sans provoquer aussi des contractions involontaires chez les sujets qui se soumettent pour la première fois à leur action. Il faut un entraînement, une accoutumance pour arriver à ne faire intervenir aucun effort musculaire dans l'exercice passif. Les débutants se contractent, même en subissant la première fois la forme la plus atténuée du mouvement passif, le massage. C'est ce que j'ai entendu exprimer à Stockholm par une formule assez originale : — « Il faut un apprentissage, disent les Suédois, non seulement pour faire la gymnastique mais aussi pour la *recevoir*. »

Ainsi le médecin doit être bien averti que si le mouvement et la contraction sont faciles à distinguer théoriquement par l'analyse, il faut parfois une attention minutieuse pour dissocier ces deux éléments de l'exercice. De là, souvent, une confusion entre leurs effets respectifs, qui peut causer certains mécomptes dans la pratique. Il est admis, théoriquement, que le mouvement passif doit être une atténuation du mouvement actif, et c'est pourtant l'inverse qu'on observe souvent. Pour certains sujets, par exemple, un voyage à cheval peut devenir un exercice plus violent que le même trajet fait à pied.

On nous pardonnera la longueur des développements qui précèdent, en considération de leur portée pratique. Il était nécessaire de rendre évidente et claire la distinction trop souvent méconnue des deux éléments fondamentaux de l'exercice, la contraction musculaire et le mouvement. Et pour cela il fallait montrer que cette distinction, la seule rationnelle, ne correspond pas toujours à la division trop artificielle et trop peu explicite de mouvement « actif » et mouvement « passif ».

Nous tenions à faire ressortir ces deux points essentiels utiles à retenir dans la pratique :

1° Qu'un mouvement originairement actif doit très souvent ses effets thérapeutiques essentiels aux déplacements « communiqués » indirectement à certaines parties du corps dont les muscles n'entrent pas en action;

2° Qu'un mouvement originairement passif, c'est-à-dire « communiqué » par un agent extérieur, peut susciter dans l'organisme des réactions actives, se traduisant par des contractions musculaires auxquelles il faut rattacher souvent les résultats thérapeutiques obtenus.

Ainsi avant d'appliquer un mouvement, dans certains cas où il importe d'éviter les effets de l'effort musculaire, il ne suffira pas de se demander si le mouvement est actif ou passif, — c'est-à-dire si le sujet l'exécute ou bien le subit; — mais il sera essentiel de savoir si ce mouvement provoque ou non des contractions musculaires.

Par contre, on pourra remplacer un mouvement actif par un mouvement passif de même forme, et en obtenir des effets thérapeutiques identiques toutes les fois que ces effets seront manifestement déduits, non de l'effort musculaire, mais des déplacements qui en résultent. Il en est ainsi, par exemple, de certains mouvements de la gymnastique abdominale. Nous verrons plus loin que chez les sujets affaiblis ou impotents, on peut remplacer les mouvements actifs de flexion, rotation et circumduction du tronc par des mouvements passifs de même forme, toutes les fois que le résultat cherché réside seulement dans des effets mécaniques tels que les pressions et les secousses communiquées aux viscères abdominaux, aux matières qu'ils contiennent ou au sang qui les arrose. Il en est de même pour certains mouvements de la gymnastique respiratoire, dont le but est de produire le soulèvement des côtes, et de provoquer par là un mouvement d'expansion du poumon qui fait arriver un grand volume d'air dans la poitrine. Ces mouvements peuvent indifféremment être exécutés par le sujet ou être subis par lui, un aide lui relevant méthodiquement les bras pendant l'inspiration et les abaissant pendant l'expiration. On comprend combien il est précieux de pouvoir ainsi suppléer à l'effort du patient, quand celui-ci est forcé de garder le lit.

Il resterait encore beaucoup à dire pour éclairer certaines obscurités de terminologie à propos des mouvements. Une expression, surtout, embarrasse souvent le lecteur dans les livres qui décrivent ou commentent la gymnastique suédoise : c'est celle de mouvements *activo-passifs* et *passivo-actifs*. On applique parfois à tort ces expressions aux exercices « à deux » que nous décrirons plus loin. Dans ces exercices, l'un des gymnastes oppose à l'autre une résistance calculée, tout en cédant à son effort quand celui-ci atteint une intensité déterminée, puis prend lui-même l'initiative du mouvement auquel l'autre résiste à son tour. Dans ces mouvements chacun des sujets devient tour à tour *agissant*, puis *résistant*. Mais, aussi bien dans l'action que dans la résistance, son rôle est toujours actif et implique des contractions musculaires. L'expression que nous citons n'a donc dans ce cas aucune raison d'être.

Dans les mouvements que nous avons vu exécuter à Stockholm, il n'est guère qu'un détail d'exécution qui puisse justifier le mot de mouvement « activo-passif ». Certains exercices suédois s'exécutent en deux temps ; le premier temps se faisant avec opposition du sujet, et le second étant subi sans aucun effort de résistance. Dans le premier temps les muscles résistent et se contractent ; dans le second temps, ces muscles cessent d'entrer en contraction et subissent, au contraire, une élongation sensible, en cédant au mouvement communiqué par l'aide, celui-ci s'efforçant de porter le déplacement du levier osseux aussi loin que le permet l'articulation, et plus loin que ne pourrait le faire volontairement le sujet. En réalité, ces mouvements sont bien actifs dans le premier temps et passifs dans le deuxième.

Ils peuvent par conséquent être appelés mouvements « activo-passifs », si l'on tient à conserver ce mot, au risque de compliquer la nomenclature sans que la science ait rien à y gagner en clarté.

Nous reviendrons en temps et lieu sur les effets et le mode d'emploi de ces mouvements. Notre unique but, en les signalant ici, était de dissiper des doutes dans l'esprit du lecteur et de nous débarrasser tout de suite d'une cause de malentendus.

Effets locaux et généraux des mouvements « communiqués ».

Les effets du mouvement passif sont essentiellement liés au déplacement des diverses parties constituantes de la région qu'on mobilise. Ces effets varient suivant l'amplitude de ce déplacement, suivant sa vitesse, sa direction et sa forme; ils varient aussi beaucoup suivant l'étendue de la région du corps où le mouvement siège et se limite. Il va de soi, par exemple, qu'un mouvement communiqué au pied seul ou au poignet ne pourra provoquer des effets aussi intenses que des secousses imprimées à la totalité du corps, soit par le trot d'un cheval, soit par la trépidation des tabourets mobiles dont se sert la gymnastique mécanique suédoise.

Le mouvement passif, comme le mouvement actif dont il est une sorte d'atténuation, produit des effets locaux et des effets généraux.

Les effets locaux les plus remarquables du mouvement se font sentir sur les articulations et tout le monde en connaît l'importance. Il est à peine besoin de rappeler que la mobilité des surfaces articulaires, l'état lisse des cartilages, la sécrétion régulière de la synovie, la souplesse des ligaments, en un mot, que toutes les conditions anatomiques indispensables au fonctionnement d'une articulation, ne persistent que par l'effet du mouvement. Toute jointure immobilisée tend à s'enkyloser. Quelques semaines d'immobilité complète, telle que la donne, par exemple, un appareil en plâtre moulé, suffisent pour dessécher les synoviales et raidir les ligaments, et si tout mouvement cessait pendant un temps indéfini, on verrait, ainsi qu'on en a cité des exemples, les fibres ligamenteuses s'ossifier et les os se souder entre eux. Par contre, le mouvement si nécessaire à la conservation des jointures, peut en créer, pour ainsi dire, de nouvelles sur des points où il n'en existe pas.

A côté de ces effets de notoriété banale, que tous les chirurgiens savent mettre à profit, il en est d'autres moins connus et moins fréquemment utilisés chez nous dans la thérapeutique : ce sont les effets produits sur les organes voisins de l'articulation mobilisée, tels que les muscles, les nerfs, les vaisseaux.

Les effets d'un mouvement passif sur les muscles se font sentir surtout quand le déplacement est très étendu. Supposons un mouvement alternatif de flexion et d'extension ; les extenseurs et les fléchisseurs seront alternativement relâchés et tendus. Si ce mouvement a, dans chaque sens, une très grande amplitude, les muscles de chaque groupe subiront tour à tour un certain degré d'élongation qui pourra combattre avantageusement la tendance à la rétraction si fréquente dans certains états douloureux dus à la fatigue, à l'immobilité ou à la maladie.

La fibre musculaire tend à se rétracter chez les sujets qui ont surmené certains groupes musculaires, ou chez ceux qui sont restés soumis à l'immobilité prolongée dans une attitude toujours la même. L'état inflammatoire ou sub-inflammatoire des muscles est encore une cause fréquente de rétraction ou de contracture, comme cela s'observe dans le rhumatisme musculaire, dans les myosites, etc.

C'est à l'élongation de la fibre musculaire que les mouvements passifs d'une grande amplitude tels que les emploie la gymnastique suédoise, doivent leur efficacité dans le traitement des douleurs rhumatoïdes, des crampes, des lumbagos.

Les mouvements passifs ont sur les vaisseaux sanguins une remarquable influence. Mais leur effet, très différent de celui des mouvements actifs, est purement mécanique. Le sang, dans les vaisseaux qui le renferment, est soumis à toutes les lois de l'hydraulique ; toute secousse, toute pression, tout déplacement subis par les parties du corps où existent des canaux sanguins, doivent naturellement se transmettre au contenu de ces canaux, de même que toute secousse imprimée à un vase se transmet au liquide qui le remplit.

De tout temps l'observation vulgaire a noté que le mouvement « fouette le sang ». Mais si le vulgaire, comme nous en citions tout à l'heure un exemple, connaît cette vérité et l'utilise, les médecins n'en ont pas encore fait l'application au traitement des maladies, du moins en France. En Suède, au contraire, la thérapeutique en a fait son profit, et toutes les fois que, pour une raison ou pour une autre, il est utile d'accélérer le cours du sang dans une région donnée, on y provoque des mouvements passifs qu'on appelle mouvements « de circulation ».

Le mouvement passif agit sur le contenu des vaisseaux par le fait même des secousses qu'il occasionne, et qui transmettent au courant sanguin une impulsion accélératrice. Cette impulsion se produit toujours quelle que soit la forme du mouvement ; toutefois elle est beaucoup plus efficace quand on donne une direction rationnelle à la partie mobilisée. Les Suédois, auxquels il faut toujours revenir quand on veut étudier l'application thérapeutique de l'exercice, emploient des mouvements de circulation d'une forme particulière, où la partie mobilisée se déplace en décrivant la figure d'un cône dont la base serait représentée par la racine du membre, et le sommet par son extrémité. Ils donnent ainsi au sang artériel une impulsion centrifuge qui précipite son cours vers la périphérie, tend à dégager les gros vaisseaux du centre et le cœur, et accélère au total la vitesse du liquide dans le réseau périphérique des capillaires, point où la circulation se ralentit le plus en cas d'insuffisance de la poussée cardiaque. Nous verrons plus loin l'application de ces mouvements dits « de roulement ».

Les mouvements passifs faisant sentir mécaniquement leur effet à tous les tissus et à tous les organes de la région qui les subit, ne peuvent manquer d'agir aussi sur les filets nerveux dont toute région du corps est pourvue. Les frottements, les pressions et les secousses que subissent les nerfs quand un membre est déplacé avec une certaine vivacité, se transmettent aux centres nerveux comme le font les impressions sensitives locales qui résultent d'un mouvement actif. Mais la différence est très grande entre le résultat final des mouvements passifs et celui des mouvements volontaires. Nous savons que le mouvement voulu est un excitant des centres nerveux; le mouvement communiqué exerce plutôt une action sédative sur les fonctions d'innervation.

Les faits de notoriété vulgaire témoignent de l'effet sédatif du mouvement. — Nous arrive-t-il de nous échauder le bout des doigts, aussitôt l'instinct nous pousse à agiter vivement le poignet en laissant la main inerte, de façon à faire subir au doigt brûlé une série de secousses rapides. Chacun sait qu'un apaisement réel quoique momentané de la douleur est le résultat immédiat de ce mouvement instinctif. On pourrait objecter que, dans cet exemple, le mouvement est *actif*, mais il faut remarquer qu'ici, comme dans un exemple cité plus haut, le mouvement actif de l'avant-bras n'a d'autre but que de « communiquer » un mouvement *passif* à la main et aux doigts dont les muscles n'entrent pas en jeu. Les animaux, comme l'homme, ont l'instinct de combattre la douleur par le mouvement, et tout le monde a vu le chat qui s'échaude agiter vivement, lui aussi, la patte brûlée, d'un geste parfois comique à observer.

L'action sédative générale du mouvement passif est mise en évidence par l'action du bercement, si efficace pour endormir les petits enfants. On sait que pour bien des adultes, le mouvement de la voiture ou du chemin de fer fait aussi l'effet d'un bercement qui pousse au sommeil. Beaucoup de personnes ressentent du mouvement de l'escarpolette une sorte d'apaisement, de torpeur agréable.

Les Suédois ont fait des mouvements alternatifs et réguliers, un moyen méthodique de traitement contre l'insomnie. Le procédé mis en pratique à Stockholm pour ramener le sommeil chez les névropathes qui l'ont perdu, mérite d'être rapporté, ne fût-ce que pour sa singularité. Le patient est placé à califourchon sur une banquette à laquelle des courroies solidement bouclées fixent ses cuisses, puis deux aides se placent l'un à sa droite, l'autre à sa gauche, et, le saisissant par les épaules, se le renvoient de l'un à l'autre en lui faisant subir un mouvement rapide et régulier de balancement. Le tronc oscille ainsi alternativement de droite à gauche et de gauche à droite, le siège demeurant toujours en contact avec la banquette. Rien ne peut mieux donner idée de ce mouvement, que le va-et-vient d'un métronome qui est, comme on sait, une sorte de pendule renversé à tige rigide. C'est, en somme, une sorte de bercement rapide et violent. S'il faut en croire les malades que nous avons questionnés à ce sujet, la nuit qui suit l'application de ce singulier traitement serait, d'ordinaire, aussi calme que si le patient avait pris un narcotique.

La suggestion, sans doute, vient souvent, dans des cas pareils, jouer son rôle pour augmenter l'effet soporifique du mouvement ; mais il ne serait pas rationnel de prendre prétexte de quelques exagérations enfantines analogues à celles que nous venons de rapporter, pour mettre en doute l'effet sédatif très réel des mouvements passifs. L'agitation nerveuse sous toutes ses formes est souvent amendée par cette forme de l'exercice. Nous citerons plus loin des cas de chorée infantile guéris par les mouvements passifs. D'autres faits assez nombreux montrent qu'on peut les utiliser avec profit, sinon comme agent curatif, au moins comme palliatif dans des cas plus graves et des affections plus rebelles que la chorée.

En Suède, il n'est, pour ainsi dire, aucune maladie nerveuse à laquelle on ne tente d'appliquer la gymnastique passive ; l'imagination des inventeurs s'est donné carrière pour varier la forme des machines à l'aide desquelles on soumet le malade à des secousses, des balancements, des trépidations qui représentent, au total, l'imitation des mouvements communiqués par le cheval, la voiture, le chemin de fer. Cette médication peut paraître au premier abord assez bizarre, et l'attirail singulier des moyens employés à Stockholm a provoqué parfois les railleries des médecins français qui n'avaient pas eu l'occasion d'en constater les effets. Mais les Suédois ont eu leur revanche, puisque le professeur Charcot, — plus de vingt ans après l'école de Stockholm, — vient d'appliquer au traitement de certaines affections des centres nerveux le fauteuil « trépidant » sur lequel le patient subit les mêmes secousses et les mêmes mouvements passifs que sur les machines suédoises de Zander.

Bien des observations de la pratique journalière pourraient montrer l'efficacité des mouvements passifs. En voici une entre autres, que nous sommes heureux de pouvoir citer à cause de l'autorité de son auteur. Elle nous a été rapportée par le professeur Bouchard. — Un riche fermier atteint de paralysie agitante avec tremblement, contractures et agitation douloureuse, avait remarqué qu'à la suite de ses promenades en voiture, ses troubles musculaires diminuaient d'une façon très sensible. N'ayant pour véhicule qu'un grossier char à bancs sans ressorts, il pensa qu'un moyen de transport plus confortable, en lui évitant de durs cahots, devrait rendre le remède plus efficace, et il se fit construire une voiture aussi douce que possible. Mais il eut la déception de constater que ce véhicule trop bien suspendu ne lui donnait pas le même soulagement que l'autre plus primitif, où il était si fortement secoué. Reconnaissant que les secousses mêmes qu'il avait voulu éviter étaient les véritables agents de l'amélioration obtenue dans ses promenades, il revint au char à bancs dans lequel les mouvements communiqués étaient plus énergiques, et y retrouva le soulagement que sa voiture trop douce n'avait pu lui donner.

De ce dernier fait il ne faudrait pas conclure que l'effet calmant des mouvements passifs augmente indéfiniment avec leur violence. Là, comme ailleurs en thérapeutique, il y a une question de mesure. Le mouvement passif, si son énergie ou sa durée deviennent excessives, peut amener, aussi bien que le mouvement actif, la fatigue extrême et le surmenage, et, par suite, l'excitation nerveuse et l'insomnie. Mais si on sait se tenir dans la mesure voulue, on peut attendre de cette forme de l'exercice des effets intermédiaires qui se rapprochent de ceux de l'exercice actif modéré. C'est ainsi que les longues promenades en voiture et les voyages répétés en chemin de fer ont fréquemment une influence favorable sur certains troubles des fonctions digestives et nerveuses, et produisent une sorte d' « entraînement » comparable à celui que donneraient des exercices de marche.

Les effets des mouvements passifs ne restent pas localisés à la région qui en est le siège, mais se font sentir par voisinage aux régions contiguës. Ils peuvent même s'étendre aux régions les plus lointaines et se généraliser comme les effets des mouvements actifs.

Les mouvements de circulation, par exemple, ne bornent pas leur effet au membre mobilisé : l'impulsion donnée au sang gagne de proche en proche les vaisseaux voisins, et finit par se communiquer à toute la masse sanguine, comme on voit dans un bassin d'eau l'agitation produite sur les bords, se propager peu à peu au liquide tout entier; c'est ainsi que les mouvements passifs imprimés à la jambe et à la cuisse ne facilitent pas seulement la circulation du sang dans le membre inférieur, mais tendent aussi à faire cesser les stases dans les vaisseaux du petit bassin de l'abdomen, et vont ainsi jusqu'à diminuer sensiblement le travail du cœur.

Les mouvements passifs peuvent même faire sentir une action très puissante aux actes généraux de la vie organique, par la conséquence d'une simple action mécanique locale portant sur un organe essentiel. Certains mouvements passifs des bras produisent des modifications importantes dans le fonctionnement du poumon. De même tous les mouvements passifs des cuisses, du bassin et de la colonne vertébrale, agissent sur les viscères contenus dans le bassin et dans la cavité abdominale, et peuvent intervenir utilement dans le traitement des troubles digestifs; les pressions et les secousses qu'ils font subir aux intestins et à l'estomac, secondent puissamment les actes mécaniques de la digestion.

Il faut ajouter à tous les services que peut rendre en thérapeutique le mouvement communiqué, que cette forme de l'exercice est utile pour suggérer au malade l'idée d'un mouvement actif, et pour réveiller, en quelque sorte, l'aptitude du sujet à exécuter ce mouvement. Aussi les mouvements passifs donnent-ils en thérapeutique un double bénéfice : non seulement ils peuvent produire par eux-mêmes un effet utile, mais encore ils préparent les mouvements actifs, et font ainsi parfois l'éducation d'une fonction importante.

Ici encore un exemple est nécessaire. Parmi les mouvements passifs les plus utiles, il en est un qu'on n'emploie guère en France que dans les cas désespérés, c'est la respiration « artificielle ». Quand un homme noyé ou asphyxié, est en état de mort apparente et ne respire plus, on essaye de faire entrer dans la poitrine l'air qui pourrait ranimer la vie. Pour cela on élève les bras, on les écarte, puis on les abaisse. On cherche ainsi à imprimer aux côtes, par l'intermédiaire des muscles qui les relient aux os de l'épaule, des mouvements alternatifs d'élévation et d'abaissement. On imite le jeu du soufflet en provoquant artificiellement les deux actes mécaniques de la respiration. La gymnastique suédoise emploie beaucoup ces mouvements passifs dits « de respiration » dans le traitement des maladies et les applique à tous les sujets dont la respiration, sans être tout à fait suspendue, est devenue insuffisante. L'effet direct de ces mouvements respiratoires est des plus remarquables, et beaucoup plus efficace, pour le dire en passant, que les inhalations d'oxygène employées chez nous en pareil cas. Sous l'influence de l'élévation forcée des côtes, la poitrine se dilate et la quantité d'air introduite dans le poumon est doublée. Mais le bénéfice du mouvement ne s'arrête pas là. Après une séance de respiration passive, le sujet livré à lui-même tend à reproduire activement les mouvements qu'il a subis, et sa respiration reprend spontanément plus d'ampleur et plus d'énergie.

C'est ainsi que les mouvements communiqués constituent une précieuse ressource pour suppléer à l'insuffisance des mouvements actifs similaires en cas de maladie ou de faiblesse extrême.

Le massage.

Le massage n'est qu'un mode particulier du mouvement passif et mérite, à ce titre, d'être rangé parmi les agents de l'exercice musculaire. Dans le massage, le mouvement communiqué ne porte ni sur la totalité du corps, ni sur un membre entier ou un segment de membre, mais seulement sur les parties constituantes des tissus mous : le mouvement se limite à l'extrême et devient *moléculaire*.

Il faut faire, à propos du massage, la même observation que nous présentions tout à l'heure à propos des mouvements passifs. Des effets spontanés de massage accompagnent toujours l'action thérapeutique des mouvements volontaires acitfs. L'ébranlement moléculaire produit dans les tissus mous par l'exercice actif communique aux muscles qui n'entrent pas en jeu, ainsi qu'aux organes voisins, des secousses et des impressions mécaniques analogues à celles qu'y déterminerait la main d'un masseur.

Si on ajoute que les effets physiologiques du massage présentent, comme nous le dirons tout à l'heure, la plus grande analogie avec ceux du travail musculaire, on comprendra que cette forme du mouvement communiqué, si différente de l'exercice actif, puisse rationnellement prendre place, en thérapeutique, parmi les différents éléments de la gymnastique médicale.

On sait en quoi consistent, d'une manière générale, les manœuvres du massage, dont le cadre trop restreint de ce travail ne nous permet pas l'exposé complet. On les divise en *effleurages, frictions, pétrissages, percussions* et *trépidations ;* procédés dont le nom indique assez exactement la nature.

Ces diverses manipulations s'exécutent soit à la surface de la peau, soit sur la masse profonde des muscles, des articulations, sur les vaisseaux sanguins, les troncs nerveux, ou même sur les organes internes, quand la situation de ceux-ci permet de les atteindre à travers les téguments.

Effets locaux et généraux du massage. — On obtient, à l'aide du massage, des effets *mécaniques, physiologiques* et *chimiques.* Ces effets, aussi bien que ceux de l'exercice, peuvent se localiser à la région où ils se développent, et peuvent aussi se propager aux régions voisines, influencer une région éloignée, et même modifier d'une façon passagère ou durable, tout l'ensemble de l'organisme.

La physiologie du massage n'est pas encore suffisamment connue, et bien des lacunes restent à combler pour avoir une explication complète de ses effets. Mais tous les praticiens sont unanimes à reconnaître la réalité de ses résultats thérapeutiques, qui sont parfois d'une efficacité surprenante.

Ce qui s'impose au premier abord dans cette forme de l'exercice passif, c'est l'importance des effets *mécaniques* qu'on peut en obtenir. L'assouplissement des muscles contracturés, la destruction des adhérences inflammatoires, le dégorgement des capillaires où le sang se trouve en stagnation, la rentrée dans les vaisseaux des liquides extravasés, sont les résultats thérapeutiques les plus connus du massage. Ils peuvent s'expliquer par le simple effet mécanique d'une pression intelligente et bien dirigée.

D'autres phénomènes sont d'ordre *physiologique* et s'expliquent par l'excitation des rameaux nerveux et par des réflexes *trophiques ;* telle est la remarquable augmentation de force du muscle massé, telles sont aussi les modifications

locales de nutrition, comme la résorption des exsudats inflammatoires organisés.

Tous les auteurs admettent que le massage produit dans
les tissus vivants des modifications chimiques, bien que ces
effets soient plus difficiles à expliquer que les précédents.
Le muscle massé se comporte, dans une certaine mesure,
comme un muscle qui a travaillé : ses molécules s'échauffent,
les échanges organiques s'y accélèrent et donnent lieu à
des combustions plus actives. Il en résulte que le massage,
s'il est suffisamment énergique, peut modifier la composition chimique du muscle dans le même sens que l'exercice
actif. C'est pourquoi les urines d'un sujet massé avec une
certaine énergie, sans entraînement préalable, peuvent présenter l'état trouble qu'on observe sous l'influence de la
fatigue musculaire, ainsi que la surabondance d'acide urique,
de créatinine et d'acide lactique, qui sont la caractéristique
du liquide urinaire chez l'homme courbaturé par les exercices
violents.

Les phénomènes locaux du massage tendent du reste à se
généraliser, aussi bien que ceux des mouvements actifs et
passifs, et par un processus identique, c'est-à-dire par l'intermédiaire du système nerveux et des vaisseaux sanguins.
Si les masses musculaires soumises au massage sont importantes, les effets thérapeutiques peuvent être ressentis
par l'organisme tout entier. Après quelques jours de massage général des muscles, on peut voir le système nerveux
reprendre de l'énergie, la circulation du sang devenir plus
régulière, et tous les actes de la nutrition recouvrer une
activité inaccoutumée.

Ce sont ces effets thérapeutiques « généraux » qui permettent de suppléer, dans une certaine mesure, par le massage,
à l'exercice musculaire dans des maladies générales de la nutrition, comme le diabète, l'obésité, ou bien dans certaines
affections du système nerveux, comme la neurasthénie.

EMPLOI THÉRAPEUTIQUE DU MASSAGE. — Les effets thérapeutiques du massage sont plus généralement utilisés en France que ceux de l'exercice et des mouvements. Il existe un assez grand nombre d'ouvrages spéciaux, écrits ou traduits dans notre langue, auxquels nous renverrons le lecteur pour une foule de détails qui ne pourraient trouver place ici. Nous insisterons seulement sur certains résultats de la médication « manuelle » qui nous paraissent importer davantage à notre sujet, parce qu'ils se retrouvent à des degrés divers dans les effets des mouvements actifs et passifs.

Le point de départ de tous les résultats du massage est toujours, on le comprend, d'origine mécanique. Il ne saurait y avoir là, comme dans les mouvements actifs, des effets d'origine interne et centrale, puisque le massage suppose toujours une action première venue de l'extérieur. Les phénomènes physiologiques très manifestes qui s'observent dans le domaine du système nerveux central ou périphérique ont toujours pour point de départ une excitation locale développée sous les doigts mêmes du masseur, et qui tantôt s'irradie directement, pour atteindre soit les cellules centrales, soit les extrémités du nerf, suivant le sens de la circulation nerveuse ; tantôt va frapper les centres nerveux pour ricocher, en quelque sorte, vers un point déterminé de l'organisme, sous forme de réflexe.

Nous n'insisterons pas sur les effets mécaniques du massage. Nous avons montré déjà que ces effets peuvent se produire dans les mouvements actifs ou passifs, par voisinage. Mais aucun mouvement actif ou passif ne saurait solliciter ces effets avec autant de précision et avec une graduation aussi parfaite qu'une main exercée, appliquant son action juste au point voulu, et variant l'énergie de ses manœuvres avec un soin délicat.

Par exemple, les mouvements actifs du tronc en sollicitant la contraction des muscles du ventre, qui viennent presser sur tous les viscères de la cavité abdominale, peuvent bien produire en bloc et grossièrement les effets du massage abdominal, c'est-à-dire faire cheminer les matières alimentaires et fécales, activer la circulation du sang dans les ramifications de la veine porte et stimuler les tuniques musculaires de l'estomac et de l'intestin. Mais combien ces effets seront plus sûrs, si une main intelligente vient exercer des pressions bien mesurées tour à tour sur chacune des parties du tube digestif; variant la direction de ses mouvements suivant le trajet que parcourt le bol alimentaire dans les flexuosités et les coudes formés par l'estomac, le duodénum, le petit et le gros intestin; en variant la forme, suivant qu'il s'agit d'atteindre des organes superficiels ou profonds; variant enfin ses procédés suivant qu'il s'agit de faire cheminer les matières solides de l'intestin, ou d'accélérer la circulation du liquide sanguin dans les veines, suivant qu'on veut provoquer l'excitation des éléments moteurs dans le cas d'atonie, ou obtenir la sédation des éléments sensitifs en cas de gastralgie, entéralgie, etc.

Le massage offre de plus des ressources spéciales qu'on ne saurait trouver dans les mouvements actifs. Et d'abord on comprend qu'il puisse exercer une action mécanique plus directe sur certains tissus normaux ou pathologiques qui ne sont pas, comme les muscles, soumis à la volonté. Des manipulations méthodiques, telles que pressions, frictions, secousses moléculaires, auront évidemment plus d'action que le mouvement volontaire sur les tissus cellulaires et fibreux, sur les exsudats plastiques, les brides cicatricielles et même sur les muscles de la vie organique comme les fibres lisses de l'estomac, de l'intestin, de la vessie, dont l'entrée en jeu n'est pas soumise à la volonté, mais peut se produire sous l'influence d'une excitation extérieure locale. Dans bien des cas même, les muscles soumis à la volouté doivent être soumis au massage si l'on veut y produire certains effets tout mécaniques que leur contraction ne peut pas produire. Le mouvement actif, par exemple, ne mobilise le muscle que dans un seul sens, celui de son raccourcissement, et il faut avoir recours au massage si on veut faire subir à ses fibres des mouvements de latéralité souvent utiles en thérapeutique.

Les effets du massage sur le système nerveux offrent une grande analogie avec ceux, déjà décrits, des mouvements passifs, mais sont infiniment plus variés. Le massage des troncs et des filets des nerfs peut produire des résultats très différents, suivant la forme et l'énergie des manipulations.

Nous avons vu, par exemple, à Stockholm, dans un cas de paralysie locale, le professeur Wide, au moyen de pressions énergiques sur les nerfs moteurs du membre supérieur, exciter des contractions dans les muscles auxquels ces nerfs se rendent, et provoquer dans les doigts et la main des mouvements involontaires analogues à ceux qu'y déterminerait l'action de l'électricité.

Par contre, à côté de ces effets excito-moteurs, le massage peut produire des effets calmants sur les nerfs sensitifs. En variant la forme des manipulations et en ajoutant à la pression un mouvement de tremblement (manœuvre appelée par les Suédois « pression trépidante »), on obtient des effets de sédation très remarquables dans certaines affections douloureuses. Une manœuvre du massage suédois consiste à comprimer les plexus nerveux qui avoisinent l'estomac, à l'aide des deux mains réunies par leur face pulmaire et qu'on enfonce profondément à travers les téguments dans la région pylorique. La pointe des doigts ainsi accolés déprime fortement les parois épigastriques pendant que l'opérateur communique à ses poignets un mouvement rapide de vibration qui se transmet aux filets nerveux sensitifs des parties profondes et y produit des effets sédatifs.

L'effet sédatif des manœuvres de massage appelées « trépidations » ou « vibrations » est des plus remarquables. On l'utilise non seulement dans les affections douloureuses, mais dans tous les troubles fonctionnels caractérisés par de l'agitation, de l'incoordination des mouvements. Dans les troubles et affections cardiaques accompagnés d'excitation nerveuse, de palpitations, de désordre des battements de cœur, le massage par vibration apporte parfois un grand soulagement. Il se fait par deux procédés. Dans l'un la main, maintenue à plat sur la paroi thoracique, communique à la région précordiale une série de trépidations très rapides. Dans l'autre mouvement, de forme très spéciale, l'opérateur ébranle doucement la paroi en frappant une série de petits chocs alternativement de la paume de la main et de la pointe des doigts.

Le nom de *massage du cœur* doit être appliqué en propre à cette manœuvre très mal connue chez nous, et non attribué, comme on le fait à tort, aux mouvements de respiration passive très employés aussi par les Suédois dans le traitement des affections cardiaques.

On remarquera que tous ces moyens d'action rapprochent singulièrement le massage des mouvements passifs. La sédation de la douleur résulte, dans les manœuvres indiquées ci-dessus, d'un ébranlement moléculaire qui n'est plus limité au point même sur lequel s'applique la main, mais tend à se propager sous forme d'ébranlement, de secousses à tout l'organe massé, parfois même aux organes voisins.

Au reste, des manœuvres moins savantes peuvent produire des effets sédatifs. Des effleurages légers consistant dans le passage lent et répété de la main, calment parfois d'assez vives douleurs. Très fréquemment ces mouvements se produisent d'instinct chez l'homme qui souffre ; et les mères savent toutes apaiser les cris provoqués chez l'enfant par des coliques, en faisant spontanément sur l'abdomen des caresses de la main qui ne sont autre chose que des manœuvres « d'effleurage ».

Les effets réflexes du massage sont très intéressants et très féconds en résultats thérapeutiques. Ce sont ces effets que certains praticiens spécialistes, ignorant la langue physiologique, ont appelés naïvement des effets *magnétiques*. Ce mot impropre, qu'on retrouve notamment dans les écrits du Suédois Thure-Brandt, a effarouché la science correcte de bien des médecins, et nui à la propagation de certains faits d'observation pourtant très réels et utiles à connaître.

La plupart des effets physiologiques du massage sont des effets réflexes. C'est par voie réflexe que sont modifiées les secrétions, et notamment les secrétions des glandes intestinales qui deviennent plus abondantes après le traitement manuel de la constipation. C'est encore par voie réflexe que le massage active les échanges moléculaires, provoque la combustion plus rapide des matériaux de réserve comme la graisse et le sucre, et la résorption des exsudats organisés.

Les phénomènes chimiques du massage ne peuvent, en effet, avoir une origine centrale, ni s'expliquer, comme ceux de la contraction musculaire, par la nécessité de produire un surcroît de chaleur destinée à être transformée en travail. Ici le travail est produit par un moteur extérieur, homme ou machine. On ne peut expliquer la modification de nutrition de la région massée que par une excitation communiquée à l'élément nerveux local, et transmise au centre trophique correspondant. De cette impression résulte par voie réflexe l'exagération des phénomènes d'oxydation, d'où dégagement de chaleur, consommation d'oxygène et production d'acide carbonique. Ces réflexes « trophiques » aboutissent, en somme, à une modification de la nutrition locale, modification dont la physiologie ne sait pas suivre encore toutes les phases, mais qui se traduisent par l'accroissement du volume des muscles, par la résorption de certains tissus organiques tels que les graisses, par la disparition de certains éléments pathologiques, tels que les exsudats inflammatoires liquides ou organisés.

La nature réflexe des effets « trophiques » du massage est rendue évidente par ce fait extrêmement curieux que les modifications de nutrition se font parfois sentir sur des points éloignés, mais symétriques des points massés. On a observé, par exemple, la résorption d'un épanchement de synovie du genou droit, par suite du massage du genou gauche, le retour de l'énergie d'un muscle par le massage de son congénère du côté opposé, etc. Ces faits doivent être évidemment rapprochés, au point de vue de leur processus physiologique, des faits de dégénération symétrique des nerfs ou d'atrophie symétrique des muscles, dans certains cas de lésions unilatérales des centres nerveux.

Les formes et les degrés du massage varient à l'infini et font de ce mode de traitement un art trop complexe pour qu'il soit possible d'en présenter ici autre chose qu'un aperçu général. On peut dire, toutefois, que pour en saisir les indications et en formuler l'emploi, et même la plupart du temps pour en faire l'application, il n'est pas indispensable de s'initier à tous les « tours de main » des hommes du métier. Il importe beaucoup moins de choisir exactement la forme des manipulations que d'en déterminer avec précision le point d'application et l'intensité. Il importe surtout de proportionner l'énergie des pressions, des frictions, du pétrissage, etc., à la résistance du sujet, au degré de sensibilité, de vulnérabilité de ses organes, et aussi à son degré d'accoutumance, d' « entraînement »; — car pour le massage, comme pour les autres formes de l'exercice, l'énergie du mouvement doit être progressivement croissante.

Au reste, il est bien plus facile de « doser » rigoureusement les effets du massage que ceux des mouvements actifs et passifs. Une main délicate et exercée peut varier à l'infini le degré de ses attouchements et obtenir une gamme d'effets d'intensité progressivement croissante, depuis l'effleurage léger d'une peau enflammée jusqu'à ce violent pétrissage des muscles que pratiquent les masseurs du bain turc et qui mérite le nom de massage « athlétique ».

Certaines manœuvres de massage ont avec les mouvements passifs une telle analogie, qu'on est parfois embarrassé pour les classer dans l'une ou l'autre catégorie de ces agents thérapeutiques. C'est ainsi que certaines pratiques du traitement suédois de la gastralgie et de l'entéralgie consistent dans des secousses et des déplacements partiels des viscères tout à fait comparables à ceux qui pourraient résulter de la trépidation d'un véhicule un peu dur, ou d'un siège mobile auquel on imprimerait des mouvements en divers sens. Il est, dans ces cas, difficile de distinguer le massage proprement dit du mouvement « communiqué ». De même, dans le traitement des maladies de femmes suivant la méthode de Thure-Brandt, on emploie certaines manœuvres qui consistent à mobiliser l'utérus et à lui faire subir dans sa totalité des déplacements en avant et en arrière, des mouvements d'ascension et de latéralité, etc. De là des dénominations diverses données au traitement « manuel » des affections utérines, traitement que les uns appellent « massage utérin », et les autres « gymnastique gynécologique ». En France où le mot gymnastique est pris de préférence dans le sens d'exercice athlétique, on tend à ranger sous l'étiquette de massage la plupart des mouvements passifs, même ceux qui mobilisent de grosses articulations, tandis qu'en Suède on fait rentrer toutes les manœuvres, même les plus délicates du massage, dans le cadre de la gymnastique médicale.

Le massage peut, en résumé, se considérer comme une sorte d'atténuation de l'exercice musculaire, dont les effets sont, pour la plupart, analogues aux siens, à l'intensité près. Mais malgré l'analogie de leurs résultats thérapeutiques, les mouvements actifs, les mouvements passifs et le massage ne diffèrent pas seulement entre eux par l'intensité de leurs effets. Chacun de ces trois agents de l'exercice présente au médecin des ressources spéciales qui doivent le faire préférer aux deux autres dans des cas que nous aurons à préciser quand nous passerons en revue les divers états morbides justiciables de la médication par l'exercice, et que nous formulerons les règles du traitement qui leur convient.

Pour compléter cette étude, il nous resterait à parler des procédés mécaniques du massage. Nous dirons, en parlant de la gymnastique suédoise et des machines de Zander, comment on peut remplacer la main du masseur par des appareils de formes diverses, mis en mouvement par la vapeur. Pour des massages très délicats on a utilisé des forces plus faciles à modérer, telles que le mouvement de la roue du « tour » et même le mouvement d'horlogerie.

Une récente mission en Allemagne nous a permis de constater quelle faveur a prise chez nos voisins le massage « mécanique », et quelles ressources thérapeutiques toutes nouvelles lui sont demandées. En donnant à la partie terminale de l'appareil qui doit transmettre le mouvement moléculaire une forme appropriée, comme celle d'une petite sphère de caoutchouc, d'une roue cannelée, etc., on a pu faire subir les effets du massage par « vibration » aux muqueuses des cavités naturelles qui seraient inaccessibles à la main, comme le pharynx, les fosses nasales. Nous avons vu même, à Dresde, le docteur Lahman, à l'aide d'une tige métallique recourbée en forme de cathéter, pratiquer le massage de la trompe d'Eustache.

CHAPITRE III

DE LA FATIGUE EN THÉRAPEUTIQUE.

La fatigue immédiate. — La fatigue consécutive. — La fatigue chez les diathésiques. — La fatigue chez les convalescents. — Les mécomptes de l'exercice.

La fatigue immédiate.

Il est certaines médications en thérapeutique dont on peut attendre un effet immédiat. La médication par l'exercice n'est pas de ce nombre. Les modifications utiles que le mouvement musculaire produit dans les organes sont toujours lentes à se manifester. Il arrive même, presque toujours, que le résultat définitif du traitement est absolument inverse des effets constatés au début de son application. — Et c'est, le plus souvent, pour avoir préjugé l'effet probable de l'exercice d'après son résultat immédiat, que beaucoup de malades, et même bien des médecins, renoncent trop vite à l'utiliser comme moyen de traitement.

Les phénomènes qui se produisent dans l'organisme au moment même où les muscles sont en travail, diffèrent notablement déjà de ceux qu'on observe après que l'exercice a cessé. Mais, en outre, il n'est pas rare de constater, le lendemain ou le surlendemain d'un exercice un peu violent, des effets pénibles pour le malade et inquiétants pour le médecin, qui feront place, au bout d'un certain nombre de jours, si l'on persiste, à un sentiment de bien-être et à une amélioration générale de la santé.

Ce n'est pas tout encore; il faut être prévenu que le résultat thérapeutique demandé à l'exercice peut se faire at tendre fort longtemps et qu'il est marqué parfois, pendant des semaines et des mois, par des effets diamétralement opposés, en apparence, à ceux qu'on attendait de ce moyen de traitement.

Pendant l'exercice, pour peu que le travail des muscles soit énergique, on observe, dans tous les organes, un surcroît de fonctionnement qui va jusqu'à produire une véritable perturbation des fonctions vitales. Le cœur qui précipite ses battements, la respiration qui devient haletante, essoufflée, le système nerveux qui se surexcite, la peau brûlante qui se couvre de sueur, tous les organes, en un mot, semblent subir l'influence d'une affection fébrile. Les fonctions les plus intimes de la nutrition paraissent elles-mêmes profondément perverties. Si on fait l'analyse du sang sur un animal tué en plein travail musculaire, on voit que ce liquide est surchargé d'acide carbonique ; si on étudie la composition chimique des muscles, on y trouve une quantité anormale de produits de combustion incomplète, acide lactique, créatinine, etc. — Surexcitation fébrile des fonctions vitales, perversion des actes chimiques de la nutrition, tels sembleraient donc être les résultats de l'exercice, si on en jugeait d'après son effet immédiat.

Mais tout cela est d'ordinaire momentané. Quelques minutes après la cessation du travail, on voit d'abord s'apaiser tout cet émoi des appareils organiques. Peu à peu les battements du cœur se calment et se régularisent, l'excitation nerveuse s'apaise, la respiration se ralentit. En même temps les actes chimiques de la nutrition reprennent leur allure normale, et les modifications qu'on peut constater dans le sang tendent à devenir inverses de celles observées pendant le travail. L'excès d'acide carbonique qui saturait le sang s'élimine peu à peu, grâce à la suractivité du poumon dont les mouvements demeurent plus fréquents et plus amples, jusqu'à l'épuration complète du liquide sanguin. De plus, l'exagération de la respiration ayant permis à une plus grande quantité d'oxygène de pénétrer dans l'organisme, l'insuffisance momentanée de l'hématose a été plus que compensée, et la balance s'établit, en somme, par une *artérialisation* plus parfaite du sang. Quant aux autres modifications chimiques des humeurs et des tissus, elles persistent plus longtemps, et retardent souvent d'un jour ou deux les bénéfices que doit retirer le sujet de sa première dose d'exercice physique. Nous allons voir quel rôle important jouent ces modifications chimiques dans les phénomènes tardifs de la fatigue consécutive.

La fatigue consécutive.

Tous ceux qui se sont livrés sans ménagement à quelque exercice violent, après une période d'inaction très prolongée, connaissent bien les malaises divers dont est suivie, à quelques heures de distance, une première séance de gymnastique ou d'escrime, une marche forcée, etc. Ces malaises persistent, parfois, pendant vingt-quatre heures et plus. On leur donne généralement le nom de *courbature*, bien que l'impression de brisement des parties du corps qui ont travaillé ne soit pas la seule sensation pénible ressentie.

Chez l'homme qui n'est pas habitué au travail musculaire, il se produit, à la suite d'un exercice violent, non seulement des douleurs locales dans les muscles, les tendons, les jointures, mais encore un sentiment général de malaise, avec élévation de température, agitation nerveuse, abattement, lassitude, en un mot les symptômes d'un léger état fébrile. La fatigue consécutive se manifeste par des effets « généraux », aussi bien que par des effets « locaux ».

Pour ceux qui ne connaissent pas les effets de l'exercice, les effets généraux de la « courbature » sont fréquemment attribués à toute autre cause qu'à la fatigue, parce qu'ils ne se produisent pas aussitôt après le travail. Pendant les cinq ou six heures qui suivent l'exercice, on ne ressent, le plus souvent, aucun malaise, soit local, soit général, et c'est parfois au milieu de la nuit que font brusquement explosion les manifestations de la courbature de fatigue.

La fatigue consécutive, à moins de véritable excès de travail, n'offre pas d'ordinaire des symptômes très violents chez l'homme sain, de tempérament robuste. Mais chez l'homme faible, malade ou convalescent, et aussi chez l'homme prédisposé à certaines maladies, on peut voir surgir, à la suite d'un exercice même modéré, mais inaccoutumé, des accidents qui simulent de véritables états morbides ; on peut observer même l'apparition des manifestations d'une diathèse jusque-là silencieuse, ou, parfois, le retour d'une maladie dont le sujet semblait guéri.

C'est de la fatigue consécutive que procèdent la plupart des mécomptes de la médication par l'exercice. Il est facile d'en conjurer les dangers avec des précautions et de la méthode ; mais il importe, pour se mettre à l'abri de ses effets, d'en bien connaître les manifestations et d'en comprendre le mécanisme.

La « courbature de fatigue » est constituée par deux sortes de phénomènes, les uns locaux, les autres généraux.

Effets locaux de la fatigue. — Les effets locaux de la courbature sont de nature mécanique. Ils consistent dans une sorte de traumatisme des muscles encore mal endurcis au travail, et dont les éléments résistent moins aux froissements, aux secousses, aux tiraillements qu'y provoque tout exercice violent. De là un certain degré d'inflammation des fibres musculaires et tendineuses, un peu de *myosite* et de *ténosite*. Chez l'homme sain et robuste les conséquences de ce traumatisme sont ordinairement négligeables ; elles peuvent toutefois présenter un certain degré de gravité si l'exercice a été d'une violence extrême ou d'une durée excessive. On voit assez fréquemment se produire des ruptures de fibres musculaires, des éraillures de tendons après les efforts exagérés ; on a signalé même des myosites suppurées, des inflammations des bourses séreuses, des arthrites, quand l'exercice trop violent avait été prolongé outre mesure.

D'ordinaire les douleurs locales qui suivent un exercice inaccoutumé vont en s'atténuant et disparaissent au bout de deux, trois, quatre jours. Il faut savoir, toutefois, que chez certains sujets elles persistent une semaine entière avec assez d'intensité pour rendre la reprise de l'exercice impossible. Cela ne s'observe guère qu'après un exercice très violent. Mais il ne faut pas oublier que nous parlons ici de l'exercice considéré comme agent thérapeutique et par conséquent appliqué à des malades, à des valétudinaires, à des convalescents ; en un mot à des sujets débilités. Il faut comprendre, d'autre part, que la caractéristique de « violent » appliquée à l'exercice ne se déduit pas seulement de l'intensité de l'effort musculaire, mais aussi du degré de résistance des muscles qui en subissent l'effet. Aussi voit-on des convalescents, par exemple, éprouver des douleurs musculaires violentes et persistantes, pour avoir marché modérément ou monté quelques marches d'escalier.

La courbature locale est parfois, pour le médecin, une cause d'erreur digne d'être signalée. En voici un exemple. Quand il s'agit de faire sortir de l'immobilité où on l'a tenu, un malade atteint d'une affection articulaire, il arrive, presque toujours, que la première épreuve du mouvement a pour résultat de réveiller dans la région malade des douleurs qui persistent parfois plusieurs jours. On sait avec quelle rapidité s'atrophient les muscles voisins d'une articulation malade. Le moindre effort de marche devient pour ces muscles débilités un exercice violent, et y détermine avec exagération les effets mécaniques de la courbature, qui se manifestent surtout dans le voisinage de l'articulation, au point d'attache des muscles courbaturés. Très fréquemment cet endolorissement, essentiellement bénin et sans conséquence, est pris pour un retour offensif de la maladie. L'exercice est incriminé; on replace le membre dans l'immobilité, et la maladie s'éternise, les muscles demeurant, par la continuité du repos, de plus en plus vulnérables à la fatigue.

Inversement, il est vrai, on peut prendre pour une simple courbature, des accidents qui constituent une véritable aggravation de la maladie à la suite d'un exercice trop violent ou prématuré. Nous avons dit, en effet, qu'une courbature exagérée peut déterminer chez l'homme sain des phénomènes inflammatoires dans les muscles et les articulations; à plus forte raison ces accidents pourront-ils se produire sur un membre déjà malade. Mais c'est là, avons-nous besoin de le dire? une question de mesure. L'exercice doit être très prudemment dosé quand il s'agit d'une articulation malade, et, si la marche est un exercice trop violent pour elle, il est — ainsi que nous le dirons en traitant de l'*Application de l'exercice*, — des moyens autres que la marche pour administrer à doses progressives le précieux agent thérapeutique qui s'appelle le mouvement.

Effets généraux de la fatigue. — Les effets *généraux* de la fatigue consécutive sont dus, d'une part, à des modifications chimiques développées dans les muscles par le travail, et, d'autre part, à des troubles fonctionnels apportés dans les divers organes par l'exagération de leur fonctionnement.

Les modifications chimiques qui se produisent dans le muscle en travail consistent, nous l'avons dit, dans la formation de diverses substances anormales, sortes de résidus des combustions exagérées qui accompagnent toujours la contraction musculaire. On trouve, dans un muscle fatigué, de l'acide lactique, de la créatinine, de l'acide urique, et ces produits, peu à peu, se détachent du muscle que le sang artériel vient laver, et entrent dans le torrent de la circulation. Après y avoir séjourné un certain nombre d'heures, ils s'éliminent par l'urine, où l'analyse chimique les retrouve. Pendant tout le temps que ces produits anormaux, impropres à la vie, séjournent dans le sang, ils déterminent dans l'organisme une sorte d'empoisonnement passager qui se traduit par le sentiment de malaise, de lassitude générale, de prostration et parfois par les phénomènes fébriles que nous avons signalés.

Telle est l'explication que nos expériences personnelles nous avaient amené à fournir des troubles généraux de la santé, qui suivent un exercice violent quand on n'y est pas accoutumé. Cette explication a été confirmée par de nouvelles expériences que nous avons entreprises, cette fois, avec le concours d'un chimiste d'une grande autorité, M. Gautrelet. Enfin M. Bouchard, l'éminent professeur qui avait bien voulu présenter à l'Académie des sciences nos premiers travaux, a publié, de son côté, des expériences qui leur donnent physiologiquement une précieuse confirmation. Injectant à des lapins de l'urine d'homme courbaturé, il a trouvé qu'elle avait un degré de toxicité beaucoup plus élevé que celle d'un homme au repos.

La théorie « chimique » de la fatigue consécutive que nous avons le premier formulée (1), présente un intérêt pratique très grand au point de vue de la thérapeutique par l'exercice. Elle permet de comprendre certains faits d'observation courante qui ne laissent pas d'embarrasser parfois le médecin dans l'application de l'exercice comme moyen de traitement. Il est certains tempéraments qui éprouvent la courbature avec une intensité particulière, ce sont les tem-

____

(1) *Physiologie des exercices du corps.* (Ouvrage couronné par l'Académie des Sciences.) — Alcan, éditeur, 1888.

péraments rhumatisants ou arthritiques. Ce fait s'explique, d'après la théorie chimique, par l'exagération de l'acide lactique et des autres produits de combustion incomplète qui existent déjà à l'état de repos, chez tous les arthritiques.

Il est très frappant de voir combien l'analyse chimique des urines d'un homme en puissance de diathèse arthritique ressemble à celle d'un homme atteint de courbature de fatigue. Chez le rhumatisant, le goutteux, l' « hépatique », l'obèse, la nutrition se fait à l'état normal suivant la même formule chimique que chez l'homme en état de courbature de fatigue ; on constate chez lui la même insuffisance des oxydations, et on trouve dans ses urines la même dose exagérée des produits de combustion incomplète. A Vichy, où l'on a si fréquemment l'occasion d'analyser l'urine chez les arthritiques, M. Gautrelet a pu établir, en se basant sur des milliers d'observations, que l'urine de ces diathésiques, entre autres produits de combustion incomplète, renferme fréquemment jusqu'à cinq et six grammes d'acide lactique par litre, alors qu'une urine tout à fait normale n'en renferme pas du tout. Or l'acide lactique, d'après nos recherches faites en collaboration avec ce chimiste, est pour ainsi dire la caractéristique chimique de la fatigue. Si on analyse l'urine avant l'exercice, et qu'on l'analyse de nouveau le lendemain, alors que le sujet s'est mis en état de courbature, on voit, en comparant les deux résultats, que l'acide lactique a augmenté dans des proportions qui peuvent aller de 1 à 6.

Nos expériences, du reste, ont été confirmées par un observateur qui les ignorait et qui est, de son côté, arrivé aux mêmes conclusions. Marcuse, en étudiant l'effet de la fatigue sur des soldats de l'armée allemande, a vu qu'après les marches forcées on observait dans l'urine une dose considérable d'acide lactique qui n'y existait pas précédemment.

C'est donc un fait acquis à la science : la fatigue est due à des modifications passagères des humeurs qui offrent une remarquable analogie avec les anomalies permanentes de la nutrition observées chez les rhumatisants et chez les arthritiques. Il est très curieux de remarquer que chez ces sujets qui présentent, suivant l'expression du professeur Bouchard, une nutrition « ralentie » et caractérisée par des produits de combustion insuffisamment oxydés, on observe presque constamment la sensation de fatigue même à l'état de repos. Il est très commun d'entendre les obèses, les arthritiques, les diabétiques se plaindre d'un sentiment excessif de lassitude, le matin au réveil, alors que le sommeil de la nuit devrait les avoir reposés. Cette sensation de fatigue, même à l'état de repos, est intimement liée aux troubles chimiques de leur nutrition et à la dose excessive de déchets de combustion incomplète qui sont accumulés dans le sang. On comprend donc aisément que la fatigue puisse se faire sentir chez eux avec exagération si elle est liée, ainsi que tout porte à le croire, à une augmentation momentanée de ces déchets.

La caractéristique de ce qu'on peut appeler « la formule chimique de la fatigue », c'est l'exagération des produits excrémentitiels de la cellule vivante, produits azotés ou hydrocarbonés, qui restent à un degré inférieur d'oxydation. On désigne ces déchets de la nutrition sous la dénomination de produits de combustion incomplète. Chez l'homme fatigué, la formation de ces produits est exagérée par disproportion entre la trop grande quantité de matière désassimilée qui doit s'oxyder pour être éliminée, et la trop faible proportion d'oxygène disponible qui doit servir à cette oxydation. En effet, chez l'homme qui se livre à un exercice violent sans y être accoutumé, la respiration est toujours insuffisante, ainsi qu'en témoigne le prompt essoufflement qui le force d'interrompre le travail musculaire avant que les muscles ne soient fatigués.

Si l'on s'en rapportait à cet effet consécutif de l'exercice, et si l'on jugeait d'après les modifications observées dans la nutrition le lendemain du jour où le travail musculaire a été effectué, on serait en droit de redouter les conséquences de l'exercice dans les maladies de la nutrition. En effet, la caractéristique de ces maladies c'est, au point de vue chimique, l'insuffisance d'oxydation des tissus.

Le tempérament arthritique est un terrain tout préparé pour la courbature de fatigue, puisqu'il y a une véritable affinité entre les troubles permanents de la nutrition qui caractérisent ce tempérament, et les troubles accidentels qu'on observe chez le courbaturé. Et c'est ce qui nous explique ce fait signalé par les observateurs : chez les rhumatisants, la fatigue se manifeste avec plus de violence et se dissipe plus lentement que chez les autres sujets (1).

Mais l'effet d'un exercice exagéré se traduit chez les arthritiques par des effets bien plus caractérisés encore que la sensation de fatigue, et va jusqu'à provoquer l'explosion de certaines manifestations symptomatiques de la diathèse, et l'on voit souvent se déclarer chez un goutteux, par exemple, un accès de goutte à la suite d'un exercice violent.

C'est pour des raisons de même ordre que la fatigue consécutive peut se traduire parfois chez les arthritiques par une crise de migraine ou de dyspepsie, car ces deux symptômes sont la manifestation fréquente de la diathèse et alternent assez souvent, chez le même individu, avec les crises de goutte.

Il est d'autres sujets chez lesquels la fatigue consécutive se produit avec une facilité toute particulière et avec une intensité parfois dangereuse, ce sont les convalescents. Pour expliquer la vulnérabilité de l'organisme à la fatigue au sortir

____

(1) Bouchard, *Maladies par ralentissement de la nutrition.*

d'une maladie, il suffit de se rappeler la remarquable tendance à la désassimilation que présentent les tissus vivants
au moment de la convalescence. On sait qu'après certains
états fébriles, on observe, au moment même où la fièvre
tombe, un amaigrissement rapide, par exagération du mouvement de désassimilation. Nous avons dit, d'autre part,
que l'exercice musculaire augmente la désassimilation des
tissus en activant les combustions organiques. Le travail des
muscles va donc exagérer encore, chez le convalescent, la
formation des résidus organiques que laissent dans l'économie les combustions vitales.

Les produits de désassimilation, quand ils sont suffisamment brûlés, c'est-à-dire ramenés à leur terme ultime
d'oxydation, n'ont sur l'organisme aucune influence nuisible; ils deviennent, s'ils sont azotés, de l'urée, s'ils sont
hydrocarbonés, de l'acide carbonique, et, sous cette forme,
le sang les tolère aisément, parce que ce sont des produits
normaux, aboutissant nécessaire des combustions, faciles à
éliminer par le poumon et par le rein. Mais si l'oxydation des
tissus vivants n'est pas complète, il en résulte des composés
chimiques imparfaits, tels que l'acide urique, la créatinine,
les acides lactiques, oxybutyriques, et beaucoup d'autres
produits encore que la chimie biologique désigne sous les
expressions encore vagues de *leucomaïnes*, de *toxines*,
véritables poisons qui jouent leur rôle dans cette auto-
intoxication d'où résulte la courbature de fatigue. Or, chez
le convalescent, la respiration est notablement diminuée, le
poumon n'ayant pas, à beaucoup près, recouvré l'énergie
de son fonctionnement normal. Il n'y a donc qu'une quantité
insuffisante d'oxygène mise en présence d'un excès de matériaux désassimilés qu'il faudrait oxyder. De là, formation
exagérée des produits de combustion incomplète, et intoxication plus grave de l'organisme par ces produits.

L'exercice doit donc être repris avec prudence chez tous

les convalescents, et la facilité avec laquelle la courbature fébrile se produit, doit faire surveiller attentivement leurs actes musculaires les plus simples, car les efforts les plus modérés peuvent constituer pour l'organisme débilité des conditions de fatigue et de surmenage.

Les conséquences de la courbature chez le convalescent varieront beaucoup, le bon sens le dit, suivant le degré de force qu'il a recouvrée ; mais le point sur lequel il importe d'insister ici, c'est que les dangers de la fatigue varient suivant la nature de la maladie dont relève le sujet. Après une affection non fébrile, ou franchement locale, la courbature n'entraîne d'ordinaire que des malaises sans gravité, mais si le convalescent vient de traverser un état fébrile grave, et surtout s'il se trouve encore sous le coup d'une maladie infectieuse, on observe très fréquemment des rechutes, plus redoutables parfois que la première atteinte du mal.

On peut expliquer la gravité exceptionnelle de la courbature sur les sujets convalescents d'une maladie infectieuse, en se rendant compte que la fièvre de courbature n'est, au total, qu'un degré atténué de la *fièvre de surmenage* qui offre tout le tableau des affections infectieuses. Suivant certains auteurs et notamment suivant Peter, l'auto-intoxication par les déchets organiques de la désassimilation qu'on observe dans la fièvre de surmenage serait suffisante pour produire un véritable état *typhique*. Et pour les auteurs qui n'admettent pas l'identité de la fièvre typhoïde et de la fièvre de surmenage, il est admis, au moins, que la fatigue crée une redoutable prédisposition au typhus et aux états analogues. — On pourrait citer à l'appui des faits d'observation déjà cités, ceux provoqués expérimentalement sur des animaux et d'où il résulte que des rats restés réfractaires à l'inoculation d'une maladie infectieuse quand ils étaient au repos, ont pu contracter la maladie quand on les avait forcés à subir une fatigue excessive. Rien de surprenant dès lors,

que la fatigue puisse créer chez un convalescent de fièvre
typhoïde toutes les conditions favorables à une nouvelle
éclosion des germes encore mal éteints. Toujours est-il que
tous les médecins ont eu l'occasion d'observer des rechutes
graves de fièvre typhoïde chez des malades qui s'étaient
levés trop tôt.

Si on s'étonnait que le fait de passer quelques heures
hors du lit pût constituer une condition de surmenage, c'est
qu'on ne comprendrait pas que la fatigue et le surmenage ne
sont pas corrélatifs de la dose d'exercice exécuté par les
muscles, mais du rapport qui existe entre le travail effectué
et la résistance de l'organisme qui le subit. Et si l'on ne tient
pas compte, chez le convalescent, de la vulnérabilité excessive des organes, si l'on permet trop tôt certains actes musculaires même des plus simples et, en apparence, des moins
fatigants, il pourra se faire que ces mouvements, bien que
demandant très peu d'efforts, suffisent pour provoquer tous
les symptômes de la fatigue et exposer le malade à ses effets
consécutifs.

Tout homme qui a passé par une longue maladie sait quelle
sensation de lassitude peuvent causer au convalescent les
actes le plus usuels de la vie. Endosser un vêtement, marcher
quelques pas, déplacer un meuble, sont autant d'occasions
d'efforts inattendus, d'où résultent la lassitude et l'essoufflement. La rentrée en possession de chacune des habitudes de
la vie domestique nécessite une accoutumance graduelle du
corps à la fatigue, par le raffermissement progressif des
organes.

L'action thérapeutique de l'exercice ne doit pas se déduire de ses effets immédiats. Le résultat définitif qu'on
doit en retirer se fait attendre plus ou moins longtemps
après s'être manifesté parfois par des effets inverses de
ceux qu'on voulait obtenir.

Voici un exemple remarquable de la lenteur avec laquelle s'établissent parfois les résultats définitifs de l'exercice. On soit que l'effet le plus constant et l'un des plus utiles des exercices gymnastiques, chez l'homme jeune et bien portant, c'est de faire grossir la poitrine. M. Marey a fait des mensurations sur les jeunes soldats de l'École de Joinville et a constaté que, chez la plupart, le périmètre du thorax était augmenté de 3 et 4 centimètres après six mois d'exercice. Mais une curieuse observation du Dr Roblot, médecin de l'École militaire de gymnastique, a montré qu'au bout de quatre ou cinq semaines, tous les gymnastes sans exception présentaient une diminution très notable de la circonférence thoracique.

Ces deux observations contradictoires en apparence, mais exactes l'une et l'autre, prouvent seulement que pour juger sainement des résultats de l'exercice, il ne faut pas tirer de ses premiers effets des conclusions trop hâtives. Dans le cas du Dr Roblot, la diminution du périmètre thoracique dans les débuts est due à la fonte des tissus graisseux, et ce n'est qu'après ce résultat préliminaire que le développement hypertrophique des muscles et l'accroissement de volume du poumon amènent le résultat définitif et, si l'on peut ainsi parler, le résultat « légitime » de l'exercice qui est l'augmentation réelle du thorax constatée par M. Marey.

En résumé, les effets de l'exercice présentent toujours deux phases distinctes. L'une, passagère et habituellement courte, mais qui se prolonge parfois assez pour causer quelques mécomptes aux malades et au médecin, n'est pour ainsi dire qu'une étape sur la route qui mène au résultat final, — étape presque toujours un peu pénible et souvent semée d'écueils; — c'est la période de *fatigue*. L'autre, qui est durable, représente le résultat vraiment salutaire de l'exercice et le but vers lequel doit tendre le traitement; c'est l'état *d'entraînement*, qu'il nous reste à étudier à présent.

CHAPITRE IV

DE L'ENTRAINEMENT EN THÉRAPEUTIQUE.

Les degrés de l'entraînement. — Rôle thérapeutique de l'entraînement. —
Le « dosage » de l'exercice.

Les degrés de l'entraînement.

Les hommes de sport appellent *condition d'entraînement*
l'état physiologique caractérisé par la pleine possession de
toute la force et de toute la résistance que l'organisme est
susceptible d'acquérir; et ils arrivent à ce summum de
capacité fonctionnelle par la pratique méthodique de l'exercice physique et par la répétition d'efforts musculaires progressivement augmentés.

Si on comprend ainsi l'état d'entraînement, les pratiques
qui y conduisent n'ont rien de commun avec la thérapeutique
et ne peuvent s'appliquer à des malades, ni même à des
sujets débilités. Il faut les réserver aux athlètes.

Mais l'entraînement a des degrés. Si l'*entraînement athlétique* s'applique exclusivement à des hommes déjà forts
ayant l'ambition de dépasser le niveau moyen de la force
humaine, on peut, par contre, appliquer l'exercice progressif
à des hommes dont la résistance et la force sont descendues
au-dessous de la normale, dans le but de ramener leurs organes à un degré moyen de force et de résistance. Dans ce
cas l'objectif de l'entraînement n'est plus de donner à
l'homme une force supérieure à celle des autres hommes,
mais de l'amener à se maintenir à ce degré moyen de capacité fonctionnelle qui assure la conservation de la santé.

Ainsi compris, l'entraînement devient une pratique d'hygiène et non plus de sport. Toutefois l'*entraînement hygiénique*, procède suivant la même méthode que l'entraînement athlétique, c'est-à-dire par des efforts musculaires répétés avec persistance, et augmentés suivant une progression régulière. Il n'y a entre les deux qu'une différence de degré.

Enfin l'entraînement peut s'appliquer à des sujets qui ne sont pas seulement affaiblis, mais malades. Et pour ces derniers encore la méthode est toujours la même, c'est l'application progressive de l'exercice. Mais on comprend avec quelle prudence et quelle minutieuse attention doit être dosé l'exercice, dans cette forme de l'entraînement que nous appellerons l'*entraînement thérapeutique*.

Avant d'aller plus loin, il faut rappeler que la signification du mot « entraînement » présente, dans notre langue un certain nombre de nuances. On l'emploie aussi bien dans le sens passif que dans le sens actif; il veut dire aussi bien aptitude à faire un effort intense que faculté de supporter une sensation violente ; enfin on l'emploie au moral aussi bien qu'au physique. Mais, au fond, les acceptions diverses dans lesquelles le mot peut être pris se rapportent à la même idée fondamentale, qui est l'idée d'*accoutumance*.

C'est là, en effet, la clef de toutes les modifications produites par l'exercice dans les organes vivants. La répétition d'un acte physiologique augmente l'aptitude de l'organisme à exécuter cet acte, de même que le renouvellement fréquent d'une sensation atténue progressivement son retentissement sur l'organisme. Si l'accoutumance au travail produit l'entraînement des muscles et augmente leur force, l'accoutumance au froid produit l'entraînement de la peau et diminue d'autant le danger des refroidissements.

Le mot d' « entraînement » tend à se substituer à celui d'accoutumance, sinon dans la langue absolument correcte, au moins dans le langage qui veut être expressif. Et cette tendance est, au fond, très logique ; elle dérive de l'idée parfaitement juste que l'accoutumance à l'exercice est le procédé le plus sûr pour fortifier les organes et en perfectionner le fonctionnement.

Nous prendrons donc le mot dans cette acception, et nous dirons que la thérapeutique doit viser l'entraînement comme but et fin de l'exercice.

Rôle thérapeutique de l'entraînement.

L'état d'entraînement consiste, au fond, dans la persistance, la fixation pour ainsi dire à demeure sur les organes, des effets locaux et généraux de l'exercice. Ces résultats lents, mais durables, diffèrent complètement des effets immédiats et des effets prochains de l'exercice, qui sont toujours passagers, et souvent nuisibles, ainsi que nous l'avons dit en parlant des diverses formes de la fatigue.

Le premier résultat local de l'exercice est de fatiguer le muscle qui a travaillé et de l'affaiblir momentanément. L'effet de l'entraînement est, au contraire, de rendre le muscle plus fort, plus résistant à la fatigue. Ce rapprochement peut servir d'exemple fondamental pour faire bien ressortir la différence entre les effets immédiats de l'exercice et ses résultats définitifs.

On trouve le même contraste entre tous les effets de la fatigue comparés aux résultats de l'entraînement.

En passant des effets locaux aux effets généraux, nous voyons qu'à la suite de l'exercice violent, le poumon s'essouffle, que la circulation s'accélère avec violence, que la peau est le siège d'une sudation exagérée, que le système nerveux se surexcite parfois à l'extrême. Et pourtant, si l'on exécute chaque jour le même exercice, si l'on se soumet, par conséquent, à la même cause de perturbation de toutes les fonctions vitales, il arrive que tous ces troubles fonctionnels, loin de s'aggraver en se répétant, s'atténuent progressivement et disparaissent ; au lieu de s'affoler de plus en plus, les fonctions se régularisent et se calment, et le même travail qui, dans le début, bouleversait tout l'organisme, finit par s'exécuter au milieu de la tranquillité parfaite de tous les organes. Le poumon conserve son jeu régulier, le cœur n'accélère pour ainsi dire pas son rythme, la peau se mouille à peine d'une légère transpiration, et le système nerveux demeure juste à ce point d'excitation modérée qui est la condition la plus favorable à son fonctionnement régulier. — C'est ce qu'on exprime en disant que par l'exercice l'homme s'accoutume à la fatigue.

Ce n'est pas tout, si l'on étudie les fonctions *à l'état de repos*, chez l'homme entraîné, on voit que les modifications produites sur elles par la répétition du travail sont absolument en sens inverse de celles qu'y produisait la fatigue. Par le fait de l'entraînement, le pouls devient moins fréquent et plus régulier, les mouvements respiratoires plus lents et plus profonds, le système nerveux plus calme, la transpiration plus modérée.

Ce calme de toutes les fonctions organiques est loin d'accuser une diminution de leur énergie. On sait, par exemple, que la répétition fréquente du pouls est presque toujours un indice de la faiblesse du cœur qui cherche à suppléer à l'insuffisance de ses battements en les multipliant. De même les respirations courtes et précipitées sont le signe de l'insuffisance de l'hématose ; la respiration vraiment efficace pour introduire beaucoup d'oxygène dans le sang est celle qui fait pénétrer l'air lentement dans les alvéoles pulmonaires, distendant progressivement le poumon jusqu'à sa dernière limite d'élasticité, et l'y laissant séjourner assez longtemps pour permettre à l'oxygène d'entrer dans le sang, à l'acide carbonique d'en sortir. C'est justement suivant ce rythme ralenti que respirent les gymnastes qui ont passé six mois à l'école de Joinville, soumis à des exercices quotidiens d'entraînement. D'après les observations faites par MM. Marey et Demeny, les mêmes hommes qui, à leur entrée à l'école de gymnastique respiraient, à l'état de repos, 16 fois par minute, ne respirent plus que 12 ou 13 fois à leur sortie ; en revanche, en mesurant à chacune de leurs respirations le degré de soulèvement des côtes, on constate que l'ampleur du mouvement d'inspiration a gagné jusqu'à deux et trois centimètres d'étendue.

On nous reprochera peut-être d'insister sur des faits trop connus, et de plaider une cause gagnée. Mais si on connaît bien en théorie la différence qui existe entre les effets de la fatigue et ceux de l'entraînement, on n'en tient pas assez compte dans la pratique ; si la cause de l'entraînement est gagnée en physiologie, et même en hygiène, elle ne l'est pas encore en thérapeutique. La grande cause de prévention contre l'emploi de l'exercice physique dans les maladies, c'est qu'on ne pense pas assez aux résultats définitifs de ce moyen de traitement, qu'on redoute trop ses effets immédiats : on perd de vue les bénéfices de l'entraînement, et on ne voit que les inconvénients de la fatigue. Tel mouvement, par exemple, sera défendu dans les affections des voies respiratoires, parce qu'il exagère le travail de la respiration et tend à l'essoufflement; tel autre dans les maladies cardiaques, parce qu'il active la circulation et précipite les battements du cœur;—et l'on oublie que c'est justement en exagérant chaque jour (bien entendu, avec mesure et prudence), le fonctionnement de ces deux organes, qu'on arrive à le rendre plus calme et plus régulier.

Il est intéressant de suivre jusque dans les actes intimes de la nutrition, ce contraste dans les effets de la fatigue et ceux de l'entraînement. Nous avons vu que la fatigue avait des effets consécutifs à longue portée qui s'appellent la

courbature, la fièvre de fatigue, le surmenage par auto-
intoxication. Ces effets résultent de troubles intimes de la nutrition, ainsi que le montre l'analyse chimique des humeurs
et du sang. La caractéristique de ce qu'on pourrait appeler
la « formule chimique » de la fatigue, c'est l'exagération des
produits excrémentitiels de la cellule vivante, produits azotés,
ou hydrocarbonés qui restent à un dégré inférieur d'oxydation,
et qu'on appelle produits de combustion incomplète. Chez
l'homme fatigué il y a disproportion entre la trop grande quantité de matière désassimilée sous l'influence du travail musculaire, et la trop faible proportion d'oxygène introduit dans le
sang par la respiration qui s'essouffle et devient insuffisante.
Or les matériaux organiques désassimilés ont besoin, pour
être éliminés, de s'oxyder, de se « brûler », et la quantité
trop faible d'oxygène disponible rend leur combustion incomplète. On voit alors les produits de désassimilation rester
à un degré inférieur d'oxydation et donner naissance, au lieu
d'acide carbonique, à de l'acide lactique et oxybutyrique ;
au lieu d'urée, à de l'acide urique, de la créatinine, et autres
matières dites « extractives » qui saturent le sang et qu'on retrouve dans les excrétions et notamment dans les urines.

Si l'on s'en rapportait à cet effet immédiat de l'exercice
et si l'on jugeait d'après les modifications observées dans la
nutrition le lendemain ou le surlendemain du jour où le travail musculaire a été effectué, ne serait-on pas en droit de
redouter les conséquences de l'exercice dans les maladies
caractérisées par le ralentissement de la nutrition ? En effet, la
caractéristique de ces maladies, c'est, au point de vue de la chimie biologique, l'insuffisance d'oxydation des tissus désassimilés.

Chez tous les « ralentis de la nutrition », chez le goutteux,
le gravelleux, l'arthritique, il se forme en excès des produits
de combustion incomplète, de l'acide urique, de la créatinine, de l'acide lactique. Il semble donc rationnel de se poser

cette question : l'exercice ne va-t-il pas exagérer les anomalies des actes chimiques de la nutrition au lieu de les
atténuer? Et, en effet, chez les goutteux, par exemple, l'exercice exagère *momentanément* les conditions morbides dans
lesquelles se fait la nutrition. La fatigue consécutive reproduit, pour ainsi dire expérimentalement, les symptômes de
la diathèse arthritique comme la fatigue immédiate simu-
lait les troubles fonctionnels des maladies du cœur et du
poumon.

Mais l'entraînement, c'est-à-dire le résultat définitif de
l'exercice, aboutit, nous l'avons déjà dit, à des résultats
inverses des effets passagers de l'exercice. Si l'on répète
chaque jour avec persistance les mêmes actes musculaires
qui avaient, en principe, provoqué l'oxydation insuffisante
des tissus et les troubles caractéristiques de la nutrition ralentie, on voit s'établir des modifications de la nutrition absolument inverses. Les oxydations finissent par conserver,
même pendant l'exercice violent, leur formule normale, et
l'on cesse de rencontrer dans les urines les produits anormaux de combustion comme les acides lactique et oxybutyrique; on cesse d'y constater l'augmentation des substances extractives comme la créatinine et l'acide urique qui
restent à leur taux normal. Bien plus, l'homme à combustions lentes prend, sous l'influence de l'entraînement, de
nouvelles habitudes de nutrition et ses humeurs, étudiées
à l'état de repos, renferment moins de produits d'oxydation
incomplète, et notamment moins de produits acides.

On ne peut guère, dans l'état actuel de la science, présenter autrement que sous forme d'hypothèse l'exposé du
processus physiologique suivant lequel l'entraînement produit ces modifications internes de la nutrition. Il faut
remarquer, cependant, qu'elles sont parallèles aux modifications qui se produisent du côté de la respiration, et il
semble logique de croire que l'oxydation plus parfaite des

produits de désassimilation, chez l'homme entraîné, est due au perfectionnement de l'aptitude respiratoire. On sait en effet que le résultat le plus frappant de l'accoutumance au travail musculaire, c'est la disparition de l'essoufflement par suite de l'aptitude qu'acquiert le sujet à faire des respirations plus amples et mieux rythmées, et, par conséquent, à introduire plus d'oxygène dans le sang. Cette aptitude nouvelle a pour conséquence rationnelle, on le comprend, de créer les conditions voulues pour parfaire les oxydations organiques, et pour brûler complètement les produits de désassimilation.

Les nouvelles « habitudes » de nutrition développées par l'entraînement n'ont pas été exposées, jusqu'à présent, sous la forme que nous donnons ici à cette étude. Cependant, si on passe en revue ce qui a été écrit par les auteurs les plus autorisés en la matière, on verra que leurs conclusions, au sujet de l'exercice, ne sont nullement en désaccord avec les nôtres. Nos expériences personnelles sur l'entraînement nous ont seulement amené à trouver une formule plus nette pour des faits encore un peu vagues et dont la portée pratique n'avait pas été mise en lumière avec toute la netteté désirable.

Voici, par exemple, l'opinion émise par quatre observateurs différents, tous quatre d'une valeur incontestée, à propos de l'influence exercée par le travail musculaire sur l'augmentation des produits de combustion incomplète, tels que l'acide urique et les urates.

Béclard, se basant sur ce fait qu'un animal sauvage étudié à l'état de liberté, et par conséquent à l'état d'exercice continuel, élimine moins d'acide urique que lorsqu'on l'étudie à l'état de captivité, c'est-à-dire à l'état d'inaction, en conclut que « l'exercice musculaire *diminue* la formation de l'acide urique et des urates ».

M. Lécorché affirme, au contraire, que l'acide urique et

les urates *augmentent* à la suite de l'exercice musculaire.

Ces deux auteurs, d'opinions en apparence si différentes, se trouvent avoir l'un et l'autre raison. Leur divergence tient simplement aux conditions dans lesquelles ils ont observé. Il est vrai, ainsi que l'affirme Béclard, qu'un animal à l'état sauvage et soumis, par conséquent, à l'exercice musculaire le plus actif, fait moins d'acide urique qu'un animal immobilisé par le séjour en cage, et il est vrai pourtant, ainsi que l'affirme Lécorché, que l'exercice musculaire augmente par le fait de l'exercice; car, chez le même animal dont l'immobilité forcée a augmenté l'acide urique et les urates, on verrait ces produits de combustion incomplète *augmenter encore* si on l'étudiait, aussitôt après l'avoir remis en liberté, pendant les jours où il se trouverait passer tout à coup de l'immobilité à l'exercice forcé. Et c'est cette transition même, à proprement parler, — et non l'exercice — qui constituerait pour l'animal la condition essentielle de l'augmentation des urates.

Il faut donner la même interprétation aux conclusions de M. Bouchard et de M. Guyon qui semblent, au premier abord, se contredire autant que les auteurs précités, et qui s'accordent au fond, l'un et l'autre, avec le résultat de nos propres travaux.

L'exercice « modéré », dit M. Bouchard, fait *diminuer* l'acide urique et les urates, et l'exercice « violent » les fait *augmenter*.

Un exercice « très faible », dit M. Guyon, *augmente* les urates et l'acide urique, et une vie « très active » les fait *diminuer*.

Ces deux auteurs, encore, n'ont entre eux que des contradictions apparentes, tenant à ce qu'ils n'ont pas précisé la valeur de leurs termes, et on va voir qu'un commentaire basé sur nos propres recherches peut aisément les mettre d'accord. Tous deux ont constaté des faits réels, mais ils n'ont pas vu le lien qui les rattache, et qui est la condition

physiologique où se trouve le sujet. C'est l'état d'entraînement ou de non-entraînement qui est la raison essentielle des variations de l'élimination de l'acide urique —
aussi bien que de celle de tous les autres produits de
combustion incomplète, créatinine, acide lactique, etc. — Si
l'homme était bien entraîné, ce serait une erreur de dire avec
M. Bouchard, que l'exercice violent augmente chez lui l'acide
urique, tandis que ce résultat se produirait réellement chez
l'homme *non entraîné*. De même on peut dire avec M. Guyon
qu'un exercice très faible, c'est-à-dire une vie trop sédentaire, augmente la formation de l'acide urique; on peut dire
aussi qu'une vie active les fera diminuer, mais cela à la condition expresse que l'activité soit très progressive et ne passe
pas à un degré excessif, avant que le corps ne soit peu à peu
accoutumé à l'exercice. Si l'activité musculaire était brusquement poussée jusqu'à l'exercice violent, avant que l'état
d'entraînement n'eût été acquis, on verrait momentanément
l'acide urique augmenter.

On le voit, l'opinion des auteurs qui nous ont précédé ne
peut que confirmer la nôtre; elle renfermait déjà, pour
ainsi dire, en germe, les vérités que nos expériences personnelles nous ont permis de préciser plus nettement.

De tout ce qui précède, on doit conclure qu'il ne faut pas
juger les résultats définitifs de l'entraînement d'après les
effets passagers de la fatigue, pas plus dans les maladies générales de la nutrition que dans les affections localisées sur
les organes.

Toutefois, il est hors de doute que la similitude, l'identité
même des phénomènes de la fatigue avec ceux de diverses
maladies, peuvent amener l'aggravation momentanée des
symptômes qu'on se propose de combattre par l'exercice
et même aggraver définitivement la maladie. Si on exagère
l'exercice, on peut donner aux symptômes locaux et géné-

raux de la fatigue une violence redoutable ; on peut causer aux malades atteints d'affection pulmonaire, de dangereuses crises d'essoufflement ; à ceux qui souffrent d'une affection du cœur, des palpitations et des attaques d'asystolie ; à ceux qui se trouvent en imminence d'accès de goutte, on peut donner une crise violente en exagérant, tout d'un coup, l'excès d'acide urique et l'hyperacidité des humeurs. Mais ne pourrait-on provoquer des accidents plus redoutables encore avec tous les autres agents thérapeutiques, si on n'en surveillait pas le dosage et le mode d'emploi ? Il faut considérer l'exercice, dans certains cas, comme un agent thérapeutique aussi délicat à manier que les remèdes les plus actifs. Mais il est facile, si on sait en réglementer méthodiquement le mode d'administration et le dosage, de faire bénéficier le malade de ses bienfaits, sans l'exposer à aucun danger. Il suffit pour cela de savoir l'amener à la condition d'entraînement, sans le faire passer par la fatigue.

C'est là, justement, le secret de la thérapeutique par l'exercice. Nous verrons qu'il se résume en une double formule : savoir exactement déterminer la *dose d'efforts*, et choisir la *forme de mouvements* qui conviennent à chacun.

Si on regarde un homme qui a subi l'entraînement en vue d'une épreuve athlétique, et s'est mis dans cet état physiologique que les Anglais appellent la « condition » parfaite, et si on le compare à un autre homme du même âge, dont les muscles n'ont jamais travaillé et qui a toujours été astreint à la vie sédentaire, il semble qu'on ait devant soi deux types de races différentes.

Chez l'athlète des muscles énormes font relief à travers une peau fine et dépourvue de graisse, la poitrine est saillante, le ventre évidé ; les efforts musculaires sont faciles, puissants ; ils peuvent se répéter avec énergie et vitesse sans provoquer aucun trouble du cœur ou du poumon, se prolonger presque indéfiniment sans amener la fatigue. Au contraire, l'homme qui n'a jamais fait ni travail corporel ni exercice, a tout le système musculaire grêle et flasque, ou bien noyé de graisse, le ventre saillant, la poitrine rentrée. Chez lui les mouvements sont difficiles, les membres incapables d'un effort énergique; ou bien si les muscles sont naturellement vigoureux, leur force ne peut se manifester par un travail quelconque sans qu'il en résulte dans l'organisme entier des perturbations profondes ; tout effort énergique et répété s'accompagne d'essoufflement, de palpitations, et si le travail se prolonge, il est suivi de tout le cortège des malaises locaux et généraux de la fatigue. Et pourtant si l'on soumet l'homme de vie sédentaire à un exercice méthodique et progressivement augmenté, on pourra le transformer, en moins de deux mois, au point de le rendre absolument semblable à l'athlète. Il lui sera facile d'acquérir, s'il est bien dirigé, la même conformation physique, la même aptitude au travail musculaire, la même immunité contre les diverses formes de la fatigue.

Les hommes qui ont poussé au dernier degré la culture intensive de leurs aptitudes physiques, et qui ont atteint le maximum de l'entraînement, semblent, — comme le disait Royer-Collard en décrivant, à l'Académie de médecine, la conformation des boxeurs anglais, — « absolument différents des autres hommes ». Et cependant ces hommes entraînés, qui nous semblent dotés artificiellement d'aptitudes physiques en quelque sorte surhumaines, n'ont fait autre chose, en réalité, que rentrer en possession de la conformation naturelle et des qualités corporelles normales de l'être humain. S'ils diffèrent à un si haut point du type ordinaire des hommes parmi lesquels ils vivent, ce n'est pas qu'ils se soient élevés au-dessus du niveau de la force et de la résistance humaines; c'est que la majorité des autres hommes est descendue au-dessous.

Cette distinction n'est pas une subtilité. Elle tend à présenter sous son véritable point de vue l'agent thérapeutique qu'on appelle l'exercice. L'exercice n'est pas un moyen d'acquérir des aptitudes nouvelles ni même de « perfectionner » les aptitudes naturelles; c'est la condition *sine qua non* du développement intégral de ces aptitudes.

Aucun organe ne peut se développer sans exercice. Bien plus! Aucun organe ne peut s'entretenir et se conserver, en d'autres termes ne peut se nourrir, s'il ne fonctionne pas. L'activité du processus nutritif varie suivant le degré d'intensité de l'exercice. L'observation des faits nous révèle cette loi formelle, que la nutrition d'un organe augmente ou diminue suivant que son fonctionnement s'accroît ou se ralentit. Prenons un homme dont l'exercice musculaire est réduit à son minimum, et dont les muscles paraissent être descendus à la dernière limite possible de l'atrophie; immobilisons ses membres dans un appareil qui supprime tout mouvement, et nous verrons les muscles s'atrophier encore.

On sait même qu'à force de temps et d'immobilité on verrait les fibres musculaires disparaître tout à fait, et dégénérer en tissus fibreux.

L'entraînement a des degrés; mais il ne faut pas oublier qu'il a aussi des limites. On ne peut augmenter indéfiniment la force et la résistance de l'homme. Arrivé à un certain degré qui est le maximum du développement et de la résistance des organes, la progression de l'exercice doit forcément s'arrêter, sous peine de tomber dans le *surentraînement*, qui est le point où cesse l'immunité pour la fatigue, et où commence le danger de surmenage et d'épuisement. A ce point on est sorti des conditions auxquelles la nature a soumis l'entretien normal des organes, et l'exercice, alors, au lieu d'en favoriser le développement et la conservation, tendrait à les atrophier et à les détruire. On sait qu'un muscle surmené diminue de volume et perd de sa force. Il en est de même de tous les autres organes du corps vivant.

Les effets de l'entraînement se caractérisent essentiellement par l'augmentation de la capacité fonctionnelle des organes soumis à l'exercice. Mais toute modification dans la fonction suppose d'ordinaire une modification dans l'organe lui-même, ou dans les appareils organiques auxquels il se rattache, appareil d'innervation ou de circulation. Ce sont ces modifications directes ou indirectes des divers organes ou appareils organiques qui constituent les effets thérapeutiques de l'exercice.

Ces modifications peuvent porter sur l'ensemble de l'organisme ou se manifester plus spécialement sur telle ou telle région, sur tel ou tel organe. En un mot, on peut obtenir par l'exercice méthodiquement appliqué soit une modification *totale* de l'économie, soit des modifications locales et *partielles*. Mais ces résultats sont subordonnés au mode d'application de l'exercice et impliquent, naturellement, des procédés variables, suivant qu'on veut obtenir les effets généraux du mouvement musculaire ou ses effets locaux.

Les effets locaux de l'exercice dépendent du choix des muscles mis en jeu, si le mouvement est actif; du choix des leviers osseux mobilisés, si le mouvement est passif; du choix de la région massée, si le mouvement est moléculaire et prend la forme de massage.

Les effets généraux de l'exercice dépendent de la quantité totale de travail effectué par les muscles si le mouvement est actif; de la violence des déplacements communiqués aux leviers osseux si le mouvement est passif; de l'intensité des pressions et des secousses subies par les tissus mous, si le mouvement est moléculaire.

Au total toutes les méthodes d'exercice thérapeutique sont des procédés d'entraînement, mais les unes comme la plupart des systèmes de gymnastique, et particulièrement la gymnastique suédoise, visent plus spécialement à produire un entraînement local; les autres, comme les exercices libres, les jeux, les exercices de sport, tendent plutôt à l'entraînement général.

Le « dosage » de l'exercice.

Que l'entraînement thérapeutique soit appliqué en vue de fortifier localement une région du corps et un organe déterminé, ou bien qu'il vise à faire sentir l'influence modificatrice de l'exercice à l'ensemble des éléments organiques et aux fonctions les plus intimes de la nutrition, son application doit toujours être soumise à la grande loi qui régit tous les faits de l'accoutumance. Il faut que les modifications produites dans les habitudes physiologiques des organes soient *lentes, progressives* et *méthodiquement graduées*.

Tous les insuccès et tous les mécomptes de l'exercice appliqué aux malades tiennent à l'inobservation de cette loi.

Les procédés de l'entraînement, en thérapeutique, doivent être basés : 1° sur l'évaluation préalable des effets à produire; 2° sur la notion des moyens à employer pour limiter rigoureusement ces effets au degré d'intensité voulue. C'est ainsi que procède la thérapeutique ordinaire dans l'emploi des médicaments. On pèse minutieusement la substance chimique de la médication pharmaceutique. De même la médication par l'exercice doit être soumise à un *dosage* rigoureux.

Le *dosage* de l'exercice résume toute la pratique de l'entraînement thérapeutique, aussi bien quand l'entraînement est local que lorsqu'il est général.

On se sert d'ordinaire, pour régler l'intensité de l'exercice, d'une méthode qu'on pourrait appeler « physiolo-gique », en ce sens qu'on prend pour mesure l'intensité des réactions subies par l'organisme, en fixant comme limite de la dose maximum, la manifestation de la fatigue. Ce procédé serait le plus sûr de tous si les manifestations de la fatigue étaient moins *subjectives*, car il conduit pour ainsi dire automatiquement le sujet à l'augmentation croissante des doses. En effet, par la pratique quotidienne d'un exer-cice, on voit reculer chaque jour la limite de la fatigue, parce-que la capacité fonctionnelle de l'organe exercé s'accroît chaque jour. Si donc on fait chaque jour de l'exercice jusqu'au moment où la fatigue apparaît, on se trouve augmenter le travail juste en raison de la résistance du sujet. Malheureu-sement il n'est pas toujours facile de reconnaître cette limite physiologique à laquelle on doit s'arrêter, car la fatigue ne se fait parfois sentir que le lendemain.

Mais il est des procédés de dosage plus méthodiques et plus scientifiques. Ces procédés n'attendent pas les mani-festations de la fatigue, mais mesurent d'avance l'intensité de l'effort. Ils prévoient la quantité de travail nécessaire et mettent en œuvre divers moyens pour en assurer le dosage rigoureux. Nous exposerons en détail ces procédés, en étu-diant les différentes méthodes d'exercice employées dans un but thérapeutique, et nous verrons, par exemple, que la gymnastique suédoise a toujours une série nombreuse de mouvements pour mettre en action un même groupe mus-culaire, et que ces variantes dans la forme de l'exercice ont pour but de soumettre les mêmes muscles à un effort de plus en plus intense suivant leur degré d'accoutumance au travail. Parfois, comme dans la gymnastique « mécanique », le dosage est plus rigoureux encore. On oppose au même mouvement un obstacle représenté par un poids connu, ce qui permet d'évaluer à un gramme près l'intensité de l'effort. C'est le résultat auquel est arrivé le Suédois Zander avec ses ingénieuses machines dont nous donnerons plus loin la description.

A côté du dosage de l'effort musculaire local, il est facile d'imaginer encore des procédés qui permettent de graduer à l'avance les effets généraux de l'exercice, en évaluant mé-. thodiquement la quantité de travail que le malade devra effectuer. Nous étudierons sous le nom de « cure-de-terrain » un système d'entraînement fondé par le professeur OErtel, de Munich, qui consiste à graduer le travail représenté par la marche, en faisant marcher progressivement chaque jour le malade pendant un temps de plus en plus long, et sur des chemins de plus en plus escarpés.

CHAPITRE V

DE L'ÉDUCATION EN THÉRAPEUTIQUE

L'éducation des fonctions motrices. — L'éducation des fonctions
organiques.

Parmi les effets thérapeutiques de l'exercice, il en est
toute une catégorie qui ne se traduisent pas par un changement apparent dans la conformation extérieure des organes,
pas plus que dans la structure intime des tissus, ni dans
la composition chimique des humeurs et du sang. Ces résultats, qui ne sont pas les moindres bénéfices de l'exercice,
semblent dus uniquement à l'amélioration des fonctions
organiques, en dehors de toute modification appréciable des
appareils qui président à ces fonctions.

L'être vivant, par le fait même du fonctionnement répété
des organes, acquiert une certaine aptitude à les faire fonctionner mieux ; aptitude qu'on ne saurait comparer autremen
qu'à celle d'un ouvrier attentif à se perfectionner chaque jour
dans le maniement de ses instruments de travail. L'ouvrier,
sans rien changer à la forme de ses outils, peut arriver, par
l'apprentissage, à exécuter un travail de jour en jour plus
parfait. Et de même, l'homme arrive, par l'exercice, à obtenir
de ses organes un fonctionnement plus facile et plus régulier.

C'est ce perfectionnement progressif apporté par l'exercice dans les aptitudes fonctionnelles de l'homme, sans
qu'on puisse constater aucune modification matérielle des
organes, que nous appelons *éducation*.

Dans l'évolution naturelle de l'être, l'éducation des organes
se fait spontanément, par le fait même de leur fonctionne

ment répété. Plus l'homme ou l'animal trouvent dans le milieu où ils vivent de difficultés matérielles à vaincre, plus l'éducation des organes est parfaite. L'animal et l'homme sauvage présentent les types les plus parfaits de l'éducation physique. Mais déjà l'état de civilisation, et les vices hygiéniques qui en sont la conséquence nécessaire, tendent à diminuer les perfections des fonctions vitales, et exigent qu'on recherche pour l'enfant des procédés méthodiques d'éducation physique. Dans l'état de maladie, les entraves apportées au fonctionnement des organes sont bien autrement graves, et l'indication se présente avec urgence de faire subir aux organes une éducation méthodique pour leur rendre leurs aptitudes perdues.

On pourrait objecter que la perte des aptitudes coïncide toujours, après une maladie, avec la déchéance des organes et qu'un convalescent, par exemple, a besoin de refaire ses muscles autant que d'apprendre à les faire fonctionner. Mais d'abord si les deux résultats de l'exercice semblent se confondre dans la pratique, il n'en faut pas moins les dissocier par la pensée, quand on veut avoir une notion complète des effets de l'exercice. En outre, il est nombre de cas où ces deux éléments deviennent nettement distincts, et c'est ce qui rend nécessaire en pratique leur étude séparée. Si, le plus souvent, l'exercice vise à réparer les organes, à régulariser les actes chimiques qui président à la nutrition des tissus, il est nombre de cas où ses résultats matériels sont insaisissables, et, du reste, semblent tout à fait superflus, tandis que ses effets « éducatifs » sont aussi évidents que l'indication en était urgente.

L'éducation des fonctions motrices.

Le plus souvent la diminution d'aptitude fonctionnelle se confond avec la lésion qui entrave la fonction ou avec les troubles locaux de la nutrition qui affaiblissent l'organe. Par exemple, à la suite d'une arthrite du genou, la marche est rendue difficile par la raideur de la jointure et par l'atrophie des muscles. Ce sont là les causes principales de la perte de fonction des membres, mais ce ne sont pas les seules. Il existe en outre un trouble purement fonctionnel que nous n'apercevons pas tout d'abord, masqué qu'il est par les éléments plus matériels de la maladie. Ce trouble fonctionnel consiste essentiellement en ce que nous avons *désappris* à nous servir de nos muscles. La volonté ne sait plus les faire obéir et ils ont besoin d'une « éducation » nouvelle.

Ce n'est pas que le muscle ait perdu la propriété de se contracter. On sait que les muscles engourdis par l'inaction au point de paraître atteints de paralysie, se contractent encore aisément sous l'influence de l'électricité. Dans nombre de cas, l'impuissance ou l'insuffisance d'un muscle vient moins de son atrophie, de sa faiblesse véritable, que d'un trouble purement fonctionnel caractérisé par son défaut d'innervation. Il semble que le centre nerveux qui lui commande *ne sait plus* lui envoyer l'influx nécessaire pour le mettre en action. Le muscle est comme oublié. Une véritable éducation est alors nécessaire pour remettre l'organe du mouvement en rapport avec la cellule nerveuse d'où il tire son action, et cette éducation ne peut se faire que par l'exercice.

L'appareil visuel va nous fournir un exemple frappant des troubles purement fonctionnels que nous cherchons à préciser ici. Les muscles de l'œil sont entre eux dans un antagonisme bien pondéré, qui fait que leur action réciproque s'équilibre et a pour résultante la direction parfaitement régulière de l'axe oculaire. Qu'un de ces muscles vienne à faiblir et aussitôt l'œil est entraîné dans une direction opposée par le muscle antagonisme, dont l'action devient prépondérante. Le strabisme se produit.

Le strabisme est loin de résulter toujours d'une paralysie musculaire, et dans la majorité des cas, le muscle qui cesse d'intervenir n'est ni atrophié ni malade, mais seulement privé de sa dose normale d'influx nerveux.

Rien ne peut mieux faire comprendre le rôle de ce que nous appelons l' « éducation » en thérapeutique, que l'exposé sommaire du traitement du strabisme, tel que nous le trouvons exposé dans un travail du Dr Javal, paru dans les *Annales d'oculistique*.

On y voit l'exercice venir lutter par une éducation méthodique contre une sorte d'éducation à rebours résultant d'habitudes spontanées.

Supposons un strabisme convergent, dû à un incident pathologique quelconque qui aurait affaibli et « parésié » le muscle droit externe qui porte l'œil en dehors. L'œil va se dévier en dedans, et par suite du défaut de symétrie des points de la rétine impressionnés par l'image visuelle, il va se produire une *diplopie*. Le sujet verra double. Mais pour se soustraire à ce désagrément il va chercher à donner à l'œil dévié une direction telle qu'il ne voie plus la double image. Et il ne peut obtenir ce résultat qu'en exagérant inconsciemment son strabisme, ce qui aura pour résultat, en déviant de plus en plus l'acte visuel, de faire tomber l'image de l'objet regardé sur un point de l'œil dévié où elle ne sera plus perçue, car on sait qu'il est des régions de la rétine où l'image n'est plus perçue.

Si, à ce moment, le médecin intervient, il aura à lutter non seulement contre le strabisme qu'on pourrait appeler « légitime », c'est-à-dire contre ce degré de déviation qui résulte de la maladie même, mais contre l'exagération du strabisme due aux habitudes contractées. Il devra donc commencer par donner aux muscles de l'œil une éducation en sens inverse de celle qui a fait disparaître la diplopie. Par une série d'exercices de fixation du regard, dont l'exposé nous entraînerait trop loin, l'œil dévié sera ramené peu à peu à ce degré moindre de déviation où le malade *pourrait* mais ne *sait* plus le maintenir. La première étape de cette éducation thérapeutique sera le retour de la diplopie. Le malade, après avoir appris à exagérer son strabisme pour ne plus voir la double image, devra s'exercer à voir de nouveau les objets doubles, résultat qui sera la preuve que la déviation est revenue à son angle primitif. Puis on continuera les exercices dans le but, cette fois, de faire non plus l'éducation, mais l'*entraînement* du muscle parésié, c'est-à-dire de lui rendre une énergie suffisante pour maintenir le globe oculaire dans une attitude correcte et faire ainsi disparaître la déviation en même temps que la diplopie qui en est la conséquence.

On a combattu, en orthopédie, l'opinion des partisans de la gymnastique, qui se basent sur l'atrophie d'un groupe de muscles pour expliquer les déviations du tronc ou des membres par l'action prépondérante du groupe musculaire opposé, et qui cherchent à y porter remède en exerçant le groupe qu'ils croient affaibli. Suivant quelques auteurs la scoliose, par exemple, ne serait pas « musculaire », mais toujours osseuse ou ligamenteuse, parce qu'à l'autopsie on ne trouve pas d'atrophie des muscles. Mais il n'est pas nécessaire de constater l'inégalité de développement des muscles pour admettre une rupture d'équilibre dans l'action respective de leurs forces. Des troubles fonctionnels suffisent.

Que par suite d'une attitude vicieuse souvent reproduite, un groupe musculaire prenne l'habitude de ne pas intervenir dans un mouvement, et, au bout d'un certain temps, le mouvement s'exécutera sans lui et sera incorrect. Le centre nerveux qui commande ce muscle va « oublier », si l'on peut ainsi dire, de lui envoyer l'influx nécessaire et les choses se passeront comme si ce groupe n'existait pas. Des procédés nouveaux interviendront alors pour l'exécution de l'acte cherché, et celui-ci sera irrégulier, vicieux. C'est ainsi, par exemple, que l'habitude s'établira de chercher l'attitude debout sans faire donner aux extenseurs des vertèbres tout l'effort nécessaire, d'où l'attitude du dos voûté ou *cyphose*. Ou bien le sujet négligera de mettre en œuvre avec une énergie suffisante un des groupes latéraux des muscles qui meuvent les vertèbres, et cherchera l'équilibre du corps dans des inflexions de la colonne dorsale et lombaire qui aboutiront à la déviation latérale ou *scoliose* et aux courbures qu'on a appelées « compensatrices ».

Si donc les muscles ne sont pas atrophiés dans la cyphose et la scoliose, si la gymnastique est superflue au point de vue de leur développement, l'exercice est nécessaire pour refaire leur éducation, c'est-à-dire pour leur rendre l'habitude qu'ils ont perdue de donner toute la force nécessaire à la correction du maintien. Nous verrons plus loin que beaucoup des procédés de traitement des déviations vertébrales ne tendent, en réalité, qu'à faire l'éducation de la tenue.

Il est des cas où l'importance du trouble fonctionnel est bien plus évidente que dans ceux que nous venons de citer. C'est celui où la fonction motrice est troublée non plus dans l'énergie du mouvement, mais dans sa coordination. Dans la chorée, par exemple, aucun trouble de nutrition n'a pu être constaté dans les muscles pas plus que dans le système nerveux, et l'on sait quel désordre et quelle incohérence on observe dans tous les mouvements des choréiques. On comprend que les mouvements employés comme traitement en pareil cas ne viseront pas à développer ou à fortifier les muscles, mais à les discipliner, à les rendre dociles à la volonté, en un mot à faire leur éducation.

L'éducation des fonctions organiques.

Si, du système musculaire nous passons aux grands appareils organiques, nous allons rencontrer de fréquents exemples de troubles fonctionnels où l'exercice peut intervenir utilement non plus comme modificateur de la nutrition, mais comme agent d'éducation.

L'appareil respiratoire est celui de tous les appareils de l'économie où se fait le plus clairement remarquer l'influence de l'éducation, par accoutumance, celui où s'observe le plus nettement son double effet qui est à la fois actif et passif.

L'exercice augmente l'amplitude des mouvements respiratoires. C'est là son effet *actif*.

On a constaté une augmentation de l'aptitude respiratoire tout à fait en disproportion avec l'accroissement réel que peut prendre le poumon chez l'homme entraîné. Chez les jeunes sujets, à la suite des exercices d'entraînement, il y a bien accroissement réel du thorax, mais non pas tel qu'il puisse expliquer l'augmentation surprenante de l'amplitude des respirations. En pareil cas, la capacité du poumon est surtout mieux utilisée, en ce sens que toutes les cellules prennent part à la respiration, alors que chez l'homme non entraîné une grande partie de ces cellules restaient inactives, « oubliant » de respirer.

En outre de ce résultat qui accroît la puissance du poumon d'une manière active, l'exercice augmente l'endurance de cet organe pour les causes qui pourraient troubler son fonctionnement, et c'est là le résultat de l'accoutumance que nous appelons *passif*. On comprend combien l'*endurance* est une qualité utile pour permettre à un organe de résister aux sensations plus ou moins vives qui pourraient troubler son jeu. Pour le poumon trop « impressionnable » les causes d'irritation, soit directes, soit indirectes, se traduisent par des irrégularités de fonctionnement qui s'appellent l'essoufflement, la toux, les suffocations. Ces actes entravent plus ou moins la fonction et peuvent même causer préjudice à l'organe.

Pour montrer l'influence de l'éducation sur l'endurance de l'organe respiratoire, prenons l'acte le plus vulgaire parmi les troubles fonctionnels du poumon, la toux. La toux est un phénomène utile à l'expulsion des crachats, et se produit par un acte réflexe que suscite l'irritation de la muqueuse bronchique au contact des crachats. Mais à côté de son utilité, la toux présente parfois de sérieux inconvénients, en provoquant les secousses violentes du poumon, d'où rupture de petits vaisseaux, hémoptysies, vomissements, agitation, insomnie, etc. Beaucoup de malades prennent l'habitude de tousser sans avoir aucun crachat à expulser, et sous l'influence de la moindre sensation qui peut leur venir de la muqueuse bronchique. On a imaginé de combattre par l'éducation ces quintes de toux dites « d'irritation » qui n'ont pas d'effet utile et qui ne sont pas sans danger, et on a obtenu chez les bronchitiques de merveilleux résultats, en leur faisant comprendre combien il importe de supprimer les réflexes, auxquels ils cèdent trop facilement. En s'efforçant de résister aux sensations de picotement, de chatouillement qui sollicitent le réflexe de la toux, ils s'accoutument à supprimer la plus grande partie de leurs quintes. Au sanatorium de Falkenstein les tuberculeux sont soumis à cette éducation autant morale que physique, et le visiteur est surpris, s'il assiste au repas des pensionnaires, de n'entendre jamais tousser, bien qu'il soit entouré d'une centaine de tuberculeux atteints des plus graves lésions bronchiques.

Il en est de l'essoufflement comme de la toux, et dans la même mesure. L'accoutumance diminue dans de notables proportions la tendance des mouvements du poumon à s'accélérer à l'extrême au moindre sentiment de gêne dans la respiration. En s'habituant progressivement à résister au réflexe qui tend à affoler le poumon, le coureur ou l'alpiniste arrivent à acquérir ce rythme lent et régulier de la respiration, qui permet à l'hématose de se faire même au milieu des efforts musculaires les plus violents.

Il est question ici de malades, et non d'athlètes, mais les lois physiologiques de l'entraînement sont les mêmes dans la thérapeutique que dans le sport. C'est en accoutumant progressivement le poumon à un fonctionnement de plus en plus actif, qu'on fait l'éducation de la respiration, aussi bien chez le malade que chez le coureur ou le rameur. Il n'y a qu'une différence de degré.

Il est important, après l'immobilité d'une longue maladie, d'avoir recours à des exercices méthodiques pour rendre au poumon l'activité et l'endurance qu'il a perdues. Beaucoup de convalescents ne *savent* plus respirer, et leurs poumons ne mettent plus en jeu qu'une faible proportion de leurs cellules, laissant les autres s'affaisser, s'aplatir sans que l'air vienne les visiter. Il importe pourtant au plus haut degré de hâter chez ces sujets le retour aux conditions normales de l'hématose et de faire arriver dans l'appareil respiratoire la plus grande quantité possible d'oxygène. C'est ce que peut faire l'exercice méthodiquement appliqué.

L'éducation méthodique de la respiration est surtout nécessaire à la suite des maladies qui ont atteint le poumon, la plèvre, les bronches. La respiration est quelquefois entravée par un obstacle matériel tel que les adhérences fibreuses, après la pleurésie, ou bien l'oblitération des bronches par des crachats, des exsudats fibrineux, etc. Dans ce cas les exercices qui mettent en jeu le poumon ont surtout pour but de lutter contre ces obstacles matériels et l'on vise plutôt l'organe lui-même que la fonction proprement dite. Mais, même alors que toute lésion matérielle a disparu, l'appareil ne reprend pas, aussitôt libre, son fonctionnement primitif. Il lui reste une certaine maladresse qui entrave l'exécution du mouvement et une impressionnabilité exagérée qui provoque aisément des désordres réflexes, de l'essoufflement ou de la toux.

Tout le monde a remarqué combien l'appareil respiratoire est impressionnable chez le convalescent; au moindre effort qui augmente le besoin de respirer, on voit des mouvements précipités soulever sa poitrine, et l'essoufflement se produire. Il faut alors refaire en quelque sorte l'éducation des mouvements respiratoires : le poumon doit de nouveau apprendre à respirer, comme parfois chez les mêmes sujets les jambes doivent de nouveau apprendre à marcher. Mais il y va de soi que de tels apprentissages doivent se faire avec prudence, en suivant une progression méthodique. Nous verrons, du reste, combien est varié le formulaire des exercices qui mettent en jeu le poumon, et combien il est facile d'y trouver une série de mouvements de gradation parfaitement ménagée, depuis les mouvements respiratoires passifs jusqu'à la marche ascensionnelle et à la course.

Le *cœur*, aussi bien que le poumon, subit par l'exercice une véritable éducation qui en perfectionne le fonctionnement. Dans bien des cas où l'on ne peut invoquer une modification quelconque de la nutrition de l'organe, on observe, par l'effet de l'accoutumance, la disparition de certains troubles morbides et la régularisation de la circulation sanguine.

Nous savons bien que le cœur acquiert en travaillant une structure plus favorable au travail, qu'il se dépouille de sa graisse, que ses fibres deviennent plus volumineuses et plus fermes. Mais outre ces changements matériels, il acquiert des aptitudes fonctionnelles plus parfaites qui sont parfois les véritables facteurs de ces améliorations rapides signalées chez les cardiaques à la suite de l'exercice méthodique, et qu'on ne peut pas toujours expliquer, il faut bien le reconnaître, par des améliorations appréciables dans l'état organique du cœur. Par l'effet de l'accoutumance, on voit, chez la plupart des sujets, le cœur perdre cette impressionnabilité excessive qui le mettait en émoi au moindre changement dans la tension des artères ou dans la température du sang. Les mêmes mouvements qui semblaient affoler l'appareil circulatoire d'un homme demeuré trop longtemps inactif et y déterminaient de violentes palpitations, vont laisser le cœur calme et imperturbable chez celui qui a l'habitude des exercices violents.

On ne remarque pas assez combien est parfois rapide le perfectionnement fonctionnel du cœur et du poumon, organes si intimement associés dans leur fonctionnement, et dont les troubles simultanés aboutissent à cet état si caractéristique appelé « essoufflement ». Une dame âgée, accoutumée à vivre constamment dans son fauteuil de valétudinaire, consentit sur nos instances à sortir de son immobilité et à monter quelques marches d'escalier ; avant d'atteindre le dixième elle dut s'arrêter suffoquée, en proie à de violentes palpitations, bien qu'elle n'eût aucune affection cardiaque. Le lendemain et les jours suivants l'exercice fut repris et l'ascension progressivement augmentée. Les malaises de la respiration s'atténuèrent bientôt, et l'éducation du cœur et du poumon progressa avec une telle rapidité, qu'au bout de huit jours trois étages purent être gravis sans essoufflement.

L'éducation des organes est d'ordinaire spontanée et inconsciente. Sous l'influence de l'exercice, il se fait une adaptation progressive de la fonction aux conditions dans lesquelles l'organe doit fonctionner. Toutefois, pour les organes soumis à la volonté, les résultats sont beaucoup plus prompts et plus complets quand l'exercice est dirigé suivant une méthode rationnelle, et qu'on donne aux mouvements la forme la plus propre à atteindre le but visé.

Les effets de l'éducation méthodique sont très remarquables quand il s'agit du poumon, dont le fonctionnement peut être, dans une grande mesure, réglé par la volonté. On sait combien les méthodes de chant sont utiles pour perfectionner les mouvements respiratoires au point de vue spécial de l'émission du son. En thérapeutique on peut faire intervenir aussi des principes méthodiques pour modifier utilement la forme ou le rythme de la respiration. Beaucoup de sujets, par exemple, gagneront à s'exercer à la respiration nasale, au lieu de se laisser aller à respirer toujours par la bouche. La respiration buccale est quelquefois rendue obligatoire par un obstacle à l'entrée de l'air dans les fosses naso-pharyngiennes, mais, plus fréquemment, elle est le résultat d'une mauvaise habitude et persiste par accoutumance après la disparition des causes matérielles qui l'avaient provoquée.

Dans les maladies caractérisées par une gêne persistante de la respiration, l'éducation respiratoire des mouvements peut avoir d'excellents résultats, en créant volontairement des habitudes qui puissent lutter avantageusement contre les formes anormales de fonctionnement du poumon. — Un de nos malades, asthmatique par emphysème pulmonaire, ayant remarqué que son oppression était due surtout à l'insuffisance de l'expiration, s'était appliqué à prolonger volontairement le mouvement d'abaissement des côtes. Il avait acquis ainsi une aptitude particulière qui lui permettait de lutter dans une certaine mesure contre sa crise d'oppression et de diminuer de beaucoup la gêne respiratoire. Il avait fait l'éducation de son appareil pulmonaire, et était parvenu à en obtenir un meilleur service, sans que son état matériel eût subi aucune amélioration appréciable.

L'éducation fonctionnelle des organes est une dernière
ressource qui ne fait presque jamais défaut dans la thérapeutique par l'exercice, et dont on retire souvent des bénéfices
inattendus.

Grâce à l'éducation qui résulte de l'accoutumance, on
voit tous les jours des organes atteints de lésions graves
qui ne permettent pas de les refaire par l'exercice, acquérir,
en fonctionnant, un accroissement d'aptitude fonctionnelle
qui donne l'illusion d'une amélioration organique, et qui en
donne jusqu'à un certain point le bénéfice. C'est la dure
éducation imposée par le besoin de gagner leur vie qui
permet à certains hommes du peuple atteints de lésions
irrémédiables du cœur, de supporter pendant un temps dont
la durée nous étonne des fatigues auxquelles ne pourraient
résister, avec une lésion pareille, des hommes accoutumés
à se ménager.

Dans bien des cas où un organe malade était définitivement détruit, on a pu suppléer à son absence en faisant,
consciemment ou non, l'éducation d'un autre organe simi-
laire et en l'accoutumant à suppléer l'organe détruit. C'est
ainsi qu'en s'exerçant à la marche, des enfants atteints
de paralysie infantile remplacent par des groupes musculaires voisins les muscles détruits par la lésion des centres
nerveux, et arrivent à se créer un mode de locomotion qui
nécessite, si l'on veut, des attitudes très incorrectes, mais
qui, au total, leur permet de marcher.

Le plus curieux peut-être des résultats dus à l'éducation
fonctionnelle, je veux dire aux efforts continuels pour faire
fonctionner un organe, c'est l'acquisition d'une aptitude qui
ne semblait pas être naturellement dévolue à cet organe.
Ainsi la faculté du langage a pour instrument habituel le
lobe gauche du cerveau, et pourtant cette faculté, d'abord
abolie par destruction du cerveau gauche, a pu se développer dans le lobe droit ainsi que l'ont prouvé un certain

nombre d'autopsies. L'on a vu des malades atteints d'aphasie complète par destruction du cerveau gauche recouvrer, au bout d'un certain nombre d'années, la parole, comme si l'organe détruit s'était réparé. Mais, après la mort, l'examen anatomique du cerveau a montré que le lobe détruit avait définitivement disparu. Le lobe resté sain, à la suite d'efforts répétés, avait réussi à suppléer l'autre, et le malade était parvenu par l'exercice à parler avec son cerveau droit (1).

Les modifications purement fonctionnelles dues à l'exercice et à l'accoutumance ne peuvent s'expliquer, dans l'état actuel de la science, que par l'action des centres nerveux.

Nous donnons le nom d'« éducation » au processus suivant lequel se font ces changements si importants, parce qu'ils impliquent une influence exercée sur les appareils organiques par des organes supérieurs qui commandent leur fonctionnement, le règlent et le coordonnent. Ces organes sont le cerveau, la moelle et le grand sympathique.

Pour ceux qui pensent qu'il ne peut y avoir modification de fonction sans modification d'organe, ce que nous appelons éducation ne serait qu'un perfectionnement matériel, une modification passée jusqu'à présent inaperçue et qu'on pourra découvrir un jour. Pour la clarté de cette étude, nous ne gagnerions pas grand'chose à discuter cette question, tout à fait insoluble pour le moment par des arguments scientifiques. En tous cas, s'il y a modification d'un organe dans les résultats de l'exercice que nous appelons « éducation », cette modification doit porter sur le système nerveux, centre des mouvements des sensations et des fonctions organiques.

Ce sont les cellules nerveuses du cerveau, de la moelle épinière et du grand sympathique qui reçoivent les impres-

(1) Brown-Séquard, *Cours du Collège de France.*

sions répétées d'où résulte l'accoutumance, et qui acquièrent, par suite, cet ensemble d'aptitudes perfectionnées, cette « éducation » d'où peuvent dériver de si utiles effets thérapeutiques.

Il est facile de conclure de là que les perfectionnements fonctionnels dus à l'exercice devront faire sentir fréquemment leurs effets utiles dans les maladies du système nerveux. Et, en effet, nous verrons, en parlant du traitement des affections nerveuses, combien fréquemment il y a lieu de demander à l'exercice la guérison ou l'amélioration des troubles de la sensibilité et de la motilité, et même de bien des troubles psychiques. Nous verrons aussi que, presque toujours, dans ces maladies, l'exercice vise plutôt les facultés de coordination que les fonctions de nutrition, et a pour but moins de fortifier les organes que de faire leur « éducation ».

CHAPITRE VI

L'INDICATION DE L'EXERCICE EN THÉRAPEUTIQUE

Indication de l'exercice suivant le mécanisme pathogénique des maladies. — Maladies par troubles mécaniques. — Maladies par troubles physiologiques. — Maladies par troubles chimiques.

Indication de l'exercice suivant le mécanisme pathogénique des maladies.

On dit qu'un médicament est « indiqué » dans le traitement d'une maladie, quand ses effets sont bien conformes à ceux qu'il faudrait produire pour améliorer l'état du malade. — L'*indication* de l'exercice, en thérapeutique, c'est donc l'opportunité de son emploi.

Dans quelles maladies, dans quels états morbides est-il indiqué d'avoir recours à l'exercice? Cette question en soulève une foule d'autres fort complexes et souvent très délicates.

Les chapitres qui précèdent nous ont montré que l'action de l'exercice n'est pas « une » comme celle de certains médicaments; cet agent thérapeutique ne doit pas être étudié comme un « remède » à propriétés nettement définies qui produirait sur l'organisme une action toujours identique, mais comme une « médication », c'est-à-dire un ensemble de moyens basés sur le même élément fondamental, le mouvement, mais pouvant donner des résultats extrêmement variés, pouvant même produire des effets contradictoires, suivant leur mode d'application.

On voit par là que la question de l' « indication » de l'exer-

cice présente plusieurs faces. Elle est aussi complexe que
sont variés les effets de la médication à appliquer ; et on s'ex-
poserait, en pratique, à de singulières déceptions si on s'en
tenait à cette notion sommaire que tel ou tel malade a
besoin de « faire de l'exercice », sans préciser quels sont,
parmi les effets de l'exercice, ceux qui lui conviennent
plus spécialement.

La notion de l'opportunité de l'exercice ne suffirait pas
au médecin pour le guider dans la pratique. Il est évident,
toutefois, que cette question préalable doit être tout d'abord
résolue, et que le praticien doit toujours se la poser. On
peut y répondre, d'une manière générale, par cette formule :
— *l'exercice est formellement indiqué toutes les fois qu'il ne
peut pas nuire.*

Il faut entendre par là que l'exercice doit être appliqué
aux malades dans la mesure, bien entendu, de leur résistance, non seulement en vue de rechercher des effets thérapeutiques spéciaux de nature à combattre les troubles
apportés dans l'organisme par la maladie, mais encore
en prévision des dangers multiples qui peuvent résulter
pour le malade de l'immobilité prolongée.

L'exercice et le mouvement sont les conditions mêmes
de la vie, et aucun organe ne peut s'entretenir sans fonctionner. Cette vérité est utile à rappeler, car on l'oublie trop
fréquemment dans la pratique, et il n'est pas rare, à la suite
de longues maladies, de voir persister des états morbides
secondaires, qui ne sont pas dus à proprement parler à la
maladie elle-même, mais à la privation de mouvement qui
en a été la conséquence. Ces troubles secondaires sont
parfois temporaires et peuvent disparaître par le retour des
habitudes actives quand la convalescence est bien dirigée,
mais si l'exercice est repris trop tard, il peut en résulter des
lésions définitives et permanentes, et la maladie dégénère
alors en infirmité.

Tout le monde a vu se produire, par suite d'une immobilisation trop prolongée, des ankyloses entraînant la perte irrémédiable d'une articulation. Bien d'autres faits sur lesquels l'attention des médecins n'est pas attirée avec assez d'insistance, pourraient montrer que si l'exercice appliqué à tort présente parfois des dangers, l'immobilité trop systématique ou l'oubli de la prescription des mouvements ont fréquemment des conséquences les plus graves.

Le défaut de mouvement ne fait pas sentir ses effets nuisibles uniquement aux organes locomoteurs. Nous savons que l'exercice musculaire active toutes les fonctions et augmente la nutrition de tous les organes. La circulation du sang, la respiration, la digestion, le fonctionnement du système nerveux, subissent toujours des troubles graves par le fait de l'immobilité. Le défaut de mouvement favorise les stases sanguines, et on a signalé des pneumonies dites *hypostatiques* qui résultent, chez les vieillards, d'un décubitus trop prolongé. On sait aussi combien l'immobilisation totale du corps donne fréquemment de tristes résultats chez les tuberculeux atteints de coxalgie. L'effet le plus habituel des moyens de contention tels que la gouttière de Bonnet, quand on en prolonge l'emploi, c'est de hâter chez ces malades la généralisation de la tuberculose primitivement localisée à l'articulation de la hanche, et de favoriser la marche de la phtisie pulmonaire.

On doit donc exiger du malade des mouvements actifs ou passifs et s'ingénier à lui appliquer l'exercice sous une forme ou sous une autre, toutes les fois que les conditions de sa maladie ne font pas redouter du mouvement des dangers plus graves que ceux qui résultent de l'immobilité. Dans cette dernière hypothèse seulement, la maladie porterait avec elle la contre-indication formelle du genre de médication que nous étudions ici.

Nous étudierons dans le chapitre suivant les contre-indications de l'exercice, et nous montrerons combien elles sont plus rares qu'on ne le croit communément dans notre pays. Mais nous pouvons nous rendre compte dès à présent des motifs qui expliquent le plus souvent l'abstention des médecins dans l'emploi de la médication par le mouvement.

Il n'est pas d'agent thérapeutique dont les résultats soient, au même point que ceux de l'exercice, influencés par les conditions accessoires de son emploi, par la forme, le mode d'administration, le « dosage ». Il n'est aucune médication qui doive davantage tenir compte non seulement de la nature de la maladie, mais du tempérament du malade, de l'intégrité plus ou moins complète des organes, de l'impressionnabilité du système nerveux, du degré d'accoutumance, du genre de vie antérieur, etc. L'emploi de l'exercice, au début du traitement, doit être, dans beaucoup de cas, aussi minutieusement contrôlé que celui de la morphine, de la digitale, de l'aconit. Il faut veiller d'une part à ce que la dose ne dépasse pas le degré de tolérance du malade ; et pourtant, d'autre part, il faut se donner garde de prendre pour une intolérance absolue ce qui n'est que l'effet passager et souvent nécessaire de la fatigue.

Ces difficultés expliquent, sans doute, l'extrême réserve que mettent les médecins français à prescrire cette médication. Dans notre pays, on semble croire que, pour la grande majorité des malades, il y ait imprudence grave à l'appliquer, et on s'attache, à dire vrai, à établir les *contre-indications* de l'exercice plutôt qu'à en rechercher les indications.

Les maladies au cours desquelles se présente l'indication du traitement par l'exercice peuvent se ranger en trois catégories : 1° maladies par troubles *mécaniques;* 2° maladies par troubles *chimiques;* 3° maladies par troubles *physiologiques.*

Cette classification n'a pas la prétention d'être exacte et rationnelle au point de vue de la pathogénie, et nous savons qu'on peut lui reprocher d'être purement artificielle; mais elle est logique en ce qui concerne notre sujet, parce qu'elle permet de placer en regard de chaque groupe d'éléments pathologiques à combattre un groupe correspondant de résultats thérapeutiques qu'il est « indiqué » de rechercher.

Maladies par troubles mécaniques.

Il se produit souvent dans l'organisme des effets morbides d'origine *mécanique*, qui, du reste, n'ont pas toujours pour cause première une lésion traumatique et une violence extérieure. Telle maladie pourra être d'origine inflammatoire ou microbienne, et laisser après elle des lésions qui deviendront le point de départ de troubles mécaniques. Une arthrite, par exemple, peut être d'origine infectieuse, et laisser après elle des raideurs tendineuses, des exsudats organisés, en un mot des troubles organiques secondaires qui opposent un obstacle mécanique au jeu de l'articulation. Toutefois, nombre de maladies chirurgicales telles que les luxations, les fractures, ont pour origine réelle une cause mécanique.

Les troubles morbides que nous appelons « mécaniques » sont donc le plus souvent, — mais non pas exclusivement, — du domaine de la pathologie externe. On peut prendre pour types de ces maladies, en chirurgie, tous les déplacements d'organe, tels que les luxations, les hernies, et l'on sait que ces maladies nécessitent un traitement « mécanique ». La remise en place d'un os luxé ne peut se faire sans l'emploi des mouvements « communiqués », et de même le *taxis*, manœuvre de réduction des hernies, peut être pris comme type d'une pratique de massage.

Mais ces procédés chirurgicaux font partie de la thérapeutique courante et banale, et les chirurgiens, sans doute, ne se préoccupent pas de remarquer qu'en les mettant en œuvre, ils font subir à leurs patients de l' « exercice passif ». Il faut passer progressivement à des manœuvres de plus en plus caractéristiques, pour éveiller dans l'esprit du praticien l'idée d'exercice et de thérapeutique par le mouvement.

Dans les premiers mois de la grossesse, l'utérus peut se déplacer par suite d'un choc extérieur, d'un effort musculaire violent, et se mettre dans une position vicieuse, en *rétroflexion*, par exemple. L'indication se présente alors d'agir mécaniquement, pour tenter de « réduire » la rétroflexion et de remettre l'utérus en place. Jusque-là nous sommes encore dans les pratiques usuelles, acceptées de tous les médecins; mais, sans quitter le domaine de la gynécologie, nous pouvons citer une indication moins généralement comprise, au sujet de l'emploi du mouvement. Si l'utérus est dévié, non plus par un traumatisme récent, mais par une lésion ancienne, telle qu'une bride de tissu fibreux qui le fixe en un point du bassin, le mouvement peut intervenir encore sous forme de manipulations diverses; on peut, en tiraillant méthodiquement les adhérences, parvenir à les rompre ou à les distendre, ce qui permettra de rendre sa position normale à l'organe dévié. C'est ainsi que procèdent les élèves du major suédois Thure-Brandt en appliquant le massage utérin, dont nous aurons à parler plus loin.

Ce n'est pas seulement pour les organes déplacés que l'indication des mouvements communiqués se présente en thérapeutique. Les liquides de l'économie peuvent se déplacer tout aussi bien que les organes solides, et même, on le comprend, avec une plus grande facilité; leur circulation peut devenir anormale, se ralentir; ils peuvent s'accumuler sur un point donné, y former des stases, des œdèmes. Les faits les plus vulgaires de la mécanique montrent que le mouvement communiqué à des collections liquides en stagnation peut les déplacer et les faire « circuler ». Nous savons déjà que la gymnastique suédoise, mettant à profit ces notions si simples et si justes, emploie beaucoup, dans tous les cas de stase sanguine, les mouvements passifs dits « de circulation », en même temps que le massage.

Il n'est pas même besoin, parfois, d'avoir recours à des mouvements répétés et persistants pour amener la disparition des stases liquides. La médication mécanique peut se borner à un simple déplacement de la partie engorgée, et à son changement d'attitude. Qu'on porte, par exemple, dans l'attitude « relevée » un membre atteint de gonflement œdémateux ou même inflammatoire, et qu'on maintienne son extrémité plus haut que son point d'attache au tronc, et l'on verra presque toujours cesser, ou du moins diminuer l'enflure. L' « attitude » est, en somme, une forme de la médication par le mouvement, puisque un changement de position ne peut se faire sans déplacement d'une partie du corps. Nous verrons, du reste, quel rôle important jouent les attitudes prolongées, actives ou passives, dans la gymnastique suédoise, et notamment en orthopédie.

Il n'est pas toujours facile *à priori* de déterminer exactement si la nature du trouble fondamental auquel est dû l'état morbide est de nature mécanique ou physiologique. Pourtant cette distinction est d'une grande importance, car c'est d'elle que doit se déduire l'indication précise de la médication qui doit être appliquée. Par exemple, les déviations articulaires telles que celles d'où résultent les difformités de la colonne vertébrale et des membres sont dues tantôt à un processus mécanique, tantôt à un processus physiologique. L'origine physiologique est évidente dans les déformations qui succèdent, par exemple, à des troubles trophiques des centres nerveux et aboutissent à la paralysie d'un groupe musculaire isolé, le groupe antagoniste conservant son

énergie normale. La déviation est alors due au défaut d'é-
quilibre des forces musculaires dont l'action harmonique est
nécessaire pour maintenir le membre dans sa direction normale. Mais d'autres fois la déviation est due soit à une
déformation des surfaces articulaires, soit à la rétraction
des ligaments; le redressement de la colonne vertébrale
est alors entravé par un obstacle matériel et nous disons
pour cette raison que la déviation est de nature « mécanique ».

Dans les deux cas l'indication de l'exercice est formelle,
mais le mode d'application doit différer. Si la cause de la
déviation est mécanique, par exemple en cas de rétraction
ligamenteuse, c'est aux effets mécaniques de l'exercice qu'il
faudra recourir, et non à son action physiologique. Il ne
s'agira pas de fortifier tel ou tel muscle, pour faire équilibre à l'action prépondérante de son antagoniste, mais de
mobiliser l'articulation raidie, de distendre les ligaments
rétractés, comme on le ferait, en somme, dans une articulation ankylosée. L'agent essentiel du traitement sera dès
lors le « mouvement » proprement dit, et si on emploie le
mouvement actif, le muscle ne sera pas visé comme but de
l'exercice, mais comme moyen de produire le déplacement.
Si la cause réelle de la déformation réside au contraire
dans les éléments constituants de la jointure, on pourra
s'en tenir aux mouvements passifs. — C'est ainsi que procèdent les partisans du traitement « mécanique » de la
scoliose. Ils cherchent par des mouvements à mobiliser les
articulations dans le sens où leur jeu est mécaniquement
entravé, en utilisant surtout les mouvements passifs, le
massage, et même certaines attitudes dans lesquelles le
poids du corps ou des contre-poids agissant lentement et
d'une manière constante tendent à faire subir aux surfaces
articulaires l'action d'une force statique très énergique sans
grand déplacement apparent.

Les rétractions musculaires sont parfois, comme les rétractions ligamenteuses, un obstacle aux mouvements normaux et une cause de déformation. Ces affections, dont l'origine est le plus souvent physiologique, aboutissent au total à un trouble mécanique auquel peuvent remédier les effets mécaniques de l'exercice.

En général, c'est aux mouvements passifs et au massage qu'on demande les effets purement mécaniques de l'exercice. Toutefois les mouvements actifs peuvent, on le comprend aisément, produire des effets mécaniques au même titre que les mouvements passifs. Par exemple, le traitement dit « gymnastique » des déviations de la taille, dans lequel on utilise surtout les mouvements actifs, produit en réalité, à côté de ses effets physiologiques sur les muscles qu'il fortifie, d'autres effets d'ordre « mécanique » sur les ligaments rétractés qu'il allonge et sur l'ensemble de l'articulation qu'il mobilise. Citons encore les effets mécaniques qu'on obtient à l'aide des mouvements actifs de flexion et de circumduction du tronc pour faciliter par compression des intestins le déplacement du bol alimentaire et des matières fécales, comme pourrait le faire le massage.

L'effet physiologique de l'exercice entraîne souvent avec lui divers résultats mécaniques. L'exemple le plus remarquable qu'on puisse en citer est l'accélération du cours du sang sous l'influence du courant sanguin qui se précipite vers les muscles quand ils entrent en contraction. De là l'indication des mouvements actifs, comme plus efficaces encore que les mouvements passifs et le massage dans certains troubles de la circulation.

Maladies par troubles physiologiques.

Parmi les troubles physiologiques auxquels l'exercice peut remédier, celui d'où résulte le plus nettement son indication, c'est l'affaiblissement d'un muscle soumis à la volonté. Nulle part, en physiologie, cette loi que « la fonction fait l'organe » n'est aussi fréquemment vérifiée que dans les troubles de nutrition musculaire, quelle que soit la cause de ces troubles. Il suffit de solliciter avec persistance des contractions volontaires dans un muscle atrophié pour le voir reprendre, en très peu de temps, son volume et sa force. Il suffit, parfois, à défaut d'exercice actif, d'exciter ce muscle directement par des manipulations locales pour augmenter sa contractilité et accroître sa nutrition. Le massage, dans les cas d'inertie et d'atrophie musculaire, donne à peu près les mêmes résultats que l'électrisation. Il ne faudrait pas toutefois compter, en pareil cas, sur les mouvements passifs qui ne donnent pas, à beaucoup près, au muscle, les mêmes excitations que le massage.

L'indication de fortifier les muscles ne se limite pas aux affections des organes locomoteurs. Beaucoup de maladies internes peuvent réclamer l'intervention de l'exercice en cas d'affaiblissement de certains muscles, quand ceux-ci jouent un rôle dans quelque grande fonction importante. Il est, par exemple, nécessaire parfois de « refaire » une paroi abdominale quand les muscles qui la composent se sont atrophiés et ne jouent plus suffisamment leur rôle de soutiens et d'agents compresseurs des viscères. De même, les muscles du périnée doivent parfois être mis en exercice à l'aide de mouvements spéciaux, quand leur relâchement et leur atonie favorisent les déplacements de la matrice.

Les muscles de la vie organique tels que les fibres de l'estomac, de l'intestin, de la vessie peuvent être, aussi bien que les muscles de la vie de relation, atteints de débilité et d'atonie, et il importerait dans bien des cas d'augmenter leur énergie, mais ils ne sont pas soumis à la volonté, et il semble, au premier abord, impossible de satisfaire, au moyen de l'exercice, à l'indication de les mettre en jeu. Mais si la volonté n'a pas de prise sur ces muscles, on peut agir sur eux à l'aide de l'exercice passif qui prendra alors la forme de *massage*. Les pétrissages profonds, les frictions, les effleurages, etc., peuvent porter, à travers les parois abdominales, aux fibres contractiles de l'estomac et de l'intestin une excitation très efficace et réveiller leur énergie. Le massage de l'abdomen est aussi efficace que l'électrisation pour stimuler et mettre en exercice tous les éléments contractiles du tube digestif.

On pourrait même rappeler, à côté du massage, des moyens plus indirects dont le processus thérapeutique aboutit en fin de compte à l'exercice des muscles de la vie organique. L'introduction d'une sonde dans l'estomac y provoque immédiatement de violentes contractions, des mouvements de resserrement qui peuvent aller jusqu'au rejet des matières alimentaires, des glaires et des sécrétions catarrhales. Dans la dilatation de l'estomac le contact de la sonde paraît aussi efficace, comme gymnastique du muscle gastrique, que le lavage proprement dit, comme moyen d'évacuation du contenu de l'estomac. On sait, en effet, que s'il importe de débarrasser l'estomac des matières qui y séjournent, ce n'est là en somme qu'une manœuvre palliative. Pour empêcher la stagnation des aliments il faut donner à l'estomac dilaté la force de les chasser, il faut faire contracter ses éléments musculaires pour réduire la dilatation.

L'effet physiologique « général » de l'exercice musculaire se résume dans l'excitation de toutes les fonctions organiques et son indication s'impose sans conteste dans tous les cas où il y a diminution de l'activité de ces fonctions.

Tels sont tous les états d'affaissement, de torpeur organique, dans lesquels le jeu des appareils vitaux est languissant, sans qu'il existe aucune lésion de ces appareils eux-mêmes. Ces états, qui confinent au domaine de l'hygiène autant qu'à celui de la thérapeutique, ne constituent pas toujours, à proprement parler, des maladies, mais sont tantôt la conséquence d'une maladie d'ailleurs guérie, tantôt le résultat de conditions de vie défectueuses qui créent une prédisposition à divers états morbides. Les sujets atteints de ces troubles fonctionnels sont, d'une manière générale, des *débilités*, et quels que soient les symptômes observés chez eux, anémie, neurasthénie, troubles digestifs, etc., ils sont sortis des conditions physiologiques normales, et s'acheminent vers l'état pathologique dont le moindre incident extérieur peut leur faire franchir les limites. Le défaut d'énergie des organes diminue leur résistance aux agents morbides, et augmente leur réceptivité pour tous les genres de maladies.

Chez tous les « débilités », l'indication de l'exercice actif est formelle, hormis l'unique cas où l'état de prostration et de faiblesse aurait pour cause manifeste un excès de fatigue musculaire. Nous avons déjà signalé la singulière similitude de symptômes que peuvent provoquer ces deux états si opposés : le surmenage et le défaut d'exercice. Avant de déduire d'un état de faiblesse générale l'indication de l'exercice actif, on devra donc se renseigner exactement sur le genre de vie du sujet. Mais il faut dire que, dans la grande majorité des cas, les commémoratifs viendront montrer que le malade n'a de la fatigue que les apparences, et que l'état de prostration des forces vitales se rattache plutôt au défaut d'exercice.

L'indication générale des effets physiologiques de l'exercice se présente à chaque instant dans la pratique, et bien qu'elle soit parfaitement claire et même banale, elle est fréquemment méconnue.

Il semble, au premier abord, qu'une santé parfaite n'est pas incompatible avec le défaut complet d'exercice. On voit des hommes vivre dans une inaction physique absolue, sans qu'il en résulte pour eux aucun état morbide. C'est que ces hommes accommodent leur vie à la diminution graduelle de leur résistance physique. Le défaut d'exercice a diminué la capacité fonctionnelle des organes, mais leurs habitudes d'inertie permettent aux organes de réduire constamment leur fonctionnement au minimum. Ils renferment, en un mot, leur vie physique dans un cercle extrêmement étroit, et c'est à la condition de n'en sortir jamais que l'équilibre se maintient dans leurs fonctions vitales.

On a récemment créé, dans la langue médicale, un mot pour exprimer l'état d'un organe dont la capacité fonctionnelle est tombée au-dessous de la normale ; c'est le mot de *méiopragie* (de μεῖον, moins ; πράσσω, je fais). Un organe est atteint de « méiopragie » quand une cause directe ou indirecte a diminué son aptitude à fonctionner et qu'il ne peut sortir d'une étroite limite d'action sous peine de subir lui-même, ou de provoquer dans d'autres organes des troubles divers. Dans l'état de méiopragie l'organe au repos paraît indemne, et même, s'il est mis en action avec une modération extrême, son jeu peut sembler tout à fait normal ; mais des troubles caractéristiques se manifestent dès que l'acte fonctionnel se prolonge, ou bien s'élève à un certain degré d'intensité. On peut prendre pour types de *méiopragie* certains troubles de la circulation médullaire décrits par Bouley chez le cheval, et retrouvés par Charcot chez l'homme. Dans ces états morbides, la marche à pas lents reste normale et régulière dans les premiers pas, mais amène promptement la boiterie, et même la chute par engourdissement et paralysie des membres, si le mouvement se prolonge ou se précipite.

On observe chez les hommes privés de tout exercice un véritable état de « méiopragie » généralisée. Chez eux, non seulement les muscles mais les organes de la circulation, de la respiration, et les cellules mêmes qui président aux actes intimes de la nutrition, n'ont plus qu'une capacité fonctionnelle réduite ; et si des circonstances fortuites forcent ces sujets, si bien portants en état de repos, à faire fonctionner leurs organes — non pas avec exagération, mais seulement suivant le degré moyen qui est la mesure normale pour les hommes actifs, — on voit survenir chez eux les mille perturbations qui sont le cortège habituel de la fatigue et du surmenage. Le moindre travail supplémentaire demandé au poumon et au cœur va produire des troubles violents de la respiration et de la circulation sanguine, le moindre effort musculaire va épuiser les centres nerveux, exagérer à l'excès les combustions vitales, et devenir peut-être l'occasion d'un trouble grave de la santé, en créant momentanément dans l'organisme un état de réceptivité pour les maladies.

Tout cela parce que l'insuffisance habituelle du fonctionnement des organes a créé pour eux un état de moindre capacité fonctionnelle et de moindre résistance, un véritable état de « méiopragie ».

L'exercice actif qui conduit à l'entraînement est formellement indiqué pour tous ces « méiopragiques », puisque l'état d'entraînement se caractérise par l'augmentation générale de la capacité fonctionnelle de tous les organes, c'est-à-dire par des conditions physiologiques absolument inverses de la méiopragie.

Chez les débilités par surmenage, et chez tous ceux dont l'état de faiblesse est dû à un épuisement réel de l'énergie nerveuse, il ne faut pas songer à demander un surcroît de dépense de force et souvent on doit interdire tout exercice *actif*. Mais il reste la ressource de l'exercice passif et du massage dont on peut attendre, dans une certaine mesure, des bénéfices analogues à ceux de l'entraînement, sans les payer d'une dépense d'énergie nerveuse à laquelle l'organisme appauvri ne pourrait peut-être pas subvenir.

Maladies par troubles chimiques.

L'indication se présente très fréquemment dans les maladies internes de demander à l'exercice ses effets *chimiques*. Nous avons appelé ainsi les modifications que fait subir la contraction musculaire à la composition chimique du sang, des humeurs et, en général, de tout l'ensemble du corps vivant.

Au moment même où la contraction se produit, il y a élévation de la température, par suite de l'activité plus grande des combustions ou oxydations. Il y a aussi consommation plus grande d'oxygène et, conséquemment, augmentation du stimulus respiratoire pour renouveler la provision d'oxygène du sang. Là est le point de départ des phénomènes chimiques qui font de l'exercice un si puissant modificateur de la nutrition, fonction assimilée, suivant les conceptions de la science moderne, à un grand acte de chimie.

Quand la respiration est activée, il entre dans l'organisme une quantité d'oxygène supérieure à celle qui vient d'être consommée par le travail; en sorte qu'après avoir été momentanément désoxygéné, le sang se trouve ensuite plus riche en oxygène. Telles sont les deux modifications chimiques successives qu'on observe dans le sang. — Il s'en fait d'autres encore que nous examinerons tout à l'heure. Mais insistons sur ce premier résultat.

Aucune indication peut-être ne se présente plus fréquemment au médecin que de rechercher ce premier résultat de l'exercice, l'oxygénation ou « l'hématose » plus complète du sang. Dans certains cas elle est tellement urgente qu'on cherche à y suppléer en faisant absorber artificiellement de l'oxygène au malade. Mais l'oxygène préparé dans les laboratoires, l'oxygène *pharmaceutique*, ne semble pas avoir donné les résultats qu'on en espérait théoriquement. Au reste, les travaux de d'Arsonval ont établi que l'oxygène ne peut hématoser complètement le sang sans le concours d'un autre élément de l'air, l'azote. La présence de ce gaz est indispensable pour une phase essentielle de l'hématose, celle qui consiste dans l'élimination de l'acide carbonique auquel l'oxygène doit se substituer. D'Arsonval a prouvé que le sang veineux mis en contact avec de l'oxygène ne se débarrasse pas de son acide carbonique, si le milieu ne renferme pas une quantité d'azote égale à celle de l'air atmosphérique. Il n'est donc d'autre moyen de rendre plus parfait l'acte chimique de l'hématose que de faire arriver en plus grande quantité dans le poumon le mélange en proportions définies d'oxygène et d'azote qui constitue l'air atmosphérique ; c'est-à-dire, au total, d'activer la respiration.

Il semble, au premier abord, impossible de songer à faire intervenir l'exercice comme moyen d'introduire plus d'air dans le poumon chez les malades auxquels on donne de l'oxygène « en ballon », parce que ce sont toujours des malades alités, ou des valétudinaires incapables de supporter la dose d'exercice qui est nécessaire pour activer la respiration. Et pourtant la thérapeutique par le mouvement n'est pas désarmée, même en face des cas les plus graves, et trouve un moyen de satisfaire, sans danger, à l'indication d'augmenter l'hématose ; ce moyen, c'est le mouvement respiratoire *passif*, sur lequel nous reviendrons plus loin avec détails, et qui permet de faire entrer plus d'air dans le poumon sans produire aucune perturbation dans les autres organes.

Des lignes qui précèdent se déduit aisément la première indication des effets chimiques de l'exercice dans les maladies. Elle peut se formuler ainsi : il est indiqué de recourir à l'exercice pour modifier la composition chimique du sang toutes les fois que ce liquide ne contient pas une quantité suffisante d'oxygène ou, suivant l'expression physiologique, toutes les fois que l'hématose est insuffisante.

L'insuffisance de l'hématose se rencontre dans un grand nombre de maladies. Et d'abord dans celles où la respiration est mécaniquement incomplète, c'est-à-dire où les mouvements respiratoires ne mettent pas en présence dans le poumon une assez grande quantité d'air et une assez grande quantité de sang ; — c'est ce qu'on observe dans toutes les conditions qui peuvent, soit entraver la circulation du sang dans les capillaires du poumon, soit mettre obstacle à l'arrivée de l'air dans les vésicules bronchiques, comme les maladies du cœur et du poumon ou les causes diverses de compression des organes circulatoires et respiratoires, telles qu'obstacles de voisinage, épanchements, tumeurs, déformations thoraciques, etc.

Mais les effets chimiques de l'exercice ne se bornent pas à l'oxygénation du sang.

Il est des cas où le sang, arrivant en quantité normale aux vésicules pulmonaires et y trouvant une quantité normale d'air respiré, n'est plus aussi apte qu'à l'état normal à céder son oxygène aux tissus ; c'est le cas des maladies où les globules sanguins ont perdu une partie de leur aptitude à fixer l'oxygène et à s'en imprégner, comme il arrive toutes les fois que l'hémoglobine a diminué, dans l'anémie, la chlorose, etc. L'exercice augmente l'activité de la réduction de l'hémoglobine par les tissus vivants, et rend les globules sanguins plus aptes à absorber l'oxygène pour remplacer celui dont il a été dépouillé.

L'oxygène, introduit en plus grande abondance dans l'économie pendant l'exercice, est utilisé par le travail des muscles pour activer les combustions organiques. L'activité plus grande des combustions qui résulte de l'exercice fait de cet agent thérapeutique le meilleur moyen de traitement des maladies où, suivant Bouchard, les combustions vitales sont « ralenties », aussi bien celles dans lesquelles les combustions sont insuffisantes, comme l'obésité, le diabète, que celles où les oxydations sont *incomplètes*, comme la goutte, la gravelle, et toutes les manifestations de la diathèse *arthritique*.

CHAPITRE VII

LES CONTRE-INDICATIONS DE L'EXERCICE

Conditions pathologiques qui peuvent contre-indiquer l'exercice. —
La fatigue. — L'état fébrile. — Les hémorrhagies. — L'état inflammatoire. — La douleur. — Rareté de la contre-indication « absolue »
du mouvement.

Conditions pathologiques qui peuvent contre-indiquer l'exercice.

Si le mouvement est un agent thérapeutique puissant, le
repos en est un autre aussi d'une grande portée. On ne
saurait le méconnaître, et il importe de préciser dans quel
cas et dans quelle mesure le malade devra s'abstenir d'exercice et garder l'immobilité.

Aucune tâche n'est plus délicate que cette délimitation
entre les états morbides qui exigent de l'exercice et ceux
qui réclament du repos. On peut dire que les médecins, pas
plus que les chirurgiens, n'ont encore établi les règles définitives des indications et des contre-indications du mouvement; en effet les principes en vigueur dans la pratique de
la génération précédente commencent à être tellement dis-
cutés et battus en brèche, qu'il n'existe pas aujourd'hui,
sur ce point si important, une formule unique à laquelle
tous les praticiens consentent à se rallier.

En chirurgie, les uns immobilisent encore sévèrement les
membres atteints de simple entorse, tandis que d'autres
appliquent même à des fractures le traitement par le massage et la mobilisation.

La plupart des médecins de notre pays condamnent les

« cardiaques » à l'immobilité presque absolue, tandis qu'en Allemagne et en Autriche on leur fait gravir les pentes escarpées de la Forêt-Noire et du Tyrol. En gynécologie quelques-uns traitent encore par le séjour au lit et condamnent pour un temps illimité à la chaise longue, les mêmes maladies auxquelles, à Stockolm, à Vienne, à Berlin, on applique le massage et la mobilisation de l'utérus, les mouvements passifs et actifs des membres inférieurs et du bassin.

Au milieu de cette confusion de pratiques contradictoires, il est pourtant facile de reconnaitre une réaction très nette en faveur de l'exercice. Autrefois on était surtout préoccupé des dangers du mouvement, aujourd'hui la majorité des praticiens comprend et redoute les suites fâcheuses de l'immobilité et du repos trop prolongé.

Les deux motifs qui semblent devoir indiquer l'immobilisation du malade, sont l'impossibilité matérielle du mouvement et la crainte raisonnée d'aggraver le mal.

L'*impossibilité matérielle* du mouvement semble évidente dans les ankyloses des articulations, dans certaines contractures musculaires, dans certaines fractures, dans les paralysies. Mais il faut noter qu'à défaut de mouvement actif le mouvement passif est encore possible dans les paralysies musculaires, et que, dans les ankyloses trop complètes pour permettre même un léger mouvement communiqué, il reste encore la ressource du massage. De même, les fractures ne constituent pas un obstacle matériel absolu aux mouvements passifs et au massage, et permettent même fréquemment des mouvements actifs, — dans le cas, par exemple, où la région comporte deux ou plusieurs os dont ceux qui sont restés intacts peuvent servir d'appui ou d'attelle; dans le cas aussi où il y a pénétration réciproque des fragments osseux, et, par suite, réparation immédiate de la solution de continuité du membre.

La douleur et la fatigue insurmontables ne constituent pas davantage une contre-indication *nécessaire* à toutes les formes du mouvement.

Il n'est pas de douleur si intense qu'on ne puisse imaginer des attouchements assez doux pour être supportés. La douleur peut rendre impossible le mouvement actif et passif, mais non le massage, si le masseur est suffisamment habile et ses procédés suffisamment délicats.

Il en est de la fatigue comme de la douleur. Elle peut constituer une impossibilité matérielle d'appliquer certaines formes de l'exercice, mais non pas toutes les formes. Si les mouvements actifs sont rendus impossibles par un état de faiblesse extrême, on pourra toujours appliquer les mouvements passifs et à plus forte raison le massage. Cette ressource ne fera jamais défaut, non seulement en cas de fatigue proprement dite, d'impuissance à agir, mais encore en cas de troubles fonctionnels divers pouvant mettre obstacle à l'exercice actif, comme l'essoufflement, par exemple. Si l'on suppose un homme atteint d'une affection du cœur dans cet état d'*asystolie* où le moindre effort musculaire peut provoquer des suffocations, il sera possible et même très utile de lui faire subir les mouvements respiratoires passifs, et de lui appliquer le massage soit des membres inférieurs, soit de l'abdomen pour aider à la circulation du sang.

On voit que dans tous les cas imaginables l'application de l'exercice, sous une forme ou sous une autre, est toujours matériellement possible.

La *crainte de nuire* est, au total, l'unique raison que puisse invoquer le médecin pour condamner le malade à l'immobilité. Il nous reste à examiner dans quels cas et dans quelle mesure cette crainte est justifiée.

Il est des cas où l'exercice ne peut être essayé, même sous la réserve des tâtonnements les plus prudents, des cas où l'abstention est de règle, parce que les conséquences d'une erreur pourraient être tellement graves et tellement soudaines, qu'il serait impossible d'en conjurer les dangers en replaçant le malade dans l'immobilité. Il est des cas, en un mot, où la contre-indication du mouvement est formelle et absolue et où il ne faut d'excercice à aucun degré. Telles sont certaines hémorrhagies graves.

Dans d'autres circonstances la contre-indication ne vise que la dose excessive de travail musculaire, ou l'intensité des efforts. Par exemple, un anévrisme peut se rompre, une hernie peut « s'étrangler » sous l'influence de l'effort intense du portefaix qui soulève un lourd fardeau. De même, par l'effet d'un exercice très violent, comme une course rapide, on pourrait observer des accidents formidables chez un homme atteint de certaines affections du cœur.

Parfois le danger vient surtout de la localisation de l'exercice dans telle ou telle région malade. S'il s'est formé un caillot sanguin dans une grosse veine des membres inférieurs, comme il arrive dans la *phlegmatia alba dolens* suite de couches, dans les thromboses veineuses des cancéreux, des tuberculeux, il est prudent d'interdire tout mouvement actif et même tout massage énergique dans le membre où siège le caillot, jusqu'à ce que celui-ci ait eu le temps de s'organiser et de faire corps avec le vaisseau. Le caillot sous l'influence d'une action mécanique pourrait se détacher de la veine, entrer dans le torrent de la circulation et être lancé par le cœur dans un organe important, où il déterminerait les redoutables accidents de l'*embolie*.

Il est peu de maladies ou d'états morbides pendant la durée desquels la contre-indication de l'exercice et du mouvement soit absolue; presque toujours on peut y avoir recours à la condition de bien choisir le moment de son application et de ne pas dépasser la dose voulue.

La détermination exacte du *moment* où cesse la contre-indication de l'exercice, dans les maladies, est peut-être le point le plus délicat et le plus controversé de la thérapeutique hygiénique. Maintes fois les récidives des maladies générales, les exacerbations des maladies locales sont attribuées, à raison ou à tort, à la permission prématurée qu'a donnée le médecin de se lever, de marcher, etc.

Si nous faisons la récapitulation des conditions d'où on a coutume de déduire en pathologie les contre-indications de l'exercice, nous trouvons : 1° la *fatigue*, 2° l'*état fébrile*, 3° les *hémorrhagies*, 4° l'*inflammation*, 5° la *douleur*. Nous allons voir combien ces contre-indications sont loin d'être absolues.

La fatigue.

Il semble au premier abord logique d'interdire tout exercice dans une maladie qui provient de surmenage, puisque le remède de la fatigue c'est le repos. Mais on sait qu'il est des exercices sans fatigue, ce sont les exercices passifs. Loin d'être contre-indiqués, ces exercices constituent souvent un remède des plus efficaces dans certaines formes locales ou générales de la fatigue. Le massage, par exemple, est le meilleur moyen de traitement des douleurs musculaires de la courbature, et les grands mouvements respiratoires actifs ou passifs combattent très avantageusement l'essoufflement qui suit les exercices violents.

C'est que, dans les deux cas, le mouvement spécial qu'on fait intervenir est de nature à lutter contre certaines conséquences de la fatigue. Le massage soulage les muscles soit en chassant mécaniquement et en faisant rentrer par compression dans les vaisseaux les produits de combustion qui étaient accumulés dans leurs fibres sous l'influence du travail. Les mouvements passifs, par l'élongation méthodique des muscles peuvent aider le massage en faisant cesser les contractures partielles, les crampes « fibrillaires », cause probablement très active de bien des douleurs musculaires, par compression des filets nerveux. D'autre part, les mouvements respiratoires profonds débarrassent plus activement le sang des produits de combustion qui y sont accumulés par le travail, et notamment de l'excès d'acide carbonique, et y font pénétrer en échange une plus grande quantité d'oxygène. C'est ainsi que de grandes inspirations, avec élévation puis abduction et abaissement des bras, peuvent puissamment contribuer à augmenter l'activité des actes chimiques de la respiration et se trouvent parfaitement indiqués dans les formes de fatigue extrême où l'hématose est devenue insuffisante. Les Suédois ont coutume de faire intervenir ces mouvements respiratoires au cours de leurs exercices, aussitôt que se manifestent les symptômes de l'essoufflement, après un temps de course, par exemple.

Dans les congestions pulmonaires passives qui seraient la conséquence d'efforts musculaires trop violents, dans ces cas d'essoufflement par accélération des mouvements respiratoires, où l'on serait tenté de prescrire le repos absolu du poumon, il n'y a nullement contre-indication de le faire agir. En sollicitant des mouvements respiratoires amples et profonds, on obtiendra d'abord une hématose plus complète, et de plus on activera la circulation du sang dans les capillaires engorgés, car, suivant les expériences de Chauveau et Marey, l'inspiration agit sur le contenu des vaisseaux pulmonaires à la manière d'une pompe aspirante qui précipite le courant du liquide dans ses tuyaux de conduite.

On voit que le repos absolu, je veux dire l'abstention complète de mouvement, n'est pas rigoureusement indiqué dans tous les états morbides qui auraient pour cause manifeste la fatigue. Dans les affections musculaires qui résultent d'efforts trop violents, dans les lombagos, les ruptures musculaires, les « coups-de-fouet », le massage et les mouvements passifs constituent le meilleur mode de traitement.

Il serait fort hasardé de déduire les contre-indications de l'exercice de formules trop générales. En tous cas aucune formule ne serait moins justifiée que celle qui prendrait pour base la fatigue, surtout la fatigue « subjective », c'est-à-dire la sensation d'impuissance et de lassitude, car rien n'est moins significatif que la sensation de fatigue, rien n'est plus propre à égarer le médecin.

Il est des malades qui sont tourmentés par des malaises absolument semblables à ceux des hommes soumis à un travail exagéré, et ces malades ne font pas de travail musculaire, n'en ont jamais fait, et auraient besoin d'en faire beaucoup. Ainsi les arthritiques et certains neurasthéniques, après une nuit de sommeil calme, s'éveillent parfois accablés de fatigue, « brisés », comme si leur nuit s'était passée dans des efforts musculaires intenses. Et cette lassitude extrême se dissipe aussitôt qu'ils ont fait quelques mouvements, et se dissipe d'autant plus promptement que leur exercice a été plus actif.

Ces faits sont connus; les malades eux-mêmes savent le plus souvent que leur fatigue « se passe en agissant ». Mais beaucoup n'ont pas l'énergie nécessaire pour secouer leur torpeur, et leur état s'aggrave par l'immobilité à laquelle ils se laissent aller.

Si on s'en rapportait à l'indication du symptôme, ne serait-on pas tenté de leur prescrire le repos au lit? Et pourtant l'indication de l'exercice est formelle, et leur sensation de lassitude peut s'expliquer physiologiquement par le manque de travail musculaire et l'insuffisance de dépense d'influx nerveux.

Chez l'arthritique, l'insuffisance de travail musculaire a laissé languir les combustions vitales; il s'est formé dans l'organisme des produits d'oxydation incomplète dont la présence en excès dans le sang constitue une véritable auto-intoxication. Le sang manque d'oxygène pour brûler ces produits et les faire passer à leur degré normal d'oxydation. Que l'exercice intervienne avec méthode et persistance, la respiration sera activée, les oxydations seront plus actives, et ces poisons organiques seront brûlés. La fatigue disparaîtra par le travail.

De même pour le neurasthénique, — chez celui, du moins, comme il en est tant, dont la maladie ne résulte pas d'un surmenage mais du manque d'exercice, — la cause de la fatigue est le défaut d'excitation des centres nerveux. Il éprouve toutes les sensations d'un homme dont l'énergie vitale s'est épuisée dans des efforts intenses. Ce n'est pas qu'il ait dépensé avec excès ce principe mystérieux de l'énergie vitale qui s'appelle l'influx nerveux, mais l'influx dont ses cellules nerveuses regorgent n'est pas à la disposition de sa volonté. Pour que l'énergie vitale devienne « disponible », selon l'expression si frappante des physiciens, il faut que la cellule reçoive une excitation, et l'exercice actif est, nous l'avons dit, un excitant puissant de la cellule nerveuse.

A côté de ces faits, il est vrai, certains autres font la contrepartie. Il est des nerveux qui le sont devenus par excès de travail et épuisement. Et les symptômes qu'ils présentent sont identiques à ceux que nous venons de rappeler. Chez ceux-là la contre-indication de l'exercice est formelle. Ils doivent être mis au repos, car leur fatigue est réelle, et d'elle découlent tous les accidents.

Mais ce que nous tenons à faire remarquer, c'est la similitude absolue des symptômes provoqués par deux causes diamétralement opposées, l'inaction et l'excès de travail. Il en ressort la nécessité, pour établir la contre-indication de l'exercice, de faire cette distinction, trop souvent omise, entre la fatigue motivée, celle qu'on pourrait appeler la fatigue « légitime », et celle qui n'est qu'une sensation factice et trompeuse ne répondant pas à l'état organique qu'elle semble annoncer, et qui mérite d'être appelée une *pseudo-fatigue*.

L'état fébrile.

Dans les maladies générales caractérisées par un état fébrile, la contre-indication de l'exercice et du mouvement soit actif, soit passif, s'impose formellement tant que la fièvre n'a pas cessé.

Ici, croyons-nous, il ne peut guère y avoir divergence d'avis, tout le monde sait que l'exercice et le mouvement augmentent l'état fébrile et risquent d'imprimer à la maladie, quelle qu'elle soit, un caractère particulier de gravité. Le fait est constant, et, d'ailleurs, parfaitement explicable, sachant que les effets généraux de l'exercice sont tout à fait identiques à ceux de la fièvre. Accélération du pouls et de la respiration, surélévation de la température, accroissement des combustions vitales, usure rapide des tissus vivants, excitation des centres nerveux : le tableau symptomatique est le même chez le fébricitant et chez l'homme qui vient de faire un exercice violent. Ajoutons que l'analyse chimique révèle des analogies très frappantes entre la modification apportée dans l'organisme par l'état fébrile d'une part, et la fatigue musculaire d'autre part : chez l'homme fatigué, aussi bien que chez le fébricitant, l'acidité du sang et des urines est considérablement augmentée.

Outre les dangers que présente l'exercice, on peut dire qu'il n'a pas sa raison d'être dans un état fébrile, car aucun bénéfice ne peut en ressortir pour compenser ses dangers. Si l'effort musculaire peut agir dans le sens de la fièvre pour augmenter le mouvement de désassimilation, la fièvre, par contre, s'oppose tout à fait aux effets reconstituants de l'exercice, en s'opposant au mouvement d'assimilation qui devrait réparer les tissus usés par le surcroît de combustion.

Il est une affection fébrile dans laquelle la reprise trop hâtée des habitudes actives peut avoir des conséquences particulièrement funestes, c'est la *fièvre typhoïde*. Aucune autre maladie n'exige plus de circonspection dans la convalescence, aucune n'expose le malade à des rechutes plus fréquentes et plus graves s'il veut reprendre trop tôt ses habitudes d'activité. On sait combien les excès alimentaires sont dangereux chez l'homme qui relève de cette maladie; mais la fatigue, pour lui, est peut-être plus dangereuse encore que l'indigestion.

A la fin des autres maladies, une fatigue prématurée n'a guère pour conséquence qu'un accès de fièvre de courbature, sans qu'on voie récidiver les accidents caractéristiques de la maladie première, — à moins que celle-ci n'ait présenté un caractère *infectieux*. Chez les convalescents de fièvre typhoïde, la courbature est presque toujours le signal du retour des accidents qui s'étaient amendés, et la rechute est souvent plus grave que la première atteinte du mal. Et, par « fatigue », il ne faut pas entendre l'effet d'un exercice prolongé, ou de mouvements très énergiques ; le fait de quitter le lit pour un fauteuil peut constituer un excès de travail musculaire pour le convalescent de fièvre typhoïde. On ne saurait trop le répéter à propos du « dosage » de l'exercice, l'intensité de la fatigue est en raison inverse de la résistance des organes. Or la résistance des organes est d'autant moindre qu'ils ont plus de tendance à céder au mouvement de désassimilation.

Et c'est là l'explication de cette surprenante vulnérabilité du « typhique » pour la fatigue. Nous savons, en effet, que les formes graves de la fatigue et du surmenage sont dues à une *auto-intoxication* de l'organisme par ses propres produits de désassimilation, dont le travail forcé exagère l'abondance et la toxicité. Nous savons aussi, d'autre part, avec quelle intensité se produit, à certains moments, chez les typhiques le mouvement de désassimilation qui les fait maigrir en quelques jours de plusieurs kilos. Cette véritable « fonte » des tissus qui rend le malade méconnaissable du jour au lendemain, se produit en général, — tous les médecins l'ont remarqué, — au moment où la fièvre tombe et où la convalescence va s'établir.

Il arrive parfois qu'au moment même où s'agite la question du premier lever, le malade est encore sous le coup de cette « débâcle » de déchets de la nutrition dont le moindre effort musculaire va exagérer la formation, et il suffit, à ce moment, qu'il passe de la position horizontale où tous ses muscles sont dans l'inaction complète, à la position assise qui demande toujours un certain effort de tenue, pour que la fatigue consécutive prenne chez lui une intensité qu'elle n'atteindrait pas, par l'effet des exercices les plus violents chez l'homme entraîné. Et rien d'étonnant, en résumé, si cet organisme, où la moindre fatigue tend à prendre les proportions d'une fièvre de surmenage, devient un terrain favorable à l'éclosion instantanée des germes survivants de la fièvre typhoïde. On sait, en effet, quelle terrible prédisposition à la fièvre typhoïde résulte de la fatigue et du surmenage; pour quelques auteurs même, le surmenage ferait plus que de créer une prédisposition à l'infection de l'organisme, il produirait de toutes pièces l'état infectieux sans qu'il soit besoin du concours d'un agent étranger.

La fièvre typhoïde est, peut-être de toutes les maladies fébriles, celle où les premiers efforts musculaires doivent être permis avec le plus de circonspection. Et pourtant, on voit fréquemment les mêmes médecins qui exagèrent l'im-mobilisation dans certaines affections articulaires où l'immobilité est une si redoutable condition de complications irrémédiables, faire preuve d'une véritable insouciance pour autoriser leurs typhiques à se lever et à faire des mouvements autant que les forces le leur permettent. C'est que, dans ce dernier cas, le danger ne s'annonce pas, comme dans l'autre, par l'utile avertissement qui s'appelle la douleur. Des efforts musculaires assez modérés pour ne causer au convalescent de fièvre typhoïde ni souffrance dans les muscles, ni sensation quelconque de fatigue immédiate, peuvent être suivis d'une violente courbature fébrile. C'est, du reste, la règle pour toutes les formes consécutives de la fatigue, qui ne sont presque jamais en rapport avec les malaises locaux ressentis au moment du travail. Et voilà pourquoi, dans un si grand nombre de cas, on attribue les rechutes graves de fièvre typhoïde à des causes hypothétiques. On suppose des écarts de régime, des refroidissements, etc., dont le premier lever aurait été le prétexte; la véritable cause, la fatigue, n'est pas mise en cause parce qu'elle est passée inaperçue, n'ayant pas produit de malaises immédiats.

Les mêmes précautions doivent être prises dans la convalescence des autres maladies générales infectieuses et aussi dans la convalescence des maladies localisées sur des organes, quand ces maladies ont présenté un caractère « typhoïde ». Tous ces états ont un processus identique à celui de la fièvre typhoïde, et tous reconnaissent pour condition essentielle, sinon pour cause, la fatigue et le surmenage.

Dans les maladies fébriles qu'on appelait autrefois des maladies « franches », c'est-à-dire sans caractère infectieux, la convalescence n'implique pas à beaucoup près les mêmes contre-indications pour l'exercice et le mouvement. De plus l'exercice est souvent une condition urgente de prompt rétablissement, non seulement pour le retour général des forces, mais aussi, et surtout, pour le rétablissement des fonctions de l'organe malade.

Les hémorrhagies.

Dans les *hémorrhagies*, la contre-indication est tantôt absolue, tantôt relative, tantôt générale et tantôt partielle. La lésion d'un gros vaisseau, non ligaturé, entraîne souvent la prescription formelle de l'immobilité absolue, car certaines hémorrhagies pourraient entraîner la mort rapide du malade si on activait la circulation du sang et la respiration, ou si l'on provoquait l'effort. Telles sont, par exemple, les plaies pénétrantes quand un gros vaisseau a été ouvert et n'est pas accessible aux moyens hémostatiques employés d'ordinaire par les chirurgiens, la ligature, la compression, etc. — Un homme, dans un duel, reçoit un coup d'épée qui perfore le poumon. Il rend instantanément une grande quantité de sang par la bouche ; on le soutient pour aller jusqu'à la voiture, on le ramène à son domicile, et il meurt d'hémorrhagie pulmonaire en montant l'escalier. Si on l'eût immédiatement immobilisé et soigné sur place, lui évitant les efforts causés par le changement d'attitude, le mettant à l'abri des cahots de la voiture, etc., il aurait eu quelques chances de survie, car un caillot pouvait se former, oblitérer le vaisseau lésé, et arrêter l'issue du sang. Mais le moindre mouvement qui accélère la circulation sanguine, le moindre effort qui augmente la pression vasculaire, peuvent détacher le caillot en voie de formation, et mettre ainsi obstacle à la guérison spontanée par intervention de la nature, seul procédé thérapeutique sur lequel on puisse compter en pareil cas.

Mais, si l'hémorrhagie siège sur un vaisseau peu important, il suffira, la plupart du temps, d'immobiliser le membre blessé, en permettant les mouvements modérés du reste du corps. Bien plus, certaines hémorrhagies peuvent être diminuées et réprimées par certains mouvements méthodiques. On se rappelle en effet que la contraction musculaire produit sur le réseau capillaire voisin une sorte de drainage qui en facilite la déplétion. Le muscle en exercice attire à lui le sang, comme le ferait une ventouse, et produit un effet déplétif dans les gros troncs vasculaires comme le font les émissions sanguines.

On sait que certaines hémorrhagies sont améliorées par les ventouses sèches ou scarifiées, voire même par la saignée ; elles pourront, de même, être améliorées par les mouvements méthodiques. Les hémoptysies, notamment, quand elles ne sont pas d'une abondance menaçante, sont quelquefois arrêtées très promptement par les grands mouvements d'élévation et de circumduction des bras que les Suédois appellent exercices respiratoires. Ne sait-on pas, d'autre part, l'efficacité de cette médication populaire qui consiste à combattre les hémorrhagies nasales par l'élévation des bras. On ne comprendrait pas l'action de ce procédé, au premier abord si bizarre, si on ne réfléchissait à l'effet « dérivatif » qu'exerce la contraction des grands muscles voisins de la tête, le trapèze, le deltoïde, qui entrent en jeu pour relever les bras. C'est pour la même raison physiologique que certains mouvements des cuisses et du bassin sont employés par les Suédois pour combattre les métrorrhagies. Tous les médecins n'ont-ils pas entendu certaines malades déclarer qu'au moment de leurs règles, elles perdent plus de sang si on les tient couchées que si on leur permet de marcher.

Là encore, bien entendu, il faudrait faire une restriction basée sur le dosage de l'exercice. Si des mouvements musculaires modérés peuvent diminuer une hémorrhagie, des efforts violents ne pourraient que l'aggraver.

L'inflammation.

L'état *inflammatoire* est très fréquemment une condition

de contre-indication du mouvement. Mais tantôt l'immobilisation de tout le corps est nécessaire, tantôt le repos partiel suffit, si l'on peut maintenir à l'aide d'une attitude bien choisie ou d'un appareil approprié, la partie malade à l'abri de tout mouvement. L'état inflammatoire est toujours aggravé par toutes les causes d'excitation possibles, et les mouvements actifs ou passifs ont pour premier effet d'exciter tous les éléments nerveux d'une région, d'y accélérer le cours du sang, d'y augmenter la chaleur vitale.

Mais ces phénomènes d'excitation physiologique, nuisibles dans l'état aigu, peuvent être utiles, dans une période plus avancée, alors qu'il s'agit de combattre les suites de l'inflammation. Les mouvements méthodiques, et surtout les mouvements passifs et le massage peuvent rendre les mêmes services qu'on demande si souvent à des agents excitants, en cas de persistance d'engorgements passifs des vaisseaux, de formation d'exsudats inflammatoires, enfin dans tous les cas où l'inflammation tend à passer à l'état chronique et menace d'altérer d'une façon durable la structure des tissus atteints.

La nature de l'inflammation qu'on veut combattre est l'élément le plus essentiel de l'indication ou de la contre-indication du mouvement. S'il s'agit d'une inflammation franche, résultant, par exemple, d'un traumatisme, l'intervention du massage et du mouvement sera utile dès le début. Il en sera de même de certaines arthrites à marche subaiguë, d'origine rhumatismale. Dans les grandes contusions des parties molles ou des articulations, dans les entorses, etc., on redoutait autrefois le mouvement, comme cause de complications inflammatoires ; mais l'on sait aujourd'hui que le massage et les mouvements méthodiques sont, dans des cas pareils, les meilleurs préservatifs contre l'inflammation, parce qu'ils sont les meilleurs moyens de faire « résorber » et rentrer dans l'appareil circulatoire le liquide sanguin épanché hors des vaisseaux.

Par contre, le massage et le mouvement ne donneraient que de détestables résultats dans toutes les inflammations d'origine septique, et notamment dans les arthrites infectieuses. La contre-indication de l'exercice et du massage est très formelle dans toute affection inflammatoire d'origine *tuberculeuse*; les faits cliniques montrent quelle redoutable violence peuvent prendre, par exemple, les affections tuberculeuses des membres inférieurs, dans les cas de marches forcées ou de secousses violentes des surfaces articulaires du pied et du genou. Une grave maladie infectieuse des os, la périostite phlegmoneuse aiguë, appelée aussi ostéomyélite diffuse, compte en première ligne parmi ses causes prédisposantes les plus redoutables, le surmenage, surtout au moment des poussées de croissance chez les adolescents.

Rappelons du reste à ce propos, que les états inflammatoires du tissu osseux et des articulations constituent des contre-indications de l'exercice beaucoup plus fréquentes et beaucoup plus sévères dans la période de croissance qu'à toute autre époque de la vie. Même en dehors de toute menace de tuberculose ou d'autre état infectieux, les tissus osseux de l'adolescent sont beaucoup plus vulnérables que ceux de l'adulte, surtout dans leur portion épiphysaire, au voisinage des articulations et sur les points justement où viennent s'insérer les muscles. Au moment où l'enfant grandit, ces régions sont fréquemment douloureuses, par suite d'un certain degré de congestion sanguine due au processus parfois très intense de la croissance. Ces douleurs sont souvent prises pour des poussées sub-inflammatoires de rhumatisme. Mais autant le mouvement est utile dans le rhumatisme subaigu, autant la contre-indication des efforts musculaires est formelle dans les douleurs articulaires « de croissance » à cause de la prédisposition aux inflammations infectieuses du tissu osseux que présente l'adolescent qui grandit, prédisposition que le surmenage tend à augmenter.

Ce dernier exemple montre une fois de plus que la condition essentielle pour se prononcer sur l'indication ou la contre-indication de l'exercice dans les maladies, c'est d'établir un diagnostic précis.

La douleur.

Dans la presque totalité des maladies locales, l'exercice et le mouvement ont pour effet d'exaspérer la douleur. Ce résultat était à prévoir si l'on se rappelle que la contraction musculaire et le mouvement ont pour premier effet local d'exciter les nerfs sensitifs par le froissement des filets qui traversent le muscle. Aussi la première impulsion instinctive de l'homme et des animaux est-elle de mettre la partie douloureuse au repos, en prenant une attitude qui l'immobilise.

Toutefois il faut remarquer que la douleur primitivement exaspérée par le mouvement semble, dans beaucoup de cas, se calmer si le mouvement continue. Ainsi la marche, très douloureuse et presque impossible aux premiers pas que fait l'homme atteint d'entorse, finit par devenir facile et par faire même disparaître la douleur, quand l'exercice a, suivant l'expression vulgaire, « échauffé » la partie malade. Les choses se passent comme si l'excitation des nerfs, qui en principe provoque une sensation douloureuse, tendait, en se répétant un grand nombre de fois, à amortir cette sensation. A côté de ce fait on peut en citer beaucoup d'autres qui prouvent qu'une sensation répétée tend à s'atténuer en proportion de sa répétition même, — comme si les centres sensitifs d'abord chargés, par le fait du traumatisme, d'un excès d'influx nerveux, se déchargeaient à la manière d'une bouteille de Leyde et devenaient moins excitables, après avoir subi une série d'excitations.

Il n'est pas absurde d'avoir recours à une pareille hypothèse pour expliquer comment le fait de l'accoutumance rend la douleur supportable, et supprime même la sensation douloureuse. Toujours est-il que l'accoutumance s'établit parfois, dans le cas que nous prenons pour exemple, avec une très grande rapidité. Au bout de quelques minutes d'essais douloureux, le malade ne souffre plus en exécutant les mouvements qui au début lui causaient une vive douleur, et peut même en exécuter de beaucoup plus violents sans souffrir.

La disparition de la douleur par la persistance même des mouvements qui la provoquaient dans le début, est un fait digne d'être retenu et qui s'observe d'une manière très remarquable dans les diverses formes de l'exercice passif. Dans le massage, il arrive presque toujours que les premiers attouchements sont douloureux quoique très légers, puis la douleur se calme peu à peu, et, si les manipulations deviennent de plus en plus énergiques, en suivant une progression régulière et bien graduée, on arrive à faire supporter sans aucune souffrance, des pressions extrêmement intenses, quelques minutes après l'instant où le plus léger effleurage faisait jeter des cris.

La douleur provoquée par le mouvement n'est donc pas une contre-indication *à priori ;* elle ne devient une invitation formelle à s'asbtenir que lorsqu'il est impossible de la faire disparaître en persistant pendant quelques minutes, avec toute la prudence et toute la modération voulues, à continuer l'application du mouvement actif ou passif.

Il faut savoir pourtant que la douleur peut disparaître pendant toute la durée de l'exercice actif ou passif, et reparaître avec une intensité plus grande aussitôt que l'exercice a cessé. C'est même ainsi d'ordinaire que les choses se passent à peu près toujours. Ce résultat n'est, au fond, que la représentation exagérée des phénomènes qu'on observe sur les organes sains à la suite de la fatigue. Dans les membres qui ont été soumis à un exercice forcé, il se produit des douleurs musculaires, articulaires, tendineuses, etc., mais seulement un certain temps après la cessation de l'exercice. L'exaspération des douleurs dans une partie malade se produit suivant le même mécanisme, mais à l'occasion d'un effort infiniment moindre, par cette raison bien compréhensible que la capacité fonctionnelle d'un organe et sa faculté d'endurance sont toujours notablement diminuées par un traumatisme ou par maladie.

Les douleurs qui s'exaspèrent, dans un membre malade, sous l'influence d'un exercice méthodiquement dosé, n'ont pas, d'ordinaire, de conséquences plus graves que n'en pourraient avoir les douleurs de la courbature, chez un homme robuste qui se serait soumis à un travail excessif. Mais il peut arriver que les phénomènes douloureux se prolongent au delà du temps prévu et se fassent sentir avec un redoublement de violence le lendemain et même le surlendemain. Là encore il ne faudrait pas se hâter de conclure que l'exercice a été permis à tort, car nous savons que les douleurs de courbature persistent, même chez l'homme sain, pendant un temps assez long.

Il faut avouer pourtant qu'on peut voir, à la suite de l'exercice, l'aggravation des symptômes dépasser le degré d'intensité et persister au delà du temps qu'il était rationnel de prévoir. On devra en conclure alors, soit que l'exercice était contre-indiqué, soit plutôt qu'il a été appliqué avec exagération, et on sera le plus souvent ramené à la question du « dosage », question capitale dans la thérapeutique du mouvement. Et si l'on nous demandait la formule exacte des doses d'exercice permises dans chaque cas, nous répondrions qu'il n'y en a qu'une, celle qui se déduit de l'expérience, basée sur le tâtonnement.

Le praticien devra tenir compte de l'intensité des phénomènes douloureux provoqués par l'exercice, de la rapidité de leur disparition ou bien de leur persistance, de la promptitude de leur retour, de leur degré d'exaspération consécutive.

En général, les suites de l'exercice sont corrélatives des phénomènes observés pendant l'exercice même. Si, dans le début de la séance de traitement, il ne produit qu'une douleur négligeable et promptement dissipée, on peut compter que les suites seront peu douloureuses et qu'aucune aggravation n'est à craindre. Il peut arriver pourtant que les douleurs soient très intenses au début, sans qu'on doive en déduire une contre-indication absolue, mais c'est à la condition qu'elles disparaissent ou du moins s'atténuent dans de très notables proportions à mesure que les manœuvres se prolongent. Si, loin de s'atténuer, la douleur s'aggrave par la persistance du mouvement, il est indiqué de diminuer graduellement l'intensité de l'effort musculaire, s'il s'agit de mouvements actifs, ou l'énergie des manipulations, s'il s'agit de mouvements passifs et de massage. Il est aussi naturellement indiqué, dans ce cas, de descendre graduellement à des moyens d'action de plus en plus doux, d'essayer les mouvements passifs si les mouvements actifs sont trop douloureux, et enfin le massage si le mouvement passif lui-même excite une sensibilité trop vive.

Si, malgré toutes ces précautions, les phénomènes douloureux persistent et s'aggravent, on se trouve en présence d'une contre-indication formelle, celle que les spécialistes appellent la « douleur insupportable ».

Nous n'avons pas besoin d'ajouter qu'il serait excessif de s'astreindre dans tous les cas à ce tâtonnement méthodique, criterium de l'opportunité de l'exercice. Le clinicien, par l'expérience qu'il a des malades, sait d'avance que dans certaines affections locales, le moindre mouvement, le moindre attouchement auraient pour conséquence la douleur « insupportable ». Il est inutile de tenter l'expérience, par exemple, dans un cas d'arthrite suraiguë et dans bien d'autres maladies à leur période de paroxysme. Toutefois, il est bien des cas où la douleur du mouvement est réputée *à priori* insupportable, parce qu'on n'a pas essayé de la faire supporter. Il est à noter que les praticiens les plus hardis dans leurs tentatives pour appliquer l'exercice, sont justement ceux qui ont eu le plus souvent l'occasion d'en constater les résultats, preuve que la timidité des autres tient surtout à des craintes préconçues, à des opinions acceptées sans contrôle. C'est là, sans doute, la raison qui nous rend plus craintifs que les praticiens des pays du Nord dans l'application des mouvements et du massage, ainsi que l'observation suivante pourra le faire voir.

Un de nos spécialistes les plus distingués de Paris, le Dr Gautiez, reçut un jour la visite d'un malade atteint d'arthrite du genou avec épanchement de synovie, qui lui demanda de lui faire des massages. L'articulation était gonflée, tendue, la peau chaude, douloureuse au toucher. En présence de ces symptômes annonçant un état aigu, notre confrère, alors débutant et encore sous l'influence de l'enseignement officiel des maîtres, refusa d'abord d'appliquer le traitement demandé qu'il jugeait trop hasardeux. Le malade déclina alors ses titres : il était médecin suédois et appliquait lui-même dans son pays la gymnastique et le massage. Il ne demandait pas un conseil mais un service, venant simplement recourir à l'obligeance d'un collègue pour un traitement qu'il ne pouvait s'appliquer lui-même et dont il entendait du reste assumer toute la responsabilité. Devant des instances si formelles et si autorisées, le massage fut appliqué. Le début des manœuvres provoqua de vives douleurs, ainsi que le patient l'avait prévu lui-même, en prenant soin de recommander à l'opérateur de ne pas s'arrêter à ses cris ; mais, malgré la douleur en apparence « insupportable », la séance fut continuée pendant un quart d'heure. La fin en fut beaucoup moins pénible, et les conséquences beaucoup plus heureuses qu'on n'eût pu l'espérer en se rapportant aux idées professées jusqu'alors en France. En effet, le traitement régulièrement continué deux fois par jour aboutit en très peu de temps à la disparition totale des douleurs et à la résorption de l'épanchement articulaire.

Telles sont les considérations qui peuvent guider le praticien pour apprécier l'opportunité du traitement et pour déterminer les cas dans lesquels il faut s'abstenir de tout mouvement actif ou passif. Nos conclusions, on le voit, tendent à conseiller d'avoir recours au traitement par le mouvement plus hardiment qu'on ne le fait d'ordinaire. Mais la hardiesse dans l'application d'un traitement suppose une expérience suffisante de son innocuité. Pour ceux auxquels cette expérience fait défaut, le mieux est, sans aucun doute, non de s'abstenir tout à fait si l'exercice semble pouvoir être utile, mais de procéder avec une extrême prudence, afin que l'aggravation des symptômes, si elle devait se produire, ne pût compromettre en rien le résultat définitif du traitement. On pourra, si la première tentative est bien supportée, augmenter progressivement chaque jour l'énergie des mouvements jusqu'au moment où s'imposera nettement à l'esprit la conviction que l'exercice est bien supporté. Il faudra procéder, en somme, comme on doit toujours le faire dans les méthodes d'entraînement, c'est-à-dire en suivant une progression minutieusement graduée. Enfin on ne devra pas s'en tenir, pour juger l'opportunité de l'exercice, aux résultats immédiats du traitement, et on attendra, pour se prononcer, d'être sûr qu'il ne doit se produire aucun trouble consécutif, en se donnant garde toujours, ainsi que nous l'avons dit avec insistance, de ne pas confondre les malaises sans gravité de la fatigue consécutive avec une aggravation vraie.

DEUXIÈME PARTIE

LES MOYENS D'EXERCICE

CHAPITRE PREMIER

LE CHOIX D'UN EXERCICE

Les exercices méthodiques. — Les exercices libres. — Les travaux professionnels et domestiques.

Nous venons d'étudier les effets physiologiques d'où dérivent les propriétés thérapeutiques du mouvement sous ses trois formes : active, passive et «moléculaire ».

Mais nous n'avons, jusqu'à présent, présenté au lecteur que des notions analytiques et, pour ainsi dire, abstraites, auxquelles il importe maintenant de donner une forme plus matérielle et plus précise, en montrant comment les mouvements actifs, passifs et moléculaires peuvent s'associer entre eux dans une multitude de combinaisons qui constituent des *exercices*.

La détermination de l'exercice qui convient à chaque malade est l'objectif de la thérapeutique par le mouvement ; c'est comme la formule sous laquelle la médication doit être prescrite. Et il va de soi qu'avant de prescrire un exercice déterminé, il faut savoir d'une manière très précise de quels mouvements il se compose, quels sont la forme et l'amplitude de ces mouvements, leur degré d'énergie, de vitesse, leur durée, etc. C'est de ces données seulement que le médecin peut déduire les effets thérapeutiques de l'exercice proposé, et, par conséquent, reconnaître s'il répond bien aux indications du cas particulier pour lequel il s'agit de l'employer.

Les exercices dont le médecin peut disposer dans un but thérapeutique sont en nombre illimité. On a l'habitude de les classer sous la rubrique de *gymnastique médicale*, mais cette expression est impropre, d'abord parce que le mot de « gymnastique » n'a pas le même sens pour tout le monde, et ensuite parce qu'il n'embrasse pas tous les exercices qu'on peut utiliser en médecine. Le mot de « gymnastique », en France, éveille l'idée d'exercices violents, ou, tout au moins, d'actes musculaires exigeant un certain effort, tandis qu'en Suède, au contraire, il s'applique aux mouvements les plus doux, même aux mouvements passifs et au massage. De plus ce mot est insuffisant parce que, même dans les pays où on lui donne le plus d'extension, il est réservé aux mouvements méthodiques exécutés suivant des règles strictes et le plus souvent sous le commandement ou la direction d'un maître ; il ne s'applique ni aux mouvements instinctifs et naturels tels que la marche, ni aux exercices libres tels que les jeux, ni aux diverses formes du sport, telles que l'escrime, l'équitation. Nous allons voir pourtant combien de ressources précieuses peuvent fournir au médecin tous ces exercices moins scientifiques que la gymnastique proprement dite.

Nous emploierons donc, de préférence au mot de gymnastique, celui d'« exercice » qui a un sens beaucoup plus implicite, et qui peut servir à désigner d'une manière générale toutes les formes et toutes les combinaisons de mouvements actifs et passifs.

Il existe une foule de systèmes d'exercices, parmi lesquels le médecin peut puiser ses moyens d'action. Mais ces systèmes, pour la plupart, ont été conçus dans le but non de rendre la santé aux malades, mais de développer la force et l'adresse, et d'entretenir une santé robuste chez des sujets déjà bien portants. Ces systèmes, en un mot, ont visé d'abord l'éducation physique et l'hygiène préventive. Cependant bientôt, en observant les effets obtenus chez l'homme sain, on en a déduit l'indication de rechercher ces effets, dans certains cas, pour l'homme malade.

La médication par l'exercice n'est au fond qu'un dérivé de l'éducation physique. Mais on comprend que si le médecin s'inspire des méthodes appliquées d'ordinaire à des sujets sains et robustes, il devra faire subir à ces méthodes de profondes modifications quand il les appliquera à des malades.

Cette réserve faite, la médication par le mouvement trouvera ses éléments essentiels dans les diverses méthodes d'éducation physique usitées.

Ces méthodes qui semblent extrêmement variées peuvent en réalité se ramener à deux, si on tient compte seulement de l'esprit dans lequel elles ont été conçues et non des détails de leur application.

Dans l'une, les mouvements sont réglés d'avance et rangés par catégories ; leur forme, leur énergie, leur fréquence, leur durée sont déterminées par une technique rigoureuse, ou par le commandement d'un maître, parfois même, comme dans le système suédois, par l'intervention active d'un aide. — C'est à cette forme systématique de l'exercice qu'on donne plus particulièrement le nom de *Gymnastique*.

Dans l'autre méthode, l'individu n'est astreint qu'à des règles très larges, traçant les lignes générales de l'exercice et indiquant son but final. Beaucoup de latitude est laissée à l'initiative personnelle dans l'exécution des mouvements dont chacun peut, à son gré et suivant ses dispositions physiques, faire varier l'énergie, la vitesse et, jusqu'à un certain point, la forme. C'est le mode d'exercice qui se rapproche le plus de l'exercice spontané et naturel tel que le prend tout être vivant quand il est sollicité par l'instinct à faire agir ses muscles. — C'est le *Jeu* avec les exercices *libres* qui en dérivent.

Dans les jeux la forme et l'énergie des mouvements sont beaucoup moins réglés que dans la gymnastique. Il y a cependant une certaine progression dans la violence de ces exercices dont les uns sont simplement *récréatifs* et ne représentent qu'une très faible dépense de force, tandis que d'autres nécessitent des efforts musculaires d'une intensité qui leur a fait donner l'épithète d'*athlétiques*.

On désigne sous le nom d'exercices de *Sport*, certains exercices plus libres et plus spontanés que les mouvements de la gymnastique, mais plus méthodiques et plus difficiles que les jeux. L'escrime, par exemple, et l'équitation sont des exercices de sport.

Outre les exercices qui rentrent dans les deux grandes catégories que nous venons de citer, il en est d'autres encore que le médecin ne doit pas dédaigner, et qui même auront souvent sa préférence, parce qu'ils sont plus à la portée de chacun. Ce sont les différents travaux professionnels et les divers actes de la vie domestique.

Au premier abord, on serait peut-être tenté de s'en tenir exclusivement, en thérapeutique, aux exercices systématiques de la gymnastique. La gymnastique, en effet, est un système beaucoup plus scientifique que tous les autres; elle est basée sur la connaissance anatomique du corps humain, et ses procédés tendent à exercer méthodiquement chaque groupe musculaire, à faire mouvoir chaque articulation; elle a des exercices pour les bras, pour les jambes, pour le tronc, pour le bassin, la tête; elle sait mettre en jeu à volonté les muscles fléchisseurs, extenseurs, abducteurs, etc. Et en effet, c'est la méthode d'exercice qui permet le mieux de localiser le mouvement dans une région déterminée et de donner à l'effort musculaire le degré d'intensité voulue. Les procédés de la gymnastique médicale, plus que tous les autres moyens d'exercice, permettent au médecin d'être maître de sa médication, de la diriger à son gré sans dépasser le but qu'il s'est proposé d'atteindre. Et nous verrons que c'est à cette méthode qu'il faut recourir dans les cas les plus délicats.

Mais la gymnastique, nous le verrons aussi, a ses *desiderata* et ne peut suffire à tous les cas. Elle est très supérieure aux exercices de sport, aux jeux et aux exercices libres toutes les fois qu'on cherche les effets *locaux* de l'exercice, mais elle leur est inférieure dès qu'il s'agit d'obtenir des effets *généraux* intenses sans provoquer de grands efforts musculaires.

Le médecin pourra aussi utiliser fréquemment des exercices bien moins méthodiques encore que le sport et les jeux. Tel acte de la vie domestique, tel travail professionnel mettent en jeu exactement les groupes musculaires qu'il importe de faire travailler chez certains malades. En faisant exécuter ces actes, on obtiendra des effets aussi sûrs que par la gymnastique méthodique. Enfin les exercices les plus libres et les plus spontanés peuvent être soumis à une réglementation qui permet d'évaluer rigoureusement la dose de travail qu'ils représentent, d'augmenter et de diminuer l'effort musculaire à volonté, suivant les indications du mouvement. C'est ainsi qu'OErtel, avec sa « cure de terrains », arrive à doser rigoureusement les exercices de marche en montagne et à les augmenter suivant une progression régulière dans le traitement de l'obésité et des affections cardiaques.

Nous ne bornerons donc pas notre étude aux exercices méthodiques, et nous passerons successivement en revue les ressources que peuvent offrir au médecin les méthodes du traitement empruntées à la gymnastique, aux exercices de sport et aux exercices naturels.

CHAPITRE II

Le système de Ling. — L'Institut central de gymnastique à Stockholm.
— La gymnastique pédagogique; ses rapports avec l'orthopédie et
la gymnastique médicale. — Exercices complémentaires; le sport
d'hiver en Suède.

Le système de Ling.

C'est par le système suédois que nous commencerons
notre étude, parce qu'il a été le point de départ et le mo-
dèle de toutes les formes de gymnastique médicale appliquées aujourd'hui en Europe et en Amérique. Ling, le créateur de ce système, s'est rencontré, il est vrai, avec deux
autres novateurs, qui ont fondé, en même temps que lui,
des méthodes d'éducation physique : Jahn, à Berlin et Amoros
à Paris; mais la gymnastique française et la gymnastique
allemande ont été fort peu fécondes en résultats thérapeutiques, et la Suède est le seul pays où la semence répandue au commencement de ce siècle ait porté réellement
des fruits scientifiques.

Depuis 1814, date à laquelle Ling créa son vaste système de gymnastique, pas un jour ne s'est passé sans que
son œuvre ait subi quelques perfectionnements. Pendant que
l'idée de gymnastique restait à l'état de germe en France et
ne donnait naissance, en Allemagne, qu'à un système militaire étroit et borné, elle s'est développée, en Suède, au
point de former une branche de la médecine. La méthode
suédoise n'est pas restée seulement un admirable système
d'éducation physique dont les peuples scandinaves ont bé-
néficié, sans interruption, depuis sa fondation : elle est

devenue une méthode hygiénique et thérapeutique des plus ingénieuses, applicable aux faibles et aux malades aussi bien qu'à l'homme en santé. L'œuvre de Ling a été poursuivie par ses successeurs dans l'esprit même où elle avait été conçue, c'est-à-dire dans un esprit scientifique. L'idée a mûri; elle a suivi jusqu'au bout son évolution naturelle, et aujourd'hui elle porte ses fruits. Après être restée aux mains d'hommes spéciaux, pédagogues et gymnastes, elle est passée dans le domaine de la médecine, d'abord comme moyen de prévenir les maladies, puis comme remède pour les guérir. Depuis plus de trente ans, de nombreux « médecins gymnastes », pourvus de leur diplôme de docteur, appliquent, dans des « instituts » publics ou privés, le traitement gymnastique à des malades que nous soignons en France, — sans le moindre succès, du reste, — par l'immobilisation. Le domaine de la gymnastique médicale, qui est, chez nous, très limité, s'étend là-bas à presque toutes les maladies, tant internes qu'externes. Non seulement les déviations de la colonne vertébrale et les maladies des articulations, mais aussi les affections de la poitrine, du cœur, de l'estomac, les maladies du système nerveux, de l'utérus, et même les maladies de la peau, ont été soignées avec succès par la gymnastique suédoise.

On a peine à comprendre que de pareils progrès aient pu se produire dans les pays scandinaves sans que la France ait songé à s'y associer, sans même qu'elle en ait eu une notion très nette. Nous avons tous entendu parler de la « gymnastique suédoise », mais fort peu de médecins français en connaissent les procédés et en comprennent l'esprit. Cette anomalie peut s'expliquer par le peu d'extension de la langue suédoise, et aussi par notre peu de goût pour les études lointaines. Les médecins suédois, dont la langue n'est parlée que par quatre ou cinq millions d'habitants, ne sont guère tentés d'écrire des ouvrages de longue haleine, qui, s'adressant à un public scientifique très spécial, ne pourraient être lus que par un nombre dérisoire de lecteurs. Et il n'existe pas de documents bibliographiques suffisants pour qu'on puisse se faire aujourd'hui, par des livres, une idée satisfaisante de la gymnastique médicale suédoise. Les règles du traitement et les observations qui en relatent les effets, restent, dans le milieu scientifique de Stockholm, à l'état de tradition orale et d'enseignement quasi-populaire ; pour profiter de tous ces documents, il est absolument nécessaire d'aller les recueillir sur place. Mais les Français ne se déplacent guère, et les voyageurs de notre pays qui visitent la Suède y vont d'ordinaire l'été. Or, l'été est le moment des vacances pour tous les habitants de Stockholm. Aussitôt que finissent les mois d'hiver de ces rudes climats, hommes du monde et hommes de science éprouvent un irrésistible besoin de s'échapper des maisons où le froid les avait emprisonnés et d'aller respirer l'air de la campagne. La plupart des personnes aisées vont habiter les bords du lac Mélar ou les petites îles de la Baltique ; l'Institut central de gymnastique donne congé à ses élèves, et les institutions particulières sont fermées.

C'est ainsi qu'ont pu échapper à l'attention de nos médecins les progrès accomplis en Suède dans le domaine de la gymnastique. Et l'on comprend qu'un séjour de quelques semaines à Stockholm, pendant la saison d'hiver, ait pu nous permettre d'y recueillir un certain nombre de faits intéressants et inédits.

L' « Institut central » de Stockholm.

Il existe à Stockholm une institution qui mériterait le nom d'*Université gymnastique*, car c'est d'elle que relève, en Suède, tout ce qui se rapporte à l'enseignement des exercices physiques. Son siège est l' « Institut central », où se forment les maîtres du degré supérieur, et où se tiennent les sessions d'examens qui confèrent les différents grades. C'est à l'Institut central que réside le personnel de l'enseignement supérieur; c'est là que se conservent les traditions de la méthode suédoise, dans une série de cours théoriques et pratiques; c'est là qu'il faut aller pour étudier l'organisation du système et en observer le fonctionnement.

L'Institut central de gymnastique est un bâtiment d'aspect très peu monumental, qui se distingue à peine des autres maisons de la rue Hamgatan, où il est situé. Rien n'y a été sacrifié au luxe, et la simplicité de l'installation ne donne pas idée de l'importance de l'institution, ni de l'étendue des services qu'elle rend. Trois grandes salles, offrant la dimension et l'aspect général de nos gymnases, sont destinées à l'enseignement pratique; trois ou quatre autres, plus petites, sont affectées à l'enseignement oral. Mais ce qui attire le plus l'attention du visiteur français, ce sont d'autres locaux dont les analogues n'existent pas dans nos installations gymnastiques, savoir : une salle de dissection pour les études d'anatomie et deux salles de consultation ou de « polyclinique » pour le traitement gymnastique des malades.

Le système de gymnastique créé par Ling et professé à l'Institut central de Stockholm se divise en trois branches, d'ailleurs intimement liées entre elles : la gymnastique *pédagogique*, la gymnastique *militaire*, et la gymnastique *médicale*.

Chacune de ces trois fractions de l'enseignement est confiée à un maître spécial qui réside à l'Institut central et porte le titre de professeur supérieur. Les trois professeurs supérieurs de l'Institut occupent dans le monde de Stockholm une situation élevée, non seulement à cause de leur titre même, mais aussi à cause de leur valeur personnelle et du rang social dans lequel ils ont été recrutés. Au moment de notre visite, le professeur de gymnastique pédagogique était M. Törngren, en même temps directeur de l'Institut. Il était, avant de se vouer à l'enseignement de la gymnastique, capitaine de vaisseau dans la marine royale. Le professeur de gymnastique militaire était le capitaine Balk, un des plus brillants officiers de l'armée, qui faisait encore partie des cadres de l'infanterie. Enfin, le professeur de gymnastique médicale était le docteur Murray, un des médecins les plus distingués de Stockholm. A côté de ces professeurs titulaires sont placés six maîtres auxiliaires qui les suppléent ou les assistent dans leurs leçons théoriques et pratiques. Tous sont des hommes de valeur et de situation sociale relevée, capitaines, lieutenants ou docteurs en médecine.

On voit quel esprit préside au choix des maîtres. L'enseignement de la gymnastique est toujours confié à des hommes dont la situation sociale, les titres et la valeur personnelle rehaussent, en quelque sorte, la profession qu'ils exercent. Aussi la gymnastique est-elle une carrière autrement prisée dans ce pays que dans le nôtre.

La plupart des élèves qui suivent les cours de l'Institut pour devenir maîtres de gymnastique sont des jeunes gens de famille; il n'est pas rare d'en trouver qui portent des titres nobiliaires et de grands noms. En tout cas, à défaut d'autre distinction, tous ceux qui aspirent à étudier à l'Institut central doivent avoir au moins celle qui vient d'une instruction générale complète, car c'est la condition première de leur admission à suivre les cours. Aucun jeune homme ne peut être inscrit comme élève de l'Institut central, s'il n'est muni du certificat de *maturité,* qui est en Suède l'équivalent de notre baccalauréat. Pour les jeunes filles, on exige une sanction scolaire équivalente, le brevet supérieur.

Une fois inscrits aux cours de l'Institut central, les élèves des deux sexes suivent une direction tout autre que celle de

nos établissements français. On ne néglige pas, sans doute,
de fortifier leurs muscles, et de développer leurs aptitudes
physiques à l'aide des exercices auxquels ils sont astreints ;
mais ce n'est pas le but cherché. On s'applique surtout à les
initier à l'esprit de la gymnastique, à leur en faire saisir les
effets physiologiques et à leur faire discerner la manière la
plus profitable de l'appliquer, suivant les cas et les sujets.
Les cours théoriques ont une grande importance et sont
faits par des hommes dont nous avons déjà signalé la
valeur. Ces cours comportent, de la part des auditeurs, une
application intellectuelle qui égale, au moins, le travail
physique de leurs leçons pratiques. Sur les six heures que
durent chaque jour les leçons de l'Institut, trois heures sont
prises par la partie qu'on peut appeler « scientifique » de
l'enseignement. Avant d'apprendre à mettre en exercice les
différents rouages de la machine humaine, on en étudie la
structure et le fonctionnement naturel. L'anatomie et la physiologie tiennent une grande place dans l'enseignement de
l'Institut central. Mais on ne se borne pas à l'étude de l'organisme sain : on donne encore aux élèves une notion assez
complète des maladies internes et externes auxquelles ils
seront appelés plus tard à appliquer le traitement gymnastique. Trois docteurs en médecine sont chargés de cet enseignement, qui est, à peu de chose près, aussi complet que
celui de nos « officiers de santé ». Des livres d'anatomie, de
physiologie et de pathologie se trouvent dans les mains des
élèves gymnastes, qui sont, en outre, munis d'un livre spécial, dont malheureusement la traduction n'est pas faite dans
notre langue, un traité de gymnastique médicale, où sont
exposés le mécanisme, l'application et les effets curatifs des
divers mouvements qu'ils doivent appliquer aux malades,
sous la direction du médecin.

Trois heures au moins, chaque jour, sont consacrées à ce
qu'on peut appeler, sans trop d'emphase, la partie scienti-

fique de l'enseignement. Des cours de pédagogie et d'art militaire s'ajoutent, pour les élèves hommes, à l'enseignement des sciences médicales. Il va de soi que, pour les élèves femmes, l'enseignement militaire est supprimé aussi bien en théorie qu'en pratique ; mais la pédagogie tient une grande place dans leurs études, aussi bien que l'art médical.

Les notions scientifiques qui sont données aux élèves gymnastes ont un caractère absolument pratique. On ne se borne pas à mettre dans leur mémoire des noms d'os et de muscles, des nomenclatures de maladies ; de même qu'on ne s'en tient pas à faire apprendre par cœur aux futurs professeurs les différentes formules de la leçon à donner. L'élève prend chaque jour des leçons de gymnastique, mais chaque jour aussi il en donne. L'Institut ouvre gratuitement ses portes aux sociétés de gymnastique des deux sexes, qui sont fort nombreuses à Stockholm, et prête aussi ses salles, à certaines heures, aux enfants de diverses maisons d'éducation. Ce sont là des éléments très utiles pour l'apprentissage des élèves-maîtres, qui donnent la leçon, surveillent les mouvements et appliquent les notions théoriques puisées dans les livres ou dans l'enseignement des professeurs. Parmi les épreuves finales qui sont la sanction de leurs études, on attribue beaucoup plus d'importance à celles qui mettent en lumière les qualités pédagogiques du candidat qu'à celles qui montrent la perfection de ses aptitudes physiques. On demande, sans doute, qu'il exécute correctement les mouvements ; mais on veut surtout qu'il en comprenne le sens physiologique et qu'il sache les adapter avec discernement à l'âge et à la conformation physique de chaque sujet.

Au point de vue de l'anatomie et de la physiologie, l'enseignement a toujours le même esprit pratique. Une salle de dissection est mise à la disposition des élèves gymnastes des deux sexes, et les jeunes filles, aussi bien que les jeunes gens, apprennent à disséquer pour étudier, sur le cadavre

même, les muscles, les nerfs, les vaisseaux sanguins et les
grands organes internes. Enfin, au point de vue des effets
curatifs de la gymnastique, il est impossible d'imaginer rien
de plus pratique que l'enseignement de l'Institut. La salle de
gymnastique médicale est, en réalité, une salle de consultation et de clinique. Trois séries de malades, hommes et femmes, viennent chaque jour demander à l'Institut central des
soins médicaux qui leur sont administrés par les élèves
gymnastes sous forme de massage ou de mouvements gymnastiques spéciaux.

Le titre d'élève de l'Institut central, quoique très recherché en Suède, ne s'obtient pas au concours, le concours
ne se rencontrant presque jamais dans les institutions suédoises ; il est donné au choix. Toutefois le choix implique
toujours des garanties d'instruction générale, dont nous
avons parlé plus haut. Il y avait, au moment de notre visite,
86 élèves inscrits, dont 60 hommes et 26 femmes. Ces
chiffres représentent une moyenne de 30 diplômes délivrés
chaque année, car les études varient d'un à trois ans de
durée, suivant le degré du diplôme à obtenir.

Les cours de gymnastique pédagogique, militaire et
médicale, sont suivis simultanément par tous les élèves
hommes. Mais, si ces trois branches de l'enseignement sont
théoriquement réunies, elles sont distinctes dans la pratique,
et l'élève vise à devenir tantôt professeur de gymnastique
dans une école, tantôt instructeur dans un régiment, tantôt
« gymnaste médical ». Aussi existe-t-il trois diplômes différent, qu'on considère comme autant de degrés du même enseignement, le diplôme de pédagogie étant le plus simple de
la série et le diplôme médical le plus complet. Toutefois
le diplôme de première année ne donnerait droit qu'à enseigner la gymnastique dans les écoles primaires ou dans
les établissements privés. Pour enseigner la gymnastique
dans les établissements d'instruction publique de garçons

ou de filles qui répondent à nos lycées, il faut avoir obtenu le diplôme du degré supérieur et suivi, par conséquent, les trois années de cours de l'Institut. Pour les élèves femmes, qui n'ont rien à faire avec le cours de gymnastique militaire, la durée des études est réduite à deux ans.

Les maîtres qui ont passé par l'Institut forment, dans le corps enseignant de la gymnastique, une sorte d'élite. Mais les cours de l'Institut ne constituent pas l'unique enseignement « normal » de la gymnastique, et beaucoup d'excellents professeurs se forment en dehors de cet établissement. Quelle que soit la source où ils ont puisé leur instruction, le brevet du premier degré peut leur être conféré, pourvu qu'ils subissent les épreuves réglementaires devant les commissions de l'Institut, auxquelles appartient exclusivement la collation des grades.

Dans l'enseignement primaire, il n'existe pas d'autres professeurs de gymnastique que les instituteurs mêmes. Dans les écoles normales primaires où ils se forment, — écoles appelées en Suède « séminaires », — on leur donne l'enseignement gymnastique en même temps que l'instruction scientifique et littéraire. L'instituteur, en sortant du séminaire, est apte à subir l'épreuve finale qui le nantira de son brevet de gymnaste. Tout instituteur, en Suède, est donc nécessairement gymnaste, et, comme le matériel de la gymnastique suédoise est fort simple, si simple que le mobilier scolaire peut, à la rigueur, en faire tous les frais, il se trouve qu'en établissant une école primaire dans une région, on y installe du même coup un gymnase. Les moindres écoles de hameau sont ainsi dotées, en Suède, d'un enseignement gymnastique très satisfaisant. Bien plus, la gymnastique est parfaitement enseignée, même dans les régions les moins peuplées de la Suède, là où le régime des écoles « ambulantes » existe encore. Dans ces contrées où la population est si clairsemée qu'on ne peut grouper sur un même point un nombre d'enfants suffisant pour former une école, l'instituteur, au lieu d'occuper un centre fixe, réside tour à tour pendant un temps déterminé dans chaque petit centre régional, colportant avec lui son enseignement. C'est ainsi que les paysans des contrées les plus perdues de la Suède peuvent recevoir les bienfaits de l'instruction. Ils bénéficient du même coup des avantages de l'éducation physique, puisque c'est le même professeur qui leur apporte l'une et l'autre.

Telle est l'organisation de l'enseignement.

Si on veut, à présent, bien comprendre l'esprit du système, il faut savoir quelles étaient les deux préoccupations dominantes de son auteur. Ling, le créateur de la gymnastique suédoise, avait été longtemps infirme, et c'est grâce à l'exercice qu'il parvint à se débarrasser d'une paralysie du bras, tourment de sa vie pendant plusieurs années. Frappé de ce résultat, il conçut le plan d'une méthode curative où les mouvements pourraient tenir la place des médicaments. Telle est l'origine du système et tel se montre son esprit : la gymnastique suédoise a une tendance manifestement *médicale*.

Mais Ling n'était pas seulement un malade, c'était un ardent patriote ; il avait pris part aux guerres que soutenait son pays, et avait même contracté, pendant ces guerres, l'infirmité dont l'exercice le guérit. A ses préoccupations médicales se joignait celle de contribuer à la puissance de sa patrie, et de là, tout naturellement, le désir de faire servir à l'art militaire les études qu'il avait entreprises sur le développement physique de l'homme. Cette seconde préoccupation de Ling a laissé, aussi bien que la première, son empreinte à tout le système, et l'enseignement actuel de l'Institut porte, après plus de soixante ans, la trace manifeste de ces deux tendances assez disparates, l'une médicale et l'autre militaire.

La tendance militaire ne se voit pas seulement dans les

exercices spéciaux qui s'enseignent à l'Institut central en vue de former des instructeurs pour l'armée; elle se retrouve aussi dans la gymnastique pédagogique, dans celle qui est appliquée aux plus jeunes enfants des écoles. La gymnastique scolaire est, à part le maniement d'armes, absolument la même que la gymnastique militaire. Dans les régiments d'infanterie ou d'artillerie, aussi bien que dans les équipages de la flotte, on fait exécuter aux recrues les mêmes exercices qu'aux enfants des *Latin-Skol* qui correspondent à nos lycées, et à ceux des *Folk-Skol* (écoles du peuple) qui correspondent à nos écoles primaires. Ce sont toujours des marches, des «formations», des exercices d'ensemble, dans lesquels l'obéissance stricte et passive est la règle, et la recherche de la discipline le but manifeste. Toutefois, la préoccupation médicale perce toujours. Au régiment comme à l'école, les programmes comportent une foule de mouvements spéciaux, dont l'effet est de porter remède soit à une conformation vicieuse du corps, soit au trouble ou à la paresse des fonctions de respiration, de circulation et même de digestion.

L'idée médicale domine donc tout le système; elle est l'esprit même de la gymnastique suédoise et se manifeste clairement dans les règlements de l'Institut central, qui imposent, dès la première année d'études, à côté des exercices pédagogiques et militaires, l'apprentissage et l'application des mouvements curatifs et même du massage, qu'on ne sépare pas de la gymnastique médicale.

Il faut convenir que l'union trop intime de la gymnastique médicale avec la gymnastique pédagogique et militaire complique singulièrement l'étude du système et produit dans l'enseignement des contrastes choquants. C'est ainsi, par exemple, que chaque élève doit suivre les trois cours spéciaux qui constituent les trois branches de l'enseignement, et cela, successivement, dans la même journée; si bien que les mêmes jeunes gens qui apprennent, dans la matinée, à donner la leçon de gymnastique à des enfants des écoles, viennent ensuite étudier le maniement des armes et terminent leur journée en s'exerçant à pratiquer le massage et à faire exécuter aux malades les divers mouvements curatifs prescrits par le médecin. — Un visiteur qui n'est pas au courant de cette organisation ne peut manquer de s'étonner un peu quand on le fait assister tour à tour, sans quitter les bâtiments de l'Institut central, à une leçon de pédagogie, à une séance d'escrime au sabre, et à une clinique médico-chirurgicale. Mais sa surprise devient de la stupéfaction quand il reconnaît, dans les aides médicaux chargés de faire subir aux organes les plus sensibles du malade des manipulations d'une extrême délicatesse, les mêmes jeunes gens qu'il a vus, un quart d'heure plus tôt, manier avec tant de vigueur le sabre de cavalerie.

C'est ainsi qu'il existe, dans l'enseignement et l'application de la gymnastique suédoise, certains détails qui peuvent choquer le goût de l'observateur et faire tort à sa première impression. Nous avons tenu à en signaler quelques-uns, non pour battre en brèche cette doctrine si féconde, malgré ses imperfections de détails, mais, au contraire, pour mettre l'observateur en garde contre lui-même et l'engager à ne pas trop hâter son jugement. Il serait puéril de condamner pour des reproches si futiles une organisation devant laquelle la nôtre ne peut, hélas! soutenir aucune comparaison.

Le singulier mélange que font les Suédois de la médecine et de l'art militaire a produit quelquefois chez nous des malentendus qu'il n'est pas sans intérêt de signaler. Les élèves militaires qui ont obtenu leur diplôme complet à l'Institut sont à la fois officiers-instructeurs de l'armée et gymnastes médicaux. Ce cumul, tout à fait conforme à l'esprit du système de Ling, est fort peu dans nos mœurs, et quand nous rencontrons à Paris des officiers suédois venus pour tenter chez nous l'application de leur système, nous sommes assez embarrassés pour définir leur situation sociale et l'assimiler à l'une quelconque de notre pays. En effet, nous ne connaissons, jusqu'à présent, comme s'occupant à appliquer aux malades les manipulations prescrites par les médecins, que ces aides de situation assez peu relevée appelés en France *masseurs,* et nos officiers suédois n'étant, malgré leur diplôme de « gymnastes », que les exécuteurs des prescriptions des médecins, nous les appelons aussi des « masseurs ».

Cette désignation, très impropre dans l'espèce, nous semble d'autant plus autorisée qu'ils sont parfaitement initiés au massage, puisque cette pratique fait partie, à Stockholm, de la gymnastique militaire. Il règne ainsi, dans l'esprit du public français, une confusion très préjudiciable aux spécialistes suédois et d'autant plus regrettable qu'elle rejaillit un peu sur leur grade. « Officier » et « masseur » sont deux qualificatifs tellement disparates pour nous, que nous nous demandons si l'officier suédois jouit réellement, dans son pays, du même rang social que le nôtre occupe en France. En réalité, la situation sociale est la même pour l'officier des deux nations, et même les appointements du Suédois sont, à grade égal, notablement supérieurs à ceux de l'officier français. De plus, la position de « gymnaste » est infiniment plus relevée en Suède que ne le sont, chez nous, celles de masseur et de professeur de gymnastique. Aussi l'officier suédois, qui peut aisément obtenir de très longs congés, n'est-il nullement disqualifié pour avoir utilisé, dans la pratique de la gymnastique médicale, le temps où l'État lui laisse sa liberté. S'il arrive, — ce qui est fréquent, — qu'un officier quitte définitivement l'armée et se livre exclusivement à la pratique de la gymnastique médicale, il ne perd rien de la considération qui s'attachait à son grade ; cette considération s'augmente, au contraire, de celle qu'on accorde à son talent de spécialiste. La ville de Stockholm est remplie de ces officiers gymnastes dont les études personnelles ont puissamment contribué à perfectionner le traitement gymnastique des maladies.

L'un de ces officiers, M. Thure-Brandt, ancien major dans l'armée suédoise, s'est acquis une célébrité européenne. La méthode qu'il a fondée, pour appliquer aux maladies des femmes la gymnastique et le massage, a fait une révolution dans la gynécologie, au moins dans les pays où elle a été l'objet d'une étude attentive, c'est-à-dire dans tous les pays scandinaves, dans toute l'Allemagne, l'Autriche et la Suisse.

Il serait impossible de comprendre l'esprit de la gymnastique « médicale » des Suédois, sans étudier au préalable leur gymnastique « pédagogique », car les mouvements qu'ils appliquent au traitement des malades sont toujours choisis parmi ceux qu'ils font exécuter non seulement aux enfants, mais aussi aux hommes bien portants et vigoureux, leur gymnastique pédagogique se confondant avec la gymnastique « militaire ». L'ensemble des exercices pratiqués dans les écoles suédoises est comme le formulaire dans lequel le médecin « gymnaste » puise les éléments du traitement. Les mouvements y sont tellement variés et se groupent entre eux suivant une progression si bien ménagée, qu'il est toujours facile d'y trouver la forme d'exercice et la dose de travail musculaire indiqués par l'état du malade.

La gymnastique « pédagogique » en Suède.

Le système d'éducation physique des Suédois n'offre aucune analogie avec les jeux libres de l'Angleterre ; tous les exercices y sont réglés avec la plus stricte ponctualité, et

tous les mouvements s'y exécutent au commandement. Il
ressemble plutôt au système gymnastique usité en France et
qui est le même que ceux de l'Allemagne, de la Suisse et
de l'Italie. L'identité paraîtrait même complète entre le système suédois et le système français si l'on s'en rapportait
à la forme générale de l'exercice; mais, en étudiant à fond
les deux méthodes, bien des contrastes apparaissent dans
leur esprit et leurs tendances, bien des différences, aussi,
s'observent dans leurs résultats.

A Stockholm, comme à Paris, on emploie deux catégories
d'exercices. Les uns s'exécutent de *pied ferme,* au commandement, et consistent en mouvements plus ou moins ca-
dencés des bras, des jambes, de la tête et du tronc; les
autres demandent le concours d'engins divers, barres,
poutres, échelles, cordages. En un mot, les Suédois ont,
comme nous, des exercices « du plancher » et des exercices « aux appareils ». Mais là s'arrête la ressemblance,
et, sans avoir besoin de tracer ici un tableau complet du système suédois, il suffira d'en exposer les traits les plus caractéristiques, pour donner idée des différences profondes qui
le distinguent du nôtre.

Les mouvements « aux appareils » des Suédois n'ont
pas, comme dans nos gymnases, cette tendance à la difficulté excessive qu'on a appelée *acrobatisme.* Et d'abord
leur outillage gymnastique est très simple. Ils n'ont ni les
« anneaux », ni le « trapèze », ni les « barres parallèles »,
ni la « barre fixe », appareils usités par les acrobates de
cirque et engins principaux de la gymnastique française et
allemande. Leur matériel consiste dans quelques appareils
de suspension : poutre horizontale ou *bomme,* cordes verticales, échelles obliques, et dans une série de barreaux horizontaux, appliqués de haut en bas contre les murs de la salle
et qu'on appelle l'*espalier.* De plus, le rôle de ces engins est

tout différent de celui des nôtres. Dans nos gymnases, les divers appareils et agrès sont des engins de *suspension*, et « d'appui » grâce auxquels le corps peut quitter le sol et être maintenu dans l'espace à la force des poignets. Ces appareils nécessitent une sorte de transposition dans le rôle des membres qui déplacent le corps et forcent l'homme à se mouvoir à l'aide des bras et non plus à l'aide des jambes. De là, une série de « tours de force » qui tendent à donner à l'homme les aptitudes des animaux grimpeurs, et tendent du même coup à lui donner quelque chose de la conformation de ces animaux. L'on observe d'une manière très remarquable chez les gymnastes qui ont abusé de ces appareils, chez les gymnastes de cir-

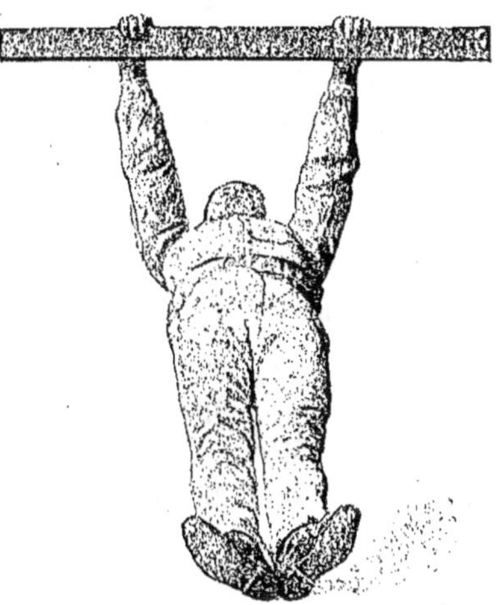

Fig. 1. — La « bomme » suédoise.

que, par exemple, un relèvement des épaules avec voussure du dos qui rappelle la conformation du singe debout.

Les Suédois ont bien comme nous des appareils de suspension, mais ils les utilisent d'une façon plus naturelle et moins « acrobatique », par exemple, en associant l'action des jambes à celle des bras, dans l'acte de grimper soit à la corde, soit à la perche. La plupart de leurs exercices sont aussi moins *athlétiques* que les nôtres, par suite de ce détail qu'ils sont exécutés plus souvent avec les bras allongés qu'avec les bras raccourcis. Enfin leur méthode n'a pas adopté, parmi les exercices aux appareils, ceux qui

demandent l'effort le plus intense des muscles des épaules
et des bras ; par exemple, ceux appelés, dans notre système,
les « rétablissements ».

Ces détails, que nous abrégeons pour ne pas rebuter le
lecteur par des explications trop techniques, ont une importance suffisante pour faire comprendre l'esprit si caractéristique du système suédois. Ce système prétend mettre la
gymnastique à la portée de tout le monde. Il écarte les exercices trop athlétiques et les mouvements trop difficiles,
parce qu'il veut que les faibles et les maladroits puissent
profiter des bienfaits de la gymnastique. Nous dirions volontiers que l'esprit du système est *démocratique*, si on voulait nous permettre de faire passer ce mot dans l'ordre
physique avec le même sens qu'il a dans l'ordre social. La
gymnastique suédoise, dirions-nous, est « démocratique »,
parce que ses exercices sont à la portée de tous. La nôtre,
au contraire, comprend beaucoup de mouvements qui ne
sont praticables que pour les privilégiés de la nature, pour
les sujets dont la force physique est au-dessus de la
moyenne : elle n'est pas applicable aux faibles. — « La
gymnastique », disait, à notre dernier congrès d'exercices
physiques, M. Törngren, directeur de l'Institut central de
Stockholm, « la gymnastique doit se garder de partager les
hommes en exécutants et en spectateurs. Les exécutants
seraient plus habiles peut-être, mais toujours moins nombreux, tandis que le nombre des spectateurs et leurs exigences iraient en croissant. » — Ces paroles sont parfaitement d'accord avec les institutions de la gymnastique suédoise classique. Elles étaient peut-être aussi une protestation
contre un esprit nouveau qui semble vouloir s'introduire
dans le système et qui en serait certainement la perte. Certains maîtres, à Stockholm, voudraient agrandir le cadre de
l'enseignement et y ajouter des exercices plus difficiles, capables de donner plus de satisfaction à l'amour-propre de

l'exécutant. Déjà, une ou deux sociétés suédoises font quelques exercices d'appareils « à la française ». Mais ce ne sont là que des tentatives isolées, et le système classique restera longtemps debout dans son intégrité.

Ce que les exercices aux appareils ont de plus caractéristique chez les Suédois, c'est leur tendance *hygiénique* qu'on pourrait opposer à la tendance *athlétique* des nôtres. Leurs appareils n'ont pas pour objectif, comme chez nous, de donner beaucoup d'exercice aux muscles des bras et des épaules, — muscles par lesquels la force humaine a le plus d'occasions de se manifester au dehors; — ils visent plus spécialement certains groupes musculaires qui interviennent dans les grandes fonctions vitales; les muscles de l'abdomen, par exemple, qui jouent un rôle si important dans le fonctionnement de l'appareil digestif, dont ils sont, en quelque sorte, des annexes; les muscles de la poitrine qui concourent à cette fonction vitale par excellence qui s'appelle la respiration; enfin, les muscles du dos, extenseurs de la colonne vertébrale, qui maintiennent le tronc dans la position verticale, et dont l'action énergique et harmonique est indispensable à la correction de l'attitude debout.

Il est intéressant de remarquer que les muscles visés le plus particulièrement par les appareils de la gymnastique suédoise sont justement ceux qu'il importait le plus d'exercer chez l'écolier; ce sont ceux qui souffrent le plus de l'attitude imposée à l'enfant par la vie scolaire. Les muscles du ventre sont mis dans le relâchement et l'inertie par le fait de l'attitude assise; ceux de la poitrine sont placés dans les conditions les plus défavorables, par suite de la *chute des épaules* en avant, quand le buste se penche sur le livre ou le cahier; ceux de la colonne vertébrale sont mis très inégalement en contraction ou en relâchement dans les attitudes affaissées et contournées que nécessitent l'écriture et la lecture. Notre gymnastique n'agit sur ces muscles que dans de rares occasions, et à l'aide des mouvements du trapèze, des anneaux et de la barre, mouvements difficiles qui font sentir leurs bienfaits à l'enfant alors seulement qu'après un long apprentissage il est devenu capable d'exécuter certains « tours de force ».

La gymnastique suédoise met ces muscles en travail à l'aide des procédés les plus élémentaires et les plus accessibles à l'enfant, quelles que soient sa faiblesse et son inexpérience. Il est nécessaire de décrire quelques-uns de ces mouvements pour mieux faire comprendre l'esprit de la méthode de Ling et pour montrer l'ingéniosité des maîtres suédois qui savent, à l'occasion, se passer du concours des appareils spéciaux, et les remplacer par les pièces les plus usuelles du mobilier scolaire.

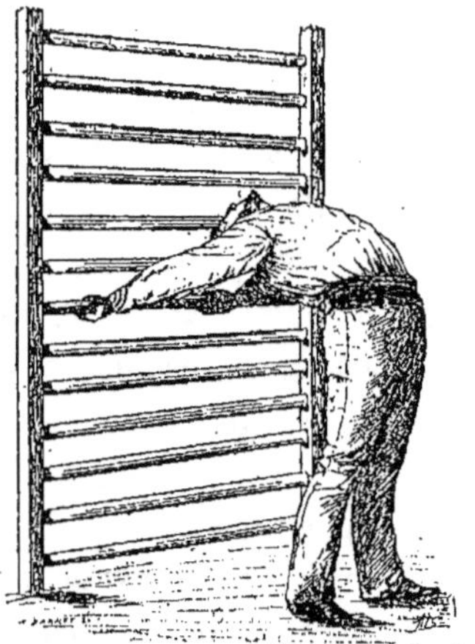

Fig. 2. — L'« espalier » suédois ; — extension de la colonne vertébrale.

Prenons un exercice pour lequel l'espalier est d'ordinaire utilisé, l'extension forcée de la colonne vertébrale, exercice des plus efficaces pour remédier à l'attitude voûtée que prend si souvent le dos de l'écolier. Quand cet exercice s'exécute dans la position debout, le gymnaste se place à quelque distance de l'espalier auquel il tourne le dos, puis il étend les bras, les élève au-dessus de la tête, et, renversant fortement le buste en arrière, il ploie le corps en arc, de façon à former une ligne courbe concave en arrière et se dessinant à partir des talons jusqu'aux mains. A ce moment, une chute en arrière serait imminente, si les mains ne venaient pas saisir un barreau de l'espalier et y prendre appui. Dans le cas où l'espalier fait défaut, c'est un écolier qui vient le remplacer, en se tenant debout derrière son camarade et en lui offrant l'appui de ses bras placés à la hauteur voulue.

On obtient encore la mise en action des muscles du dos à l'aide d'une variante où intervient un engin pris dans le mobilier scolaire, le simple banc sur lequel les écoliers sont assis. L'enfant se couche à plat ventre en travers de ce banc, de telle façon que les jambes le dépassent d'un côté, les épaules de l'autre. Il place ensuite les mains sur les hanches, puis luttant contre la pesanteur qui tend

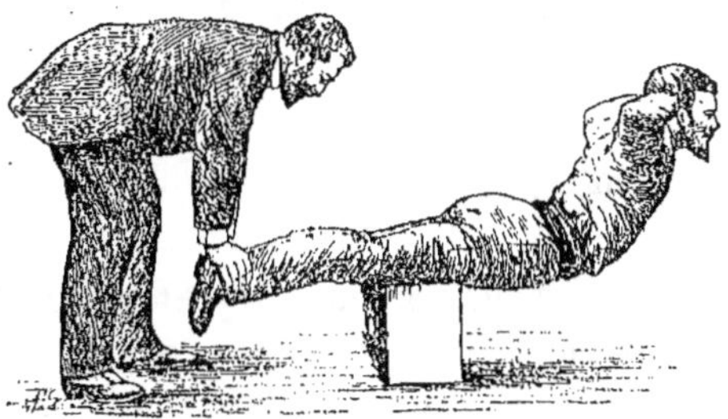

Fig. 3. — Utilisation du mobilier scolaire ; — emploi du banc pour les exercices dorsaux.

dans cette posture à plier le corps en deux, il redresse le tronc en creusant les reins et relève la tête. Pour que ce mouvement soit possible, il est nécessaire qu'un camarade, placé de l'autre côté du banc, exerce sur les jambes une pression qui leur donne un point d'appui fixe. Dans les écoles primaires où plusieurs bancs sont rangés les uns derrière les autres, l'intervention de l'aide est superflue, et chaque écolier peut exécuter la manœuvre en engageant simplement les pieds sous le banc placé derrière lui.

Ce simple banc, pièce la plus banale et la plus grossière du mobilier scolaire, est utilisé pour maint exercice par les pédagogues suédois. Nous venons de le voir servir à faire travailler les muscles extenseurs du dos ; on peut l'employer encore pour un mouvement inverse qui met en jeu les muscles fléchisseurs du tronc. Il suffira de varier l'attitude. Le gymnaste se couchera sur le dos et dans le sens de la longueur du banc. Dans cette position, les pieds étant maintenus fixes, s'il fait effort pour se relever assis, sans l'aide des mains, il sollicitera la mise en jeu énergique des muscles fléchisseurs du tronc, qui sont les muscles abdominaux.

Veut-on un autre exemple des utiles résultats que savent obtenir les disciples de Ling, avec les appareils les plus simples? C'est encore ce modeste banc des écoles qui va nous le fournir. Il s'agit, cette fois, d'une catégorie d'exercices dont notre gymnastique est à court, et qui ont pourtant, au point de vue pédagogique, une grande valeur, car ils représentent un moyen de correction des attitudes vicieuses de la taille, en même temps qu'une leçon de coordination des mouvements. Nous voulons parler des exercices d'équilibre. Se tenir debout sur la corde roide est un « tour » réservé, à bon droit, aux acrobates; marcher sur une poutre élevée au-dessus du sol, comme on le fait (assez rarement du reste) dans les gymnases français, est un exercice moins acrobatique, mais non absolument sans danger, si la poutre est placée à une hauteur assez grande. La poutre horizontale de nos gymnases présente, du reste, au pied une assez grande surface d'appui; le fait de marcher dessus représente moins un exercice d'équilibre proprement dit qu'un mode d'accoutumance au vertige. Pour obtenir, sans danger, un véritable exercice d'équilibre, il faut provoquer la station et la marche sur une surface aussi étroite que possible, et assez peu éloignée du sol pour ôter la crainte des chutes.

Toutes ces conditions sont obtenues à l'aide du banc des Suédois. Ce banc ne diffère nullement de ceux qu'on peut voir dans maintes écoles de hameau, en France. Il présente

seulement un détail de construction qui n'en change pas la
forme et en augmente, du reste, la solidité. En dessous de
la pièce horizontale qui forme siège, est clouée verticalement une traverse qui court dans le sens de la longueur et
réunit entre elles les jambes de soutien placées à chaque
extrémité. On retourne ce banc, en mettant le siège à plat
sur le sol, et l'on fait marcher les jeunes gymnastes sur l'é-
troite traverse placée de champ, qui leur présente un soutien
large à peine d'un pouce, mais solide et peu distant du sol.
Cette marche sur la traverse du banc est un exercice très en
honneur dans les institutions de demoiselles en Suède, et
rien n'est plus utile pour donner au corps l'habitude d'une
tenue parfaitement droite, puisque la moindre déviation du
centre de gravité amènerait un faux pas. L'équilibre, dans
cette progression quasi-aérienne, ne s'obtient pas sans quelques tâtonnements, et, pour les premières leçons, un peu
d'aide est nécessaire. L'exercice se fait alors à deux ; et l'on
ne peut rien imaginer de plus gracieux que ces couples de
jeunes filles, dont l'une cherche, par de souples inflexions de
la taille, à rectifier à chaque pas son attitude, pendant qu'une
autre, marchant près d'elle, lui tend le bout des doigts pour
qu'elle y prenne un léger appui.

Les exercices dits « du plancher » constituent pour les
Suédois le fond même de l'enseignement gymnastique. Ils
sont tellement nombreux et tellement variés qu'il est possible de changer très souvent le programme de la leçon ;
d'où une diversité qui la rend plus récréative. De plus,
chaque mouvement peut s'exécuter suivant plusieurs variantes, dont chacune représente un degré différent dans la
dépense de force. Il est facile ainsi de graduer progressivement pour les mêmes muscles l'intensité de l'effort.

La gymnastique suédoise, aussi bien que la nôtre, dans
ses exercices « du plancher », a pour règle de faire travailler

tous les membres et les divers segments du tronc, non pas simultanément, mais successivement, de façon que chacun des groupes musculaires reçoive, à tour de rôle, sa part d'exercice. Tout le monde connaît ces exercices, les plus simples de notre gymnastique, dans lesquels on voit le gymnaste, au commandement du maître, fléchir, étendre et tourner dans divers sens, d'abord les bras, puis les jambes, puis la tête et le tronc, en comptant : une, deux, trois, etc. Le même esprit a présidé, dans les deux systèmes, à cette sorte de revue générale de tous les muscles du corps, qui a pour but de n'en omettre aucun dans l'application de l'exercice. Mais des nuances d'exécution, peu importantes au premier coup d'œil, modifient profondément les résultats obtenus de part et d'autre.

Si on étudie comparativement deux mouvements similaires chez le gymnaste suédois et chez le gymnaste français, on verra que celui-ci s'efforce de mettre dans son mouvement toute la vigueur dont il est capable, tandis que le Suédois s'applique surtout à donner au mouvement toute l'amplitude possible. Prenons pour exemple le mouvement d'élévation des bras. Chez nous, il se fait par une détente brusque ; le membre est projeté violemment en haut, et doit s'arrêter net, dans une attitude contractée et raidie, et dans une direction parfaitement verticale. Ce mode d'exécution est « athlétique », en ce qu'il demande la plus grande dépense de force possible. Les bras doivent se tendre et se raidir, et le gymnaste ne fait pas agir seulement les muscles qui élèvent le bras, mais aussi ceux qui agissent en sens inverse et qu'on appelle, pour cette raison, leurs « antagonistes ». En même temps que les muscles élévateurs entrent en jeu, leurs antagonistes, c'est-à-dire ceux qui tendent à abaisser le bras, doivent leur opposer une vigoureuse contraction, qui *enraie*, pour ainsi dire, le mouvement, et provoque une dépense de force plus grande, pour la même raison qu'un frein de voiture fortement serré oblige le cheval à un plus fort coup de collier.

Chez les Suédois, le même mouvement se fait lentement, sans raideur et sans force ; mais le bras ne s'arrête pas dans la position verticale, le gymnaste cherche à lui faire atteindre la limite extrême de déplacement que l'articulation permet, et s'efforce de le porter le plus possible en arrière. Cette différence d'exécution de deux mouvements en apparence identiques en change totalement les effets. Par le procédé français on obtient des résultats plus athlétiques, on augmente davantage la force des muscles ; mais par le procédé suédois on obtient des effets hygiéniques. Les mouvements amples et doux ont pour effet direct d'allonger, sans secousse, les muscles ; de les rendre plus souples, et de combattre les rétractions musculaires, causes fréquentes de difformité. Ils ont encore pour résultat final d'assouplir les ligaments, d'augmenter les surfaces de frottement des os, en un mot, de donner plus de mobilité aux articulations. Les mouvements normaux gagnent à ces exercices une facilité et une aisance singulières, qui donnent à la tournure un cachet d'élégance très remarquable.

Il ne faut pas croire, cependant, que ce mode d'exécution doive exclure toute dépense de force. L'effort musculaire ne se traduit pas dans la gymnastique suédoise par la violence brutale du mouvement, mais par son ampleur et sa durée. Une action lente et progressive des muscles porte le membre déplacé aussi loin qu'il est possible et l'y maintient pendant un certain temps. Et plus le gymnaste est exercé, plus il augmente l'amplitude du mouvement, plus il en prolonge la durée. Il arrive ainsi que le mouvement aboutit en définitive à une pose, à une *attitude* fixe, et le corps garde pendant un certain temps cette sorte d'immobilité active qui constitue parfois une dépense de force considérable.

La plupart des exercices des Suédois mériteraient de s'appeler des *attitudes* plutôt que des mouvements. Ces attitudes sont combinées avec un remarquable sentiment de l'esthétique, en même temps qu'avec une notion parfaite des lois de la physiologie et de l'hygiène. Il en est beaucoup dans lesquelles la position respective des bras, des jambes et du tronc offre à l'œil les lignes les plus gracieuses, car les Suédois ont, au plus haut point, le sentiment de l'harmonie des mouvements; ils ont la notion de ce fait, que tels déplacements du corps sont naturellement associés à tels autres, par les lois de la mécanique humaine. Mais l'utile est toujours mêlé à l'agréable, en ce sens que l'harmonie des mouvements s'accorde avec un résultat hygiénique qui découle de leur forme, tel, par exemple, qu'une tendance à provoquer de profondes respirations, ou bien à contre-balancer l'influence des mauvaises habitudes de tenue.

Il existe dans le catalogue de la gymnastique suédoise un grand nombre d'attitudes empreintes d'une tendance qu'on pourrait appeler *orthopédique*, parce qu'elles visent à redresser le corps. Ces attitudes portent, dans le système, le nom de mouvements *correctifs*, et reviennent à chaque leçon dans la gymnastique des écoles; on les applique aussi dans les exercices militaires de l'armée et de la flotte suédoises.

On est frappé, dans le système gymnastique imaginé par Ling, de voir apparaître à chaque instant cette préoccupation de remédier aux conformations vicieuses par l'attitude et les mouvements. En cela, le système est parfaitement adapté aux besoins de la race. Les Suédois sont très grands; on en jugera par ce fait, que leur minimum de taille, pour l'infanterie, est de 1ᵐ,67, tandis que, chez nous, il a été abaissé à 1ᵐ,54. Avec cette haute stature ils sont, en général, très minces et très élancés, ce qui prédispose les jeunes gens et les jeunes filles, au moment de la croissance, à toutes les variétés des déviations de la colonne vertébrale. Mais, grâce à leur gymnastique, en laquelle les parents ont une foi absolue, ces déviations se corrigent toujours, quand elles ne sont pas compliquées d'une affection des os; et si l'on voit, aux cliniques des médecins gymnastes, une grande quantité d'enfants déviés, on observe, au contraire, que les jeunes gens des deux sexes sont droits, souples et de belle

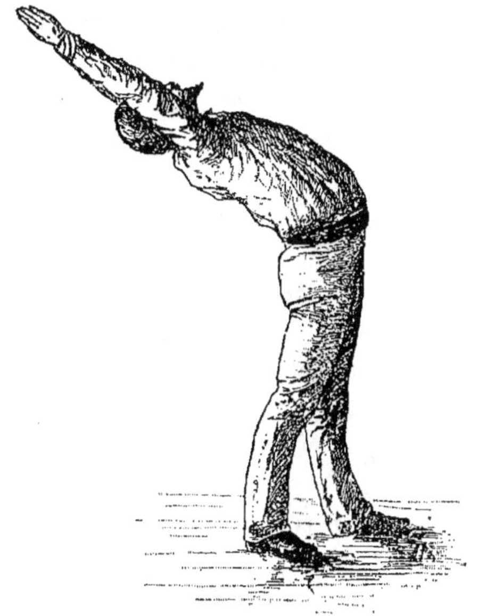

Fig. 4. — Une « attitude » de la gymnastique suédoise
(exercice *correctif* de lacyphose).

tenue. C'est le meilleur argument en faveur de la méthode qui les a redressés.

Aucun des mouvements de la gymnastique suédoise n'est *forcé*, en ce sens qu'aucun ne demande au muscle mis en action un effort qui aille jusqu'à la limite de sa puissance; tous sont combinés de telle façon qu'aucun muscle ne reçoive une somme d'exercice supérieure à celle des autres. De là, chez les gymnastes suédois, une remarquable harmonie dans les proportions du corps, parce qu'aucune partie n'a été développée avec exagération. La gymnastique suédoise vise à favoriser, chez le jeune homme, le développement normal du corps et l'épanouissement naturel de ses aptitudes, et, chez l'homme mûr, à conserver le plus longtemps possible les qualités physiques ; elle n'a pas la préoccupation de faire dépasser à l'individu le niveau de force corporelle où il était destiné à parvenir par l'évolution naturelle des organes. Toutefois, les gymnastes suédois sont très vigoureux, et leurs muscles, sans être grossis outre mesure sur telle ou telle région déterminée du corps, offrent un remarquable développement d'ensemble. « La force, disent-ils, nous vient sans la chercher. » Ce mot est la meilleure formule des résultats de leur méthode.

La gymnastique des femmes. — Si notre système d'éducation physique mérite le nom de « gymnastique de force », celui des Suédois pourrait s'appeler la « gymnastique de la grâce ». Il est impossible d'imaginer une gymnastique mieux appropriée à l'éducation physique des femmes, que cet ensemble d'exercices où l'on recherche l'harmonie des mouvements et la régularité des formes, plutôt que l'intensité des efforts et le développement exagéré des muscles ; aussi y a-t-il bien peu de jeunes filles à Stockholm qui ne fassent de la gymnastique. Chaque pensionnat, à quelque degré d'enseignement qu'il appartienne, et quel que soit le rang social des élèves qui le fréquentent, possède un gymnase. La leçon dure une heure chaque jour, et les jeunes filles y assistent par divisions de quarante ou cinquante. Ce nombre n'est pas trop considérable, car chaque élève n'est pas exercée à tour de rôle ; toutes travaillent simultanément, leurs exercices étant toujours des mouvements d'ensemble. Il n'existe, au reste, rien de spécial dans l'outillage de leurs gymnases : ce sont absolument les mêmes appareils que chez les hommes, et c'est identiquement la même leçon.

Les jeunes filles portent, à la leçon de gymnastique, un costume spécial, le même pour toutes les sociétés et les pensionnats de Stockholm. Il consiste en une robe de flanelle, à corsage bouffant, à jupe ample, mais très courte, de couleur noire ou bleue, avec culotte et grands bas de même couleur. L'ensemble de la tenue n'a rien d'excentrique ; on a réussi, en lui conservant une décence parfaite, à ne pas lui ôter son caractère féminin. La jeune fille n'a pas l'air de s'être déguisée en garçon et peut, sans se sentir mal à l'aise, faire sa gymnastique devant un public masculin.

La gymnastique est, pour la jeune fille suédoise, une habitude si régulière, qu'elle ne se sent nullement gênée pendant la leçon par les regards d'un étranger. Elle ne craint pas même de se montrer en public. On préparait au moment de notre visite, à Stockholm, une grande fête gymnastique internationale à laquelle la France était conviée et dont une des plus grandes attractions devait être le travail d'une société de femmes, sous le commandement d'un professeur de l'Institut central. A plusieurs reprises, pendant notre séjour à Stockholm, nous avons eu l'occasion d'assister aux répétitions de ce peloton d'élite, composé d'une cinquantaine de jeunes filles de dix-sept à vingt-cinq ans. La plupart de ces jeunes filles étaient ouvrières de magasin, ou employées de commerce, et c'était le soir, après le travail de la journée, qu'elles se réunissaient à la lumière du gaz, dans la grande salle de l'Institut central.

Bien d'autres sociétés de gymnastique de femmes existent à Stockholm ; quelques-unes ont des locaux spéciaux et des maîtresses à elles, mais la plupart utilisent les salles que l'Institut met gratuitement à leur disposition, et acceptent la direction des professeurs qu'il leur offre. Chaque soir, deux ou trois groupes différents de jeunes ouvrières viennent à l'Institut central se livrer à ces exercices, si bien conçus pour contrebalancer les effets de l'immobilité forcée qu'elles ont gardée pendant le jour, et si efficaces pour corriger les attitudes vicieuses que donnent au corps les divers travaux à l'aiguille.

La pratique continuelle des exercices du corps a une influence manifeste, aussi bien au moral qu'au physique, sur les jeunes filles de Stockholm. Toutes présentent dans leurs allures quelque chose d'ouvert et de décidé qui trahit l'habitude de l'action. Elles ont, en général, beaucoup d'assurance dans la démarche, beaucoup d'aisance dans tous les mouvements ; la plupart sont grandes et élancées, presque toutes sont droites et « portent beau ». Toutefois il ne faudrait pas croire que leur gymnastique en fait des « viragos ». Les exercices auxquels elles se livrent n'ont rien de commun, — nous l'avons dit et répété, — avec notre gymnastique brutale, rien qui puisse épaissir les membres, et donner au corps des formes masculines. Elles ne sont, il est vrai, ni mièvres, ni délicates, mais en gagnant de la force et de la santé, elles ne perdent pas leur grâce et demeurent très femmes.

Les habitudes d'activité physique, de décision et de hardiesse que développe, chez la femme, la pratique régulière de l'exercice, influent incontestablement sur son moral et retentissent sur son rôle social. Les jeunes filles de Stockholm ont plus d'initiative que les nôtres, elles sont plus accoutumées à se passer de leur mère et à se tirer d'affaire sans l'aide de personne. On les a habituées à l'action, et, arrivées à l'âge de femme, elles sont très aptes à mettre leur activité au service de la famille ou du ménage, pour contribuer à sa prospérité. Beaucoup d'emplois réservés aux hommes, dans notre pays, sont occupés, à Stockholm, par des femmes. Les jeunes gens qui cherchent une position dans les magasins, les bureaux, les administrations, se plaignent de se trouver trop souvent écartés par la concurrence féminine.

Les femmes de la société font beaucoup moins de gymnastique que celles de la classe intermédiaire, et il est rare qu'elles continuent après leur sortie de pension les exercices qu'elles ont pratiqués dans leur première jeunesse. Toutefois, ces exercices ayant eu lieu dans la période où le corps se forme, leur constitution en a ressenti les bénéfices principaux. Et il arrive souvent que, plus tard, le moindre trouble de la santé est le prétexte d'un retour à la gymnastique. Mais celle-ci est appliquée alors dans un autre esprit et prend une autre forme, dont il nous restera à parler ; elle devient la *gymnastique médicale*.

Le sport d'hiver à Stockholm.

Le plus grand reproche qu'on puisse faire au système suédois, c'est qu'il ne comporte aucun exercice de plein air. Tout le travail se fait dans de grands gymnases clos et couverts, et l'Institut de Stockholm n'a pas, comme notre école de Joinville, un *stade* à l'air libre, où l'on puisse s'exercer les jours de beau temps. C'est là une lacune qui suffirait, au point de vue de l'hygiène, à faire condamner le système, si le sport d'hiver, si populaire à Stockholm, ne venait très heureusement la combler.

Nous ne pouvons nous figurer, en France, quelle animation apporte le froid dans la vie des peuples scandinaves. Le « triste hiver » est pour eux l'occasion des amusements les plus variés. L'atmosphère est généralement très pure, à Stockholm, et un air bien sec, à la température de 15 à 20 degrés, produit sur le système nerveux la même excitation qu'un verre de champagne. Le besoin de mouvement devient alors très impérieux, et la neige et la glace fournissent bien des prétextes pour le satisfaire. Le patinage est, naturellement, fort en honneur à Stockholm, et les lacs, les canaux et les rivières qui occupent une si vaste étendue

du territoire suédois permettent d'y trouver un moyen de
locomotion des plus rapides, en même temps qu'un sport
des plus attrayants. On voit des jeunes gens qui partent en
touristes, le sac au dos, pour faire avec léurs patins des
voyages de 500 à 600 kilomètres. Dans toutes les classes de
la société, les femmes patinent avec le même entrain que
les hommes ; les enfants des deux sexes prennent le patin
dès l'âge de cinq ans, et tout Suédois serait honteux de ne
pas connaître cet exercice tout à fait national, auquel les
troupes s'exercent avec armes et bagages le long des îles
de la Baltique.

Mais le sport d'hiver prend beaucoup d'autres formes.
C'est d'abord la *skida*, immense patin de bois, large de
10 centimètres seulement, et long de 1^m,50, recourbé « à la
poulaine » par chacun de ses bouts. Cet engin est destiné à
glisser, non sur la glace, mais sur la neige. Le sportsman
engage l'avant-pied dans une simple bride en cuir ou en
corde placée au milieu de la *skida*, puis il se lance sur les
pentes neigeuses où il progresse avec la vitesse d'un cheval
au grand trot. L'esprit hardi et aventureux des Suédois trouve
l'occasion de se donner carrière, à l'aide de cet engin de
sport, qui permet d'entreprendre les plus longs voyages, par
des temps où tout autre moyen de locomotion est impossible. Viennent ensuite deux exercices qui se pratiquent en
ville sur les places et dans les rues mêmes de Stockholm,
ce sont le *sparkstötting* et le *kälke*.

Le *sparkstötting* est au traîneau ce que le vélocipède est
à la voiture. Cet engin se compose d'un léger cadre de bois
bardé de fer, posé à plat sur la neige durcie, et qui porte
deux montants verticaux destinés à servir de prise aux mains
du sportsman. Celui-ci, saisissant ces montants, met le pied
gauche sur l'une des traverses horizontales, pendant que
son pied droit, dont la chaussure est munie de crampons
pour ne pas glisser, prend de temps en temps son appui

sur le sol pour donner l'impulsion et accélérer l'allure.

Le *kälke* est une sorte de petit traîneau en miniature, ayant la forme d'un grand tabouret dont les jambes sont remplacées par des patins, et dont l'une des extrémités, celle qui représente l'avant, se relève « à la poulaine », comme dans tous les engins destinés à glisser sur la neige ou la glace. Dès la première enfance, les deux sexes se livrent avec une ardeur égale et avec la même liberté à cet exercice, qui fait leur joie et que ne dédaignent pas les grands jeunes gens et même les hommes. A sept ans, garçons et filles savent à peu près tous patiner; mais avant qu'ils puissent chausser des patins, vers l'âge de trois ou quatre ans, on leur permet déjà de glisser avec le kälke.

Pendant l'hiver, on rencontre à chaque pas, dans les rues de Stockholm, des troupes d'enfants de cinq à six ans, en quête d'un emplacement favorable pour leur glissade. Des bambins de trois ans suivent le groupe, tirant d'une main leur traîneau par une corde, cramponnés de l'autre main à la veste de quelque frère plus grand. Et quand on arrive en présence d'une rue bien en pente, tout ce petit monde s'arrête et s'organise. Chacun se couche sur son traîneau, le corps accoudé sur le côté droit; les jambes, qui dépassent en arrière le véhicule, prennent appui sur la neige durcie pour donner l'impulsion du départ, et le traîneau file comme une flèche. Dans cette descente rapide, l'enfant fait face en avant, et l'inclinaison de la pente, relevant l'arrière du traîneau, en abaisse naturellement la pointe. Il en résulte une position penchée qui donne d'abord au spectateur la crainte de voir le petit sportsman faire une chute la tête la première. C'est cependant l'attitude réglementaire; les jambes peuvent, dans cette position, tantôt rester relevées, pour ne pas diminuer la vitesse, tantôt toucher le sol en agissant comme un frein pour arrêter le traîneau, ou comme un gouvernail pour le diriger. Il n'existe aucun danger pour l'enfant dans les bousculades et les rencontres, car toutes les glissades se faisant dans le même sens, le choc des traîneaux entre eux est rendu insignifiant par leur déplacement facile. On n'aurait à redouter que les obstacles fixes, tels que les arbres et les murs des maisons. Mais l'enfant, très vite rompu à la manœuvre, les évite aisément, pourvu qu'il conserve tout son sang-froid. Et c'est justement la qualité qu'il gagne bien vite à ce jeu.

Une société s'est formée à Stockholm pour faciliter aux écoliers toutes les formes des jeux d'hiver. On improvise dans les cours, à l'aide de mottes de gazon et de terre glaise, de grands réservoirs d'eau, profonds de quelques centimètres, que le froid de la nuit transforme en belles nappes de glace; et les enfants peuvent patiner sans crainte d'accident. Sur la plus belle promenade de la ville, au-dessus du bâtiment de la bibliothèque, une butte a été transformée en glissoire pour les petits traîneaux des enfants et, chaque jour, plus de mille garçons ou filles viennent se laisser couler le long de la pente, sous l'œil d'un surveillant qui dirige les départs.

Les exercices de patinage complètent la gymnastique suédoise, non seulement parce qu'ils sont des exercices de « plein air », mais encore parce qu'ils sont des exercices « généraux », dont l'effet se fait sentir à tout l'ensemble de l'organisme. On pourrait en effet reprocher à la gymnastique suédoise de ne produire que des effets locaux. En raison même de la localisation méthodique du travail dans des groupes musculaires bien limités et qui entrent en jeu *successivement* et non *simultanément*, et aussi en raison de la suppression des grands efforts musculaires, on ne trouve pas dans la gymnastique suédoise la condition essentielle de l'ébranlement des grands appareils organiques, — condition qui se résume, comme nous l'avons dit, dans la production d'une forte dose de travail en peu de temps.

Il est vrai que dans les gymnases suédois on pratique beaucoup le saut et la course, exercices qui aboutissent à la production d'une forte dose de travail musculaire en un temps très court; mais ce sont là deux exercices « naturels » qui ne sont plus conçus dans l'esprit de la méthode de Ling. Les mouvements suédois proprement dits ne suffisent pas pour activer violemment la circulation du sang, la respiration et la transpiration cutanée. Ces effets, si nécessaires au traitement des maladies de la nutrition, et si utiles à l'hygiène des enfants, s'obtiennent aisément par le patinage sous toutes ses formes.

C'est ainsi que le sport d'hiver vient ajouter à la gymnastique suédoise un complément nécessaire. Ses effets doivent être mis en ligne pour une large part, quand on étudie les résultats si remarquables de l'éducation physique sur la population de Stockholm.

CHAPITRE III

La gymnastique médicale. — Les mouvements « à deux ». — La gymnastique « manuelle ». — La gymnastique « mécanique ».

La gymnastique médicale.

Quand on cherche à introduire en France, sinon la pratique, au moins la notion exacte de la *gymnastique médicale*, on se heurte à une première difficulté, celle de se faire comprendre. Dans notre pays, la gymnastique médicale n'existe pas en dehors de certains cas très spéciaux et très peu nombreux. Nous avons bien l'idée qu'on peut, à l'aide de l'exercice musculaire, redresser certaines déviations de la taille, rétablir les fonctions d'une articulation ankylosée, rendre leur force et leur volume à des muscles atrophiés. Nous comprenons, en un mot, qu'on puisse traiter par le mouvement certaines maladies des organes moteurs eux-mêmes ; ce sont les organes les plus solides et les plus grossiers de la machine humaine, et nous ne craignons pas trop pour eux ce « remède violent » qui s'appelle la gymnastique.

Mais notre confiance ne va pas au delà, et les médecins français ne voient plus aucune indication de l'exercice dès qu'il s'agit des affections médicales proprement dites, des maladies des organes internes. Ils pensent que, dans ce domaine, l'exercice est un agent préventif, grâce auquel certains troubles de la santé peuvent être évités, mais non un « remède » applicable aux maladies déclarées. Il serait trop tard, au dire de presque tous nos praticiens, pour avoir recours à l'exercice quand la maladie s'est nettement caractérisée, et surtout quand une lésion s'est produite dans quelque organe.

Cette manière étroite de comprendre l'application de l'exercice vient de la conception que nous avons de ses effets et se lie intimement à la tendance de notre système d'éducation physique, dont nous avons fait ressortir ailleurs le caractère essentiellement athlétique (1). Notre gymnastique est trop brutale pour se prêter aux délicatesses d'application que réclameraient des organes malades. Elle s'attache à augmenter la force des muscles et la résistance du corps. Et, dans cet esprit, les exercices qu'elle applique ont pour caractère d'être plus difficiles et plus fatigants que les mouvements de la vie ordinaire. Comment, dès lors, songer à les appliquer aux malades, dont les organes se fatiguent et subissent des perturbations graves, sous l'influence des actes les plus usuels de la vie ?

Pour faire comprendre combien est rationnelle, *à priori*, la prévention des médecins contre la gymnastique médicale, il est nécessaire, au risque de nous répéter, de rappeler que tout exercice corporel fait sentir à l'organisme deux sortes d'effets physiologiques : les uns locaux, les autres généraux. Les effets locaux se manifestent sur la région même du corps qui est le siège du mouvement, sur les bras, par exemple, dans l'exercice des haltères, sur les jambes dans l'exercice de la marche. Les effets généraux retentissent bien au delà du point où s'est localisé l'effort et atteignent l'organisme tout entier. C'est ainsi que la course, exercice de jambes, produit des effets très violents sur le cœur et sur le poumon et amène, du même coup, la transpiration et l'échauffement de tout le corps. Les effets dits

-----

(1) Voir *L'exercice chez les enfants et adolescents* (4e édition) F. Alcan, édit.

« généraux » de l'exercice sont très justement qualifiés ainsi, car ils atteignent tous les organes sans exception, activent toutes les fonctions et se font sentir même aux actes les plus intimes de la nutrition.

En cherchant à produire les effets généraux de l'exercice, on est sûr d'en faire bénéficier tous les organes, sans avoir besoin de viser plus spécialement l'un d'eux. C'est grâce à ses effets généraux que la marche, exercice de jambes, peut faire sentir à l'estomac son influence salutaire et amener la guérison de certains troubles digestifs. Mais on devine aisément, à côté des avantages de cette association de tous les organes à l'exercice, les inconvénients qu'elle peut présenter. Il est impossible, en effet, qu'un organe s'isole des autres et soit soustrait aux effets de l'exercice, quand celui-ci présente assez d'intensité ou de durée pour produire des effets « généraux ». Et le retentissement du travail musculaire sur toutes les fonctions deviendrait bien vite un danger pour des organes affaiblis ou malades, s'il atteignait un certain degré de violence.

Mais, remarquons-le, ce qu'on appelle « violence » représente un degré très variable, suivant les cas et les individus. Les effets du pas gymnastique ne sont pas trop violents pour le cœur d'un écolier; ils seraient excessifs pour le cœur d'un vieillard, et s'il s'agissait d'un cœur malade, l'excitation de l'organe pourrait être assez violente pour provoquer de redoutables accidents.

L'on voit donc, pour nous en tenir à l'exemple cité, qu'une affection nécessitant le repos absolu du cœur entraînerait la contre-indication formelle de tout exercice capable de produire des effets généraux appréciables. Il faudrait s'en tenir à des exercices d'une modération telle qu'ils ne puissent déterminer dans l'organisme aucun ébranlement. Et c'est là justement, parfois, un problème difficile. Quel exercice, en effet, semble plus modéré que la marche à pas lents sur une surface plane ? Nombre de malades, pourtant, ne peuvent faire quelques pas sans que le cœur batte avec violence et que le poumon entre en jeu avec ce rythme précipité qui amène l'essoufflement.

Aussi arrive-t-il le plus souvent que le médecin, renonçant à la solution du problème, proscrit absolument toute espèce d'exercice, faute d'en pouvoir trouver un qui soit assez modéré.

Mais la gymnastique médicale suédoise permet justement de donner aux malades les bénéfices de l'exercice sans les exposer aux perturbations générales qu'il produit sur l'organisme. Elle connaît des moyens, que la nôtre ignore, pour administrer l'exercice à très petites doses, aussi permet-elle de l'appliquer même à des malades incapables de marcher, parce qu'elle a dans son catalogue nombre d'exercices moins violents que la marche.

Il existe un tel écart entre les procédés d'exercices des Suédois et les nôtres, que le mot de « gymnastique », appliqué indifféremment à des choses si dissemblables, devient cause des plus graves malentendus. Nos médecins seraient certainement moins hostiles au traitement gymnastique des maladies internes s'ils ne jugeaient pas ce traitement sur la foi d'une étiquette mal choisie.

Le médecin français qui va étudier à Stockholm la gymnastique médicale se trouve en présence de choses tellement neuves pour lui qu'il a peine, au premier abord, à se reconnaître au milieu des mouvements si variés qu'il voit exécuter dans les « Instituts » publics ou privés. Mais, peu à peu, la lumière se fait dans son esprit ; il finit par classer tous ces ingénieux procédés et à voir qu'ils visent, en résumé, à deux résultats : *doser* l'exercice et le *localiser.* — «Doser» l'exercice, c'est en mesurer l'intensité avec assez de précision et de tact pour ne pas dépasser l'effet utile ; le «localiser», c'est limiter son effet à une région déterminée, de façon à éviter son retentissement sur des organes qu'il importe de ménager.

Pour doser l'exercice, les Suédois emploient un procédé qui s'écarte absolument de tous ceux de nos gymnases français, et qu'on pourrait appeler l'exercice « à deux ». — Qu'on se représente deux gymnastes dont l'un cherche à étendre le

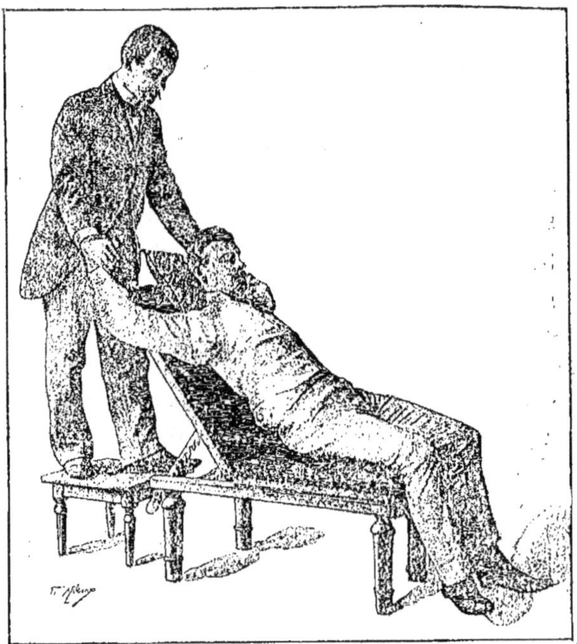

Fig. 5. — Extension des bras avec résistance du « gymnaste ».

bras pendant que l'autre, lui tenant la main, lutte contre ce mouvement et lui oppose une résistance plus ou moins grande, sans toutefois paralyser complètement son effort. Le mouvement exécuté par le premier exigera un déploiement de force d'autant plus grand que la résistance du second sera plus considérable. Le second gymnaste, s'il sait bien calculer sa résistance, pourra donc augmenter ou diminuer, à volonté, la dépense de force du premier. Tel est le principe. On peut en varier à l'infini les applications. Ce que fait le gymnaste *opposant* pour le bras, il le fera pour les jambes, pour les épaules, les hanches, la tête, etc. On comprend que chaque groupe de muscles pourra, suivant les besoins du traitement, être mis en jeu avec le degré de force voulue.

Le rôle de l'aide, dans la pratique de la gymnastique médicale, est d'une grande importance. C'est à son tact, à sa connaissance parfaite des mouvements et de leur effet, qu'est subordonné le succès de la cure. Les auteurs suédois donnent à cet aide le nom de « gymnaste », désignation qui déroute un peu le lecteur français, car, chez nous, la qualification de « gymnaste » s'applique à ceux qui exécutent les mouvements gymnastiques, plutôt qu'à ceux qui surveillent et dirigent ces mouvements.

Pour graduer l'effort musculaire demandé au patient, le gymnaste a plus d'une ressource à sa disposition. La plus élémentaire consiste à lui opposer un effort d'intensité croissante. Mais cette méthode pourrait être mise en défaut quand il s'agit des masses musculaires très puissantes auxquelles ne pourrait faire équilibre la force d'un bras, et même des deux bras du gymnaste opposant.

Admettons, par exemple, qu'il s'agisse d'exercer les muscles qui redressent la colonne vertébrale et supposons que le patient soit assis, le tronc fléchi en avant, et fasse effort pour se redresser pendant que le gymnaste opposant lutte contre cet effort. Si l'opposition se fait simplement en appliquant la main dans le dos et en luttant, par une poussée en avant, contre l'effort qui reporte le tronc en arrière, la résistance de l'opposant sera nécessairement très faible ; car la force des bras d'un homme très vigoureux est inférieure à la force des reins d'un homme de vigueur moyenne. Dans ce mode d'exécution, tout l'avantage sera du côté de l'homme qui exécute le mouvement ; il vaincra aisément la résistance de l'opposant, sans avoir besoin de faire appel à toute la force

des muscles mis en jeu : le mouvement sera « faible »
(fig. 6).

Veut-on solliciter dans les mêmes muscles un effort plus
considérable? Les gymnastes changent alors d'attitude.
L'un d'eux, celui que nous appelons, pour la clarté de l'exposition, le gymnaste *agissant*, se tient debout derrière une
barre de bois placée à la hauteur des hanches pendant que

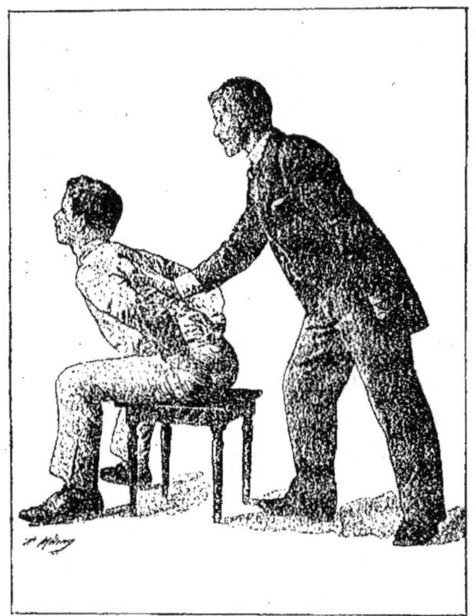

Fig. 6. — Mouvement d'extension de la colonne vertébrale avec résistance du
« gymnaste ».

le gymnaste *opposant* s'assied de l'autre côté de la barre,
sur laquelle il arc-boute le pied. Si, gardant leur attitude
respective, les deux gymnastes se saisissent par la main, et
que le gymnaste « agissant », après s'être laissé attirer en
avant jusqu'à flexion du tronc à angle droit, cherche ensuite à se redresser en portant le corps en arrière, on
comprend combien les conditions dans lesquelles la résistance lui sera faite diffèrent de celles de tout à l'heure. Le

gymnaste résistant, solidement arc-bouté sur la barre où il
appuie le pied, agit dans des conditions plus favorables
que son antagoniste et peut lutter avantageusement contre
lui, fût-il notablement moins vigoureux ; il peut lui imposer
un effort, allant, s'il le juge utile, jusqu'au bout des forces.

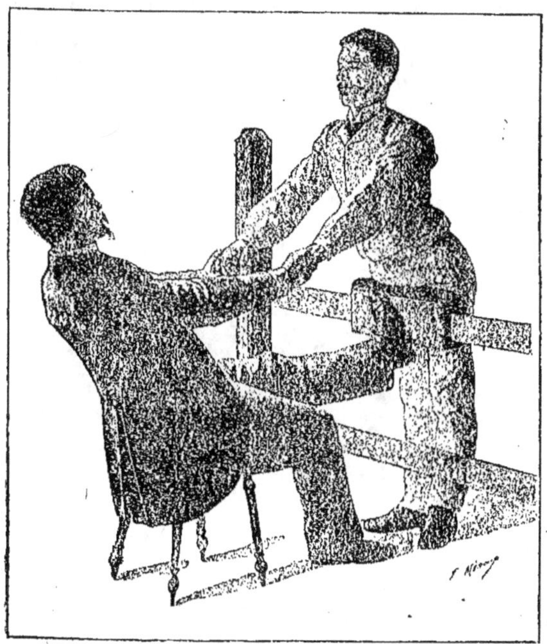

Fig. 7. — Extension de la colonne vertébrale avec résistance. — (Ce mouvement
est plus fort que le précédent.)

du groupe musculaire mis en action : le mouvement sera
« très fort » (voir fig. 7).

En veut-on un plus fort encore, un dans lequel le groupe
musculaire que nous supposons mis en jeu devra faire
un effort considérable pour vaincre une opposition des
plus faibles ? Le patient se couche à plat ventre sur une
banquette horizontale, dans une position telle que le bord
de cette banquette ne dépasse pas la crête de ses hanches.
Une courroie fixe les jambes de façon à empêcher la chute en

avant ; et le tronc, s'abandonnant à la pesanteur, se fléchit vers le sol. Si, à ce moment, les muscles dorsaux sont vigoureusement mis en action, le corps se redressera et pourra se replacer dans la position horizontale ; mais on comprend au prix de quel effort, puisqu'il faudra lutter, dans une attitude très défavorable, contre la pesanteur qui le sollicite à retomber dans la flexion vers le sol. Il suffirait, dans cette attitude, de la plus petite résistance exercée soit sur la tête,

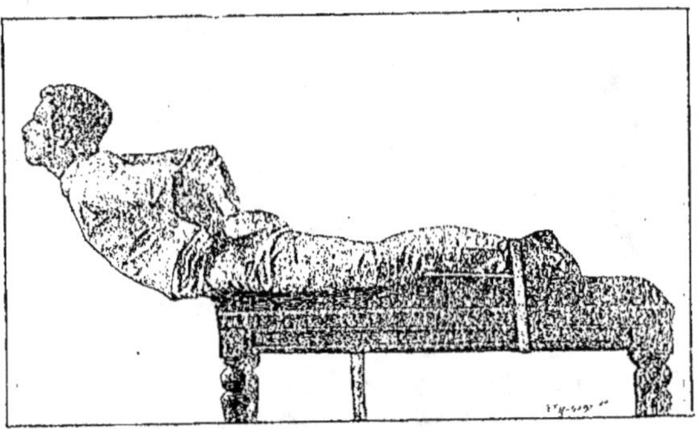

Fig. 8. — Extension de la colonne vertébrale. — (Ce mouvement est beaucoup plus fort que les précédents, et on le fait d'ordinaire sans résistance de l'aide.)

soit sur les reins, pour obliger le patient qui se relève à un effort véritablement athlétique (voir fig. 8).

Une foule de procédés aussi simples qu'ingénieux, et conçus dans le même esprit, ont été imaginés par les gymnastes suédois. Ils ont, pour chaque exercice, plusieurs modes d'exécution, plusieurs « variantes » dans lesquelles l'effort musculaire croît ou décroît progressivement d'intensité. L'ensemble de leurs mouvements représente ainsi comme une gamme très étendue, dans laquelle il est toujours possible de trouver la note qui s'harmonise exactement avec la résistance du malade.

Dans certains cas, la gymnastique suédoise pousse l'atténuation de l'exercice jusqu'à supprimer complètement l'effort; le sujet n'exécute plus l'exercice, mais il le subit. Le gymnaste est alors chargé, non plus de résister à des mouvements voulus, mais seulement d'imprimer au corps ou aux membres des déplacements dans divers sens, pour lesquels le patient ne fournit ni aide ni résistance. Ce sont les mouvements *passifs*. Nous avons déjà parlé des mouvements passifs et nous savons que ces mouvements agissent sur les articulations, dont ils entretiennent la mobilité ; sur les muscles, dont ils augmentent la souplesse et activent la nutrition ; sur la circulation du sang, qu'ils facilitent à l'égal des mouvements actifs. Ces mouvements sont très usités dans le traitement gymnastique des maladies du cœur, et l'action remarquable qu'ils exercent sur le système nerveux fait qu'ils sont fréquemment utilisés dans le traitement des névroses.

Les mouvements passifs ne sont pas encore le dernier degré d'atténuation de la « cure mécanique ». Les gymnastes suédois ont, dans leur catalogue, des procédés plus doux encore, les procédés du *massage* dont nous avons déjà donné une idée dans la première partie de ce livre.

Le massage n'est pas séparé, dans l'enseignement du Stockholm, de la gymnastique médicale, dont il est considéré comme une forme atténuée. Dans toute ordonnance des médecins gymnastes, on le voit indiqué à côté des divers mouvements qui composent la cure. Les diverses variétés de massage sont du reste enseignées à tous les jeunes gens et jeunes filles qui se destinent à la profession de gymnaste, et nous avons dit que les élèves-instructeurs de l'armée suédoise doivent apprendre à masser. Cette forme du traitement suédois est beaucoup plus connue chez nous que les autres parties du système, et nous confondons même souvent à tort, sous cette rubrique de « massage », les trois éléments de la cure mécanique : massage proprement dit, mouvements passifs et mouvements actifs.

Nous venons de voir avec quelle sûreté de méthode les
Suédois savent doser l'exercice : nous dirons en deux mots
comment ils s'y prennent pour le localiser dans la région
voulue. La localisation de l'exercice s'obtient au moyen d'attitudes diverses, et de différents modes de fixation du corps
pour lesquels des appareils spéciaux sont nécessaires.

On sait qu'aucun mouvement naturel ne s'exécute dans
une partie du corps même limitée, sans qu'un ou plusieurs
groupes de muscles éloignés s'associent indirectement aux

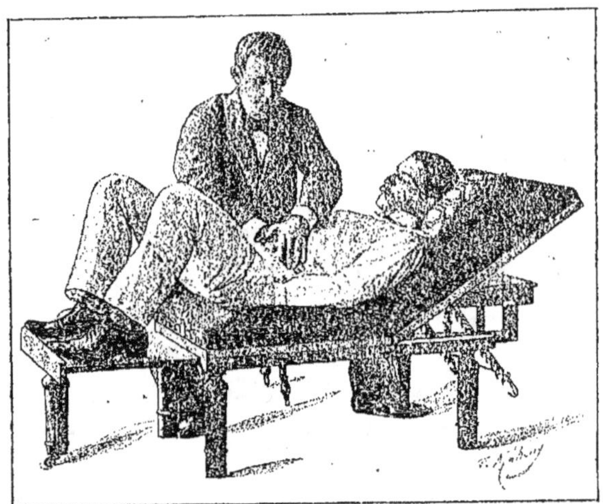

Fig. 9. — Banquette à dossier mobile pour le massage abdominal.

muscles directement mis en jeu. L'acte de soulever un poids
avec la main ne met pas seulement en action les muscles du
bras, mais ceux de l'épaule, des reins et même des cuisses
et des jambes. Cette association des divers groupes musculaires peut passer inaperçue quand l'effort est faible, elle
devient très apparente quand l'acte exécuté demande une
grande dépense de force. Les mouvements *associés* ne peuvent dans les actes ordinaires être évités que par une
attention minutieuse, ou même quelquefois par une longue
accoutumance ; mais il existe, dans la gymnastique suédoise,

des procédés pour supprimer les mouvements associés, ou, comme disent les physiologistes, les *synergies*. Le plus élémentaire de ces procédés consiste à donner au corps une attitude telle, que le membre dont on veut supprimer le travail soit mis dans l'impossibilité d'agir. Le rôle des appareils de gymnastique médicale est justement de permettre au gymnaste de varier les attitudes du patient et d'immobiliser les parties du corps où il craindrait d'éveiller des synergies.

Une barre plate et large, en bois capitonné, où le patient debout vient appuyer les hanches, des banquettes où il est tantôt étendu, tantôt placé à califourchon; des fauteuils à dossier mobile qui permettent de faire varier à volonté l'inclinaison du tronc pour le massage (voy. fig. 9); quelques barres de trapèze, pour se suspendre par les bras, et enfin l'*espalier* déjà décrit à propos de la gymnastique pédagogique, tel est l'outillage de la gymnastique médicale manuelle. Il ne faut pas confondre ces appareils très simples avec les machines beaucoup plus compliquées de la gymnastique *mécanique* dont il nous reste à parler.

La gymnastique « mécanique ».

Si on a bien compris le rôle que joue, dans la gymnastique médicale, l'aide, ou, comme disent les Suédois, le « gymnaste », il sera facile de concevoir que cet aide puisse être remplacé par un moteur mécanique. C'est, en effet, ce qui a lieu dans un système de gymnastique inventé par un médecin suédois.

Le docteur Zander a imaginé deux ordres de machines : les unes sont destinées à exercer *activement* les muscles; les autres, à imprimer des mouvements variés au corps qui les subit *passivement*. Ces machines sont généralement assez compliquées, mais le principe en est simple.

Les machines avec lesquelles on fait de la gymnastique active consistent essentiellement dans un contrepoids pou-

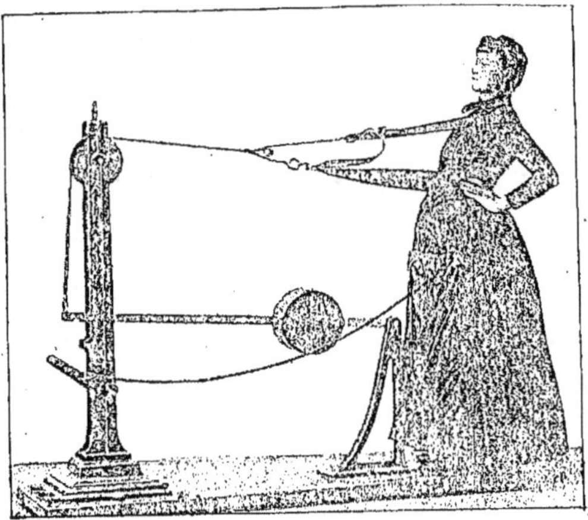

Fig. 10. — Appareil du Dr Zander pour l'extension *active* de la colonne vertébrale (avec résistance du contrepoids):

vant se déplacer sur la longueur d'un levier, et auquel on

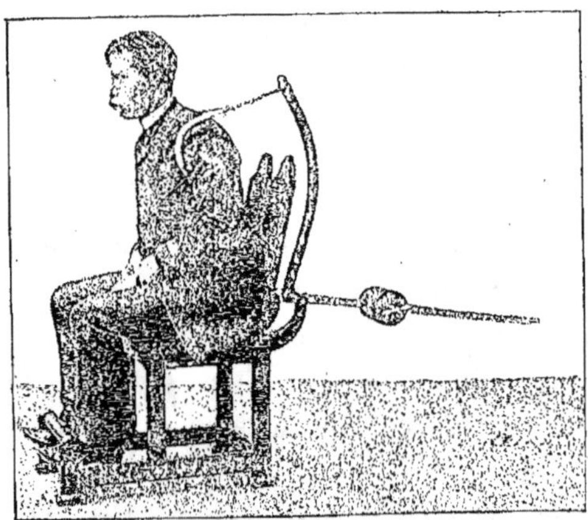

Fig. 11. — Appareil du Dr Zander pour la flexion *active* du tronc avec résistance graduée du contre-poids. — (Travail des muscles abdominaux.)

imprime un mouvement de soulèvement à l'aide d'une poignée, d'une pédale, d'un dossier, etc., suivant la partie du

corps qui doit être soumise à l'exercice. On peut « doser »
l'effort imposé au malade en déplaçant le contrepoids le long
d'une règle graduée et en augmentant ou diminuant à volonté
le bras de levier que forme cette règle. Quant à la « localisation » du travail dans tel ou tel groupe de muscles, elle s'obtient aisément en donnant au corps l'attitude voulue, et en
appliquant la force du contrepoids à telle ou telle partie
du corps ou des membres qu'il s'agit d'exercer. Pour mettre
en jeu ces machines, il faut être tantôt debout, tantôt assis,
tantôt couché ; tout est calculé de façon que l'effort auquel

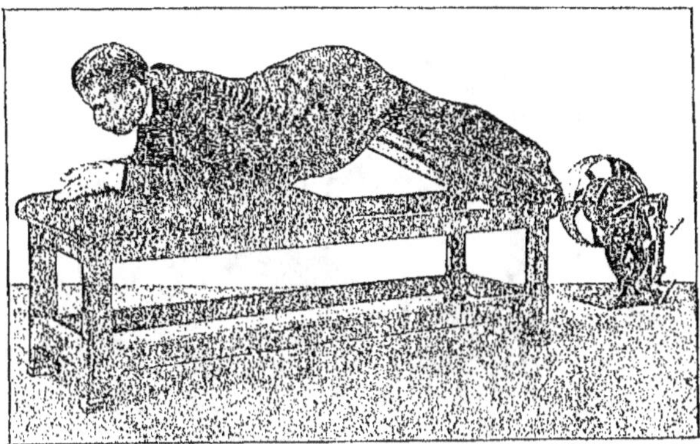

Fig. 12. — Appareil du Dr Zander pour la mobilisation de l'articulation lombo-
sacrée. (Mouvement *passif*.)

le contrepoids fait résistance soit bien limité au groupe de
muscles voulu (voir fig. 9 et 10).

Les machines destinées à produire des mouvements passifs ne sont pas actionnées par le malade lui-même ; ce sont
elles, au contraire, qui, mues par la vapeur, communiquent au corps ou aux membres du malade diverses formes
de mouvements. Étant données les ressources infinies de la
mécanique, on comprend qu'un inventeur ingénieux, doublé
d'un anatomiste instruit, ait trouvé moyen de faire jouer
dans tous les sens toutes les articulations du corps, à l'aide
de ces machines. Et, en effet, les machines du docteur

Zander produisent tous les mouvements qu'un aide intelligent saurait imprimer aux diverses parties du corps des malades, et même quelques mouvements spéciaux qu'on ne pourrait demander à l'action de l'aide. On voit, par exemple, dans la figure 12 une planche capitonnée mue par la courroie de transmission d'une machine à vapeur, produire du mouvement d'extension du bassin sur la colonne lombaire

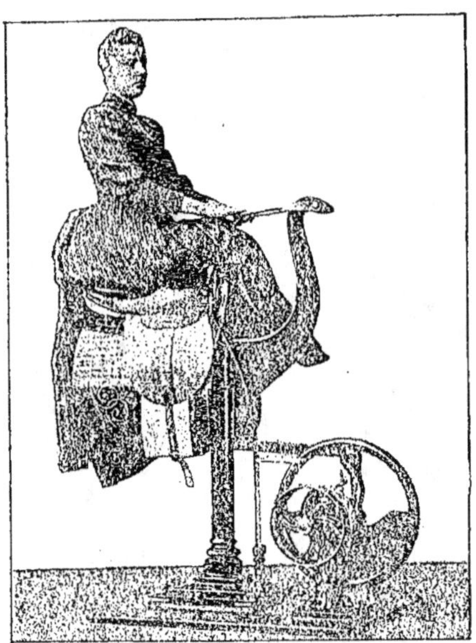

Fig. 13. — Appareil du Dr Zander pour le mouvement de trépidation de la totalité du corps (équitation).

qu'un aide pourrait difficilement provoquer. Encore moins pourrait-on obtenir de la gymnastique « manuelle » des mouvements de totalité tels que ceux donnés par l'appareil qui imite le trot d'un cheval, ainsi qu'on peut le voir dans la figure 13.

La gymnastique *mécanique* ne constitue pas, au point de vue médical et hygiénique, un système à part. C'est seulement un autre mode d'application des mêmes mouve-

ments. Nous avons vu comment on obtient avec les machines
des mouvements actifs et passifs. On obtient de même,
avec elles, les effets du massage. A l'aide de marteaux
capitonnés, semblables, sauf le volume, à ceux que mettent
en mouvement les touches d'un piano, on obtient les effets
de la forme de massage appelée *tapotement* (fig. 14). Une
autre forme, le *pétrissage* des muscles, est obtenue à l'aide

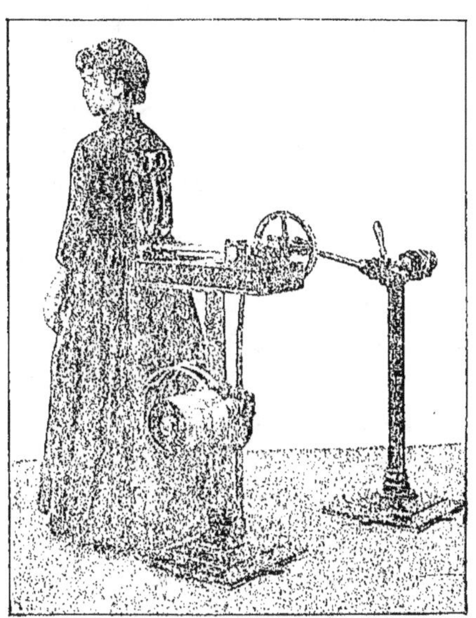

Fig. 14. — Machine du Dr Zander pour le massage « mécanique ». — (« Tapotement » du dos.)

du frôlement de deux épaisses courroies de cuir, rapprochées l'une de l'autre, et entre lesquelles on passe le bras
ou la jambe. On produit le massage par *effleurage*, à l'aide
d'un large tampon qui se déplace lentement dans le sens de
la surface du corps, comme ferait la main posée à plat. —
La gymnastique mécanique permet donc d'obtenir tous les
effets de la gymnastique « à deux ».

Les machines du docteur Zander ont, à Stockholm, un très
grand succès. Dans l'établissement qui appartient en propre

à l'inventeur, un nombre considérable d'hommes et de femmes viennent chaque jour se soumettre au traitement de la gymnastique mécanique. Je retrouve sur mes notes les chiffres relevés le jour de ma visite à l' « institut » Zander : il était venu ce jour-là 123 hommes et 92 femmes. Il existe deux autres établissements munis des machines du même système, dirigés par un autre médecin, le docteur Levertin, et où afflue une aussi nombreuse clientèle. Si l'on se rappelle que la ville de Stockholm ne compte guère plus de 200,000 habitants, les chiffres que nous citons montrent de quel crédit jouit en Suède la gymnastique mécanique. Et ce n'est pas là une de ces pratiques extra-médicales qui excitent quelquefois dans le public un engouement passager, pour être délaissées quand la science en a démontré le peu de fondement. La science marche de pair avec l'opinion publique pour faire prospérer ce système. Il n'est pas une sommité médicale à Stockholm qui n'envoie des malades aux instituts de gymnastique mécanique.

Dans toutes les grandes villes de la Suède, il s'est fondé des établissements de gymnastique mécanique, et l'on peut dire que l'Europe entière a adopté le système avec faveur. J'ai sous les yeux une carte où sont pointées toutes les villes pourvues des appareils mécaniques du docteur Zander. Il en existe à Copenhague, à Christiania, ainsi qu'à Pétersbourg, à Moscou, à Riga ; il en existe à Londres, à Barcelone, à Milan ; l'Autriche en possède huit, et, dans l'empire d'Allemagne, *quinze* villes en sont pourvues. Il n'y a que trois États de l'Europe où cette gymnastique n'ait pas encore pénétré ; ce sont : la Grèce, le Portugal, et... la France. — Qui donc reprochait aux Français leur engouement pour les nouveautés et pour les inventions étrangères !

L'application du traitement.

Nous avons tenté d'exposer les moyens d'action dont dispose la gymnastique médicale suédoise. Nous montrerons plus loin comment ces moyens s'adaptent aux diverses affections justiciables du traitement gymnastique. Il nous suffira de dire ici que cette gymnastique peut s'appliquer, sans danger et avec grand bénéfice, à presque toutes les maladies qui ne sont plus dans la période aiguë de leur évolution. De même que nous avons dans notre médecine « chimique » des médicaments pour tous les maux, il y a dans le catalogue de la médecine « mécanique » des mouvements pour toutes les affections médicales ou chirurgicales.

Les Suédois ont une gymnastique *corrective* et *orthopédique* pour les déviations de la taille et des membres ; ils ont une gymnastique *abdominale* pour les maladies des organes digestifs ; une gymnastique *respiratoire* pour combattre diverses affections du poumon, de la plèvre et des bronches. Ils ont des mouvements de *circulation* pour régulariser le cours du sang dans les maladies du cœur. Ils luttent encore à l'aide de la gymnastique contre les maladies du *système nerveux ;* ils connaissent des mouvements spéciaux, soit pour calmer l'irritation de la fibre nerveuse, soit pour en réveiller l'atonie, mieux que nous ne savons le faire en pareil cas, à l'aide de l'électricité. Ils ont enfin une gymnastique *gynécologique*, appropriée au traitement des maladies spéciales de la femme et obtiennent de la « cure manuelle » des succès étonnants dans nombre de ces maladies habituellement traitées chez nous par l'immobilité de la chaise-longue, ou même par une opération sanglante, et que nous considérons, au total, comme au-dessus des ressources de l'art médical. — Dans tous les cas où intervient la gymnastique suédoise, le traitement est toujours composé de trois modes de médication que nous avons décrits : mouvements actifs, mouvements passifs et massage.

La gymnastique dite « médicale » n'est pas réservée exclusivement aux infirmes, aux éclopés et aux malades. C'est un système conçu dans le même esprit que la gymnastique ordinaire, dont elle représente une forme adoucie. L'atténuation progressive de l'effort met cette forme de l'exercice à la portée des tempéraments les plus délicats et des muscles les plus faibles. Aussi les Suédois, dès qu'il se présente dans leur santé le plus petit dérangement, pensent-ils aussitôt à la gymnastique. Ils vont demander au gymnaste des « mouvements » pour se rétablir, comme nous demanderions au pharmacien quelque sirop ou quelque pilule.

En France, les médecins ont bien, depuis quelque temps, l'habitude d'indiquer, dans la plupart de leurs prescriptions, que le consultant devra « prendre de l'exercice » ; mais ce n'est en général qu'un hommage tout platonique rendu à l'efficacité de ce moyen thérapeutique. Où aller, en effet, pour prendre de l'exercice ? — Au gymnase ? à la salle d'armes ? Mais on a défendu les efforts violents. — Et l'on ne sait plus que faire si on n'a pas les moyens de monter à cheval, ni le temps de consacrer trois ou quatre heures chaque jour à des promenades à pied. On renonce au remède devant la difficulté de l'appliquer.

En Suède, le problème est plus facile à résoudre. Il existe à Stockholm une foule d'établissements où s'exécutent les ordonnances médicales dans lesquelles la gymnastique est prescrite. De même qu'il y a des officines de médicaments qui s'appellent les pharmacies, il y a aussi des officines « de mouvements » qui s'appellent des *Instituts gymnastiques*. Et moyennant une rétribution très modeste, chacun est admis dans ces instituts pendant une ou deux heures chaque jour pour y exécuter la prescription du médecin. Ces instituts sont de deux sortes : les uns emploient des aides ou « gymnastes », les autres remplacent les aides par des machines.

Il ne sera pas sans intérêt d'introduire successivement le lecteur dans un institut de gymnastique manuelle et dans un institut de gymnastique mécanique, car ces deux sortes d'établissements présentent une physionomie vraiment originale, et nous n'avons rien qui leur ressemble dans notre pays.

L'institut médical du docteur Wide jouit à Stockholm d'une réputation très grande et très méritée. Nous pouvons le décrire comme le type de ceux où le traitement est appliqué par des gymnastes. Le docteur Wide reçoit chaque jour deux séries de malades : les femmes dans la matinée et les hommes dans l'après-midi. Chaque série se compose de cinquante personnes environ, soit une centaine par jour. Pour appliquer le traitement, il ne faut pas moins d'une vingtaine d'aides des deux sexes.

Tout un étage de la maison est consacré à cette clinique gymnastique, dont l'aspect, au moment du traitement, offre au visiteur français un spectacle absolument nouveau. Le malade, muni de sa feuille d'ordonnance, se met entre les mains du gymnaste qui doit lui faire exécuter successivement les mouvements, — au nombre de dix ou douze, — prescrits par le médecin. Chaque mouvement exige environ cinq à six minutes, au bout desquelles l'exercice est interrompu pendant un temps à peu près égal pour être repris et continué par temps successifs. Dans les intervalles de repos, le gymnaste va donner ses soins à un autre patient, ou prêter son concours à un collègue, dans le cas très fréquent où l'exécution d'un mouvement nécessite deux et même trois aides.

Les personnes qui fréquentent l'institut médical subissent leur traitement en commun, côte à côte. Sachant que le massage joue un très grand rôle dans la médication, l'on pourrait croire cette promiscuité plus choquante qu'elle ne l'est en réalité. Le massage à Stockholm ne se fait pas d'ordinaire à nu comme en France. On masse par-dessus les vêtements quand il s'agit des bras, des jambes et du dos. On masse même l'abdomen sans découvrir le patient, pourvu qu'il soit débarrassé des vêtements trop résistants, tels, par exemple, que le corset pour les femmes. Au reste, deux ou trois salons particuliers permettent de traiter à part certains cas spéciaux.

Non seulement le traitement en commun ne choque personne, mais encore il présente un attrait réel, en faisant de la gymnastique un prétexte de réunion. Aucun peuple n'est plus sociable que le peuple suédois. Ces « Français du Nord » ont conservé une simplicité dans les habitudes, une familiarité affectueuse dans les rapports sociaux, qui se sont depuis longtemps perdues en France, sauf peut-être dans quelques coins de nos provinces méridionales. Et l'attrait d'une réunion journalière, où l'on se retrouve dans l'intimité, a contribué en quelque chose, sans aucun doute, à la vogue dont jouit la gymnastique à Stockholm. En tout cas, plus d'un cercle de nos grandes villes pourrait envier l'entrain de ces réunions de malades. Dans les intervalles de repos, des causeries familières s'établissent, alimentées par mille incidents du traitement et aussi par mille racontars de la ville. Entre nouveaux venus, la glace est bien vite rompue, car à chaque instant se présente l'occasion d'une foule de services réciproques. C'est un renseignement technique qu'on demande à son voisin, c'est une assistance obligeante qu'on lui prête pour un mouvement quand l'aide fait défaut. Beaucoup d'enfants des deux sexes suivent le traitement et animent la réunion par leur gentillesse et leur espièglerie.

Le visiteur étranger est quelque peu surpris de voir tant d'entrain et de gaîté dans ces réunions où les assistants semblent, au premier abord, soumis à un traitement pénible autant que bizarre. Ces banquettes où on les étend, ces chevalets sur lesquels on leur ploie les reins, ces barreaux auxquels ils sont suspendus, pendant qu'on leur tiraille le corps et les membres, tous ces engins nouveaux pour le spectateur, éveillent dans son esprit l'idée de quelque torture du moyen âge. A son étonnement viendront peut-être s'ajouter quelques velléités de raillerie s'il observe des détails d'un autre ordre. S'il voit, par exemple, un homme s'asseoir à califourchon sur une banquette, puis un aide lui sauter à cheval sur les jambes pour les immobiliser, et, pendant ce temps, deux vigoureux gymnastes le saisir de chaque côté par les épaules, et se le renvoyer de l'un à l'autre par un mouvement de balancement semblable au rapide va-et-vient du métronome ; ou bien si le patient est soumis devant lui à ce mouvement que les Suédois appellent *skruvdining* ou mouvement « de la vis », qui consiste à imprimer au tronc un rapide mouvement de torsion autour de l'axe vertical de la colonne vertébrale, comme on ferait de la tige d'une vrille pour l'enfoncer dans du bois. S'il observe encore une foule d'autres pratiques singulières, dont il ne comprend pas la portée thérapeutique et ne saisit que l'excentricité, il aura peine, peut-être, à retenir cette exclamation : « Ces gens sont des fous ! »

Le médecin ne devra pas s'en tenir à la première impression pour juger la gymnastique médicale, ni s'arrêter à certains détails d'application qui s'écartent de nos habitudes et peuvent nous paraître choquants. Ces impressions du premier coup d'œil s'effacent dès qu'on a compris. La gymnastique médicale, en effet, n'a rien de douloureux, et ses mouvements les plus excentriques ont leur efficacité dans certaines maladies. Mais il n'est pas superflu de faire observer que l'introduction dans notre pays de la gymnastique médicale suédoise soulèverait une question d'adaptation et de « mise au point », question importante à résoudre, si l'on ne veut pas se heurter à cette pierre d'achoppement, si redoutable en France, qui s'appelle le ridicule.

Les instituts de gymnastique mécanique n'exigent pas, comme nous venons de le dire, un grand nombre d'aides compétents. Des enfants suffisent pour mettre en action les divers appareils qui sont désignés par un numéro d'ordre et dont chacun ne produit qu'un mouvement spécial nettement déterminé. La salle dans laquelle se fait le traitement ressemble à une véritable « galerie de machines »; et c'est un curieux spectacle de voir cette foule de gens couchés, assis, debout; tantôt tirant et poussant des poignées ou des pédales; tantôt saisis par des courroies, pressés par des mécanismes divers, qui leur impriment des mouvements dans tous les sens, les massent, les forcent à respirer profondément, etc. Mais, au fond, il n'y a rien de changé que la mise en scène, et le but du traitement mécanique est le même que celui de la gymnastique manuelle : il tend à provoquer des mouvements actifs et passifs, et à appliquer les diverses formes du massage.

La gymnastique mécanique est très en faveur à Stockholm; l'institut du docteur Zander, inventeur du système, est, comme celui du docteur Wide, un prétexte à réunions et à causeries. Au milieu des immenses galeries où se pressent les malades, on a réservé la place d'un salon de repos, avec des journaux, des revues et des rafraîchissements. Cet établissement est fréquenté par la meilleure société de Stockholm. Au moment de mon voyage, le roi de Suède y venait chaque matin subir son traitement dans la salle commune sans plus de cérémonie qu'un simple particulier.

Deux autres instituts mécaniques utilisent à Stockholm

les machines du docteur Zander ; ils sont dirigés par le docteur Levertin. L'un de ces instituts est en même temps un splendide établissement de bains, plus complet qu'aucun des nôtres à Paris, ainsi que le sont du reste, pour le dire en passant, les nombreux établissements balnéaires de Stockholm, auprès desquels les nôtres semblent véritablement misérables. La *balnéothérapie* forme, en effet, chez les Suédois, comme le complément de la gymnastique.

Beaucoup d'autres établissements spéciaux offriraient encore de l'intérêt pour compléter l'étude de la gymnastique à Stockholm ; ce sont les instituts privés dirigés par de simples gymnastes pourvus de leur diplôme supérieur et inspectés par des médecins. Enfin, pour ne rien omettre, il faudrait parler aussi de la gymnastique qui se fait dans les familles, soit sous la direction d'un maître qui se rend à domicile, soit spontanément et sans autre direction que le souvenir des leçons déjà reçues.

La forme simple de la gymnastique suédoise et son outillage peu encombrant en font le type de la gymnastique *de chambre*. Il faut ajouter que la facilité des mouvements et le peu d'efforts qu'ils exigent la rendent possible à tout âge. Aussi, parmi les personnes d'âge mûr qui ne fréquentent plus les gymnases, en est-il un grand nombre qui chaque matin « prennent leur gymnastique », soit en exécutant un certain nombre de mouvements libres, soit en ayant recours à un ou deux appareils qui trouvent aisément leur place dans un cabinet de toilette : un espalier contre le mur, une barre horizontale dans l'embrasure d'une porte, etc.

La gymnastique, pour le peuple suédois, est donc une institution vraiment nationale et fait sentir son influence bienfaisante sur les habitudes intimes de tous les individus, et sur le genre de vie de toutes les classes de la société. Mais c'est à la modération de ses mouvements et à leur adaptation parfaite aux lois de l'hygiène, que la gymnastique doit sa popularité à Stockholm; c'est sa tendance hygiénique qui la rend utile pour tous, et applicable à tous.

Nous ne saurions trop insister sur cet avantage qu'elle présente, de pouvoir être mise à la portée des faibles, c'est-à-dire de ne pas rester inaccessible, comme la nôtre, aux sujets qui auraient le plus grand besoin de ses bienfaits. On ne peut faire bénéficier de notre gymastique ni les valétudinaires, ni les hommes qui commencent à vieillir; un homme de cinquante ans est généralement exclu de toutes les formes de l'exercice méthodique. A Stockholm, nous avons vu dans tous les instituts des vieillards de soixante-quinze ans venir se retremper dans cette « fontaine de Jouvence » qui s'appelle l'exercice, et garder, grâce à la gymnastique, une admirable santé, jointe à une vigueur et à une souplesse vraiment juvéniles.

La gymnastique suédoise pourrait fournir à la nôtre le plus utile complément sans qu'il fût nécessaire pour cela de copier servilement tout le système, dont bien des détails, signalés au passage, s'adapteraient mal à notre caractère et à nos habitudes sociales. La gymnastique suédoise n'est pas plus que la nôtre un système parfait. Seulement les reproches à faire à chacun des deux systèmes sont loin d'avoir la même portée. Le système suédois présente des lacunes, des *desiderata;* le nôtre commet des fautes. La gymnastique suédoise manque peut-être d'exercices suffisamment athlétiques, et quand elle est appliquée à des hommes très robustes, on peut regretter qu'elle ne recherche pas assez l'effort. En revanche, la gymnastique française ne sait pas assez éliminer l'effort quand il s'agit des sujets pour lesquels il serait dangereux. De ce fait elle devient impossible pour les malades, et même pour le plus grand nombre des bien portants; elle semble inventée pour une minorité de sujets d'élite, pour ceux justement qui pourraient avec le moins d'inconvénients s'en passer. Le système suédois est applicable à tout le monde, et c'est là la véritable raison de sa prospérité qui, depuis 1814, ne s'est pas un instant démentie.

La gymnastique médicale suédoise est comme le couronnement de l'édifice élevé par Ling : elle représente l'application la plus délicate et la plus étudiée de la science des mouvements. Nous avons dit quelle distance il nous reste à franchir pour pousser notre système au degré de développement où est parvenu celui des Suédois. Que faudrait-il pour réaliser cet immense progrès d'acclimater en France la gymnastique médicale ? — Nous nous sommes efforcé de le démontrer, il faudrait d'abord modifier profondément l'esprit de notre gymnastique générale et y introduire, à côté de ses tendances à l'athlétisme, un esprit scientifique qu'elle n'a pas.

Mais au point de vue pédagogique aussi bien qu'au point de vue médical, nous sommes absolument dépourvus de praticiens instruits, et nous n'avons que deux partis à prendre, si nous voulons mettre notre enseignement gymnastique au niveau de celui de Stockholm : c'est d'appeler à Paris des gymnastes suédois, ou bien d'envoyer nos gymnastes s'instruire en Suède. Comment, en effet, pourrions-nous les instruire en France, puisque nous ne possédons pas encore une seule école normale de gymnastique civile? Trouverions-nous étrange d'envoyer nos gymnastes se former à Stockholm? Mais nous envoyons bien nos peintres et nos sculpteurs d'avenir se former à l'École de Rome. Nous avons à Paris une foule de professeurs de gymnastique d'une intelligence assez ouverte et d'une instruction assez étendue pour espérer qu'une saison d'étude de six ou huit mois à Stockholm suffirait pour les mettre au courant de la science qu'ont édifiée les progrès des Suédois. Nous pourrions alors, au retour de ces maîtres, entreprendre la fondation d'une école normale de gymnastique civile, émule de l'Institut central de Stockholm.

Ainsi se trouverait comblée une véritable lacune de notre système d'éducation physique. Tout notre enseignement normal de gymnastique se borne à l'École de Joinville-le-Pont, où nous formons des moniteurs pour diriger l'éducation physique de nos écoliers. Comme si des enfants du plus jeune âge, auxquels on reconnaît toutes les faiblesses physiques, toutes les prédispositions morbides résultant d'une vie trop sédentaire et d'un travail cérébral excessif, pouvaient être soumis à la même direction que des soldats, c'est-à-dire des hommes adultes ayant subi le contrôle des conseils de revision et qui sont, par conséquent reconnus forts et bien portants !

La création d'une école supérieure de gymnastique supposerait un enseignement qui fût à la hauteur de cette institution. Il nous faudrait changer les matières des cours et surtout demander une instruction plus avancée au personnel enseignant. Il serait alors logique d'attacher moins d'importance à l'état d'entraînement des hommes qu'à leur degré d'instruction, et l'on arriverait, comme à Stockholm, à partager également le temps des élèves-maîtres entre les cours théoriques et les exercices pratiques, au lieu de remplir la journée, comme on le fait à Joinville, par sept heures de travail corporel. On formerait ainsi non des athlètes, — ce qui est parfaitement inutile pour l'enseignement, — mais des maîtres aussi capables de comprendre le but des mouvements que d'en démontrer l'exécution. On aurait des « gymnastes » dans le sens que les Suédois attachent à ce mot, c'est-à-dire des hommes aussi capables de diriger l'éducation physique des enfants que de seconder les médecins. Mais les médecins devraient s'initier, eux aussi, pour diriger leurs aides, à bien des connaissances qui ne font pas encore partie de notre instruction médicale, et c'est à Stockholm même qu'ils devraient aller faire ces études spéciales.

C'est pour avoir trop peu le goût des voyages scientifiques que nous sommes restés si ignorants dans cette branche si importante de l'art de guérir. Aucun médecin français n'était venu étudier à Stockholm la gymnastique suédoise avant le mois de décembre 1890, date à laquelle nous y avons été envoyé en mission par le ministère de l'Instruction publique. Il nous a été facile de constater que les autres peuples de l'Europe n'y avaient pas mis le même retard. A notre arrivée, plusieurs médecins allemands étaient déjà installés à Stockholm, suivant les cours de l'Institut central de gymnastique et les cliniques des instituts privés. Quelques mois auparavant, le professeur Jentzer, de l'école de médecine de Genève, y était venu recueillir, sur le même sujet, les matériaux d'un important ouvrage qu'il a publié depuis.

Un grand nombre de savants étrangers et surtout d'Allemands viennent chaque année à Stockholm, ne jugeant pas superflu de compléter leur instruction médicale par l'étude de la gymnastique suédoise. Le Dr Profanter, puis le Dr Schultze, professeur de gynécologie à l'Université d'Iéna, ont étudié, dès 1886, le traitement gymnastique des maladies des femmes, et cette méthode a rendu d'immenses services dans leur pays. C'est par centaines qu'ils comptent aujourd'hui les guérisons d'affections spéciales rebelles à tous les autres moyens de traitement. Et pendant que les Allemands, nos rivaux dans la science comme ailleurs, enregistrent les succès de ces méthodes, nous n'en connaissons en France ni l'application, ni même l'esprit. Le plus souvent, nos maîtres les plus autorisés les condamnent *à priori* sans en avoir jamais fait l'essai.

Il suffirait, pour dissiper ces préventions, d'un court séjour à Stockholm. Les plus incrédules devraient bien vite s'incliner devant les faits. Et s'ils n'avaient pas le temps de constater par eux-mêmes des résultats probants, leur con-viction serait bientôt faite, en présence du témoignage unanime des médecins suédois les plus autorisés.

CHAPITRE IV

LA GYMNASTIQUE ALLEMANDE

Identité de la gymnastique médicale dite « allemande » et de la gymnastique suédoise. — Modifications apportées par l'école allemande dans les appareils de la gymnastique mécanique. — Les machines de Nycander. — Importance prise par le massage « mécanique » en Allemagne et en Autriche.

L'Allemagne n'a pas comme la Suède un système de gymnastique pédagogique qui s'adapte au traitement des maladies. Il existe bien, de l'autre côté du Rhin, un grand nombre d'établissements de gymnastique médicale (*Heilgymnastik*), mais les exercices qu'on y pratique n'ont aucun rapport avec ceux des grands gymnases nationaux (*Turnen*). Là-bas, comme chez nous, la gymnastique nationale a un caractère éminemment « athlétique » qui en rend l'application impossible dans le traitement des maladies. La gymnastique médicale y est manifestement d'importation étrangère.

Le système national inauguré par Jahn en 1814 présentait tous les caractères d'un système militaire, et l'Allemagne, pendant de longues années, est restée fidèle aux traditions de Jahn, faisant de sa gymnastique une question de patriotisme et y cherchant une préparation à la revanche d'Iéna. A cause de cette conception même du but de l'exercice, elle n'a donné à son système d'éducation physique aucun développement essentiel qui puisse permettre d'y puiser des éléments spéciaux applicables au traitement des maladies. Sa gymnastique est restée athlétique et militaire comme au temps de Jahn.

Les médecins allemands ont cependant beaucoup plus que

nous la conception scientifique de l'exercice et des résultats thérapeutiques qu'on peut en obtenir; mais cette supériorité ne tient pas à leur système national ni au développement qu'ils lui auraient donné depuis son fondateur : elle est due aux emprunts qu'ils font chaque jour à la gymnastique suédoise. Des hommes marquants, comme Schreber à Leipzig, ont bien tracé des règles de traitement par la gymnastique et laissé des ouvrages sur la matière, estimés à très juste titre. Mais ces spécialistes ne se sont pas servi, à proprement parler, de la gymnastique « allemande ». Ils ont créé des écoles privées à côté de l'école nationale, et les doctrines qu'ils y professent sont, au fond, des réminiscences ou des inspirations de l'école suédoise.

Plus avisés que nous, les médecins allemands, comme aussi les médecins autrichiens, fréquentent depuis longtemps l'école de Stockholm et en rapportent des documents qu'ils mettent à profit dans la pratique de leurs pays. Nous aurons fréquemment l'occasion, au cours de ce travail, de rendre justice aux progrès accomplis en gymnastique médicale par les écoles de Berlin et de Vienne. Mais il faut reconnaître, en toute conscience, que la source de ces progrès dérive du système de Ling, et par conséquent de la gymnastique suédoise plutôt que de la gymnastique allemande.

L'Autriche, comme l'Allemagne, a suivi les traditions de Jahn pour son système d'éducation physique, et celles de Ling pour les applications thérapeutiques de l'exercice. Les deux pays voisins ont si bien fait échange d'idées et de pratiques en matière d'éducation physique et de gymnastique médicale, qu'il est logique de décrire sous le même titre de *Gymnastique allemande*, les moyens d'exercice utilisés dans les pays de langue allemande au traitement des maladies.

On chercherait en vain, soit à Berlin, soit à Vienne, une institution rappelant la grande École centrale de gymnastique de Stockholm. Il n'y a nulle part cette centralisation de l'enseignement qui, en réunissant tous les matériaux dans un même foyer, permet d'en faire rayonner une vive clarté. En revanche, on retrouve sur une multitude de points disséminés dans l'étendue du pays de petits centres d'instruction qui assurent la diffusion des doctrines. Dans chacune des Universités régionales si nombreuses, comme on sait, de l'autre côté du Rhin, à Leipzig, à Munich, à Iéna, comme à Prague et à Budapest, on trouve des personnalités médicales qui font école et donnent par leur initiative individuelle à l'enseignement de la gymnastique une impulsion puissante.

La gymnastique médicale est connue de tout le public scientifique, en Allemagne et en Autriche-Hongrie. Il n'y a, dans ces pays, aucun médecin qui ignore le parti qu'on peut en tirer et qui soit embarrassé, sinon pour appliquer lui-même le traitement, au moins pour en reconnaître les indications formelles, et pour adresser ses malades à un établissement où ce traitement lui sera méthodiquement appliqué. On trouve dans toutes les grandes villes des spécialistes appliquant la gymnastique médicale ; — j'entends des spécialistes munis de leur diplôme de docteur et non des empiriques comme ces « comparses » de la médecine, dont nous sommes infestés en France sous le nom de masseurs. On trouve des établissements de gymnastique médicale et massage dans toutes les villes d'eaux et dans toutes les « stations » — si nombreuses chez nos voisins — où, sans prendre des eaux minérales, on va faire des cures d'air, d'hydrothérapie, de « terrains », de raisins, etc. La gymnastique méthodiquement appliquée est l'adjuvant important du traitement balnéaire ou autre que les malades viennent chercher à Bade, à Hombourg, à Marienbad, à Wiesbaden, à Grœffenberg, à Méran, etc.

S'il n'existe pas en Allemagne, pas plus qu'en Autriche,

une école « Centrale » qui soit comme à Stockholm la gardienne des traditions, c'est qu'il n'y a pas, en réalité, de traditions nationales : il n'y a pas unification de la doctrine et il ne pouvait y avoir unité de l'enseignement. Mais l'important, au point de vue des résultats, c'est que les médecins puissent s'initier à la science pratique. Et il existe une foule de maîtres comprenant et appliquant, chacune à un point de vue spécial, les différentes formes du traitement gymnastique. Ces maîtres sont tantôt de simples médecins sans aucun titre officiel autre que leur diplôme, tantôt des professeurs de l'Université.

En Allemagne il n'y a, ni à Berlin, ni dans les Universités provinciales, aucun professeur faisant un cours officiel de gymnastique, mais il est mainte ville universitaire, en Alsace, en Saxe, en Bavière, où les étudiants se groupent autour d'une personnalité médicale en vue, pour y apprendre sinon la théorie, au moins la pratique de la gymnastique médicale et du massage, en même temps que des autres moyens médicaux ou chirurgicaux employés concurremment. La gymnastique médicale, n'est pas pour ces maîtres une spécialité, mais ils l'appliquent et la font appliquer par leurs « assistants », et par le fait, ils donnent à leurs élèves l'occasion de l'apprendre. Il va de soi que chacun de ces professeurs met à peu près exclusivement en œuvre la partie de la science gymnastique qui se rapporte à sa spécialité. Ceux, par exemple, qui s'occupent de chirurgie feront surtout de la gymnastique orthopédique, comme Beely à Berlin et Fischer à Strasbourg ; les spécialistes pour les maladies des femmes, comme Schultze à Iéna, Krobak à Vienne, emploient exclusivement le massage et la gymnastique gynécologique. D'autres, qui se consacrent à la médecine proprement dite, cherchent à agir sur les organes internes ou sur la nutrition. C'est ainsi que le professeur OErtel, de l'Université de Munich, a institué un système d'exercice absolument différent de tous les procédés de la gymnastique systématique, et qui a pour but de réglementer le plus simple de tous les exercices, la marche pour en faire un système thérapeutique que nous exposerons en détail au chapitre suivant et qu'on appelle en Allemagne la *cure-de-terrain*.

En Autriche, l'enseignement de la gymnastique médicale est plus avancé encore qu'en Allemagne. Il n'y existe pas encore d'enseignement centralisé, mais il a été créé dans les hôpitaux des chaires officielles pour l'enseignement théorique et pratique des mouvements curatifs, des appareils et du massage. A Vienne, à l'hôpital universel, le professeur Lorenz est chargé d'enseigner la gymnastique orthopédique ; à côté de lui le professeur Krobak, assisté par le Dr Kumpf, fait une clinique de gymnastique et massage gynécologiques. En Bohème et en Hongrie, l'enseignement de la gymnastique médicale est aussi officiellement donné par des professeurs titulaires, dont le plus connu est le professeur Dollinger, à Budapest.

On le voit, s'il n'y a pas, ainsi que nous le disions au début, une gymnastique médicale *Allemande*, l'idée de gymnastique thérapeutique est beaucoup plus vulgarisée dans les pays allemands que chez nous, et à défaut d'une grande méthode à laquelle tout le monde serait rallié, il y existe une série de systèmes dont les représentants groupent autour d'eux un grand nombre de disciples.

Presque toutes les grandes villes d'Allemagne et d'Autriche ont des instituts de gymnastique suédoise, mais ce qui domine ce sont les établissements de gymnastique *mécanique*, avec les machines de Zander que nous avons décrites dans le chapitre précédent.

L'installation de ces établissements exige une mise de fonds assez considérable, mais leur exploitation est relativement économique en ce sens que le personnel qui les dirige n'a pas besoin d'être initié à des études spéciales. Dans bien des endroits ce sont des jeunes garçons, des fillettes de dix à douze ans qui installent le patient sur chaque appareil, l'y fixent en bouclant quelques courroies et lui indiquent la manœuvre très simple à exécuter. La forme du mouvement est toujours exacte, puisqu'elle dépend de la disposition de l'appareil lui-même et non, comme dans la gymnastique manuelle, du concours intelligent d'une main exercée. Quant à la dose de travail que chaque mouvement doit représenter, elle peut être mathématiquement dosée en kilogrammes suivant la position du contre poids qui règle l'effort et qui se déplace à volonté le long d'un bras de levier gradué.

D'autres appareils de gymnastique médicale, imités de ceux de Zander et d'un prix beaucoup moins, élevé sont très répandus en Allemagne. La fabrication de ces appareils se fait à Hombourg, mais ils sont encore l'œuvre d'un Suédois, Nycander, établi en Allemagne

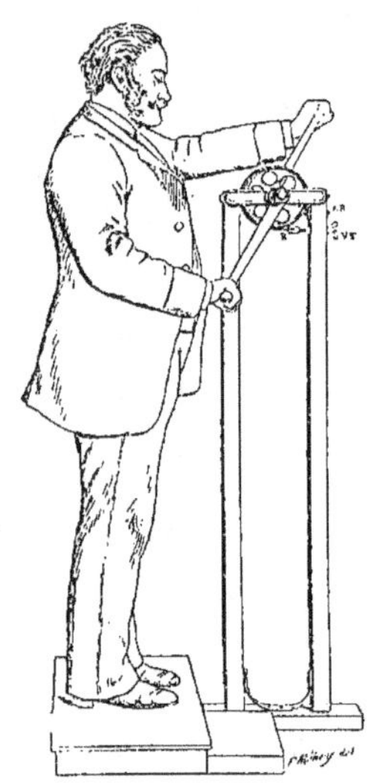

Fig. 15. — Appareil de Nycander pour exercer les muscles des bras. — (La résistance est obtenue au moyen d'une lame métallique enroulée autour de la roue R et qu'on serre à volonté à la manière d'un frein, au moyen d'une vis de tension V. T.)

depuis quelques années. Les appareils de Nycander ne diffèrent pas de ceux de Zander par leur effet thérapeutique ni par leur principe fondamental, mais seulement par des détails de mécanisme qui les simplifient et en diminuent notablement le prix. Dans ces appareils le contre-poids et les bras de leviers, parfois très encombrants, des appareils de Zander, sont remplacés par la pression d'un

frein qui augmente ou diminue le frottement, suivant qu'on
serre ou desserre la vis de rappel. La simplification des
appareils de gymnastique mécanique a permis d'installer à
peu de frais des établissements médicaux. De plus une multitude de petites machines aussi simples qu'ingénieuses ont
été construites par divers inventeurs, en imitation de celles
de Nycander, et grâce à leur bon marché se sont répandues

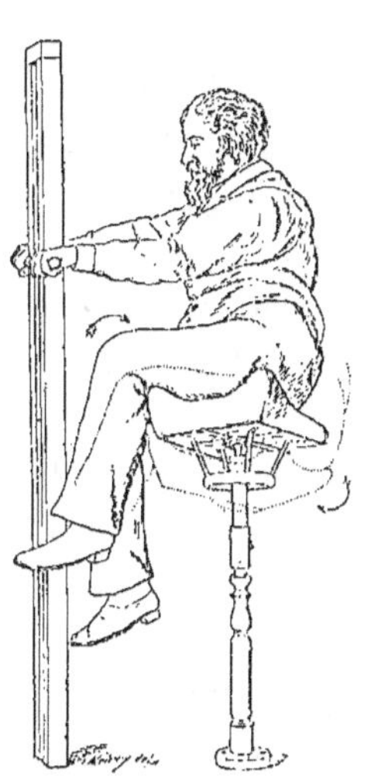

Fig. 16. — Tabouret mobile de
Nycander monté sur pivot vertical pour produire des mouvements de circumduction du
bassin.

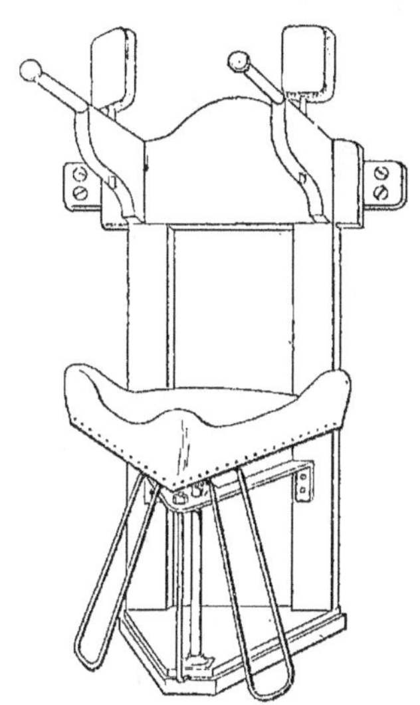

Fig. 17. — Chaise abdominale de Nycander. — (Cet appareil est utilisé pour
produire des mouvements de rotation
du tronc à droite et à gauche, le thorax
restant immobilisé par les montants.)

partout. Il serait fastidieux d'entrer dans leur description
détaillée. Elles permettent, comme dans les grands appareils
Zander, de localiser l'exercice dans tel groupe de muscles
qu'il plaît de mettre en action, et de graduer l'effort de ces
muscles avec toute la précision désirable. Ces machines sont
répandues à profusion dans toutes les villes d'eaux et dans
toutes les « stations » si nombreuses de l'autre côté du Rhin,
où l'on fait la cure « naturelle » des maladies (voir les

spécimens de ces machines aux figures 11, 12 et 13) (1).

Les établissements de *gymnastique manuelle* suédoise sont moins nombreux de l'autre côté du Rhin que les établissements à machines. La raison en est facile à comprendre. C'est la pénurie des sujets capables d'appliquer la gymnastique dite manuelle, dans laquelle l'aide ou, comme disent les Suédois, le *gymnaste*, doit diriger le patient dans tous les mouvements qu'il exécute, et doit même exécuter ces mouvements de moitié avec lui. L'application de cette gymnastique « à deux » suppose une connaissance approfondie de tous les mouvements gymnastiques qui sont variés parfois à l'infini, elle exige une autorité assez grande pour en contrôler la précision, un tact suffisant pour en régler exactement l'énergie. Ces qualités ne s'acquièrent que par de longues études. Et pour ces études il faudrait une école de gymnastes médicaux qui n'existe pas en Allemagne. La plupart des établissements de gymnastique manuelle, en Allemagne, sont dirigés par des Suédois élèves de l'Institut central de Stockholm, ou bien dans quelques endroits, par des médecins allemands qui sont allés étudier en Suède et ont importé chez eux les doctrines suédoises dans toute leur pureté.

Dans quelques grandes villes d'eaux comme Baden-Baden, des spécialistes étrangers viennent s'installer pour la saison balnéaire avec leur matériel, et l'on y trouve souvent côte à côte les deux formes de la gymnastique : mécanique et manuelle. Mais on y trouve aussi nombre d'établissements dirigés par des médecins allemands, qui sont allés étudier quelques mois chez les grands spécialistes de Stockholm, et ont importé chez eux les divers modes de traitement suédois.

Le *massage* tient une grande place dans le traitement gymnastique aussi bien à Berlin qu'à Vienne. Et nos voisins

(1) Ces figures sont la reproduction de photographies prises dans le gymnase de M. Soleirol, à Paris.

sont infiniment mieux organisés que nous pour l'enseignement de cette forme de la gymnastique passive. Il n'y a pas,
à proprement parler, une école où puissent se former des
masseurs. Mais, dans les hôpitaux, il arrive souvent que des
médecins spécialistes, sans avoir précisément le titre d'*assistant*, sont chargés par le chef du service de pratiquer le
massage sur leurs malades dans le cas où il est indiqué. Une
salle leur est réservée, et les élèves peuvent y venir chaque
jour pour étudier ce mode de traitement et s'initier à la
pratique de ses procédés.

Le massage « mécanique » a pris, depuis quelques années
en Allemagne, une importance extraordinaire. On a construit
des appareils qui permettent de localiser les effets du mouvement moléculaire sur des régions très limitées et de l'appliquer même à des points situés dans des cavités naturelles
telles que la gorge, les fosses nasales. Le principe de ces
appareils est la « vibration ». On a imaginé d'utiliser le tour
dont se servent les dentistes et qui a pour effet, comme on
sait, d'imprimer un mouvement très rapide de rotation sur
l'axe à une tige d'acier. Au moyen de divers dispositifs, on
fait varier la forme de ce mouvement. On adapte à la tige
qui le subit des boules ou des disques de divers calibres et
de substance élastique ; ou bien une roue en bois portant
sur sa circonférence des cannelures profondes, d'où résulte,
au contact des tissus, pendant le mouvement de rotation, la
sensation d'une série de « ressauts » dont la succession
rapide produit le résultat d'une vibration continue. L'impression produite par ces « vibrateurs » est absolument semblable à celle que détermine le passage des courants électriques.

Ce qui frappe, en résumé, l'observateur quand il étudie
la gymnastique médicale de l'autre côté du Rhin, c'est l'esprit d'éclectisme en vertu duquel l'école allemande s'est ouverte à toutes les idées, et a fait son profit de tous les sys-

tèmes. Si bien que, sans avoir inventé grand'chose par eux-mêmes, nos voisins se trouvent en possession d'un système de traitement spécial très complet et très prospère, — alors que le nôtre est encore à peine ébauché !

Notre infériorité tient sans aucun doute, avant tout, à une tournure particulière de notre esprit, qui accueille toujours avec défiance les innovations scientifiques d'importation étrangère. Mais peut-être faut-il invoquer encore certaines nécessités pratiques du traitement gymnastique qui ne s'accordent pas bien avec nos mœurs médicales.

L'exercice de la gymnastique médicale nécessite une installation spéciale, toujours trop importante pour qu'un simple cabinet de consultations puisse y suffire. Les médecins qui l'appliquent, en Autriche aussi bien qu'en Allemagne, ont tous ce qu'on appelle là-bas un « Institut ». En général l'institut de gymnastique médicale est situé hors du domicile de famille. Dans le cas où les deux installations sont réunies, le domicile du médecin n'est que la partie accessoire, et en quelque sorte l'annexe de l'institut, la place la plus importante restant attribuée aux appareils, aux salles du traitement et même au logement des malades qui, souvent, doivent y séjourner comme pensionnaires.

De cette disposition résulte quelque chose d'analogue à ce que nous appelons en France des « maisons de santé ».

Et c'est là un point sur lequel il faut insister, car ce mode d'installation répugne beaucoup à notre point d'honneur professionnel, ou pour parler plus exactement à cet amour-propre un peu puéril qui déprécie à nos yeux ceux de nos confrères qui deviennent, comme nous disons, des « marchands de soupe ». Il arrive assez souvent, il est vrai, que les malades ne sont pas internés, mais viennent chaque jour du dehors subir le traitement. L'« institut » ne reçoit alors que des malades externes; mais le traitement n'en est pas moins appliqué par le médecin lui-même secondé par ses assistants, et à l'aide des machines et des appareils installés dans ses salons.

Il y a là quelque chose qui heurte d'une façon très sensible nos préjugés professionnels, en vertu desquels il est généralement admis que le médecin fait la prescription, mais ne l'applique pas lui-même, à moins qu'il ne s'agisse d'une opération chirurgicale, occasion d'un déploiement de science anatomique plus important que l'habileté opératoire.

Dans les pays de langue allemande, ces subtilités d'amour-propre professionnel ne semblent nullement être comprises. Le professeur Lorenz, par exemple, a, dans son appartement, à Vienne, outre la salle où on exécute les mouvements de gymnastique, un véritable atelier où il prend ses moulages et fabrique les modèles de ses corsets et de ses lits orthopédiques. Les malades, après avoir attendu leur tour dans les salons, sont introduits auprès du maître qui, en bras de chemise, un grand tablier blanc autour de la taille, se met à l'œuvre, aidé d'une femme de chambre, aussi à l'aise au milieu de cette clientèle très élégante que le sont nos chirurgiens dans leurs salles d'hôpital.

Un autre spécialiste viennois, dont nous pourrions citer le nom, et qui a le grade de *privat-docent*, grade équivalent à notre titre d'agrégé, applique le massage et la gymnastique médicale au traitement des maladies des femmes, et, comme il lui faut un aide, soit pour le massage, soit pour certains mouvements de gymnastique, il a trouvé commode d'initier sa femme à toutes ces manœuvres dont quelques-unes, on le comprend, sont très intimes. Et personne n'est choqué de voir la femme d'un médecin bien posé dans la société viennoise seconder ainsi son mari et l'aider de ses mains dans l'exercice de sa profession.

Sans aller jusque-là, ne pourrions-nous pas retrancher quelque chose de ce dédain que nous affichons trop volontiers pour le côté matériel des applications de la science?

Il sera impossible d'installer le traitement par la gymnastique dans notre pays, si les médecins, pour le diriger, ne veulent pas consentir à descendre quelquefois des hauteurs du monde intellectuel où ils prétendent séjourner trop exclusivement. Mais cette tournure d'esprit des médecins est aussi, il faut bien le reconnaître, celle du public, dans notre pays. Et c'est en vertu de cette supériorité trop exclusive attribuée aux choses de l'esprit que les spécialités, pour lesquelles une certaine habileté de main est nécessaire, peuvent conduire le médecin à une grande situation pécuniaire, sans lui donner toujours une place suffisante dans la considération du public.

Il est des mots qu'il faudrait, en quelque sorte, réhabiliter dans l'esprit de la clientèle, avant de demander aux médecins de s'adonner aux spécialités que ces mots représentent. — Et le mot « gymnastique » est de ceux-là.

CHAPITRE V

LA GYMNASTIQUE FRANÇAISE

La gymnastique « Amorosienne ». — Insuffisance de notre gymnastique médicale. — Les gymnases « franco-suédois ». — Progrès à réaliser.

Il est pénible pour notre patriotisme de reconnaître
combien nous sommes en retard sur nos voisins dans l'application thérapeutique de l'exercice. Mais à quoi servirait
de le nier ? La gymnastique médicale française n'arrive
qu'en troisième ligne, après la gymnastique suédoise et la
gymnastique allemande.

Ce n'est pas que les gymnases n'abondent à Paris et en
province, et que nos « sociétés de gymnastique » ne puissent
rivaliser dans les concours avec les meilleures et les plus
exercées de l'Europe. Mais il ne s'agit pas ici de gymnastique
propre à développer la force et l'adresse chez des hommes
déjà bien portants. Nous parlons de gymnastique applicable
à des malades.

Nous avons vu qu'en Suède la gymnastique « médicale »
n'est qu'un mode spécial d'application des mouvements déjà
employés dans la gymnastique des écoles et même des régiments.

En Allemagne, la gymnastique pédagogique, aussi bien
que la gymnastique militaire, est conçue dans un esprit
d'athlétisme qui en rend l'application impossible aux sujets
malades ou très affaiblis. Mais, à côté de leur gymnastique
nationale réservée aux bien portants, les Allemands ont eu
le bon esprit d'introduire chez eux un ensemble d'exercices
empruntés à d'autres systèmes, et qui constituent des
moyens de traitement rationnels.

En France notre gymnastique pédagogique est conçue dans le même esprit « militaire » que celle des Allemands, et les exercices qu'on pratique dans nos gymnases publics sont identiques à ceux des « Turnen » de Berlin, de Leipzig ou de Vienne ; ils ne peuvent s'appliquer qu'à des sujets déjà vigoureux, ou tout au moins indemmes de lésion organique. Et, à côté de cet ensemble de mouvements propres à développer la force et l'adresse, nous n'avons pas encore construit, comme nos voisins, un système qui vise à rendre la santé aux malades.

La gymnastique médicale est encore à créer en France. Il faut dire plus : la notion de thérapeutique par l'exercice existe à peine dans notre pays, peut-être à cause de l'acception généralement donnée au mot « gymnastique, » qui est resté dans notre langue synonyme d'exercice violent. Parler de faire intervenir l'exercice dans le traitement des affections du poumon et du cœur, ou simplement dans l'hygiène des convalescents et des vieillards, c'est s'exposer à provoquer le plus souvent l'étonnement des médecins et les railleries du public.

Maintes tentatives pourtant ont été faites en France pour donner à nos systèmes d'exercice une tendance plus scientifique, et montrer l'application qu'on peut faire des mouvements au traitement des maladies. Dès 1780, Tissot avait écrit un remarquable traité de gymnastique médicale, et Londe, au commencement de ce siècle, avait repris les idées de Tissot et plaidé comme lui la cause de l'exercice musculaire considéré comme agent thérapeutique. Mais ni l'un ni l'autre ne fit école, et le système de gymnastique qui prit naissance dans notre pays vers 1815, ne fut pas fondé par un médecin.

C'est le colonel Amoros qui introduisit en France la gymnastique méthodique, en s'inspirant surtout des idées du fondateur de la gymnastique allemande Jahn. Son sys-

tème trouva tout de suite l'appui du gouvernement français.
M. de Chabrol, préfet de la Seine, seconda les tentatives
d'Amoros en créant en 1820 un gymnase normal civil.
Mais le système d'Amoros, loin de pouvoir s'appliquer à des
malades, était déjà mal adapté à l'éducation physique des
enfants. — « La gymnastique civile de M. Amoros ne différait
en rien de sa gymnastique militaire, et il n'y avait qu'une
seule manière de procéder pour tout le monde, y compris
même les enfants des deux sexes. Il se vantait de pouvoir
exercer aux mêmes appareils des enfants de trois ans et
des grenadiers de six pieds de haut, demandant le même
développement de force musculaire à la nature naissante
et à la nature déjà formée (1). » — Nous avons vu, il est vrai,
que le système suédois applique aussi les mêmes mouvements aux enfants et aux adultes, mais ces mouvements
sont d'une modération telle qu'ils peuvent être exécutés sans
effort par les plus faibles. Il n'en est plus de même des
exercices de la gymnastique « amorosienne ».

Amoros et ceux qui le suivirent eurent le tort d'insister
trop sur la supériorité même des résultats de leur méthode
d'éducation physique. La gymnastique, telle qu'ils l'ont établie, était présentée comme une série de procédés tendant
à porter au maximum la force musculaire, l'adresse et l'a-
gilité des enfants et des jeunes gens. Cette gymnastique
devait doter les initiés de merveilleuses facultés physiques : elle allait les rendre capables de rivaliser avec les
athlètes et les acrobates ! L'accueil plus que froid fait pendant nombre d'années par les familles à cette forme d'exercices a montré, une fois de plus, la vérité du vieil adage :
« Qui veut trop prouver ne prouve rien. » La tentative
d'Amoros n'aboutit pas : sa gymnastique fut promptement
délaissée malgré l'appui que lui avaient d'abord donné les

____

(1) M. Laisné, *Application de la gymnastique.* Paris, 1880.

pouvoirs publics. Il reste à peine aujourd'hui le souvenir du gymnase normal civil dont M. de Chabrol avait doté Paris. Nous n'avons plus, en fait d'enseignement officiel donné aux maîtres, que l'école de gymnastique militaire de Joinville, destinée à former des moniteurs pour les régiments et dont l'enseignement n'a aucun rapport avec l'emploi thérapeutique de l'exercice.

Divers efforts ont été tentés sans grand succès à plusieurs époques, pour mettre la gymnastique en vogue dans le public, et l'introduire dans nos établissements d'éducation. Mais ces tentatives ne visaient pas les applications médicales de l'exercice musculaire, et la gymnastique était toujours considérée comme un procédé d'éducation physique. Tout au plus y voyait-on aussi un moyen hygiénique tendant à conserver intact le jeu des organes et à augmenter la résistance de l'homme aux maladies. Il y a bien loin de là à la vraie conception thérapeutique de l'exercice qui vise, comme dans le système suédois, le traitement des maladies confirmées. Au reste, jusqu'en 1870, la gymnastique ne fit aucun progrès en France, malgré les efforts de divers ministres de l'instruction publique, tels que M. Fourtoul et M. Duruy, et malgré les travaux de plusieurs commissions médicales dont l'une présidée par le Dr Bérard, en 1854, et une autre plus récente dirigée par Bouvier et Hillairet.

Il fallut nos malheurs de la guerre de 1870, pour faire pénétrer dans la masse du public la notion de l'utilité des exercices physiques, comme cette notion avait pénétré chez les Allemands à la suite des défaites que nous leur avions infligées soixante ans auparavant. Notre gymnastique telle que l'ont instituée Amoros et ses successeurs est faite d'exercices propres à développer la force musculaire et la résistance à la fatigue. Elle contient, en outre, beaucoup de mouvements conçus dans un esprit militaire, des exercices d' « ordre », des marches, des « formations ». Tous ces mouvements dits d'« ensemble » s'exécutent sous le commandement d'un maître et impliquent de la part du gymnaste une obéissance passive, une discipline rigoureuse. L'utilité de cette gymnastique parut évidente à tous les hommes animés de l'esprit patriotique ; une multitude de « sociétés de gymnastique » s'organisèrent en peu de temps, et répandirent à Paris et dans toutes les villes de province les exercices propres à rendre nos jeunes gens plus vigoureux et plus résistants.

C'est donc surtout l'idée *militaire* qui a fait progresser la gymnastique en France comme en Allemagne, et il n'est pas surprenant que notre système d'éducation physique ne comporte pas plus que celui des Allemands, des exercices applicables aux malades. Mais nous avons vu que les Allemands, à côté de leurs institutions de gymnastique éducative et militaire, ont édifié tout un système de gymnastique médicale absolument distinct de l'autre, tant par la nature des exercices que par leur but.

Il nous resterait donc à ajouter à notre système d'éducation physique, excellent pour endurcir les jeunes gens déjà forts et bien portants, une méthode d'exercices qui fût applicable à des sujets débilités, à des vieillards, à des malades. Et, jusqu'à présent, il a été fait bien peu de choses pour combler cette lacune.

Il serait pourtant injuste de méconnaître les efforts tentés par quelques hommes qui ont eu le mérite de concevoir la portée thérapeutique de l'exercice, et de chercher à adapter notre système au traitement de quelques maladies. On peut citer en première ligne M. Laisné qui, pendant une longue période d'années, a dirigé les exercices gymnastiques à l'hôpital des Enfants-Malades, et a obtenu de remarquables succès dans le traitement de la chorée par les mouvements rythmés et le massage. Nous avons eu encore Paz, inventeur de machines à contrepoids dans lesquelles on peut régler à volonté l'effort de la traction; Pichery qui, s'inspirant de la gymnastique manuelle suédoise, propose de remplacer l'action de l'aide ou gymnaste par les appareils à ressort (gymnastique « de l'opposant »). On pourrait citer encore le nom de Triat et de quelques autres. Mais les efforts tentés ainsi en divers sens sont demeurés stériles faute d'unité. Il n'en est sorti aucun corps de doctrine, aucun système d'ensemble qui ait fait école. On ne peut donc pas dire qu'il existe une gymnastique médicale « française », et, malheureusement, nous sommes restés jusqu'à présent indifférents, — voire même hostiles, — à l'introduction des systèmes étrangers dans notre pays.

Il y a bien longtemps, lors de l'Exposition de 1878, on put croire que la gymnastique médicale allait s'implanter chez nous. Le Dr Zander de Stockholm avait exposé des machines qui furent ensuite installées dans un institut spécial sous la direction du Dr Schenström. Mais l'établissement dut fermer ses portes après avoir vainement attendu des malades, et les machines furent rachetées à vil prix par l'administration des eaux de Baden-Baden où on peut les voir aujourd'hui à l'établissement du prince Frédéric, luxueusement installées et constamment occupées pendant la saison.

Aujourd'hui, un mouvement semble se dessiner dans notre pays en faveur de la gymnastique médicale. Si le traitement par l'exercice n'a pas encore gagné la confiance des médecins, il commence à attirer au moins leur attention. Mais la difficulté pour ceux qui sont le mieux disposés à étudier cette forme de la thérapeutique, c'est d'avoir l'occasion d'en observer les résultats. Comment se prononcer sur la valeur d'un traitement, quand on n'a pas les éléments nécessaires pour l'entreprendre, et par conséquent pour en contrôler les effets? — Trois ou quatre établissements à peine à Paris offrent aux praticiens des ressources matérielles suffisantes pour essayer l'application de la gymnastique médicale; mais il manque, la plupart du temps, le concours d'hommes spéciaux que nous ne pouvons former, faute d'une école semblable à l'Institut de Stockholm. Il y manque surtout le contrôle d'un médecin. Aussi n'oserait-on leur confier la cure des affections graves, ni surtout de celles qu'un traitement mal dirigé peut aggraver, comme les affections du cœur.

Dans les quelques établissements de gymnastique médicale que nous possédons en France, ce n'est pas le matériel spécial qui fait défaut, mais plutôt les indications précises de son emploi. On trouve dans deux ou trois grands gymnases de Paris, et notamment dans le gymnase Soleirol où ont été prises plusieurs des photographies utilisées pour les dessins de ce livre, une collection très complète d'appareils qui peut permettre d'entreprendre le traitement gymnastique de toutes les maladies. Mais les indications précises du traitement ne peuvent être données, on ne saurait trop le redire, que par les médecins ; et ceux-ci ignorent presque tous l'existence des ressources thérapeutiques qu'ils ont là sous la main et s'en rapportent trop souvent à l'initiative des spécialistes auxquels ils confient leurs malades.

Il n'est guère qu'une forme de la gymnastique passive qui ait réellement pris faveur dans notre pays, et y soit professée par quelques médecins compétents, c'est le massage. Malheureusement la vogue qu'a prise tout d'un coup le massage a fait surgir de tous côtés une nuée de praticiens d'occasion qui, du soir au matin, se sont improvisés masseurs, semblant croire que pour bien masser il suffit d'avoir des poignets valides. Mais le massage, pas plus que la gymnastique active, ne peut s'appliquer, suivant la même méthode, aux sujets valides et aux malades ; aussi tel qui pourrait faire un excellent masseur de bains publics, ne sera qu'un aide insuffisant, dangereux même, s'il s'agit de lui confier un massage délicat.

En résumé, si nous voulons faire le bilan des ressources

dont les médecins peuvent disposer en France pour appliquer le traitement par l'exercice, voici comment elles peuvent se décomposer :

1° Les *gymnases* proprement dits. — Ce sont les établissements où se pratiquent les exercices de la gymnastique
pédagogique et militaire, et où se retrouvent encore, en
majeure partie, les traditions du système d'Amoros.

Les exercices des gymnases français, comme ceux des
allemands, se divisent en exercices avec *engins fixes*, qui impliquent le déplacement du corps à l'aide des bras, et exercices *du plancher*, ainsi nommés parce que, dans ces exercices, le corps ne quitte pas le sol.

Les « engins fixes » de notre gymnastique sont tantôt des
appareils de *suspension*, grâce auxquels le corps peut quitter le sol et être maintenu dans l'espace à l'aide des poignets, ou bien des appareils d'*appui*, sur lesquels le corps
est soutenu par les bras tendus, sans que les pieds touchent
la terre. Ces deux sortes d'engins nécessitent une sorte de
transposition dans le rôle des membres qui déplacent le
corps : ils forcent l'homme à se mouvoir non plus à l'aide
des jambes, mais par le moyen des bras.

Les déplacements en hauteur à l'aide des mains seules,
ou la progression horizontale à l'aide des poignets, nécessitent, on le comprend, des efforts considérables, puisque
ces actes demandent aux bras de faire le travail qui est
naturellement dévolu aux jambes, c'est-à-dire à des membres trois ou quatre fois plus musclés que les membres
supérieurs.

La recherche de l'effort musculaire se montre encore
dans les exercices « du plancher », ainsi que nous l'avons dit
en faisant le parallèle de ces exercices avec les mouvements
similaires de la gymnastique suédoise. Ces mouvements
consistent, on se le rappelle, dans de simples déplacements en divers sens de chaque membre, de chaque seg-

ment de membre et du tronc; ils nécessitent une dépense de force beaucoup moindre que les exercices aux appareils. Ils ne représenteraient même qu'une très faible dose de travail, si on n'employait pour les rendre plus énergiques un artifice d'exécution qui consiste à raidir les membres déplacés, ainsi que nous l'avons exposé à la page 138.

En résumé, l'effort musculaire local poussé jusqu'au degré le plus extrême d'intensité est la caractéristique de notre gymnastique avec et sans appareils. De là le caractère « athlétique » de cette gymnastique qui en fait le plus puissant de tous les moyens de développement des muscles. Mais ce caractère même la rend peu applicable aux sujets dont les muscles sont affaiblis à l'extrême, comme les vieillards, les valétudinaires, les convalescents. A plus forte raison ne peut-on l'utiliser pour le traitement des maladies confirmées.

Cette gymnastique athlétique est pourtant applicable dans certains cas à la thérapeutique, et cela en vertu même de la tendance à faire travailler les muscles plus que tout autre exercice, et à provoquer l'*effort*.

Il est des maladies de la nutrition, telles que l'obésité, la goutte, le diabète, dans lesquelles le sujet a conservé sa vigueur musculaire à peu près intacte, et où la dose de travail musculaire effectuée est le principal élément du traitement, en dehors de la forme du mouvement. Dans ces cas la gymnastique peut être avantageusement utilisée.

La tendance de la gymnastique aux appareils à provoquer l'*effort* est souvent une cause de contre-indication chez les malades; pourtant cette tendance même en fait un moyen de traitement utile pour les maladies dans lesquelles l'exercice des muscles abdominaux est indiqué. On sait en effet que l'effort thoraco-abdominal, qui tend à se produire dans tous les mouvements où l'exécutant déploie toute l'énergie dont ses membres sont capables, est physiologiquement caracté-

risé par la contraction des muscles abdominaux, et constitue par conséquent le criterium de la mise en exercice de
ces muscles. Or ces muscles, ainsi que nous le verrons plus
loin, doivent être mis en jeu dans le traitement de la plupart
des dyspepsies, et la gymnastique française trouve ainsi son
indication dans le traitement des troubles digestifs. Au
reste, sans parler des exercices qui provoquent l'effort, beaucoup de mouvements de nos engins de gymnastique, tels que
les culbutes au trapèze et aux anneaux, exigent l'action directe des muscles de l'abdomen pour fléchir successivement
les cuisses sur le bassin, puis le bassin sur le tronc.

La gymnastique athlétique a donc ses indications dans
le traitement des maladies; mais ces indications sont très
spéciales et doivent se limiter à des cas bien définis. Une
erreur commise dans son application pourrait avoir les
résultats les plus graves, en raison de ce fait que l'effort,
qui est dans certains cas un élément curatif, constituerait
une cause d'aggravation des plus redoutables dans certaines
maladies telles que les affections du cœur et du poumon. Si
l'on peut envoyer à la gymnastique « de force » des obèses,
des goutteux, des diabétiques et des dyspeptiques, il faut
bien se garder d'y envoyer des asthmatiques et des cardiaques auxquels on doit toujours éviter l'*effort*.

2° Les *gymnases franco-suédois*. — On désigne généralement
ainsi des établissements où l'application de la gymnastique
est plus méthodique, s'inspire de quelques notions, malheureusement trop incomplètes, du système de Ling, et où l'on
supprime en majeure partie les exercices demandant des
efforts trop intenses.

Ces gymnases médicaux, encore très peu nombreux à Paris, pèchent surtout par l'insuffisance du personnel qui
se recrute parmi des hommes incomplètement initiés à la
gymnastique médicale. Aussi ne se hasarde-t-on pas à y envoyer des sujets atteints de lésions organiques quelconques,

en dehors des affections de l'appareil locomoteur, telles que les déformations de la taille. Mais encore l'orthopédie est-elle une science trop délicate et demandant des connaissances trop spéciales, pour qu'on puisse espérer la voir pratiquer avec succès par des hommes sortant de l'école de Joinville, où ils n'ont eu à diriger que des militaires, c'est-à-dire des sujets exempts de tout vice de conformation. Au reste, toute l'orthopédie de ces gymnases se borne à des mouvements généraux qui fortifient les muscles de la région dorsale, à quelques attitudes de suspension qui peuvent produire l'élongation des ligaments et faire cesser les rétractions musculaires et auxquelles vient s'ajouter quelquefois le massage. Il faut dire que ces exercices, quoique peu spéciaux, produisent d'excellents effets s'ils sont dirigés avec prudence et si les aides ne cèdent pas à la tentation de faire du zèle en appliquant des mouvements trop forts et susceptibles d'aggraver la lésion au lieu de la corriger.

La gymnastique « dorsale » qu'on pratique dans les gymnases dits «franco-suédois» peut, en résumé, rendre les plus grands services dans les déformations de la taille au premier degré, qui ne sont encore qu'un vice de tenue, parce que cette gymnastique fait, à proprement parler, l'éducation du maintien.

3° Les *instituts de gymnastique médicale*. — Ces établissements ne sont pas nombreux à Paris, et il en existe fort peu en province. Mais ils offrent toute garantie, étant dirigés par des médecins.

Il manquait à nos praticiens spécialistes de s'être initiés par des voyages aux procédés cliniques des savants étrangers. Cette lacune est aujourd'hui comblée, et quelques médecins qui pratiquent la gymnastique médicale à Paris sont allés étudier *de visu* les « instituts » de Stockholm, de Vienne et de Berlin. Leur pratique ne le cède en rien à celle des Suédois, des Allemands et des Viennois. Malheureusement il faut réduire à deux ou trois le nombre des praticiens qui pourraient être cités comme connaissant à fond les ressources de la gymnastique orthopédique. Ce n'est pas tout, ces praticiens ont limité l'emploi du traitement par l'exercice au redressement des déviations; ils ne font pas, en somme, la cure « de mouvement » complète comme les Suédois, les Allemands et les Autrichiens, chez qui l'on trouve, à côté du traitement des maladies de l'appareil locomoteur, celui des maladies des poumons, du cœur, de l'estomac, de l'utérus, du système nerveux, etc.

4° *Gymnases suédois.* — Nous sommes réduit, pour montrer que toutes les formes de la gymnastique médicale ont des représentants en France, à parler des praticiens étrangers qui commencent à prendre faveur dans notre pays. La Suède nous a envoyé déjà et nous envoie chaque jour des gymnastes élèves de son Institut central. Elle nous a envoyé aussi quelques docteurs en médecine des deux sexes, et grâce à cette petite colonie étrangère, les malades auxquels le médecin prescrit le traitement par l'exercice dans les affections internes, peuvent trouver à se le faire appliquer en toute sécurité.

On peut donc espérer que la France va se mettre bientôt au niveau des puissances voisines dans l'application de la médication par l'exercice, car le plus difficile chez nous c'est d'adopter une idée nouvelle. Et l'idée de gymnastique médicale commence manifestement à prendre sa place dans les préoccupations des médecins et dans l'esprit du public. On peut espérer déjà qu'elle fera promptement son chemin.

CHAPITRE VI

LES EXERCICES LIBRES

Effets physiologiques distincts des exercices systématiques et des exercices « libres ». — Rôle thérapeutique des exercices récréatifs.

Effets physiologiques distincts des exercices systématiques et des exercices « libres ».

Les exercices de « sport », les jeux de « plein air » et les exercices « naturels » de toute sorte peuvent avoir leur emploi en thérapeutique, bien qu'ils ne soient pas aussi méthodiquement réglés que les mouvements de la gymnastique proprement dite. Ils peuvent rendre surtout des services dans le traitement de certaines maladies générales où la forme des mouvements a moins d'importance que la quantité de travail, comme les maladies de la nutrition, l'obésité, le diabète, la goutte, les états d'appauvrissement du sang.

Nous n'avons pas à refaire la description des jeux et des exercices de sport que nous avons exposée dans de précédents ouvrages (1), et d'ailleurs le lecteur trouvera dans la partie de ce livre qui traite de *l'application du traitement*, les renseignements pratiques concernant l'indication et le mode d'emploi de ces exercices dans le traitement de chaque groupe de maladies. Nous voulons seulement faire ressortir ici, à un point de vue général, le rôle de tous les exercices que nous appelons « naturels » dans la thérapeutique par le mouvement.

(1) Voir l'*Exercice chez les enfants* et l'*Exercice chez les adultes*. — F. Alcan, éditeur.

Les jeux, comme la *paume*, la *balle* et le *ballon*, le *football*; les exercices de sport, comme la *marche* et la *course*, l'*escrime*, l'*aviron*, l'*équitation*, etc., ne sont pas conçus dans le même esprit que la gymnastique méthodique et ne présentent pas les mêmes indications.

La gymnastique est une méthode d'exercice qu'on pourrait appeler *analytique*, en ce sens que chacun de ses exercices a pour objet de mettre en action certains groupes de muscles ou de mobiliser certaines articulations *à l'exclusion des autres*, de façon à localiser le travail dans telle ou telle région du corps, ou à faire sentir ses effets sur tel ou tel appareil organique déterminé. La gymnastique méthodique, en un mot, vise à produire des effets primitivement *locaux*, qui ne se généralisent que par la succession des divers exercices. Le système suédois aussi bien que le système français ont des exercices pour les bras, pour les jambes, pour l'abdomen, les reins, etc. Certains de leurs mouvements mettent en action les muscles extenseurs, certains autres les fléchisseurs. C'est en exécutant *successivement* toute la série de ces mouvements, qu'on arrive à mettre en action le corps tout entier et à généraliser les effets de l'exercice.

Les jeux, les exercices de sport, et tous les actes naturels représentent, au contraire, des méthodes d'exercices *synthétiques*, — j'entends des méthodes qui mettent *simultanément* en jeu l'ensemble du système musculaire ou du moins la grande majorité des muscles, au lieu d'exercer *successivement* chaque région du corps.

Il résulte de cette distinction une conséquence très importante dans l'indication du choix de l'exercice en thérapeutique. Toutes les fois qu'on voudra obtenir des effets locaux, c'est à la gymnastique qu'il faudra s'adresser, et l'on réservera les exercices naturels, jeux et sports, pour les cas où il sera indiqué de rechercher les effets généraux de l'exercice dans leur ensemble.

Toutefois ces indications ne sont pas absolues, en ce sens qu'on peut obtenir de la gymnastique, même localisée, des effets généraux, si les mouvements sont d'une très grande énergie, comme cela se produit dans beaucoup d'exercices athlétiques de la gymnastique française. Inversement on pourra utiliser les effets locaux de certains exercices libres, car, aussi généralisé que soit le travail dans les mouvements auxquels tout le corps participe, l'effort musculaire s'accentue toujours davantage sur certaines régions déterminées: sur les jambes, dans la marche; sur les reins, dans l'exercice de l'aviron; sur l'abdomen, dans le jeu de *paume*, etc.

Il n'en reste pas moins établi que la gymnastique méthodique permet mieux que l'autre méthode de localiser les effets des mouvements sur une région déterminée, sans y faire participer les régions voisines ou les organes internes.

D'autre part les exercices naturels, par leur tendance à généraliser le travail dans toutes les parties constituantes de la machine humaine, sont plus propres que la gymnastique à produire des effets généraux sur l'ensemble des grandes fonctions vitales, la respiration, la circulation du sang, la nutrition. Ils sont supérieurs à la gymnastique toutes les fois qu'il faut faire produire à l'organisme du travail en grande quantité; ils lui sont inférieurs toutes les fois que le travail doit être administré à très petites doses et qu'il s'agit d'en limiter les effets à une région déterminée.

Avec la gymnastique suédoise, par exemple, où les mouvements sont très modérés, il est difficile d'obtenir des effets généraux assez énergiques pour modifier profondément la nutrition. Dans le système de Ling, les mouvements de la gymnastique pédagogique et militaire ne suffiraient pas à activer très vivement la circulation du sang, la respiration et la transpiration cutanée, si on n'y joignait des exercices comme la course et le saut qui rentrent, en somme, dans la catégorie des mouvements naturels. La gymnastique médicale suédoise, de laquelle ces actes violents sont exclus, est tout à fait insuffisante dans le traitement de l'obésité, de la goutte, du diabète. La valeur thérapeutique de ce système réside, — il importe de le rappeler clairement, — dans la forme des mouvements et non dans la quantité de travail produite.

Avec la gymnastique française qui a des tendances plus athlétiques, il serait facile d'obtenir une forte dose de travail musculaire, et par conséquent des effets généraux suffisamment intenses, puisqu'on sait que l'intensité des effets généraux de l'exercice est corrélative de la *quantité de travail* effectué par les muscles en un temps donné. Mais on ne peut obtenir beaucoup de travail dans notre système de gymnastique sans provoquer, ainsi que nous l'avons expliqué à diverses reprises, le phénomène de l'*effort thoracique* dont l'intervention dans l'exercice constitue un sérieux inconvénient, parfois un danger grave pour certains malades.

Avec les exercices naturels et ceux qui en dérivent, on peut obtenir de fortes doses de travail sans provoquer l'*effort*, parce que cet acte et les phénomènes de compression thoraco-abdominale qui en résultent ne se produisent que lorsque les muscles agissants doivent déployer toute l'énergie dont ils sont capables. Or, si les groupes musculaires mis en jeu sont très nombreux ou représentent des masses importantes, comme il arrive toujours dans les exercices naturels, ils pourront effectuer une somme considérable de travail sans provoquer l'effort.

La gymnastique médicale, par contre, se prête infiniment mieux que les exercices naturels à l'administration de petites doses d'exercice. Elle doit leur être préférée toutes les fois qu'il est indiqué de limiter les effets du traitement à une région déterminée, et d'empêcher que le mouvement ne retentisse sur l'ensemble de l'organisme ou sur tel appareil organique qu'on veut ménager. Nous verrons, en poursuivant notre étude, que les phases diverses d'une même maladie peuvent amener l'indication tantôt des exercices qui généralisent le travail, tantôt de ceux qui le localisent.

Les exercices libres et naturels, quand ils s'appliquent à des malades, doivent être réglementés et dosés aussi bien que les exercices méthodiques. C'est à cette condition seulement qu'ils peuvent entrer du domaine de l'hygiène dans celui de la thérapeutique proprement dite. Nous allons voir, au chapitre suivant, quelles ressources peut trouver le médecin dans l'exercice le plus simple et le plus naturel, la marche, quand cet exercice est soumis à un dosage rigoureux.

Rôle thérapeutique des exercices récréatifs.

Les jeux, les exercices de sport, et, en général, tous les exercices que nous appelons « libres » offrent sur les exercices méthodiques et sur les mouvements artificiels de la gymnastique un avantage dont on oublie parfois l'importance hygiénique et même thérapeutique : ils sont *récréatifs*. L'intérêt plus ou moins vif qu'y prend le malade est l'occasion d'une entrée en jeu des centres nerveux qui mérite d'être comptée parmi les plus utiles des effets « généraux » de l'exercice.

L'homme ne peut être assimilé à une machine inconsciente et les agents d'ordre psychique ont une action indéniable non seulement sur ses idées et son moral, mais encore sur ses organes et sur les fonctions les plus intimes de sa nutrition. On ne conteste plus aujourd'hui le rôle considérable des chagrins et des émotions pénibles dans la genèse de certaines maladies organiques, telles que le cancer, les affections du foie, ou de certains troubles de la nutrition, comme le diabète. Réciproquement, les émotions agréables, ou simplement le vif intérêt qu'on prend à un acte répété souvent, peuvent avoir sur les centres nerveux une influence « trophique » des plus utiles. Non seulement des troubles nerveux d'ordre dépressif comme la mélancolie, peuvent être combattus par la distraction et les occupations récréatives, mais la nutrition qui est, comme on sait, sous la dépendance du système nerveux, peut être heureusement modifiée par le plaisir. Aussi n'est-il pas indifférent de choisir pour le malade auquel on prescrit de

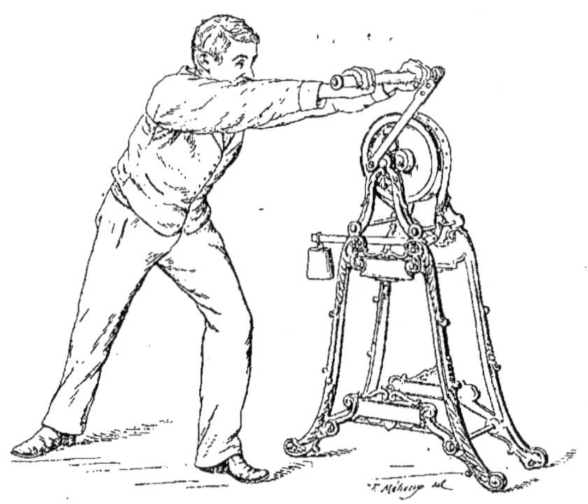

Fig. 18. — L'ergostat.

faire du travail musculaire, un exercice qui soit intéressant. Beaucoup d'appareils conçus par des inventeurs ingénieux sont commodes et permettent de faire assez de travail musculaire pour activer la respiration, la circulation du sang et les sécrétions avec une intensité suffisante. Telle est la machine appelée *ergostat* (voir fig. 18), où un frein actionné par un contre-poids mobile permet de faire à volonté, en tournant une manivelle, une quantité plus ou moins grande de travail en un temps donné; tel est aussi le véloci-pède « de chambre » où on peut s'entraîner sur place, en manœuvrant des pédales et en faisant un nombre de tours de roue équivalent à un long parcours kilométrique. Mais ces moyens d'exercice et tous leurs analogues, malgré leur utilité incontestable, sont toujours imparfaits, parce qu'ils manquent d'un élément thérapeutique essentiel : ils ne sont ni récréatifs, ni intéressants.

On ne saurait méconnaître que le plaisir est le plus utile assaisonnement de l'exercice. Cette vérité est comprise partout, et il est intéressant, quand on voyage à l'étranger, d'observer les efforts faits dans divers pays pour atteindre ce but de rendre l'exercice attrayant. Il est parfois curieux de noter par quelle recherche de moyens singuliers on s'ingénie à pallier l'aride monotonie des exercices systématiques.

En décembre dernier, passant à Leipzig, nous visitions un de ces grands gymnases que les Allemands appellent « turnen », et qui ressemblent d'ailleurs exactement aux nôtres par leur attirail de trapèzes, de recks et de cordages, aussi bien que par les mouvements d'ensemble, méthodiquement rythmés, qu'on y exécute au commandement. Le but de notre visite n'était pas précisément de voir à l'œuvre les gymnastes allemands dans leurs exercices habituels, mais d'assister à une séance spéciale réservée à des hommes mûrs, employés d'administration, de bureau, de magasin, qui venaient chaque soir, par hygiène, faire de l'exercice pendant une heure sous la direction d'un moniteur de gymnastique. Nous trouvâmes réunis, sous la lumière du gaz, une centaine d'hommes âgés de trente à soixante-cinq ans. On voyait parmi eux beaucoup de têtes grises, beaucoup de crânes dénudés ; les uns étaient pâles et amaigris, avec des dos voûtés, des omoplates saillantes, d'autres bouffis d'embonpoint, avec des faces apoplectiques, des ventres énormes. A tous ces hommes que la vie sédentaire avait étiolés, épaissis ou déformés, aucun remède

assurément ne convenait mieux que l'exercice, et c'était
bien le cas, semblait-il, de l'appliquer pour lui-même sans
trop chercher des procédés amusants, les bénéfices hygiéniques étant là assez importants et assez bien compris des
intéressés pour qu'il ne fût pas besoin d'y ajouter la distraction et le plaisir. Malgré cela on avait cru devoir mêler
l'agréable à l'utile. Il s'agissait de faire exécuter à l'ensemble de la troupe une série de mouvements qui missent
successivement en travail chacune des parties du corps
demeurées inertes pendant les longues occupations du magasin ou du comptoir; et l'on avait choisi justement cette
forme de gymnastique dont nous déplorions tout à l'heure
l'insipide monotonie et qu'on appelle les exercices « du
plancher ». Mais, à Leipzig, on a cru trouver le moyen de
rendre ces mouvements moins monotones... en les faisant
exécuter en musique! Et voici comment est réglé le « diver-
tissement ». Les hommes se rangent sur plusieurs lignes,
conservant entre eux une distance suffisante pour se mouvoir à l'aise, et devant leur front de bataille se tient le
moniteur, monté sur une estrade élevée, de façon à être
vu de tous; à ses côtés un autre homme est debout armé
d'un grand accordéon. Le moniteur donne le signal, non en
commandant le mouvement, mais en l'exécutant lui-même,
et aussitôt toute l'assistance l'imite et l'accordéon l'accompagne en jouant soit un air de valse, soit une polka, une
masurka. C'était pour un Français un spectacle assez nouveau que de voir ces hommes attentifs, les yeux fixés sur
le maître dont ils imitaient strictement tous les gestes,
levant brusquement les bras, lançant les jambes, s'accrou-
pissant, se relevant, s'efforçant, toujours avec une imperturbable gravité, d'accommoder leurs mouvements au rythme
parfois assez folâtre de l'instrument. Je ne saurais dire si
l'exercice était ainsi rendu très amusant pour les gymnastes,
mais il était sûrement assez divertissant pour le spectateur

et j'eus quelque peine à garder le sérieux voulu. Ce qui me frappa le plus, pourtant, ce ne fut pas le côté comique d'une manière de faire qui n'est pas dans nos mœurs, mais qui semble après tout très bien acceptée par nos voisins, ce fut surtout cette sorte d'aveu naïf du besoin qu'éprouvaient ces hommes d'ajouter à leur exercice un élément récréatif.

CHAPITRE VII

LA « CURE-DE-TERRAINS

Effets d'« entraînement » de la marche ascensionnelle. — « Dosage »
du travail dans le système d'OErtel. — Indications de ce mode
d'exercice.

On appelle en Allemagne *cure-de-terrains* un mode d'application de l'exercice très en faveur de l'autre côté du Rhin, mais auquel les médecins français ont fait, jusqu'à présent, un accueil fort peu sympathique, faute, sans doute, d'avoir bien compris son but et suffisamment étudié son mode d'application.

La « cure-de-terrains » a été imaginée par le professeur OErtel, de Munich, et n'est autre chose qu'un mode de réglementation du plus naturel et du plus simple de tous les exercices, la marche. Il faut dire que le mot « cure-de-terrains » est assez mal choisi et ne donne guère idée de la méthode thérapeutique qu'il représente. Cette singulière dénomination vient de l'importance donnée à l'emplacement sur lequel se fait l'exercice, importance qui ne dérive pas de la nature même du « terrain » et de sa composition géologique, comme la traduction en langue française semblerait en éveiller l'idée, mais du degré d'inclinaison du sol.

Le traitement d'OErtel consiste essentiellement à faire marcher chaque jour le malade, pendant un temps strictement déterminé, en augmentant graduellement la durée de la marche et le degré de pente des routes. On choisit, pour l'appliquer, une région accidentée où l'on puisse tracer des chemins d'inclinaison variable, dont chacun est désigné par un signe convenu, indiquant son degré d'escarpement ; le malade, suivant les indications et sous le contrôle du médecin, commence son exercice sur des routes tout à fait plates pour arriver progressivement, selon son état et sa maladie, aux sentiers les plus escarpés.

Il est impossible d'imaginer rien de plus simple, en même temps que de plus rationnel. En réglementant la durée de la promenade, la vitesse de l'allure et le choix des chemins, on comprend combien il est facile d'augmenter chaque jour suivant une progression régulière le travail effectué. Et cette augmentation progressive de l'effort est la condition essentielle de l'accoutumance à la fatigue, ou, comme on dit, de l'*entraînement*.

La cure-de-terrains, en réalité, n'est pas autre chose qu'un entraînement gradué, tel que le pratiquent en France les hommes chargés de diriger les chevaux de course, et, en Angleterre, les spécialistes qui préparent à des épreuves athlétiques soit des boxeurs, soit des coureurs à pied, soit des rameurs. Le principe est le même : arriver à faire supporter à l'homme un effort graduellement croissant. Seulement dans un cas l'homme est un athlète et dans l'autre un valétudinaire ou un malade; aussi les procédés diffèrent-ils par l'intensité de l'effort demandé.

Si le système d'Œrtel a été fort mal accueilli en France, c'est sans doute à cause de cette similitude qu'on y remarque d'abord avec les procédés de l'entraînement. En effet l'idée d'entraînement, en France, éveille aussitôt l'idée d'athlétisme. Nous sommes habitués à considérer l'entraînement comme un moyen d'acquérir des facultés physiques en quelque sorte surhumaines, je veux dire dépassant la mesure normale, et nous savons qu'on n'arrive à dépasser la limite moyenne de la force musculaire et de la résistance à la fatigue qu'à l'aide d'exercices extrêmement violents. D'où notre prévention *à priori* contre un système qui prétend soumettre à l'entraînement des malades dont les organes sont incapables d'un fonctionnement même plus modéré que la normale.

Ce qui semble avoir le plus indisposé les médecins français contre le système d'Œrtel, c'est l'application qu'on en fait en Allemagne au traitement de certaines maladies du cœur. On sait que l'entraînement a eu quelquefois pour résultat de développer des affections graves du cœur chez les coureurs et rameurs qui avaient poussé trop loin l'effort. Les médecins anglais ont décrit, sous le nom de « cœur forcé », ces dilatations aiguës du cœur observées chez les étudiants d'Oxford et de Cambridge qui s'étaient soumis à un entraînement excessif, en vue des célèbres régates annuelles où ces deux Universités se disputent le prix de l'aviron. Mais ces accidents ne sauraient fournir des arguments valables contre le système d'Œrtel. Nous verrons au chapitre du traitement des maladies du cœur par l'exercice les services très réels que peut rendre à certains « cardiaques » la cure-de-terrains. Il nous suffira de dire ici que l'entraînement tel que le pratique Œrtel n'est pas une pratique de *sport*, et ne comprend que des exercices extrêmement modérés, dirigés avec la plus grande prudence.

La cure-de-terrains est basée sur ce principe fondamental, que le fonctionnement régulier et progressif d'un organe quel qu'il soit fortifie cet organe, à la condition expresse de ne pas dépasser les limites de sa résistance et de ne pas aller jusqu'au surmenage. Et tout est si bien réglé dans cette méthode que le surmenage ne peut pas se produire : il suffit pour l'éviter que le médecin soit attentif, et le malade docile.

Effets de la « cure-de-terrains ».

La marche pratiquée chaque jour pendant un temps de plus en plus long sur un terrain de plus en plus montueux, augmente progressivement l'activité de la circulation du sang et de la respiration. Cette suractivité du cœur et du poumon constitue dans les premiers jours une fatigue qui, peu à peu, cesse de se faire sentir par l'accommodation progressive des organes au travail. Peu à peu s'établit l'*accoutumance*, c'est-à-dire l'adaptation des organes au fonctionnement plus intense qu'on leur demande. Tout le succès de la méthode tient au soin avec lequel on proportionne l'augmentation journalière de l'exercice à l'accroissement progressif de la résistance du sujet.

Nous avons dit, au chapitre de l'*Entraînement*, comment l'accoutumance progressive à l'exercice peut augmenter graduellement la capacité fonctionnelle de tous les appareils organiques. C'est en vertu de ce principe qu'on applique à des malades dont la capacité respiratoire est diminuée par diverses affections du cœur ou du poumon, l'exercice qui sollicite au plus haut degré le fonctionnement énergique de ces deux organes, la marche en montant. C'est à ces sujets si disposés à l'essoufflement qu'on conseille un exercice qui essouffle. Les adversaires de ce système oublient qu'il y a deux procédés pour mettre les malades à l'abri des dangers de l'essoufflement. Le premier, celui qu'ils préconisent, consiste à éviter au sujet toutes les occasions d'activer le fonctionnement du poumon et du cœur; mais ce procédé conduit à diminuer de plus en plus l'aptitude respiratoire. L'autre, qu'ils redoutent, consiste à augmenter la résistance du malade en l'accoutumant peu à peu aux exercices qui essoufflent. Par ce procédé on obtient l'augmentation progressive de la capacité fonctionnelle du cœur et du poumon, et une immunité relative contre l'essoufflement.

Toute la raison d'être de la cure d'entraînement, dont le système d'OErtel n'est qu'une forme particulière, peut se résumer ainsi : au lieu de se résigner à ne faire aucun exercice par crainte des dangers de la fatigue, lutter au contraire contre la fatigue, mais lutter suivant une méthode rationnelle qui en fait disparaître les dangers. — C'est la formule de tous les systèmes hygiéniques malheureusement trop peu en honneur dans notre pays, et qui deviennent de plus en plus populaires en Allemagne sous le nom de cures d'*endurcissement* et qui ont pour base l'accoutumance progressive à la fatigue, au grand air, au froid, etc.

On emploie la cure-de-terrains dans tous les cas où il est utile d'obtenir les effets *généraux* de l'exercice. Nous savons que ces effets consistent essentiellement dans une impulsion plus active donnée à toutes les fonctions organiques, à la respiration, à la circulation, à la calorification et aux sécrétions. La cure-de-terrains peut être utilisée dans bien des cas. Nous avons dit un mot de son utilité dans les affections du cœur et du poumon, mais c'est surtout dans l'obésité que l'on obtient par la méthode d'Œrtel de remarquables résultats. Beaucoup de troubles des fonctions vitales dérivent de l'obésité, soit par la dégénérescence graisseuse qui altère la structure des organes les plus essentiels, soit par l'accumulation dans le voisinage de ces organes de masses graisseuses qui en gênent le fonctionnement. On sait que l'obésité amène souvent des affections graves du cœur, et il n'est guère d'obèse qui ne soit plus ou moins « cardiaque ».

On peut dire que les effets de la cure-de-terrains se font sentir à tous les organes et à toutes les fonctions. Ces effets n'ont rien de spécial, en ce sens qu'ils sont communs à tous les exercices dans lesquels on recherche plutôt la quantité de travail que la forme du mouvement. Par exemple, l'effet de la cure-de-terrains pourrait être obtenu par l'exercice du rameur et même par celui du scieur de bois, par tous les exercices, en un mot, qui demandent à l'ensemble du corps une forte dose de travail musculaire, sans localiser plus spécialement ce travail dans un groupe de muscles très restreint. Toutefois il serait difficile d'imaginer un genre d'exercice qui se prêtât mieux que la marche en montagne à un dosage rigoureux, qui fût plus à la portée de tous par sa simplicité, et qui s'exécutât dans un milieu hygiénique plus favorable. On sait combien l'air des montagnes est plus pur, c'est-à-dire plus exempt d'organismes que l'air des plaines ; il est aussi beaucoup plus riche, c'est-à-dire plus oxygéné et renferme une quantité plus grande de cet oxygène condensé qu'on appelle l'*ozone*. Et il est d'autant plus important que l'exercice s'exécute dans un air de qualité supérieure, que, par le fait même de l'exercice, la consommation en est considérablement augmentée : on sait qu'il en passe six à sept fois plus par le poumon chez l'homme qui marche en montant que chez celui qui reste immobile.

Les effets de la cure-de-terrains, comme ceux de tous les exercices « généraux », se traduisent d'abord par un échauffement du corps proportionné à l'escarpement du terrain sur lequel s'effectue la montée. Cette augmentation de chaleur a pour corollaire la combustion plus active des tissus gras. D'où cette conséquence que la graisse accumulée dans les organes tend à diminuer à mesure que la cure-de-terrain se prolonge. Mais l'exercice en montant a encore pour effet d'augmenter notablement la transpiration cutanée et aussi l'exhalation pulmonaire : ce sont là deux causes de déperdition d'eau pour le corps humain. Ces pertes peuvent être considérables. A la suite d'une journée de traitement les pertes de poids dépassent fréquemment 1 kilog. et vont quelquefois jusqu'à 2 kilog. Il faut dire que ces chiffres sont considérablement dépassés dans la pratique de l'entraînement proprement dit, quand il est appliqué à des sujets vigoureux dont on veut rapidement augmenter l'aptitude à la vitesse en allégeant leur poids. C'est ainsi que les entraîneurs de la Tamise font perdre à leurs rameurs jusqu'à 6 et 7 kilog. en une seule journée, par leurs courses dites « de déperdition ».

Mais la cure-de-terrains s'appliquant à des malades se garde naturellement de tels excès. Il n'en est pas moins vrai que ses effets sont extrêmement importants au point de vue de la déplétion des canaux sanguins. L'eau éliminée par la sueur et par le poumon est prise sur la partie aqueuse du sang, et, comme il est de règle, dans le système d'Œrtel, de joindre au traitement par l'exercice la diète des liquides, l'eau soustraite au sang ne se reforme que lentement, par déshydratation des tissus, et, au total, la masse du liquide contenu dans les artères et les veines se trouve diminuée comme elle le serait à la suite d'une évacuation sanguine. On obtient, en réalité, de cette déperdition résultant de la marche en montagne, le même bénéfice qu'on obtiendrait dans certaines maladies de la saignée, et sans la débilitation inévitable qui la suit. Le premier effet de cette évacuation de liquide, c'est la déplétion du système veineux et l'allègement du travail du cœur. Les vaisseaux sanguins se trouvent moins tendus grâce à la diminution journalière subie par la masse liquide qu'ils contiennent.

Dans les maladies du cœur la tension du sang est augmentée dans les veines; celles-ci sont gonflées, turgescentes, laissent par excès de pression transsuder à travers leurs parois la partie la plus fluide du liquide sanguin, d'où les épanchements séreux et les œdèmes, si fréquents dans les maladies. La déperdition copieuse de sueur a pour premier résultat de diminuer la réplétion des veines et permet ainsi aux liquides épanchés hors des vaisseaux d'y retrouver place et d'être repris par la circulation.

D'autres secrétions sont encore notablement activées par le traitement gymnastique d'Œrtel, et en particulier la sécrétion urinaire. L'importance de ce résultat est connue, puisqu'on sait que toute une classe de médicaments appelés diurétiques n'a d'autre but que d'augmenter cette sécrétion.

La marche en montagne est un puissant moyen diurétique.

Au premier abord, cette opinion semble paradoxale, car la quantité de liquide émis par les voies urinaires diminue dans les premiers jours du traitement, l'eau qui a coutume de passer dans les urines étant, en quelque sorte, drainée vers la peau pour former la sueur dont le volume augmente comme nous l'avons dit. Mais ce n'est là que le résultat du début. Au bout d'un certain temps, quand le cœur a été fortifié par l'exercice et que le système vasculaire sanguin, soulagé par d'abondantes évacuations de sueur, n'est plus soumis à cette distension exagérée qui en paralysait les fibres motrices ; quand, d'autre part, on a pris soin. de diminuer la quantité de liquide bue, on voit l'urine augmenter sous l'influence de l'exercice, même chez les sujets qui transpirent beaucoup ; à tel point que son volume dépasse celui des boissons ingérées.

Ce résultat est dû à la tonification progressive du cœur et à son travail plus énergique sous l'influence des exercices de marche en montant. Il importe d'y insister, car c'est un des plus précieux effets de l'exercice pour les malades atteints d'affections du cœur, et c'est un de ceux auxquels on a le moins porté d'attention en France.

Le cœur dont l'exercice sollicite l'activité gagne une plus grande force par l'effet même de son fonctionnement plus actif. C'est une loi reconnue vraie depuis longtemps, que toute fibre musculaire se fortifie en raison directe du travail qu'elle effectue ; et le cœur est un muscle soumis aux mêmes lois que les autres. Le premier effet du fonctionnement plus actif que lui demande la marche en montagne, c'est de le *dégraisser*, de faire disparaître de ses fibres les éléments adipeux qui tendaient à se substituer aux éléments musculaires, puis de le raffermir, d'augmenter son volume, non dans son ensemble, puisque les masses graisseuses qui l'infiltrent tendent à se combustionner par l'effet du travail, mais dans son tissu propre qui acquiert ainsi plus de vigueur et devient capable de triompher des obstacles qui entravaient auparavant le cours de l'ondée sanguine.

Dans les affections du cœur quelles qu'elles soient, les accidents et les troubles de la santé peuvent se ramener à un processus unique : le défaut d'équilibre entre l'impulsion que le sang reçoit du cœur et les obstacles qui s'opposent à sa circulation. Il y a toujours une grande résistance à vaincre, même pour un cœur normal, dans le fait de lancer l'ondée sanguine jusqu'aux dernières extrémités des ramifications artérielles ; mais cette résistance peut être augmentée par des lésions diverses, rétrécissement des orifices, insuffisance des valvules qui forment soupape pour empêcher le reflux de l'ondée sanguine au cœur, etc. Dans certains cas ce n'est pas la résistance de la masse sanguine qui est augmentée, c'est la force d'impulsion du cœur qui est diminuée par suite de l'affaiblissement de ses fibres. Mais, dans les deux hypothèses, le résultat est le même au point de vue de l'appareil sanguin considéré comme appareil hydraulique. Dans les deux cas la poussée du cœur est trop faible comparativement à la résistance opposée au cours du sang. Aussi certains médicaments, qui ont pour effet de tonifier le cœur et de lui donner momentanément plus d'énergie, comme la digitale, ont aussitôt pour effet, grâce à l'augmentation de l'activité circulatoire qui en résulte pour le rein, de faire sécréter plus d'urine. La digitale est diurétique, en dernière analyse, parce qu'elle augmente la force d'impulsion du cœur. Et c'est aussi en augmentant la force d'impulsion du cœur, en tonifiant cet organe et en rétablissant l'équilibre entre la tension artérielle qui devient plus grande et la tension veineuse qui diminue, que les marches ascensionnelles méthodiquement pratiquées produisent un effet diurétique et rétablissent la sécrétion urinaire dont la suppression est cause d'une série d'accidents graves.

Les effets qu'on est en droit d'attendre de la médication si simple dont nous venons de faire l'exposé sommaire peuvent se résumer ainsi :

1° Activité plus grande des combustions vitales, d'où diminution de la surcharge graisseuse de tout le corps et notamment des organes internes ;

2° Augmentation des sécrétions de la peau et des reins et de l'exhalation aqueuse du poumon, d'où résorption des œdèmes et des hydropisies locales ;

3° Augmentation de l'aptitude respiratoire par exercice graduel du poumon ;

4° Augmentation de la force des ventricules du cœur, d'où rétablissement de l'équilibre des pressions entre le système artériel et veineux, et régularisation du cours du sang.

Ces bénéfices de la cure-de-terrains sont niés en France par la plupart des médecins qui, du reste, il faut bien le dire, ne la connaissent que très imparfaitement : mais la presque totalité des savants allemands et autrichiens en attestent la réalité. Nous avons vu, au cours de notre mission spéciale en Allemagne, un certain nombre de cas guéris et un très grand nombre améliorés. Nous avons eu l'occasion de nous entretenir longuement avec l'auteur de la méthode, le docteur OErtel, professeur à l'Université de Munich, qui est lui-même un des plus beaux succès obtenus par la cure-de-terrains.

OErtel était atteint de déviation de la colonne vertébrale avec surcharge graisseuse du cœur. C'était une double raison pour subir de graves accidents du côté des organes circulatoires et respiratoires. Et le distingué professeur était en effet tombé dans un degré avancé d'*asystolie*, c'est-à-dire dans cet état où le cœur, devenu insuffisant à sa tâche de pompe foulante, laisse le sang engorger les poumons et les œdèmes gonfler les jambes. Grâce à la marche méthodique en montagne, aidée, il est vrai, de la réduction considérable des liquides ingérés, le malade se remit au point de pouvoir faire des ascensions de huit et neuf heures de durée, et ne présente aujourd'hui aucun symptôme de troubles de la circulation sanguine.— Une autre personnalité célèbre, le prince de Bismarck, a été guéri d'une affection graisseuse du cœur par la cure-de-terrains.

OErtel a fait école et une foule de ses élèves se sont établis sur divers points de l'Allemagne, de l'Autriche, de la Suisse pour installer la cure-de-terrains. Dans la plupart des villes d'eaux, pour peu qu'elles soient situées dans un pays accidenté, on peut voir une multitude de malades marcher méthodiquement sur des chemins préparés et gradués à cet effet. L'installation est des plus simples. Dans la plupart des cas on a utilisé les chemins déjà tracés. On s'est contenté de les classer suivant leur inclinaison et d'y mettre de distance en distance des bancs de repos. Malgré la simplicité des moyens mis en œuvre pour cette gymnastique naturelle, la cure-de-terrains est soumise à une réglementation très minutieuse, dont la carte ci-jointe peut donner une idée. Cette carte reproduit un fragment de celle dont on fait usage à Reichenhall, localité où OErtel applique lui-même son système. On y trouve l'indication des distances, du temps que doit mettre le malade à parcourir chacune des étapes qui lui sont fixées, du degré d'escarpement du sentier, etc. Il est ainsi facile au médecin de varier sa prescription suivant l'état du malade et son degré d'entraînement.

Dans toutes les localités où se pratique méthodiquement le traitement d'OErtel, les malades trouvent chez les libraires des plans du pays où des couleurs conventionnelles donnent l'indication du degré de pente des chemins.

Souvent aussi on se contente de tracer sur les arbres qui bordent les chemins des bandes de diverses couleurs, chaque couleur ayant une signification conventionnelle, pour indiquer au promeneur le plus ou moins d'effort qu'il aura à

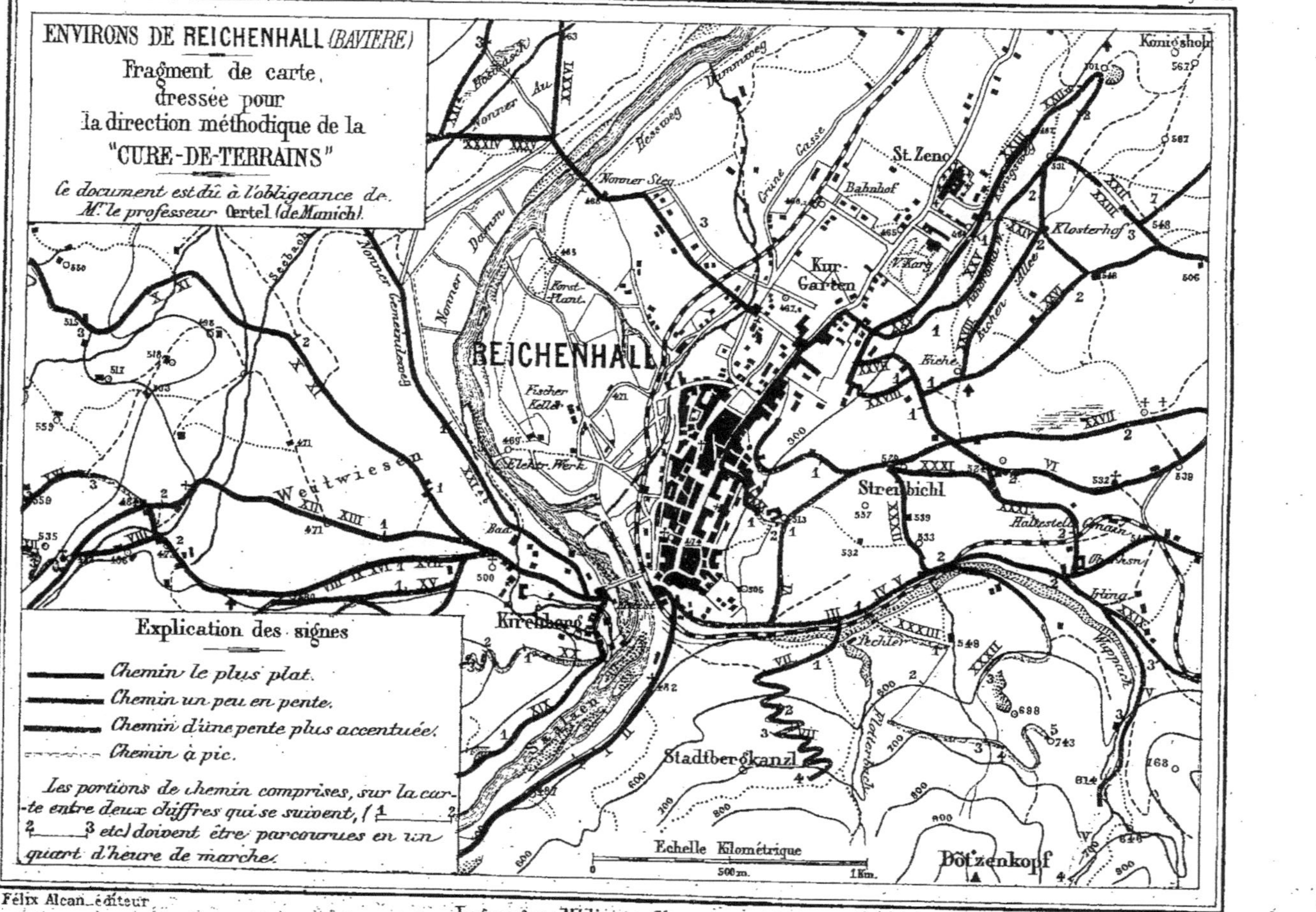

ENVIRONS DE REICHENHALL (BAVIERE)
Fragment de carte,
dressée pour
la direction méthodique de la
"CURE-DE-TERRAINS"
Ce document est dû à l'obligeance de
Mr le professeur Oertel (de Munich).
Explication des signes
Chemin le plus plat.
Chemin un peu en pente.
Chemin d'une pente plus accentuée.
Chemin à pic.
Les portions de chemin comprises, sur la carte entre deux chiffres qui se suivent, (1, 2, 3 etc) doivent être parcourues en un quart d'heure de marche.
Echelle Kilométrique
500m.
1 Km.
REICHENHALL
St. Zeno
Kur-Garten
Bahnhof
Klosterhof
Strenbichl
Kirchberg
Weutwiesen
Stadtbergkanzl
Dötzenkopf
Königshoff
Nonner Gemeindeweg
Nonner Steg
Grüne Gasse
Hessweg
Dummweg
Fischer Kell.
Forst-Plant.
Elektr. Werk
Flotterbach
Wuppach
Iring
Felix Alcan éditeur
Lagrange — Médic, par l'exercice
Imp.Becquet F.s Paris

fournir s'il continue à suivre la route où il s'engage. Dans toutes les contrées boisées où la cure-de-terrains est établie, l'œil du promeneur est attiré par de grands cercles jaunes, verts, rouges, tracés sur le tronc des sapins ou des hêtres, et qui sont des repères permettant aux malades de se rendre compte, avant d'entreprendre une promenade, si le sentier dans lequel ils vont s'engager offre bien un degré d'inclinaison en rapport avec leur degré d'entraînement.

Les villes les plus connues pour leurs cures-de-terrains sont Bade, Reichenhall et Ichl, en Allemagne ; Méran et Lemnering en Autriche. Mais à côté de ces stations spéciales, beaucoup d'autres sont fréquentées et il est facile d'en créer partout où le sol est suffisamment accidenté et l'air suffisamment pur.

Toutes ces conditions se rencontrent aisément en France et il serait facile d'installer presque partout le traitement d'Œrtel. Une seule tentative a été faite jusqu'à présent dans notre pays. La cure-de-terrains se fait à Brides, mais elle vise presque exclusivement l'obésité. On n'ose pas encore, dans notre pays, s'attaquer franchement aux maladies du cœur à l'aide d'un moyen qui passe pour aggraver ces maladies, et qui les aggraverait incontestablement s'il était employé sans méthode et sans direction.

Mais, on ne saurait trop le répéter, il en est de l'exercice musculaire comme de tous les autres moyens de thérapeutique : un dosage rigoureux est nécessaire dans son emploi. Il n'est pas plus absurde d'appliquer l'exercice à petites doses aux maladies qui seraient aggravées par le surmenage, que d'utiliser, pour relever les forces d'un malade, de petites quantités de boissons alcooliques, alors qu'on sait bien l'effet débilitant des fortes doses d'alcool. Tout cela est une question de dosage, — et la méthode d'Œrtel est justement un moyen rigoureux de « doser » ce puissant moyen thérapeutique qui s'appelle l'exercice musculaire.

TROISIÈME PARTIE

L'APPLICATION DU TRAITEMENT

CHAPITRE PREMIER

LES MALADIES DE LA NUTRITION

La réparation des cellules vivantes. — L'assimilation et la désassimilation. — La « misère » physiologique. — Le « ralentissement » de la nutrition.

La nutrition est l'ensemble des actes organiques en vertu desquels le corps vivant s'accroît et s'entretient.

Dans le corps « adulte », c'est-à-dire arrivé à son entier développement, la nutrition est réduite, — théoriquement du moins, — à l'entretien du corps dans sa forme normale. Mais cette fonction est très complexe et implique une foule de fonctions secondaires.

L'entretien du corps ne se fait pas par la *conservation* pure et simple des organes, ainsi qu'on pourrait l'imaginer, par exemple, pour un édifice dont les matériaux seraient tenus à l'abri de toute cause d'usure et resteraient toujours identiques à eux-mêmes, sans se détériorer. Le corps s'entretient et demeure semblable à lui-même non par un processus de conservation, mais par un processus de *réparation*. Constamment les matériaux du corps s'usent et se détériorent par le fait même de la vie ; constamment des matériaux nouveaux puisés à l'extérieur doivent être introduits dans l'organisme pour remplacer les matériaux usés. L'élément fondamental de nos organes, la cellule vivante absorbe une partie de ces matériaux étrangers, et rejette hors d'elle-même, pour leur faire place, les matériaux qui ont servi à alimenter son fonctionnement et qui sont devenus par suite d'usure impropres à la vie.

Un physiologiste italien a comparé le sang qui arrose les cellules vivantes à un grand fleuve coulant au seuil des maisons d'une grande ville et dans lequel chaque habitant viendrait puiser l'eau nécessaire à sa consommation, tout en y rejetant les détritus et les ordures formés par les résidus de la vie domestique. C'est ainsi que les cellules empruntent au sang les matériaux nouveaux nécessaires à leur entretien, et lui cèdent en retour les déchets de leur nutrition, véritables immondices dont l'accumulation constituerait un danger pour l'organisme.

La nutrition consiste essentiellement dans cet « échange » de matériaux détériorés contre les matériaux nouveaux venus de l'extérieur. Mais une foule d'actes organiques sont les préliminaires obligés de ces échanges ; une foule d'autres en sont la suite nécessaire.

Le premier temps de l'échange qui s'appelle l'*assimilation*, ne peut s'accomplir sans être précédé de plusieurs opérations organiques qui sont :

1° L'*ingestion* des aliments, c'est-à-dire leur introduction dans les cavités spéciales où ils doivent être soumis à l'action des sucs digestifs ; 2° leur *digestion*, c'est-à-dire leur transformation en matériaux susceptibles de pénétrer dans les vaisseaux sanguins, et 3° leur *absorption*, c'est-à-dire leur entrée dans les vaisseaux où ils se mêlent au sang qui les porte aux cellules.

Le deuxième temps de la nutrition, c'est-à-dire la *désassimilation*, suppose une série d'actes consécutifs. De même que les aliments ingérés ne sont pas absorbés et assimilés en nature, de même aussi les déchets organiques rejetés dans

le sang par les cellules vivantes ne sortent pas de l'organisme sous la forme qu'ils présentaient à l'état de vie. Ces
matériaux subissent pour se détacher de la cellule vivante
une série de modifications; ils en subissent ensuite une série
d'autres qui leur donnent la forme et la composition chimique voulue pour qu'ils puissent passer à travers les portes
de sortie qu'on appelle les organes *excréteurs*, et s'éliminer
ainsi au dehors.

Tel est le résumé schématique des actes essentiels en
vertu desquels le corps se nourrit. Et l'on voit de là le vaste
cadre que remplissent les maladies de la nutrition. Ces
maladies comprennent les déviations, les anomalies et les
troubles de toute nature qui peuvent modifier chacune des
fonctions de la nutrition, c'est-à-dire, d'une part la digestion,
l'absorption et l'assimilation des matériaux alimentaires ;
et, d'autre part, la désassimilation et l'excrétion des
matériaux inutiles à la vie.

Pour avoir idée de la complexité des troubles morbides
que le médecin peut avoir à combattre dans ces maladies,
il faut en outre se rappeler de combien d'actes essentiels ou
secondaires se compose chacune des fonctions principales
que nous venons d'énumérer. L'on verra que le groupe des
maladies de la nutrition occuperait la pathologie tout entière
s'il n'existait, en dehors des affections dont l'origine est interne et qui procèdent du sujet lui-même, des maladies
dont l'origine est extérieure et qui sont dues à l'action d'une
cause étrangère à l'être vivant, comme les maladies traumatiques, ou d'un agent parasite, comme les maladies infectieuses et virulentes.

Il serait impossible, on le comprend, de suivre pas à pas
les diverses maladies de la nutrition pour étudier la manière
d'adapter à chacune d'elles le traitement par l'exercice.
Mais il suffira, pour l'emploi pratique du traitement, de faire
de ces maladies un certain nombre de groupes, et de formu-

ler à propos de chacun de ces groupes des préceptes généraux aboutissant à des indications thérapeutiques précises et à la description de procédés peu nombreux, mais caractéristiques, chacun de ces procédés de traitement pouvant s'appliquer à une série de cas pathologiques semblables.

Nous diviserons les maladies de la nutrition en deux groupes, suivant qu'elles pervertissent les fonctions qu'on peut appeler « préliminaires » de la nutrition, c'est-à-dire l'élaboration des aliments par les organes digestifs, ou bien qu'elles atteignent les actes les plus intimes qui sont l'aboutissant et comme la conclusion définitive des actes de la réparation des tissus.

Cette division est logique au point de vue anatomique et physiologique ; il faut reconnaître toutefois qu'elle n'est pas irréprochable au point de vue pathogénique. Les troubles des voies digestives, par exemple, sont souvent intimement liés à des troubles de la nutrition moléculaire. Bien des dyspepsies n'ont d'autre point de départ qu'une altération des sécrétions digestives, due elle-même au trouble des fonctions intimes de la nutrition moléculaire d'où résulte la viciation du sang et des humeurs. Et inversement bien des maladies caractérisées par le défaut d'assimilation et l'appauvrissement du sang qui en résulte, ont leur point de départ dans un trouble primitif de l'estomac et dans la perversion des fonctions digestives.

Mais la classification pathogénique des maladies ne peut pas toujours cadrer avec la thérapeutique, car les moyens d'action de toutes les médications ne visent pas seulement les troubles primitifs et les causes premières, et s'attaquent souvent aux troubles secondaires, parfois même, étant donnée l'insuffisance de nos moyens de guérison, aux manifestations symptomatiques des maladies.

Nous étudierons donc ici, sous le titre de *Maladies de la nutrition*, les affections qui résultent d'une anomalie quelconque des « échanges moléculaires » en vertu desquels le corps se nourrit, et, dans un autre chapitre, sous le titre de *Troubles des fonctions digestives*, les maladies caractérisées par une perversion des actes qui précèdent l'absorption des aliments et préparent les actes de la nutrition proprement dite.

Les maladies de la nutrition moléculaire seront à leur tour divisées en deux groupes :

1° Les maladies caractérisées par l'insuffisance des actes qui président à la désassimilation des tissus vivants et qui aboutissent soit à la prédominance des acquisitions sur les dépenses, soit à la lenteur excessive des « échanges » en vertu desquels les matériaux organiques se détruisent pour faire place à des matériaux nouveaux puisés à l'extérieur. — Ce sont les maladies que Bouchard a si justement nommées maladies par *ralentissement de la nutrition*.

2° Les maladies qui ont pour caractéristique une prédominance des fonctions de désassimilation sur les fonctions d'assimilation. Ce sont les maladies dans lesquelles les pertes subies par l'organisme ne sont pas suffisamment compensées par les acquisitions faites. Dans ces maladies il y a insuffisance de réparation ou « appauvrissement » de l'organisme, ou, comme on l'a dit, état de *misère physiologique*.

CHAPITRE II

MALADIES DE LA NUTRITION PAR EXCÈS D'« ÉPARGNE »

Le défaut d'exercice et le ralentissement de la nutrition. — Le traitement de l'obésité. — Le traitement du diabète. — Le traitement de la goutte. — Le traitement de la gravelle.

Le défaut d'exercice et le ralentissement de la nutrition.

Les maladies de l'appareil digestif et de ses annexes, les anomalies de l'assimilation, de la désassimilation et des sécrétions, comme l'obésité, la goutte, le diabète, les lithiases, s'observent à peu près exclusivement dans les classes de la société où règnent les habitudes de bien-être matériel et d'inaction physique. Elles ont pour facteurs principaux deux sortes d'écarts d'hygiène qui sont : les excès d'alimentation et l'insuffisance d'exercice.

L'observation directe des faits nous montre la fréquence extrême des maladies de la nutrition dans les familles où le travail corporel est depuis longtemps abandonné et où l'alimentation est trop riche ; leur rareté exceptionnelle, ou plutôt leur absence absolue, dans les classes de la société où la vie se passe dans une fatigue musculaire constante et une frugalité forcée. Personne n'a vu chez le paysan ni l'obésité, ni la goutte, et si l'on peut rencontrer de loin en loin chez l'ouvrier des villes ces maladies et toutes celles qui en dérivent, c'est que l'ouvrier n'est pas toujours astreint à une occupation demandant des efforts musculaires réels et qu'il est suspect d'autre part de fréquents écarts d'alimentation et surtout de boisson.

Les maladies de la nutrition semblent être l'apanage

exclusif des sujets dont l'exercice est insuffisant ou, pour parler d'une façon plus précise, de ceux dont l'exercice n'est pas en proportion de l'alimentation. S'il semble, au premier abord, y avoir tant d'exceptions à cette règle, c'est que les maladies de la nutrition se transmettent par hérédité. Si vous êtes issus de parents goutteux ou graveleux, l'exercice et la sobriété pourront bien atténuer les manifestations de la diathèse, mais ne vous mettront pas absolument à l'abri de ses effets. Et notons qu'il est des cas où l'hérédité ne se manifeste pas au grand jour. Le fils peut ne pas connaître son père, ou bien se trouver mêlé à un milieu social qui n'était pas celui de ses ascendants. De là bien des erreurs d'interprétations si l'on s'en rapporte à la statistique. C'est ainsi que s'expliquent la plupart des cas de goutte ou de gravelle observés dans la classe laborieuse et sobre des paysans.

Ces exceptions, presque toujours, confirment la règle au lieu d'être des arguments contre elle. Nous en avons observé pour notre part un exemple assez remarquable qui mérite d'être cité. Appelé auprès d'un homme employé comme valet dans une ferme, nous sommes surpris de constater une crise de gravelle, le malade ayant, depuis son enfance, mené constamment une vie laborieuse. Tour à tour berger, charretier et laboureur, il n'a pas dans son existence la plus petite période d'interruption du travail corporel. Mais une enquête plus précise fait cesser notre étonnement : cet homme était enfant naturel, et son père appartenait à la classe bourgeoise.

Les faits vulgaires de l'élevage des animaux confirment les observations que chacun peut faire sur l'homme, et nous montrent, en quelque sorte expérimentalement, la part considérable que prennent dans les déviations de la nutrition ces deux vices hygiéniques si caractéristiques de la vie aisée : le défaut d'exercice et l'excès d'alimentation. Quelles sont les deux conditions essentielles pour produire chez le bœuf l'engraissement, ou, en d'autres termes, l'obésité? Ce sont l'augmentation de la nourriture et la cessation du travail. En poussant à l'extrême ces deux procédés d'élevage, qui semblent empruntés au genre de vie de bien des hommes de la classe aisée, on arrive à localiser à volonté, chez les animaux, des troubles de la nutrition sur certains organes. En gavant les oies et les canards et en les tenant dans une immobilité absolue, on parvient à hypertrophier leur foie dans des proportions monstrueuses pour faire les célèbres pâtés de Strasbourg et de Périgueux. N'est-ce pas la reproduction expérimentale des hypertrophies du foie que nous observons si fréquemment chez ces gros mangeurs, qui font juste l'exercice nécessaire pour aller de leur voiture à leur fauteuil?

Entre ces deux facteurs essentiels, défaut d'exercice et excès d'alimentation, il semble évident que la part la plus grande doit revenir à l'exercice insuffisant. Il suffit de tenir longtemps captifs dans un espace trop étroit, et sans forcer leur alimentation, certains animaux sauvages pour faire naître chez eux les déviations de nutrition qui constituent la *diathèse urique*. Béclard a signalé l'augmentation de l'acide urique chez le renard pris à la chasse et tenu à l'étable. Il est de notoriété banale que l'alouette et la perdrix enfermées dans des cages trop petites contractent fréquemment la goutte, et qu'on peut voir leurs pattes s'incruster de dépôts pierreux formés d'urate de soude et tout à fait analogues aux tophus des goutteux. Du reste, l'alimentation surabondante ne suffirait pas pour pousser les chapons à la graisse si on n'y joignait la privation d'exercice par l'emprisonnement dans une étroite mue. Dans certains pays, par un procédé aussi radical que barbare, on cloue les pattes des canards et des oies sur le plancher de leur poulailler, et l'immobilité absolue à laquelle on condamne les malheureuses bêtes favorise d'une façon surprenante l'invasion des tissus vivants par la graisse.

L'exercice et l'alimentation sont les deux facteurs les plus essentiels de l'entretien des organes vivants. Ces deux facteurs se font en quelque sorte équilibre, et pour que la nutrition soit régulière, il faut que la dose d'aliments ingérée soit en proportion du travail effectué par les muscles. Toutefois, l'on peut dire que le rôle de « régulateur » doit être attribué à l'exercice plus encore qu'à l'alimentation, car la faculté de prendre de l'exercice a été, si l'on peut ainsi parler, beaucoup mieux réglementée par la nature que la faculté de s'alimenter. L'alimentation est, beaucoup plus que l'exercice, soumise au caprice de chacun et aux mauvaises habitudes contractées. La faculté d'abuser de la nourriture est presque illimitée, tandis que les abus du travail musculaire sont assez strictement réprimés par la fatigue, en dépit de la volonté du sujet. L'estomac, en un mot, est plus complaisant que les muscles et se prête mieux aux excès. La plupart des hommes riches consomment régulièrement chaque jour une telle dose de principes alimentaires que le travail du plus rude forgeron ne parviendrait pas à équilibrer leur nutrition. Leur budget nutritif se solderait toujours par un excédent de recettes.

L'alimentation doit donc se régler sur l'exercice. Mais il ne faudrait pas croire qu'on puisse, en diminuant indéfiniment l'alimentation, compenser la cessation complète de travail des muscles, car chez certains dont l'exercice est nul l'appétit persiste aussi impérieux que s'ils faisaient de grands efforts musculaires, et l'on verrait ces sujets se débiliter à l'extrême si on cherchait à réduire leur nourriture en proportion de leur inaction. Et du reste, si l'on suppose un régime alimentaire aussi réduit qu'il le faudrait pour l'accommoder à l'absence totale d'exercice musculaire, on réduirait, par cela même, à son minimum la réparation des appareils organiques, — qui s'usent, on le sait, en dehors du travail musculaire, puisqu'ils fonctionnent même dans l'état d'immobilité, — et on réduirait d'autant l'énergie vitale : en un mot, on amoindrirait la force et la résistance du sujet.

La conclusion, c'est qu'il faut à l'homme un minimum journalier de travail musculaire au-dessous duquel il s'expose soit à pervertir les fonctions de la nutrition si son alimentation est abondante, soit à les rendre insuffisantes si son alimentation est très réduite.

Le travail musculaire est donc, en principe, le meilleur agent préventif des maladies par ralentissement de la nutrition. Nous allons nous efforcer de démontrer que l'exercice, méthodiquement appliqué, constitue aussi une médication des plus efficaces quand il s'agit de lutter contre ces maladies une fois déclarées.

La grande classe des maladies de la nutrition comprend des modalités pathologiques très diverses ; mais il est logique de les étudier ensemble, à cause du lien très étroit qui unit entre elles les manifestations les plus diverses de ces maladies.

Rien ne se ressemble moins cliniquement que la *Goutte*, le *Diabète*, l'*Obésité* et la *Gravelle* ; et pourtant l'observation de tous les auteurs tend à prouver que ce sont là des manifestations distinctes d'une même tendance morbide de l'organisme, d'une même « diathèse ». D'une part, en effet, nous voyons souvent ces états pathologiques alterner chez le même individu, et nous les voyons d'autre part se succéder par hérédité. Tous les auteurs aujourd'hui admettent en principe qu'un goutteux peut engendrer des obèses, des diabétiques, des lithiasiques, et tous les médecins qui exercent dans les stations balnéaires où l'on traite ces maladies en ont chaque jour mille preuves éclatantes. C'est à Vichy, surtout, point où convergent la plupart de ces diathésiques, qu'on peut acquérir en très peu de temps la conviction que les manifestations pathologiques en apparence si différentes dont ils peuvent être atteints, ne représentent que des phases différentes d'une même affection morbide générale. Ces phases se présentent souvent à notre étude sur le même individu, soit successivement, soit simultanément ; il arrive parfois aussi que les membres d'une même famille accidentellement réunis dans le cabinet du médecin offrent chacun une manifestation différente de la diathèse. Il n'est aucun médecin qui n'ait eu, par exemple, l'occasion de voir ensemble un père goutteux qui nous conduit aux eaux sa fille atteinte de coliques hépatiques, accompagnée elle-même d'une petite fille obèse.

L'obésité, la goutte, le diabète, les lithiases biliaire et urique, etc., ont entre elles un principe commun, un lien générique déjà depuis longtemps entrevu, mais que les travaux de Bouchard ont mis en vive lumière (1). Quelle est la nature de ce lien commun, quel est le processus général auquel on peut rattacher ces manifestations si diverses ? Selon Bouchard, c'est le « ralentissement » de la nutrition, c'est-à-dire l'insuffisance d'activité des échanges moléculaires et surtout la lenteur avec laquelle l'oxygène du sang s'incorpore aux cellules organiques pour les oxyder et les « brûler ». Cette théorie a été vivement attaquée, et peut-être n'a-t-on pas su ou voulu la comprendre, malgré sa simplicité. Nous nous y rallions, pour notre part, comme à la seule qui puisse rendre compte de l'efficacité d'un même traitement hygiénique contre des manifestations morbides en apparence les plus opposées. En effet, toutes les affections que nous avons énumérées sont améliorées par l'exercice, et, dans toutes, cet agent hygiénique produit ses heureux effets suivant le même processus physiologique : en « activant » la nutrition,

______

(1) Bouchard, *Maladies par ralentissement de nutrition.*

je veux dire en augmentant l'activité des échanges et régularisant les oxydations ou « combustions » vitales (1).

On a proposé des dénominations diverses pour désigner l'ensemble des troubles de la nutrition, qui peuvent aboutir à des manifestations si variées et si différentes entre elles. Prenant pour base de leur classification les caractères qu'on a cru les plus généraux, on les a groupés successivement sous l'étiquette d'*Herpétisme*, en se basant sur la fréquence des lésions cutanées, puis, trouvant que les articulations étaient plus souvent que la peau le siège des déterminations morbides, on a abandonné le mot d'herpétisme pour celui d'*Arthritisme*. Le Dr Glénard trouvant encore, d'après le résumé d'observations très nombreuses, que le foie est beaucoup plus fréquemment touché que les jointures, vient de proposer à la place du mot *arthritisme* celui d'*Hépatisme*. Enfin le Dr Peyraud et le chimiste Gautrelet, se basant sur le caractère général des troubles chimiques des humeurs, qui est caractérisé dans ces maladies par l'exagération des composés acides, ont proposé le nom de *Diathèse hyperacide*. C'est en se basant non plus sur les caractères anatomo-pathologiques seuls, mais sur le processus pathogénique suivant lequel s'établissent les troubles de la nutrition, que le professeur Bouchard a donné à ces maladies le nom de maladies par ralentissement de la nutrition, et à leur ensemble celui de *Diathèse braditrophique*.

On devra se guider dans l'application de l'exercice aux maladies de la nutrition, d'une part sur cette indication pathogénique, le ralentissement des échanges organiques ou trouble *braditrophique*, et d'autre part, sur ce symptôme chimique, surabondance des produits d'oxydation incomplète

---

(1) Nous avons exposé avec détails dans la 1re partie de ce livre les modifications *chimiques* de la nutrition que tend à produire le travail musculaire (Voir p. 8 et suivantes).

qui a pour corollaire l'*hyperacidité* des humeurs, — car les acides qu'on rencontre en excès dans les liquides organiques sont toujours le résultat d'une oxydation incomplète des produits de désassimilation. L'exercice devra donc être appliqué sous la forme la plus propre à accélérer les échanges organiques et à activer les oxydations vitales. Cette première indication nous conduira à une formule précise de l'emploi de notre agent thérapeutique, formule qui peut se résumer ainsi : chercher à provoquer par l'exercice les modifications chimiques du sang qui se résument dans l'apport plus considérable d'oxygène et l'oxydation plus active des matériaux organiques, et, dans ce but, attacher plus d'importance à la *quantité de travail* effectué par le système musculaire dans son ensemble qu'au choix des muscles à mettre en exercice et à la forme des mouvements.

Cette formule est applicable au traitement gymnastique de l'obésité, du diabète, de la goutte, de la gravelle, de la lithiase biliaire, et les règles que nous formulons ici pour l'ensemble de ces maladies suffiront pour diriger le traitement de chacune d'elles, sauf des détails d'application pratique que nous aurons soin d'établir pour chaque cas en particulier.

Activer la respiration et la circulation du sang, élever la température du corps, provoquer l'augmentation des sécrétions; en un mot, brûler et éliminer, tel devra être le but du médecin en appliquant la médication par l'exercice dans ces maladies. Ce qui revient à dire : faire exécuter aux muscles le plus de travail possible.

L'exercice, en sa qualité de régulateur des échanges nutritifs, est presque toujours indiqué dans le traitement des maladies de la nutrition. Toutefois des contre-indications peuvent se présenter soit quand ces maladies donnent lieu à des *crises*, c'est-à-dire à la production brusque de symp-

tômes aigus qui peuvent s'accompagner ou non d'état fébrile. D'autre part, chacune des manifestations diverses de
ces diathèses présente des phases particulières dans lesquelles l'exercice doit être appliqué avec des précautions
particulières, qu'il sera bon de signaler.

Le traitement de l'obésité.

Le traitement de l'obésité par l'exercice repose sur la
propriété la moins discutée du travail musculaire, celle
d'augmenter les « dépenses » organiques, en accélérant le
mouvement de désassimilation. Plus la machine humaine produit de travail, plus elle dépense de chaleur; et nous savons
que les actes chimiques d'où procède la chaleur dépensée
consistent essentiellement dans la combustion des substances
hydro-carbonées de nos tissus, et spécialement des *sucres*
et des *graisses*.

Les graisses sont des tissus « de réserve » ou « d'épargne », c'est-à-dire des matériaux assimilés en surcroît, et
qui, n'étant pas utilisés pour réparer les pertes de l'organisme, vont s'emmagasiner, en quelque sorte, dans certains
points du corps où ils attendent l'occasion de servir à une
dépense supplémentaire éventuelle. Si les dépenses du travail musculaire sont trop faibles eu égard à l'apport alimentaire, les tissus de réserve n'étant pas dépensés continuent
à s'accumuler.

L'obésité est le type des maladies qui résultent d'un excès
de « richesse » physiologique. Le défaut de dépense de ces
tissus de réserve qui devraient être brûlés au fur et à mesure de leur acquisition, aboutit à l'invasion de tous les
organes par des masses graisseuses dont le volume croissant finit par gêner le fonctionnement de tous les organes.

L'obésité poussée à l'extrême n'entraîne pas seulement
une incommodité, une gêne des mouvements, mais aussi,

parfois, des troubles graves de la santé. La graisse peut s'accumuler en masses considérables qui entravent le fonctionnement des organes internes. Le cœur, les vaisseaux sanguins, les organes respiratoires, l'appareil digestif, sont gênés et comprimés par les tissus parasites qui les englobent de toutes parts. Souvent même la graisse ne reste pas seulement juxtaposée aux organes, mais les envahit, les infiltre, altère leur structure, et produit leur « dégénérescence ».

Les troubles de la santé qui résultent de l'obésité poussée à l'extrême sont surtout des troubles mécaniques de la circulation et de la respiration. La circulation du sang est compromise, d'une part, par la gêne du cœur sur lequel s'accumumulent des masses parfois énormes de tissu graisseux, et dont les fibres finissent par s'infiltrer de graisse et par « dégénérer ». Mais, d'autre part, la circulation périphérique est entravée par les masses graisseuses dans lesquelles les vaisseaux sont comme noyés, et qui les compriment et tendent à effacer leur calibre. Le cœur « gras » déjà affaibli et gêné dans ses mouvements se trouve ainsi, par surcroît, aux prises avec des obstacles périphériques qui augmentent singulièrement son travail. De là des troubles circulatoires par insuffisance de l'impulsion donnée au sang. Le cœur se trouve constamment au-dessous de sa tâche, et la moindre exagération de son travail peut le mettre dans ce degré extrême de défaillance qu'on appelle l'*Asystolie*. Les sujets arrivés à un degré extrême d'obésité sont toujours des « cardiaques ».

Le poumon, solidaire du cœur, est déjà gêné dans son fonctionnement par l'insuffisance de la petite circulation. Il est de plus entravé dans son mouvement d'expansion par les masses graisseuses qui doublent les parois thoraciques et font relief sous la plèvre, ainsi que par les pelotons adipeux qui infiltrent les viscères abdominaux et gênent le jeu du diaphragme. La respiration de l'obèse est insuffisante au même degré que sa circulation. De là deux causes d'essoufflement qui lui rendent l'exercice musculaire extrêmement pénible.

Avec cette faible capacité fonctionnelle du poumon et du cœur qui diminue dans de si grandes proportions son aptitude au travail musculaire, l'homme atteint d'obésité se trouve obligé pour exécuter le moindre mouvement de faire un travail complémentaire considérable. La graisse noie les muscles, engorge leurs fibres, comprime les articulations et augmente le travail perdu en multipliant les frottements. Outre ces difficultés qui enrayent l'effort de l'appareil locomoteur, il faut tenir compte du surcroît de travail qui résulte du supplément de poids, à chaque déplacement du corps. Tel obèse porte jusqu'à cent livres de « poids mort », c'est-à-dire de matière inutile, jouant le rôle d'un corps inerte surajouté aux organes comme un fardeau. Avec une charge pareille, tout déplacement du corps, même sur une surface plane, devient un pénible travail ; tout mouvement par lequel le corps progresse sur une pente très inclinée demande un effort pour ainsi dire athlétique. Pour se représenter le travail qu'effectue un homme atteint d'obésité, en montant par exemple un escalier, il faudrait imaginer en regard un homme de corpulence moyenne, faisant la même ascension, en portant sur ses épaules un fardeau égal à la différence des deux masses, c'est-à-dire souvent un poids de 50 à 60 kilogrammes.

L'essoufflement est la plus terrible épreuve de l'exercice musculaire pour l'obèse. C'est, chez lui, la forme type de la fatigue, et il ne faut jamais perdre de vue, dans la cure de l'obésité, les dangers des exercices qui essoufflent, si on ne les appliquait pas avec toute la prudence voulue et suivant une progression très méthodique.

La « cure » de l'obésité ne doit pas tendre au même but

que l'hygiène préventive de l'embonpoint, ni procéder par les mêmes moyens d'action. L'homme menacé d'obésité est encore un sujet valide, souvent même un sujet vigoureux et résistant auquel on peut demander sans trop de ménagement des efforts énergiques et des exercices violents. L'obèse proprement dit est un « malade » dont le traitement comporte les plus grandes précautions.

Diverses méthodes ont été proposées pour régler la progression du travail musculaire dans le traitement de l'obésité. La meilleure est, sans contredit, celle proposée par le professeur OErtel, et que nous avons exposée dans la II⁰ partie de ce livre, sous le titre de *cure-de-terrains*. Mais la cure-de-terrains, c'est-à-dire la marche ascensionnelle progressive, ne peut pas toujours être appliquée d'emblée, avec des sujets gravement atteints, dont l'aptitude respiratoire serait trop inférieure à la moyenne. Pour les obèses dont la circulation sanguine est considérablement gênée, il sera bon de faire précéder les exercices de marche de certains exercices locaux actifs et passifs.

Si l'obésité est portée à un degré extrême, on devra commencer la cure d'entraînement par des mouvements passifs et par le massage. Le massage, comme le travail musculaire, augmente la désassimilation, active le cours du sang, excite, par effet réflexe, l'activité des centres nerveux ; il doit représenter le premier degré du traitement.

Viendront ensuite les mouvements « communiqués » ou passifs, qu'un aide fera exécuter au patient. On mettra successivement en jeu toutes les articulations des membres, et l'on imprimera surtout aux bras et aux jambes de grands mouvements de circumduction, avec lenteur au début, puis en augmentant de vitesse. Ces mouvements sont reconnus aider beaucoup la circulation sanguine ; on les emploie dans le traitement des affections du cœur, et la cure de l'obésité par l'exercice doit se faire au début suivant les mêmes règles que celles des maladies de l'appareil circulatoire, l'obésité grave impliquant toujours des troubles profonds de la circulation.

Puis ce seront des mouvements actifs locaux, le malade étant assis ou même couché. Les mouvements actifs des jambes « sur place » sont une utile préparation à la marche. Ils devront être faits d'abord sans « résistance », l'obèse se contentant de déplacer méthodiquement en tous sens les membres inférieurs. Pour augmenter l'effort, on fera intervenir, au bout de quelques jours, un aide qui opposera à chaque mouvement une certaine résistance ; ou bien on emploiera un contrepoids, une lanière élastique, etc., enfin une combinaison quelconque ayant pour effet d'augmenter l'effort des jambes, sans aller jusqu'à une dépense de force égale à celle que nécessitent le soutien du corps et la marche.

Après un certain nombre de jours de cette gymnastique « préparatoire », l'obèse sera déjà plus apte à résister à l'essoufflement, parce qu'on aura régularisé le cours du sang et soulagé le cœur, ainsi que nous l'expliquerons au chapitre des « Cardiaques ». On pourra lui faire essayer la marche en plaine, *en ayant soin de prolonger l'exercice plutôt que de l'accélérer*. Et ce n'est qu'après cette série d'exercices préliminaires, et en prenant toujours pour guide l'indication fournie par la tendance à s'essouffler, qu'on pourra arriver aux exercices de marche en montant.

La sudation dans l'étuve ou mieux dans le drap mouillé sera un utile adjuvant de l'exercice. Les déperditions de sueur allégeront rapidement le poids du corps et diminueront d'autant l'effort que demandent les mouvements de translation.

Il faut savoir toutefois que la sudation, soit par l'étuve, soit par le travail, ne produit qu'une amélioration passagère. Les pertes de poids dus à l'exagération de la sueur tendent à se réparer du soir au lendemain quand le malade ne profite pas de l'allègement momentané qui en résulte pour exécuter les mouvements redevenus possibles, et augmenter progressivement la dose du travail effectué.

Au reste, le retour de la graisse momentanément disparue est l'écueil inévitable du traitement chez certains sujets dont la constitution comporte un notable degré d'embonpoint.

La cure de l'obésité par l'exercice causerait bien des déceptions au médecin s'il considérait comme criterium unique des résultats du traitement le retour définitif du malade au poids moyen que sa taille semble comporter. Mais ce serait une faute de s'obstiner à rechercher des effets trop complets et du reste superflus au point de vue de la santé. Ce n'est pas la forme « esthétique » du malade qu'il faut viser, mais simplement ses aptitudes fonctionnelles ; et on doit se tenir pour satisfait si on a réussi par les moyens que nous venons d'indiquer à obtenir la régularité de la circulation sanguine et l'accroissement de la respiration.

Ces conquêtes qui sont toujours possibles, avec de la patience et de la méthode dans la progression du traitement, ne pourront du reste être conservées qu'à une condition expresse : c'est que le malade ne cessera jamais de mettre en œuvre les facultés qu'il a regagnées, et cherchera à les augmenter dans la limite du possible, en augmentant de jour en jour la dose de travail effectuée, à mesure que ses aptitudes fonctionnelles se développent davantage.

La cure de l'obésité doit être guidée par deux indications très distinctes : la première visant à faire perdre du poids à l'obèse, la deuxième tendant à lui faire recouvrer certaines aptitudes fonctionnelles perdues.

Pour obtenir l'amaigrissement, on aura recours aux exercices généraux quelle qu'en soit la forme, en ne se préoccupant que de faire exécuter la plus grande quantité de travail musculaire compatible avec la résistance des organes et notamment avec la capacité respiratoire.

Pour rendre au malade ses aptitudes fonctionnelles les plus essentielles, il faudra rechercher pour lui la forme de mouvements qu'il a le plus de peine à exécuter, en la lui prescrivant toujours suivant la méthode qui doit guider constamment l'application du traitement par l'exercice, c'est-à-dire avec une progression prudemment ménagée.

Parmi les mouvements que l'obèse exécute avec le plus de difficulté, il n'en est pas de plus utiles à lui faire recouvrer que les mouvements du tronc. Non seulement les mouvements de flexion, rotation et circumduction du tronc seront utiles pour aider à la résorption des masses graisseuses dont la cavité abdominale est encombrée, mais ils rendront au malade le service beaucoup plus important encore de faciliter la circulation du sang dans le système de la veine porte, siège de congestions passives qui compromettent la régularité de toutes les fonctions digestives, et notamment les fonctions du foie.

Le traitement de la goutte.

Tout le monde sait que la goutte n'est pas une maladie locale, et que les manifestations articulaires ne sont qu'un épisode dans le tableau symptomatique et pathogénique de cette affection. Ce qui constitue essentiellement la diathèse goutteuse, c'est une anomalie de la nutrition en vertu de laquelle la composition chimique du sang et des humeurs est viciée par des produits de combustion *incomplète*.

Chez le goutteux il n'y a pas toujours cette accumulation des tissus de réserve qu'on observe chez l'obèse (bien que la goutte et l'obésité se rencontrent fréquemment chez le même sujet), mais la goutte peut être interprétée comme une maladie par « excès d'épargne », en ce sens que le goutteux ne dépense pas, pour les actes chimiques de la désassimilation, une quantité suffisante d'oxygène. Les actes chimiques qu'on appelle les combustions vitales, et qui résultent de la combinaison de l'oxygène avec les tissus vivants, n'ont pas une activité suffisante pour faire passer les matériaux désassimilés à leur dernier degré d'oxydation ou de « combustion ».

L'image qui rend le plus exactement compte du trouble de nutrition caractéristique de la goutte, est celle qui compare l'organisme des goutteux à ces appareils de chauffage domestique à combustion lente, qui économisent les combustibles et ne les font pas passer à leur dernier degré d'oxydation. Dans le poêle à « tirage lent », le charbon tend à n'absorber qu'un équivalent d'oxygène et à donner naissance à de l'oxyde de carbone (CO), tandis que si la combustion était plus active, il se formerait surtout de l'acide carbonique (CO^2) par combinaison de chaque équivalent de charbon avec deux équivalents d'oxygène. De même chez le goutteux les « combustibles » qui alimentent la chaleur vitale tendent à rester à un degré inférieur d'oxydation ; il se forme un excès d'acide urique, de créatinine, composés incomplètement oxydés. La matière azotée n'a pas absorbé une quantité d'oxygène suffisante pour se transformer en urée, aboutissant normal de la combustion complète. Il se forme, d'autre part, des acides organiques tels que l'acide lactique, par combustion incomplète des principes hydrocarbonés que leur oxydation complète aurait transformés en acide carbonique et eau. C'est ce qu'on exprime en disant que chez le goutteux *le coefficient d'oxydation est inférieur à la normale*. L'organisme du goutteux est un appareil à « tirage lent » qui ne dépense pas assez d'oxygène.

Nous avons vu que « l'entraînement » a pour résultat de produire des modifications de la nutrition absolument inverses de celles qui caractérisent la diathèse goutteuse, puisque le travail musculaire régulièrement pratiqué active les combustions vitales et augmente la dépense d'oxygène en exagérant la respiration. C'est justement cette tendance de l'exercice à modifier les « habitudes » de la nutrition en sens inverse de la diathèse goutteuse, qui justifie l'emploi de l'exercice chez les goutteux et explique son efficacité universellement constatée dans le traitement hygiénique de la goutte.

Chez l'homme entraîné le « coefficient d'oxydation » tend à s'élever et les produits de désassimilation tendent à se brûler complètement. Nous avons cité à plusieurs reprises les recherches expérimentales entreprises sur nous-même et sur plusieurs autres sujets et desquelles il résulte que l'homme entraîné produit beaucoup moins d'acide urique qu'avant de s'être mis en état d'entraînement, et que le degré d'acidité de ses humeurs (en s'en rapportant au dosage de l'acidité des urines) diminue dans la proportion de 4 à 1. Ainsi, d'une part, l'acide urique, ce « poison goutteux », est contenu dans le sang en moindre quantité, et, d'autre part, les liquides organiques devenant moins acides sont plus aptes à le tenir en dissolution. Ces modifications de la nutrition diminuent la tendance aux accès de goutte, puisqu'on sait que l'accès se produit par précipitation de l'acide urique sur les jointures dans deux conditions : 1° quand ce composé existe en trop grande abondance dans les liquides organiques ; et 2° quand ces liquides étant devenus trop acides deviennent moins aptes à le tenir en dissolution.

L'objection faite à l'efficacité de l'exercice dans le traitement de la goutte, c'est la fréquence des accès de goutte à la suite des exercices violents. Nous avons répondu ailleurs à cette objection en montrant que ce n'était là qu'un accident dû à une mauvaise direction de l'exercice et non un résultat nécessaire de l'entraînement.

Nous avons fait voir au chapitre *Fatigue* que la courbature chez l'homme sain produit *momentanément* l'altération chimique des humeurs qui caractérise la nutrition anormale des goutteux, c'est-à-dire l'*hyperacidité* de l'urine et l'augmentation de l'acide urique. Mais nous avons montré aussi que ce n'était là qu'un résultat passager et d'ailleurs facile à éviter en modérant les premières séances d'exercice, et en ayant soin de ne pas aller jusqu'à la fatigue. Pour arriver à modifier la nutrition des goutteux par l'exercice sans les exposer à une crise de goutte, il suffira de « doser » l'exercice avec assez de méthode pour arriver très progressivement à l'état d'entraînement sans passer par la courbature de fatigue. Au reste, une fois l'état d'entraînement obtenu, les exercices des goutteux pourront être poussés sans inconvénient à un extrême degré d'énergie, car l'homme entraîné jouit d'une immunité presque illimitée pour la fatigue, et peut faire des doses considérables de travail musculaire sans augmenter sensiblement l'acidité des urines et la dose d'acide urique éliminé (1).

L'exercice si nécessaire à l'hygiène des goutteux est absolument contre-indiqué au moment des accès de goutte. Il faut même s'abstenir de tout mouvement capable de froisser les articulations menacées, dès que la crise s'annonce par quelques avant-coureurs ; la moindre sensibilité aux jointures est un avertissement qui doit engager le goutteux à s'arrêter, à écarter toute cause de traumatisme. Non seulement l'exercice actif, mais l'exercice passif et le massage sont formellement contre-indiqués. On sait que la marche même modérée, les voyages en chemin de fer, et même la pression d'une chaussure trop serrée peuvent faire éclater une crise qui eût peut-être avorté si l'on eût tenu compte des avertissements donnés. Les Suédois, qui ne sont pas

(1) Voir nos expériences sur la *Courbature de fatigue* dans la **Physiologie des exercices du corps.**

suspects d'abstention systématique en matière de massage et de mouvements, considèrent la crise de goutte même subaiguë comme une indication formelle de repos et d'immobilité. D'après le Dr Murray, professeur de gymnastique médicale à l'Institut central de Stockholm, il faut s'abstenir de massage et de mouvement même quand la crise est terminée et qu'il ne reste plus que de l'engorgement chronique des jointures avec dépôts d'urates de chaux. S'il s'agit du rhumatisme, la règle de conduite des praticiens suédois est toute différente. Ils appliquent hardiment le massage et les mouvements dans tous les engorgements articulaires chroniques, et même dans les arthrites subaiguës.

Ce n'est pas seulement au moment des prodromes d'un accès que l'exercice peut hâter l'arrivée de la crise et en aggraver les manifestations. Chez le goutteux qui ne semble pas en imminence de crise, un exercice très violent pratiqué sans ménagement et sans entraînement préalable, en provoquera l'explosion aussi sûrement que pourrait le faire un excès de table ou un refroidissement. Nous avons déjà dit que, dans ce cas, l'accident ne se produirait pas si l'exercice était appliqué suivant des règles méthodiques qui sont celles de l'entraînement progressif.

Il ne faut pas, du reste, s'exagérer le danger de l'exercice, même appliqué intempestivement chez le goutteux. On sait que la crise de goutte n'est pour ainsi dire qu'une échéance, un règlement de comptes que le goutteux doit solder au moment où l'accumulation progressive de l'acide urique a produit la saturation du liquide sanguin. Quand l'état de saturation est arrivé, les causes extérieures peuvent provoquer cette sorte de décharge par laquelle l'organisme se débarrasse du surcroît d'acide urique pour le jeter sur les jointures. L'exercice n'est pas, à proprement parler, la cause mais seulement l'occasion de la crise. Une crise provoquée par l'exercice n'a donc d'autres conséquences que d'avancer la date d'une échéance nécessaire, et n'aggrave nullement l'état ultérieur du goutteux.

De l'exercice dans la gravelle.

Dans la *gravelle*, l'exercice est aussi utile que dans la goutte, puisque la diathèse est la même dans les deux cas, mais peut aussi provoquer la crise. C'est alors par effet mécanique, le plus souvent, que se produit, au cours d'un exercice violent, l'accès de colique néphrétique. Une secousse, un effort intense, peuvent faire détacher un calcul du rein et l'engager dans l'uretère. On voit parfois une première crise de colique néphrétique se produire après une séance d'équitation sur un cheval aux réactions dures. Un de nos malades a été pris de son premier accès, qui fut d'une extrême violence, au milieu des efforts musculaires énergiques d'un exercice d'aviron. Chez beaucoup d'autres sujets, en apparence très bien portants, on voit pareillement ces manifestations brutales de la gravelle révéler pour la première fois l'existence de l'affection qu'on ne soupçonnait pas, et les malades sont tentés d'attribuer la cause première de leur maladie à l'exercice violent qui n'a fait que la mettre en évidence.

On sait, en effet, que la gravelle ne consiste pas dans la crise néphrétique, c'est-à-dire dans l'expulsion brusque d'un calcul, mais dans la formation lente du calcul lui-même; et il ne faut pas oublier que l'expulsion du gravier ne saurait être considérée comme un méfait de l'exercice, mais plutôt comme un service rendu. Il est nécessaire que le gravier une fois formé soit expulsé, et les médecins comprennent si bien cette nécessité que plusieurs auteurs ont proposé d'imprimer au corps des mouvements brusques et des secousses, de sauter sur les talons, par exemple, pour hâter la terminaison d'un accès de colique néphrétique. Quelles que soient l'excentricité et la brutalité de ce procédé, il montre l'importance qu'on attache à la prompte sortie du calcul, et prouve par là même que les inconvénients de l'exercice dans la gravelle ne sauraient contrebalancer son utilité et motiver sa contre-indication.

Il y a lieu cependant de tenir compte, dans certaines circonstances, des effets possibles d'un exercice même passif chez un malade suspect de lithiase urique : il est des circonstances où l'explosion d'une crise néphrétique est particulièrement intempestive, au cours d'un long voyage, par exemple ; et les longs trajets en chemin de fer, par la trépidation du train, sont souvent l'occasion de l'expulsion d'un calcul, et par conséquent d'une crise parfois longue et douloureuse.

Une fois la crise déclarée, il va de soi que la contre-indication de l'exercice est formelle, car le moindre mouvement peut exaspérer les douleurs. Si la prescription citée plus haut, de « sauter sur les talons », peut abréger la durée d'une crise en faisant cheminer le gravier, elle peut donner une violence extrême à la douleur, aussi bien, du reste, que tous les mouvements brusques auxquels se livrerait le malade. Il est donc sage, en résumé, de garder l'immobilité, ou du moins d'éviter les secousses, quand une crise est déclarée, mais il serait absurde de redouter l'exercice chez un gravelleux sous prétexte qu'il peut hâter l'explosion d'une crise d'ailleurs inévitable, alors que ce moyen de traitement est le meilleur moyen d'empêcher les crises ultérieures, en s'opposant à la formation des calculs.

De l'exercice dans le diabète.

Le *diabète* est, comme l'obésité, une maladie par excès d' « épargne » ou, si l'on veut, par insuffisance de destruction des matériaux qui alimentent les combustions vitales. Seulement chez l'obèse c'est la graisse qui représente le

« combustible » épargné, tandis que chez le diabétique c'est le sucre. Le diabète est le résultat de la saturation du sang par un excès de sucre qui « déborde » sur le rein et s'élimine par l'urine.

Il y a plusieurs sortes de diabètes; le plus commun est le diabète « arthritique » qui présente avec la goutte, la gravelle et l'obésité une parenté très étroite, et qu'on voit souvent coexister ou alterner avec l'une ou l'autre de ces maladies. Le rôle thérapeutique de l'exercice dans cette maladie est peut-être plus évident encore que dans celles que nous avons précédemment étudiées, puisque, d'après les travaux les plus récents sur le travail musculaire, c'est avec le sucre existant normalement dans le sang et avec celui que produit le glycogène des muscles, que s'alimente la contraction musculaire. (Voir Chauveau, *Le travail musculaire.*)

Il est impossible de méconnaître les services que rend le travail des muscles en activant les combustions vitales et en brûlant le sucre dont l'organisme est saturé. Mais, suivant certains auteurs, il y aurait des périodes dans le cours du diabète où l'exercice serait contre-indiqué. Ce sont celles où l'on constate dans l'urine, en même temps que la présence du sucre, l'augmentation considérable de l'urée. Cette opinion, soutenue par d'éminents cliniciens, est basée sur la crainte d'augmenter l'*azoturie* ou l'excrétion de l'urée par l'exercice musculaire. Mais l'azoturie ne saurait être aggravée par l'exercice, par la raison que l'exercice n'augmente pas l'excrétion de l'azote.

Des opinions très contradictoires ont cours à ce sujet. La nôtre est fondée sur plusieurs expériences personnelles entreprises avec la collaboration de M. Gautrelet et desquelles il résulte qu'on n'observe pas d'augmentation de l'urée dans les urines, après un exercice d'aviron mené avec toute l'énergie possible et prolongé pendant deux heures consécutives en remontant le courant de l'eau. De cette expérience et d'un grand nombre d'autres, nous sommes en droit de conclure qu'après un travail musculaire dépassant la moyenne de ce qu'on appelle un exercice « violent », la quantité d'azote excrété par le sujet n'excède pas notablement celle qu'on trouve normalement dans l'urine d'un homme au repos. Le travail des muscles semble se faire exclusivement avec des matériaux hydrocarbonés et c'est pourquoi l'exercice est si utile au diabétique, dans l'organisme duquel il importe justement de détruire le principe hydrocarboné qui s'appelle le sucre.

C'est avec son sucre et non avec ses tissus azotés que le diabétique fait du travail musculaire. L'azoturie n'a été observée, chez l'homme sain, à la suite du travail musculaire, que dans les cas de surmenage. Ainsi le fameux marcheur anglais Weston a rendu, après un exploit de marche resté célèbre, jusqu'à 100 grammes d'urée en vingt-quatre heures au lieu de 35 à 40 grammes qui représentent la dose normale. Mais il faut dire que son « record » consistait à faire à pied, pendant quatre jours consécutifs, 120 kilomètres chaque jour! Nous avons eu récemment l'occasion d'observer, au point de vue de l'augmentation de l'urée, les conséquences d'un travail musculaire dépassant de beaucoup ce que serait tenté de faire non seulement un diabétique, mais un homme d'une parfaite santé. Une dame de nos clientes a fait en quatre jours, sur une bicyclette, le trajet de Vichy à Paris, soit 400 kilomètres. L'analyse faite avant le départ et à l'arrivée a permis de constater une augmentation d'urée d'un gramme à peine.

On voit combien peu redoutables seraient, au point de vue de l'azoturie, les effets d'un exercice même excessif, à moins de supposer des exploits sportifs de la plus folle témérité.

CHAPITRE III

MALADIES PAR «MISÈRE PHYSIOLOGIQUE».

Effets reconstituants de l'exercice. — Rôle «plastique» de l'oxygène.
—Indication des exercices qui augmentent la capacité respiratoire.

Ce qu'on appelle état de « misère physiologique » n'est
pas à proprement parler une maladie, mais un trouble passager ou durable de la nutrition subordonné à des états morbides très divers et caractérisé par la prédominance du mouvement de désassimilation sur le mouvement d'assimilation.
Il y a « appauvrissement » de l'organisme ; le budget des dépenses l'emporte sur celui des recettes.

Ces états d'amaigrissement, d'épuisement, de langueur
fonctionnelle, qui témoignent d'une insuffisance de réparation des pertes causées par le mouvement vital sont liés
soit à une affection générale du système nerveux, soit à un
trouble des fonctions digestives, soit à une maladie chronique de l'appareil respiratoire, soit encore à l'ébranlement
causé dans la constitution du malade par une longue maladie dont l'organisme épuisé a peine à se rétablir. Dans tous
ces cas où il faudrait augmenter les acquisitions et diminuer les pertes, l'indication de l'exercice est moins frappante au premier abord que dans les cas étudiés précédemment.

Le pouvoir qu'a l'exercice de *brûler* les tissus organiques
est, pour beaucoup de médecins, son attribut trop exclusif.
L'exercice peut aussi bien reconstituer les tissus appauvris
que détruire les matériaux inutiles ou nuisibles à l'économie
du corps vivant. Sous son influence on voit se modifier les

deux phases de la nutrition dans un sens qui favorise, au total, l'équilibre du budget organique. Aussi est-ce une erreur de redouter les exercices du corps pour les sujets amaigris, pour ceux qui selon l'expression usuelle « n'ont rien à perdre ». Si l'insuffisance de la désassimilation doit porter le médecin à rechercher les effets de l'exercice, il est facile de montrer combien ces effets peuvent encore être utiles quand il y a défaut d'assimilation. Les faits cliniques abondent pour prouver que les exercices, même poussés à un certain degré de violence, peuvent augmenter non seulement la force et la santé, mais aussi le poids du sujet.

C'est que l'exercice, — on l'oublie trop souvent, — n'est pas seulement une occasion de pertes, mais aussi une cause d'acquisitions. Et d'abord l'exercice musculaire introduit, nous l'avons dit, dans l'organisme, plus d'oxygène qu'il n'en dépense. Or l'oxygène n'est pas nécessaire seulement aux combinaisons chimiques qui détruisent les matériaux à éliminer, mais l'oxygène entre dans une foule de combinaisons nécessaires à la fixation des éléments absorbés sur les tissus vivants. « Oxydation » ne veut pas toujours dire destruction, et l'oxygène se comporte, en somme, dans un certain nombre de cas, comme un *aliment*, c'est-à-dire comme une substance prise à l'extérieur et incorporée à l'organisme. A ce titre, le pouvoir « oxydant » de l'exercice peut être considéré comme un élément indispensable à la réparation des tissus vivants. En un mot l'exercice favorise la reconstitution de l'organisme en introduisant dans le sang un principe reconstituant, véritable « aliment gazeux » qui contribue à l'assimilation.

Mais, même comme agent de désassimilation, l'exercice favorise l'accroissement de la masse du corps, car l'assimilation et la désassimilation sont deux phases de la nutrition solidaires l'une de l'autre et ne peuvent être dissociées que par une vue de l'esprit. De même que les combustions exagérées, par la dépense d'oxygène qu'elles occasionnent, ont pour résultat d'augmenter l'activité respiratoire, de perfectionner l'hématose, et en somme d'enrichir le sang au lieu de l'appauvrir, de même la dépense causée dans les matériaux organiques par l'exercice appelle immédiatement une réparation plus active ; l'appétit augmente, la digestion devient plus parfaite, l'absorption et l'assimilation se font mieux. Au total, chez les sujets épuisés, un « coup de fouet » donné à la désassimilation a presque toujours pour conséquence une suractivité du mouvement d'assimilation ; il est fixé sur les organes plus de substance vivante qu'il n'en a été éliminé, et le budget de la nutrition se solde par un surcroît de recettes.

Ces vérités se déduisent rationnellement des lois physiologiques de la nutrition ; mais elles ont été, en outre, consacrées par l'observation pure et simple des faits cliniques. Depuis longtemps les hygiénistes se sont ralliés à une formule qui ne préjuge aucune théorie, mais se borne à enregistrer un résultat dûment constaté. — « *L'exercice*, disent-ils, *augmente la plasticité du sang*. »

Dans les cas de langueur fonctionnelle générale par appauvrissement du sang, quelle que soit la cause à laquelle se rattache l'état de « misère physiologique » à combattre, il faut demander à l'exercice tous ses effets physiologiques dans leur ensemble, sans chercher à les limiter à tel ou tel organe, à les concentrer sur telle ou telle région du corps.

Il est cependant un appareil organique qui devra être particulièrement visé parce que tous les autres sont puissamment influencés par son fonctionnement, c'est le poumon. On peut dire que la respiration est une fonction maîtresse qui commande toutes les autres, et, dans tous les cas où les actes vitaux sont momentanément suspendus, c'est à cette fonction que les médecins ont coutume de s'adresser pour ranimer la vie. Vient-on de retirer de l'eau un noyé en état d'asphyxie, une hémorrhagie grave a-t-elle mis le sujet dans un état de « mort apparente », on pratique la respiration artificielle, et aussitôt qu'on est parvenu à réveiller les mouvements respiratoires, on voit la circulation reprendre son cours, les fonctions du système nerveux se rétablir et la vie renaître. C'est par l'intermédiaire de la fonction respiratoire que se transmet à tous les organes cette excitation, cette sorte de « coup de fouet » salutaire qui en active le fonctionnement.

Les effets dits « généraux » de l'exercice ne pourraient s'expliquer si on ne faisait intervenir l'action de la suractivité respiratoire; l'accélération du cours du sang, notamment, ne pourrait en donner une raison suffisante. Le sang, en effet, ne devient un excitant fonctionnel des organes qu'à la condition d'être bien oxygéné. On sait qu'un muscle mis en contact avec du sang dépouillé d'oxygène perd aussitôt ses propriétés contractiles et présente, sans avoir fait aucun travail, la même torpeur fonctionnelle que s'il était fatigué. On sait par contre qu'un muscle fatigué jusqu'à l'épuisement par des contractions répétées reprend tout à coup son énergie première si on y fait arriver un courant de sang surchargé d'oxygène. (Brown-Séquard.)

C'est grâce à la suroxygénation du sang résultant de la suractivité du poumon, sous l'influence d'un exercice violent, que tous les organes baignés par un liquide plus riche et plus excitant, sont sollicités à entrer en jeu avec plus d'énergie, et acquièrent, au total, une capacité fonctionnelle plus grande. Et cette suractivité se fait sentir non seulement à tous les organes proprement dits, mais à tous les éléments anatomiques qui entrent dans leur structure. C'est ainsi, par exemple, que les glandes baignées par un sang plus excitant activeront leur fonctionnement, et c'est de même que des fibres musculaires soustraites à l'empire de la volonté, comme celles de l'estomac, de l'intestin, de la vessie, pourront subir, par le fait des mouvements actifs du corps et des membres, une excitation salutaire qui activera leur fonctionnement et augmentera leur énergie. C'est ainsi que les effets excitants et « toniques » de l'exercice peuvent se faire sentir à tous les organes et améliorer les actes les plus intimes de la vie organique.

Pour obtenir ainsi tous les effets physiologiques de l'exercice dans leur ensemble, et y faire participer tous les organes sans viser plus spécialement telle ou telle région de l'organisme, il faut moins se préoccuper de la forme de l'exercice que de la dose de travail à effectuer. Nous venons de dire que pour produire l'excitation générale des organes, il faut commencer par activer la respiration. Or, on se rappelle suivant quelles lois exposées dans un précédent chapitre, la respiration est influencée par le travail des muscles. Pendant l'exercice, l'activité de la respiration est en proportion directe de la *quantité de travail* effectué par les muscles.

Il ne faudrait pas s'effrayer des conséquences pratiques de cette formule en vertu de laquelle, au premier abord, un malade dont on veut activer la fonction respiratoire semblerait devoir être soumis à des efforts intenses, dont l'état de débilité générale rendrait l'emploi trop dangereux. Il n'est pas nécessaire de faire de grands « efforts » pour effectuer beaucoup de « travail ». Si on fait participer à l'exercice des masses musculaires importantes, on pourra obtenir aisément de l'ensemble des muscles mis en jeu une somme très suffisante de travail, sans que la part de chaque muscle soit assez considérable pour nécessiter un effort excessif. Il faut savoir, du reste, que l'appareil respiratoire est d'autant plus excitable et par conséquent d'autant plus facilement associé au travail des muscles, que le sujet est plus affaibli, ainsi que le montre, chez tous les débilités, la facilité de l'essoufflement, phénomène qui n'est que l'exagération de l'activité respiratoire.

On pourra donc, toujours en prenant ces notions pour guides, demander sans danger aux muscles les plus débilités la somme d'exercice nécessaire pour provoquer dans l'appareil respiratoire les réflexes en vertu desquels le poumon active son jeu, et obtenir ainsi, dans leur ensemble, les effets physiologiques de l'exercice. Il va de soi qu'on aura la précaution de ne pas dépasser la mesure, c'est-à-dire de ne pas aller jusqu'à l'essoufflement. On comprend aussi que, chez les sujets dont nous parlons, l'exercice devra être appliqué avec une progression d'autant plus méthodique et plus prudente que l'état de faiblesse sera plus grand. Pour obtenir les effets cherchés, sans ébranler trop fortement l'organisme, il sera fréquemment indiqué de mettre en œuvre successivement les divers agents de l'exercice, en commençant par les plus doux, pour arriver peu à peu aux plus énergiques. C'est ainsi qu'on combinera avantageusement dans certains cas l'emploi successif du massage, du mouvement passif, puis du mouvement actif.

Dans tous les états d'appauvrissement de la nutrition il importe beaucoup de faire un choix judicieux de l'exercice. Le budget organique étant en « déficit », il importe de ne pas appliquer les formes d'exercice qui produisent le plus de déperdition. Il faut éviter les exercices qui « brûlent » beaucoup.

L'expérience a démontré que tous les exercices exigeant de la vitesse tendent à faire prédominer les pertes sur les acquisitions. On aura donc soin, pour obtenir la dose voulue de travail musculaire, de prolonger l'exercice plutôt que de l'accélérer. On sera très circonspect dans l'emploi de certaines formes du sport qui mettent l'émulation en jeu, qui offrent de l'imprévu ou qui peuvent, en sollicitant trop vivement l'intérêt des malades, les exciter à dépasser la mesure et à se dépenser avec excès, comme l'escrime, la paume. On conseillera la marche, l'aviron aux allures lentes et surtout la marche en montagne, suivant le système d'OErtel, mais en ayant soin d'éviter les transpirations exagérées.

CHAPITRE IV

LES MALADIES DE L'APPAREIL DIGESTIF

Des exercices « généraux » chez les dyspeptiques. — De la gymnastique « abdominale ». — Indication et contre-indication de l'exercice dans les troubles de l'appareil digestif. — Formulaire du traitement « gymnastique » des troubles de l'appareil digestif.

Les troubles qui peuvent survenir dans le fonctionnement de l'appareil digestif se manifestent presque toujours
par la *dyspepsie*.

La dyspepsie n'est pas une maladie, mais un *syndrome*,
c'est-à-dire un ensemble de symptômes se rapportant à des
maladies très diverses et se produisant suivant un processus
extrêmement variable, mais aboutissant, au total, à des
troubles de la digestion.

Le point de départ des troubles digestifs n'est pas toujours dans l'estomac. Il peut se trouver dans le gros ou le petit intestin, ou bien dans un organe annexe, comme le foie, le
pancréas. Fréquemment aussi il faut le chercher hors de
l'appareil digestif lui-même, soit dans les organes qui l'a-
voisinent, soit dans un grand appareil vital dont il est tributaire, l'appareil de l'innervation, de la circulation. Mais le
plus souvent peut-être, la dyspepsie prend son origine dans
un trouble général des fonctions vitales qui pervertit les
actes intimes de la nutrition, c'est-à-dire l'assimilation, la
désassimilation et les sécrétions.

La multiplicité des causes des troubles digestifs et la variété du processus suivant lequel ils s'établissent, expliquent
le grand nombre de moyens employés dans leur traitement,

et fait comprendre notamment, au point de vue de la médication par le mouvement, que des procédés d'exercice extrêmement différents et aussi disparates que le sont, par exemple, la marche et le massage, puissent guérir des symptômes identiques, sans pouvoir toutefois se suppléer absolument, puisque dans certains cas où le tableau symptomatique est le même, l'un de ces deux moyens pourra échouer là où l'autre réussira.

Le choix du procédé d'exercice dans le traitement de la dyspepsie est d'ordinaire déterminé par l'origine même des troubles digestifs et par le processus suivant lequel ils ont pris naissance. Toutefois, là comme dans bien d'autres cas en thérapeutique, il ne faut pas s'en tenir exclusivement à l'indication causale primitive, car la direction du traitement doit fréquemment être basée sur la notion des causes secondaires, parfois même sur les manifestations symptomatiques de la maladie.

La thérapeutique par l'exercice offre au praticien, dans le traitement de la dyspepsie, deux ordres de moyens : des moyens *généraux* et des moyens *locaux*.

Le choix de ces moyens devrait rationnellement se déduire du processus pathogénique de la maladie, et il importerait, avant d'appliquer le traitement, de déterminer si le point de départ des accidents qu'on veut combattre se trouve dans l'appareil digestif lui-même, ou bien dans l'ensemble de l'organisme. Mais il est très rare, en pratique, que l'emploi de tels ou tels procédés d'exercice soit basé sur une indication rationnelle et un choix judicieux.

L'application de l'exercice au traitement des maladies des voies digestives est généralement trop empirique. Il est curieux d'observer que dans certains pays, comme en Suède, les exercices employés contre la dyspepsie sont exclusivement locaux et se limitent à la gymnastique « abdominale », tandis qu'ailleurs, en France par exemple, on recherche plutôt les effets généraux du travail musculaire, sans se préoccuper de déterminer la forme de l'exercice.

Il est beaucoup plus facile d'appliquer les effets généraux de l'exercice que de rechercher ses effets locaux. On n'a besoin d'aucun procédé spécial pour activer la circulation du sang, la respiration, la calorification. Il suffit pour obtenir ces résultats de faire faire une quantité suffisante de travail musculaire, sans se préoccuper de la forme du mouvement. Il faut dire aussi que le traitement général est celui dont l'indication se présente de beaucoup le plus fréquemment, parce que la majorité des dyspepsies se relient à des troubles généraux de la nutrition dont le défaut d'exercice a été le point de départ, et que ces troubles peuvent cesser quand vient à disparaître le défaut d'hygiène qui leur a donné naissance. Toutefois, même en pareil cas, le traitement général peut souvent échouer là où le traitement local réussit. Il arrive, en effet, que si les troubles digestifs se prolongent, leur processus, qui était primitivement secondaire et fonctionnel, finit par devenir local en déterminant des troubles organiques. A ce moment l'indication causale se déplace, ou tout au moins se dédouble : il ne suffit plus d'agir sur l'ensemble des fonctions vitales, il faut agir aussi sur les organes digestifs eux-mêmes.

Des exercices « généraux » chez les dyspeptiques.

Chez l'homme d'ailleurs parfaitement sain et indemne de toute affection générale ou locale, le défaut d'exercice et la vie trop sédentaire peuvent produire des troubles digestifs. On sait qu'en pareil cas l'exercice est le meilleur de tous les remèdes ; on sait aussi que l'amélioration obtenue est indépendante du mode d'exercice employé. La guérison peut être obtenue par la marche aussi bien que par la gymnastique ou le vélocipède. La seule condition d'efficacité du traitement, c'est que l'exercice soit suffisant. L'indication capitale ne porte pas sur la forme d'exercice à adopter, mais sur la dose de travail musculaire à effectuer.

L'exercice agit alors comme modificateur de la nutrition. Les accidents dyspeptiques résultaient d'une lenteur extrême de l'assimilation dont le point de départ était l'insuffisance de la désassimilation. Ces deux phases inverses de la nutrition sont solidaires l'une de l'autre. Pour que les aliments *ingérés* soient régulièrement *absorbés*, il faut que le besoin de « réparation » soit légitimé par des vides à combler dans notre organisme. Il faut en un mot qu'une certaine quantité de nos tissus ait été usée par les combustions vitales. Chez l'homme inactif les accidents digestifs résultaient en somme d'une lenteur excessive de l'assimilation, ayant son point de départ dans l'insuffisance de la désassimilation. Et l'exercice a pour but thérapeutique essentiel de « faire de la place » aux matériaux puisés dans l'alimentation, en brûlant et éliminant une certaine quantité de matière vivante.

C'est ainsi que l'exercice peut régulariser l'assimilation des aliments, et l'on comprend qu'un marcheur puisse dire qu'il « digère avec ses jambes ». On comprendra aussi comment un dyspeptique peut trouver parfois sa guérison aussi bien dans une saison de chasse que dans une saison d'eaux minérales à Vichy. Les eaux alcalines, en effet, ont la propriété d'activer la désassimilation comme le fait l'exercice musculaire. La combustion des tissus vivants est d'autant plus active qu'elle se fait dans un milieu plus alcalin. C'est pourquoi l'eau de Vichy, — en dehors de ses autres modes d'action que nous n'avons pas à étudier ici, — peut, aussi bien que l'exercice musculaire, activer l'assimilation des aliments en « faisant de la place » aux produits de la digestion, et en leur permettant d'être plus activement absorbés pour remplacer les matériaux organiques brûlés.

Mais l'effet « général » de l'exercice est salutaire à un trop grand nombre de dyspeptiques pour qu'on puisse l'expliquer par un mode d'action unique.

Dans un grand nombre de cas, la dyspepsie est liée à des troubles généraux de la nutrition qui se caractérisent par des altérations chimiques du sang et des sécrétions, comme dans la dyspepsie dite « arthritique ». Nous savons que les affections de la nutrition rangées sous l'étiquette d'*arthritisme* sont caractérisées, au point de vue de la chimie biologique, par une irrégularité du processus d'oxydation des matières organiques. Les dyspepsies qui sont la manifestation locale de ces diathèses résultent, en principe, d'une viciation des actes chimiques de la digestion corrélative des troubles chimiques généraux de la nutrition.

L'exercice, dans les dyspepsies d'origine diathésique, semble agir surtout en modifiant les actes chimiques de la nutrition, grâce à son pouvoir « oxydant ». Nous avons dit au chapitre précédent comment le travail musculaire en activant la respiration augmente la quantité d'oxygène mis en présence dans le sang avec les produits de désassimilation, et rend plus complète la combustion ou l'oxydation de ces produits. Le processus intime des modifications organiques dues à l'exercice dans le cas où les combustions sont *incomplètes*, n'est plus tout à fait le même que dans les cas dont nous parlions tout à l'heure, où elles étaient *insuffisantes*. Dans la dyspepsie arthritique, il ne s'agit plus d'augmenter la *quantité* des produits désassimilés, de « faire des vides » dans les tissus organiques afin d'activer l'absorption des matériaux alimentaires qui devra les réparer ; il s'agit de modifier la *qualité* de ces produits en rendant leur combustion plus complète. Ce qui revient à dire : il s'agit de modifier la composition chimique du sang vicié par ces produits anormaux. Cette modification de la nutrition consistera surtout dans la diminution de l'acidité du

liquide sanguin par la combustion plus complète des composés acides qu'il renferme en excès, et consécutivement
dans la diminution de l'hyperacidité des sécrétions qui président aux actes chimiques de la digestion.

L'indication formelle, dans l'emploi de l'exercice chez les
arthritiques, c'est d'appliquer des exercices qui augmentent
l'apport de l'oxygène, et par conséquent qui activent la respiration. Il est indiqué d'autre part de pousser, chez ces
malades, à la transpiration cutanée, dans le but d'éliminer
l'acide lactique que leur organisme fabrique en excès. —
Parfaire les oxydations et éliminer les produits d'oxydation
incomplète, tel devra être le résultat de la médication par
l'exercice chez les dyspeptiques arthritiques.

On voit, au total, que c'est dans ce cas directement contre
la cause originelle du mal et non contre les symptômes
dyspeptiques que la médication doit être dirigée. Aussi
faudra-t-il s'attendre à ce que son effet sera d'autant plus
lent que la diathèse est plus ancienne et plus enracinée.
L'exercice ne pourra modifier la composition chimique des
sécrétions qu'après avoir modifié celle du sang.

Les expériences faites par nous permettent d'évaluer à
quatre ou cinq semaines le temps nécessaire, chez les arthritiques, pour diminuer notablement l'acidité des humeurs,
et cela à la condition que l'exercice sera chaque jour assez
énergique pour amener la transpiration. Ce délai est, du
reste, reconnu indispensable pour obtenir cette modification
générale de la nutrition qui constitue la « condition » d'entraînement.

Il faut dire que les effets « généraux » de l'exercice peuvent être utilisés même dans le cas de troubles digestifs
d'origine *locale*. Et c'est ce qui explique l'efficacité de l'exercice appliqué empiriquement, sans méthode, et, pour ainsi
dire, « à tort et à travers ».

Dans presque toutes les dyspepsies, quelle qu'en soit l'origine, il y a, à la fois, perversion des sécrétions glandulaires et perversion des actes mécaniques qui président à la digestion. Et l'exercice, par ses effets généraux, peut améliorer les fonctions de l'estomac comme il améliore celles de tous les autres organes, en stimulant l'activité de tous les éléments organiques, aussi bien des éléments glandulaires que des éléments moteurs.

Pour comprendre ce salutaire « coup de fouet » donné indirectement à l'estomac par l'exercice des muscles, il faut toujours en revenir au résultat fondamental d'exercice qui est l'augmentation de l'oxygène du sang. Nous avons déjà rappelé les expériences de Brown-Séquard démontrant qu'un surcroît d'oxygène augmente l'énergie de tous les éléments vitaux : on sait, par exemple, qu'un muscle fatigué expérimentalement et rendu incapable de travail, recouvre immédiatement le pouvoir de se contracter si on y fait arriver un courant de sang chargé d'oxygène. Les conditions de cette expérience se trouvent réalisées par le fait de l'exercice. Chez l'homme qui exécute des mouvements répétés et suffisamment énergiques, la respiration devient plus active et introduit dans le sang un supplément considérable d'oxygène, en même temps que le cœur précipite ses battements et envoie une plus grande quantité de sang à tous les organes. Tous les organes de l'économie, — les organes digestifs aussi bien que les autres, — sont ainsi baignés par un sang plus riche en oxygène et plus fréquemment renouvelé ; d'où cette excitation bienfaisante qui les fait sortir de leur atonie. Sous l'influence d'un sang plus oxygéné, les glandes du tube digestif peuvent sécréter des sucs mieux élaborés, et les fibres des tuniques musculaires reprendre leur contractilité perdue. C'est ainsi que s'améliorent à la fois les actes mécaniques et les actes chimiques de la digestion, sans que l'agent modificateur ait porté directement son action sur l'appareil digestif. — C'est, au reste, par un processus absolument identique que le « grand air », en activant la fonction respiratoire, active, du même coup, les fonctions digestives et aiguise l'appétit.

Le travail musculaire même appliqué sous forme de modificateur *général* peut donc produire des effets *locaux* sur les organes digestifs, et c'est ainsi que s'explique l'action des exercices généraux comme la marche en montagne, dans des dyspepsies dépendant d'une affection locale, telle, par exemple, que la dilatation de l'estomac. Toutefois, quand les troubles digestifs sont liés à une perversion locale des actes qui concourent à la fonction, il est indiqué d'ajouter aux exercices généraux des exercices locaux d'une forme plus méthodique, dont il nous reste à exposer le principe et l'application.

La gymnastique abdominale.

C'est une loi signalée par tous les physiologistes, que la nature utilise, dans l'accomplissement des fonctions vitales, non seulement les organes spécialement affectés à l'acte fonctionnel lui-même, mais, en plus, des organes accessoires attachés à d'autres fonctions.

De cette solidarité des appareils vitaux résulte, on le comprend aisément, une économie de travail pour l'organe principal qui peut s'acquitter de sa tâche avec une moindre dépense de force.

Mais il peut en résulter parfois une insuffisance de la fonction, quand vient à faire défaut la collaboration accoutumée de l'organe auxiliaire, dont le concours a été prévu et, pour ainsi dire, « escompté » par la nature.

Cette loi n'est nulle part aussi facile à vérifier que dans l'appareil digestif. Pour que sa réalité s'impose à l'esprit il suffit de jeter un coup d'œil sur la disposition anatomique de la cavité abdominale où sont contenus l'appareil digestif et ses annexes.

En voici la disposition schématique.

Cette cavité est limitée en avant par les muscles droits ; sur les côtés, par les grand et petit obliques, le transverse ; plus en arrière se trouvent le carré des lombes et les attaches inférieures des muscles dorsaux. En haut la voûte du diaphragme forme encore un plan musculaire, et le bassin se ferme en bas par une sorte de « plancher » contractile représenté par les muscles du périnée. En arrière seulement la paroi est renforcée par une muraille osseuse, ou plutôt par un fort pilier de soutien, la colonne lombaire. Mais partout, même au niveau des parties osseuses qui la limitent, la cavité abdominale est doublée d'un revêtement musculaire, les parois solides constituées par les vertèbres lombaires et les os iliaques étant recouvertes et comme capitonnées par les épais faisceaux musculaires du psoas-iliaque.

Il n'est, ainsi, aucune portion des viscères abdominaux qui ne se trouve en contact immédiat avec des muscles. Et l'on peut concevoir la cavité abdominale comme une vaste poche musculaire dans laquelle serait enfermé tout l'appareil digestif.

Cette disposition ne pouvait être un agencement fortuit ; elle impose forcément à l'esprit l'idée d'un rôle important joué par les muscles dans le fonctionnement de l'appareil digestif. Et, en effet, les muscles abdominaux superficiels et profonds peuvent être considérés comme des organes annexes de cet appareil. Leur rôle mérite d'être analysé avec attention : Il est à la fois *dynamique* et *statique*. J'entends par là que ces muscles sont utiles aux fonctions digestives non seulement quand ils provoquent des mouvements, mais encore dans l'état d'immobilité.

Étudions d'abord leur rôle comme organes moteurs.

Dans l'estomac, le gros et le petit intestin, doivent se passer des actes mécaniques très importants, qui ont pour objet de malaxer et de pétrir les aliments ingérés pour les mélanger intimement avec les sucs gastriques et intestinaux, de faire cheminer le bol alimentaire dans toute la longueur du canal digestif et, finalement, d'expulser au dehors les résidus qui n'ont pas été utilisés par l'absorption. Le déplacement régulier des matières alimentaires, indispensable à l'accomplissement normal de la digestion, est assuré par le travail des tuniques musculaires dont les mouvements, appelés contractions « péristaltiques », sont, comme on sait, indépendants de la volonté. Mais les muscles abdominaux viennent prêter un puissant concours aux fibres musculaires de l'intestin et de l'estomac en soumettant toute la masse des viscères à une série de pressions, de déplacements et de secousses, chaque fois qu'ils entrent en travail. Les mouvements volontaires du bassin et du tronc auxquels ces muscles président, secondent puissamment l'effet des mouvements automatiques et involontaires des parois musculaires du tube digestif, et sont nécessaires à la régularité de toute une série d'actes physiologiques dont la perversion ou l'insuffisance s'accompagnent toujours des troubles digestifs. Ces muscles sont donc de puissants auxiliaires des tuniques musculaires du tube digestif, qui deviendraient insuffisantes à parfaire leur tâche si elles n'étaient secondées par eux.

En résumé, une digestion normale suppose pour s'effectuer, non seulement les mouvements péristaltiques provoqués par les tuniques moléculaires du tube digestif, mais encore une série de mouvements communiqués aux viscères abdominaux par les déplacements et les changements d'attitude du tronc. Les digestions seront imparfaites si ces mouvements n'interviennent pas un certain nombre de fois dans la journée.

Aussi la nature a-t-elle pourvu à la régularité des mouvements abdominaux en créant à l'homme des conditions de vie qui l'obligent constamment à les exécuter.

L'homme placé dans les conditions de la vie naturelle, c'est-à-dire obligé de subvenir par lui-même aux besoins de son alimentation, doit, à tout instant, exécuter des mouvements de l'abdomen, dont le plus élémentaire consiste à se baisser et à fléchir le tronc pour se mettre à portée de toucher la terre, cette « *alma parens* » où il trouve sa nourriture. Et la même nécessité de faire agir les muscles abdominaux s'observe encore si l'on suppose l'homme primitif cherchant sa vie dans la capture des animaux sauvages, au lieu de la demander à la culture du sol. Les multiples péripéties de la chasse l'obligent à des mouvements variés et énergiques de flexion et de rotation du tronc, soit pour se dissimuler en guettant sa proie, soit pour la saisir, la ramasser, la dépouiller, etc.

Si on étudie l'homme civilisé, on voit encore les mouvements abdominaux intervenir dans tous les actes les plus énergiques du travail professionnel. Le terrassier qui manie la pioche, le bûcheron qui manœuvre la cognée, le forgeron qui frappe sur l'enclume, exécutent tous des mouvements de flexion du tronc, et l'effort, qui, à chaque coup, leur fait ployer les reins, a son origine dans les muscles de l'abdomen qui sont fléchisseurs de la colonne vertébrale. Tous ces ouvriers travaillent surtout « du ventre », et non « des reins » comme on le dit parfois.

Dans les travaux agricoles qui ne demandent pas un grand effort, le moissonnage, le sarclage, de même aussi que dans les actes les plus simples de la vie domestique, il faut toujours se baisser, s'accroupir, se ramasser sur soi-même, et ce sont autant de mouvements qui font sentir leur action aux viscères abdominaux.

Tous ces déplacements volontaires du tronc peuvent être

considérés comme un complément indispensable des mouvements involontaires et automatiques exécutés par les parois du tube digestif, et qui ont pour effet de « brasser » les aliments, de les pétrir, de les mélanger intimement aux sucs digestifs et de les faire cheminer d'une allure suffisamment rapide à travers les diverses portions de l'estomac, du petit et du gros intestin.

L'homme de la classe dite « aisée » qui s'est affranchi du travail corporel, se trouve avoir, par cela même, abdiqué en quelque sorte une fonction naturelle, et supprimé de sa vie une série d'actes extérieurs qui sont complémentaires d'autres actes internes essentiels. Faute de cet appoint qui leur est nécessaire pour parfaire leur travail, les tuniques musculaires ne suffisent pas à leur tâche et accomplissent imparfaitement les actes mécaniques sans lesquels la digestion serait impossible.

Ces actes devenant plus lents, les fonctions sont « paresseuses », les aliments séjournent trop longtemps dans l'estomac, et les résidus alimentaires circulent péniblement à travers les replis intestinaux.

Il est à peine besoin de rappeler, comme preuve à l'appui de l'importance des mouvements abdominaux, la fréquence extrême des troubles digestifs chez les hommes de bureau, et la paresse des fonctions intestinales dont se plaignent si communément les hommes même de vie très active, mais dont l'activité se manifeste uniquement par la marche, c'est-à-dire par un exercice qui ne leur donne pas l'occasion de se courber, de se baisser, de se retourner sur eux-mêmes, en un mot de mettre en jeu les muscles de l'abdomen, de faire des mouvements abdominaux. De là la fréquence et la désespérante ténacité des troubles digestifs dans la classe aisée, De là aussi l'insuccès, dans la thérapeutique de l'homme du monde, d'une série de moyens hygiéniques et pharmaceutiques qui réussissent chez l'ouvrier ou chez le paysan, leur action étant secondée par l'activité continuelle des muscles abdominaux.

Le défaut d'exercices spéciaux est, plus encore que le défaut général d'exercice, la cause de troubles digestifs si fréquents chez les hommes sédentaires. Il faudra donc, dans bien des cas, recourir à des mouvements artificiels méthodiques, pour suppléer, chez les dyspeptiques, à l'insuffisance des mouvements naturels, et leur appliquer une forme de gymnastique qui mette en action les muscles des parois antérieures, latérales et profondes de l'abdomen. Ces exercices locaux constituent la *Gymnastique abdominale*.

Les exercices « abdominaux » produisent deux sortes de résultats utiles au traitement des troubles digestifs, ce sont des effets *immédiats* et des effets *consécutifs* ou effets « d'entraînement ».

Les effets *immédiats* des exercices abdominaux sont dus en premier lieu au mouvement lui-même. Nous avons déjà indiqué une partie de ces effets; nous savons que les pressions et les secousses que subit la masse intestinale agissent dans le même sens que les contractions péristaltiques des tuniques musculaires de l'estomac et de l'intestin, et en augmentent l'efficacité pour faire cheminer les aliments. Le mouvement en lui-même, c'est-à-dire utilisé indépendamment de la contraction musculaire, pourra être employé avec succès dans les cas d'atonie de l'estomac et de paresse de l'intestin. Aussi des moyens d'action très différents peuvent-ils se suppléer dans le traitement des dyspepsies par atonie musculaire. On pourra obtenir des effets mécaniques aussi bien avec des mouvements actifs qu'avec des mouvements passifs et même avec le massage. Ces trois formes de traitement sont employées concurremment dans le traitement « abdominal » tel que l'ont institué les Suédois, nos maîtres dans l'application locale de la gymnastique médicale.

Mais les effets immédiats du mouvement ne se bornent pas à aider au brassage du bol alimentaire et au déplacement des matières. Cette action considérée trop généralement comme leur attribut exclusif est doublée d'un autre résultat aussi important, l'accélération du cours du sang dans tout le système de la veine porte. Nous connaissons déjà l'effet des mouvements passifs sur le cours du sang en général. Ici l'action des déplacements du tronc ou du bassin est augmentée encore par l'effet des pressions qu'exercent les mouvements sur la masse des vaisseaux veineux. Les mouvements passifs et surtout le massage ont encore plus d'action sur les liquides sanguins que sur les matières plus ou moins consistantes de l'intestin.

Les effets « de circulation » qui peuvent être demandés à des mouvements soit actifs, soit communiqués, trouvent leur indication dans tous les états de stase sanguine des organes digestifs. Et rien n'est plus fréquent que la congestion passive des viscères abdominaux tributaires de la veine porte. On l'observe toutes les fois que la circulation du sang est gênée par le développement excessif des masses graisseuses abdominales, ou par le ballonnement habituel de l'estomac, de l'intestin grêle et du côlon. On l'observe surtout dans tous les cas d'hypertrophie du foie, et aussi à la suite de l'atrophie de ce viscère, parce que dans ces deux cas l'organe est moins perméable et se laisse plus difficilement traverser par le sang. Souvent la stase sanguine des viscères abdominaux se traduit par le gonflement des veines hémorrhoïdales ; souvent aussi aucun symptôme caractéristique ne trahit à l'extérieur cet état général de dilatation des canaux veineux qu'on a appelé la « veinosité abdominale ». Tous les gros ventres ne sont pas le résultat de l'obésité, et, même chez les obèses, le volume exagéré de l'abdomen est dû, en grande partie, à des troubles de circulation, à l'accumulation du sang veineux dans les veines intestinales. Les mouvements et le massage ont alors très promptement raison du développement exagéré du ventre, non en produisant l'amaigrissement, mais en facilitant le déplacement du liquide sanguin en même temps que la circulation des gaz. Aussi peut-on voir parfois, après quelques jours de traitement gymnastique, une notable diminution du tour de la taille sans que le poids total du corps ait diminué.

Nous observons du reste très fréquemment un résultat tout à fait semblable à la suite d'une saison d'eaux alcalines telles que les eaux de Vichy. Mais dans les deux cas le résultat quoique identique est dû à deux processus différents. Les eaux alcalines, en désobstruant le foie, le rendent plus perméable, soulagent les parois des veines en diminuant leur tension, et rétablissent en un mot la circulation en détruisant le « barrage » qui l'entravait. Dans l'autre cas les pressions exercées sur les veines par le mouvement communiqué, et surtout par un massage méthodique, suppléent à l'insuffisance des vaisseaux, donnent au sang une impulsion plus énergique, et forcent l'obstacle qui lui est opposé. De là, déplétion des veines qui peuvent revenir sur elles-mêmes et recouvrer l'énergie contractile momentanément perdue par excès de distension. Il est intéressant de noter que, chez bien des « hépatiques », l'effet des mouvements abdominaux, aussi bien que celui des eaux de Vichy, se traduit comme symptôme extérieur très significatif, par la diminution et même la disparition des hémorrhoïdes.

L'action dynamique des muscles abdominaux ne se borne pas aux résultats mécaniques que nous venons d'exposer, on peut en attendre encore certains effets physiologiques très importants.

Le mouvement, suivant son intensité et sa forme, peut être tantôt excitant des éléments moteurs, tantôt calmant des éléments sensitifs. Les mouvements actifs ou passifs du tronc, aussi bien que le massage de l'abdomen, ne se bornent pas à faire circuler mécaniquement le contenu du tube intestinal, mais peuvent en outre stimuler les éléments musculaires de ses parois, et solliciter des contractions péristaltiques, ainsi que le ferait, du reste, tout autre genre d'excitation, l'électrisation, par exemple. Le mouvement passif devient ainsi l'origine d'un « exercice » actif des muscles intestinaux, et c'est ce qui explique comment ce moyen de traitement n'est pas seulement palliatif. Il arrive le plus souvent qu'au bout d'un certain nombre de séances, son emploi devient superflu, la fonction à laquelle il devait suppléer se trouvant rétablie grâce au retour de l'énergie propre des tuniques musculaires de l'intestin.

Le mouvement actif ou communiqué produit, dans d'autres cas, des effets sédatifs remarquables. On sait que les frictions, les effleurages de l'abdomen peuvent calmer dans des cas bénins des douleurs gastriques et intestinales. L'effet sédatif est beaucoup plus accentué quand on emploie certaines manœuvres spéciales. Nous avons vu pratiquer à Stockholm, dans l'Institut de gymnastique médicale du Dr Wide, une forme de massage très efficace dans le traitement de la gastralgie et dont voici le manuel opératoire. On déprime fortement la paroi abdominale à l'aide des deux mains réunies par leur face palmaire et qu'on applique par leur extrémité sur la région épigastrique, au voisinage du duodénum, la dernière phalange de la main droite se refermant sur le bout des doigts de la main gauche pour garantir les parties massées du contact désagréable des ongles. Les mains atteignent ainsi à travers les tissus mous les plexus nerveux qui avoisinent l'estomac et leur font subir une pression énergique. L'opérateur communique alors à ses poignets un mouvement très rapide d'oscillation où de tremblement qui se propage aux parties douloureuses, et cette « *vibration* » semble éteindre l'hyperesthésie des filets nerveux, et amène une remarquable sédation des douleurs.

Les effets thérapeutiques que nous venons d'exposer peuvent être obtenus à l'aide de mouvements actifs ou de mouvements passifs. On sait, du reste, que tout mouvement actif s'accompagne de mouvements passifs, que les parties directement déplacées communiquent aux régions voisines. Ainsi certains mouvements de flexion, de rotation et de circumduction du tronc, exécutés volontairement par le sujet, peuvent, dans certains cas, remplacer les mouvements communiqués par un aide et même le massage. Toutefois il n'est pas toujours indifférent d'avoir recours à tel ou tel mode de mouvement. L'exercice actif est, dans certains cas, plus efficace que l'exercice passif, et, quelquefois, présente des dangers qui doivent faire donner la préférence aux mouvements communiqués. Nous aurons à préciser l'indication de chacun de ces moyens d'action suivant les cas à traiter.

Les effets *consécutifs* des mouvements abdominaux consistent dans les modifications de nutrition et d'innervation que fait subir le travail musculaire aux muscles mêmes qui l'exécutent; modifications qui se traduisent par l'augmentation de leur force, de leur fermeté et de leur tonicité, en un mot par leur état « d'entraînement ». Il faut insister sur ce premier résultat des exercices actifs, pour en bien faire saisir l'importance thérapeutique.

Les muscles de la paroi antéro-latérale de l'abdomen n'interviennent pas, dans la fonction de l'appareil digestif, uniquement par les mouvements qu'ils provoquent. Ils ont un rôle *statique* qui est de renforcer, de doubler, en quelque sorte, les plans musculaires du tube digestif. Ils doivent, de plus, fournir un soutien aux viscères abdominaux, et leur faire subir un certain degré de compression.

On sait que les intestins, l'estomac, le foie et tous les autres organes qui constituent l'appareil digestif et ses annexes sont suspendus et comme accrochés à la voûte et à la paroi postérieure de la cavité abdominale, à l'aide de replis fibreux qui leur laissent une assez grande mobilité. Ces attaches ligamenteuses constitueraient un mode de fixation tout à fait insuffisant sans le concours des parois antérieures et latérales de l'abdomen. Ces parois, grâce aux muscles dont elles sont doublées, forment un plan circulaire solide et élastique capable de soutenir les viscères en leur fournissant un point d'appui résistant. Si ce soutien vient à faiblir, les organes abdominaux réduits, comme moyen de fixation, à leurs seuls ligaments d'attache, tiraillent par leur poids ces replis fibreux, les distendent, les allongent, et tendent, en résumé, à se déplacer de haut en bas, dans le sens de la pesanteur. C'est cette sorte de descente, de « chute » des viscères abdominaux que le Dr Glénard a décrite le premier sous le nom d'*entéroptôse*.

Les conséquences de l'entéroptôse sont de processus d'abord mécanique. La chute des viscères, en produisant le tiraillement des ligaments, produit aussi le tiraillement des portions du tube digestif auxquelles ces ligaments suspenseurs s'attachent. De là une sorte d'étranglement, d'effacement du calibre du tube intestinal sur les points qui supportent la plus forte traction. Ces troubles mécaniques deviennent à leur tour le point de départ de troubles physiologiques divers. Outre que les fonctions digestives sont perverties, les malaises locaux produits par le ballottement continuel des viscères provoquent, par retentissement sur les centres nerveux, tout le cortège de phénomènes de la neurasthénie secondaire. L'origine mécanique et locale des malaises parfois généralisés et « protéiformes » qui sont la conséquence de l'entéroptôse, est clairement démontrée par l'efficacité du traitement proposé par Glénard et qui consiste essentiellement dans l'application d'une « sangle » large, résistante et fortement serrée, jouant artificiellement le rôle

de soutien auquel les muscles débilités ne sont plus suffisamment aptes. On voit parfois tous les troubles digestifs et
aussi toutes les souffrances éloignées qui en dérivent par
voie réflexe, s'apaiser subitement dès que les viscères retrouvent, grâce au soutien de la ceinture, les conditions
mécaniques de leur fonctionnement normal. Il suffit même,
pour soulager momentanément le malade, de soulever avec
les mains la paroi abdominale de bas en haut et d'avant en
arrière, c'est-à-dire d'imiter ce que font les muscles abdominaux, quand ils n'ont pas perdu leur tonicité. On comprend
qu'il est tout indiqué de chercher en pareil cas à rendre
aux muscles leur force contractile et leur tonicité en les
soumettant à un entraînement méthodique, — d'où l'indication des exercices locaux *actifs*.

Mais les viscères n'ont pas seulement besoin d'être *soutenus* par les muscles abdominaux, ils doivent encore être
comprimés par eux avec une certaine énergie, car leurs
tuniques musculaires, réduites à leurs propres forces contractiles, ne seraient pas suffisantes pour résister à l'expansion des gaz qu'elles contiennent.

Les parois musculaires de l'abdomen exercent constamment sur leur contenu une pression de dehors en dedans
qui lutte sans cesse contre une pression en sens inverse,
due à la force d'expansion des gaz. Il en résulte une *tension*
nécessaire autant à la conservation du calibre normal de
l'intestin qu'au soutien et à la fixation de la masse des viscères. La réalité de cette tension est démontrée par la facilité avec laquelle les anses intestinales sont poussées et
comme projetées au dehors, dans le cas de plaies pénétrantes de l'abdomen. Quand les deux forces antagonistes
d'où résulte la tension abdominale ne sont pas pondérées
entre elles dans un juste rapport, l'équilibre est rompu, et
l'on voit le ventre se rétracter et se creuser « en bateau »
quand les muscles abdominaux sont en état de contracture,

comme il arrive dans certaines affections des centres nerveux, ou se « ballonner » et se distendre quand ces muscles sont devenus atones ou que la force d'expansion des gaz a augmenté dans des proportions anormales. — L'exagération de la tension par contracture des muscles est citée ici plutôt pour mémoire; on l'observe rarement, toujours transitoirement, et, d'ordinaire, dans des affections qui n'ont qu'un retentissement très indirect sur la région abdominale.

Le défaut d'équilibre des forces abdominales est le plus habituellement rompu par l'insuffisance relative ou absolue de la compression musculaire.

Il est des dyspeptiques qu'on a désignés par le terme aussi heureux qu'original de « déséquilibrés du ventre ». Ce sont des sujets à parois abdominales insuffisantes. On trouve chez eux comme résultat de l'atonie des muscles abdominaux, tantôt une distension permanente du ventre, quand il y a formation abondante de gaz intestinaux, tantôt l'affaissement et la flaccidité de l'abdomen, et, par suite le « ballottement » des viscères pendant la marche, dans le cas où les intestins ne renferment pas de gaz. Dans ce dernier cas, quelle que soit la maigreur du sujet, le ventre, dans la station debout, tend à se renfler, dans la partie inférieure, tandis qu'il se creuse dans la partie supérieure, la masse viscérale cédant à la pesanteur et se portant à la région la plus déclive. De ce renflement du bas-ventre et de l'évidement des flancs résulte un aspect *piriforme* très caractéristique qui suffit, avec le tremblottement que détermine dans les parois le moindre déplacement du tronc, pour conclure à la diminution de.la tension abdominale, et, partant, à l'indication d'exercer les muscles atones, afin de rendre à leurs fibres l'énergie contractile perdue.

On voit quels utiles résultats thérapeutiques on peut attendre de l'exercice méthodique et prolongé des muscles antéro-latéraux de l'abdomen. Il ne s'agit plus dans ce cas d'un effet mécanique et passager comme celui des mouvements passifs et du massage, mais d'un effet physiologique à résultat durable, la récupération et la conservation de l'énergie musculaire perdue. Cet effet d'entraînement devra être demandé surtout aux mouvements actifs qui sollicitent l'action des muscles droits, grand et petit obliques et transverses de l'abdomen.

C'est un résultat différent quoique aussi d'ordre physiologique qu'il faut demander à l'exercice des muscles profonds de l'abdomen, comme les muscles psoas-iliaques. On sait que ces muscles sont à peine séparés de la masse intestinale par une mince couche de tissu cellulo-fibreux. Grâce à ce contact intime, leur entrée en contraction fait sentir à l'appareil digestif des effets de voisinage qui rendent leur fonctionnement pour ainsi dire solidaire de celui de l'intestin. L'exercice des muscles psoas-iliaques produit surtout des phénomènes de circulation qui méritent qu'on s'y arrête un instant.

Nous avons insisté à diverses reprises sur l'influence accélératrice qu'exerce la contraction musculaire sur la circulation sanguine. Quand les muscles abdominaux entrent en travail, il s'y produit un afflux de sang dont l'importance est en rapport avec la masse des muscles mis en jeu. Ce sang est soustrait aux régions voisines comme il le serait par l'effet d'une large ventouse, et il se produit ainsi une déplétion des vaisseaux de l'abdomen dont la circulation est tributaire, par voie directe ou par anastomoses collatérales, de celle des muscles en jeu. Parmi ceux-ci, les muscles de la région abdominale postérieure et notamment le psoas-iliaque ont une action plus efficace, parce qu'ils sont en contact plus intime avec les organes digestifs, et reçoivent leur sang dès branches artérielles plus voisines. On sait combien le psoas-iliaque représente une masse musculaire importante et combien sa circulation sanguine est particulièrement riche. Si on se rappelle qu'il y passera, suivant les lois de la circulation dans les muscles, *neuf fois plus de sang* à l'état de travail qu'à l'état de repos, il est impossible de n'être pas frappé des ressources offertes par les exercices qui font contracter ce muscle, quand on veut activer la circulation des organes abdominaux et faire cesser les stases sanguines.

Résumé des indications.

On voit par l'exposé qui précède combien, les effets de la contraction musculaire et du mouvement sont variés et peuvent devenir féconds en résultats thérapeutiques.

Il nous faut à présent résumer, sous forme de conclusions pratiques, les déductions que nous avons tirées des effets thérapeutiques de l'exercice dans le traitement des troubles digestifs.

L'exercice peut satisfaire aux indications causales de la dyspepsie et à ses indications symptomatiques.

L'indication causale réclame tantôt les effets *généraux* de l'exercice, et tantôt ses effets *locaux*.

Il est indiqué de recourir aux effets *généraux* de l'exercice, c'est-à-dire de stimuler l'ensemble des grandes fonctions vitales dont la digestion est solidaire, et surtout d'activer les combustions vitales, toutes les fois que la dyspepsie dépend de troubles généraux de la nutrition, que ces troubles soient accidentels et dus à un ralentissement passager des échanges moléculaires, comme dans la dyspepsie des hommes sédentaires, ou bien qu'ils soient constitutionnels et liés à un processus diathésique, comme dans la dyspepsie arthritique, ou à une perversion générale des fonctions d'innervation comme dans la neurasthénie.

On doit recourir aux effets *locaux* de l'exercice toutes les fois que l'origine des accidents réside dans un trouble local, que la nature de cette cause soit *mécanique*, comme dans les obstructions de l'intestin par séjour prolongé des résidus alimentaires, et dans les stases sanguines par obstacle quelconque au cours du sang dans le système de la veine porte ; ou bien qu'elle soit *physiologique*, comme dans les troubles de la sensibilité (gastralgie, entéralgie, etc.), dans les troubles de la motilité (atonie, paresse et dilatation des diverses portions du tube gastro-intestinal, faiblesse et insuffisance des muscles abdominaux), et dans les troubles de sécrétion (insuffisance des sécrétions intestinales et gastriques).

Si nous résumons les conditions dans lesquelles se présente, chez les dyspeptiques, l'indication des exercices « abdominaux », nous verrons que cette indication est formelle :

1° En cas de séjour trop prolongé des matières alimentaires dans un point quelconque du tube digestif, quand il s'agit d'aider mécaniquement à l'effet des mouvements péristaltiques ;

2° En cas d'atonie des tuniques musculaires gastro-intestinales, quand on veut stimuler l'énergie de leurs éléments contractiles ;

3° En cas de diminution de la tension abdominale, soit que le défaut de soutien des viscères favorise l'entéroptôse, soit que la rupture de l'équilibre entre la pression extérieure et la force d'expansion des gaz fasse prédominer celle-ci et aboutisse à la distension permanente d'une portion du canal digestif;

4° Enfin en cas de ralentissement du cours du sang dans les vaisseaux des viscères de l'abdomen, quels que soient le siège et la cause de la stase sanguine qu'on veut combattre.

L'indication de rétablir la circulation de la veine porte à l'aide des mouvements abdominaux se présente, notamment, chez les « hépatiques », chez les obèses, et chez les

« cardiaques ». Chez ces trois catégories de malades on observe presque toujours des troubles des fonctions digestives par stase sanguine des vaisseaux abdominaux.

Dans les affections hépatiques, aussitôt que l'état aigu a cessé, il est urgent d'aider par des mouvements appropriés au rétablissement du cours du sang dans la veine porte. C'est le meilleur moyen de faire cesser les stases sanguines et les engorgements du foie. Les mouvements abdominaux constituent aussi un excellent moyen préventif des affections des voies biliaires, surtout quand ils sont provoqués par un exercice suffisamment violent pour modifier l'état général du sang. L'aviron, le jeu de paume, les exercices de gymnastique aux appareils sont, avec le régime alimentaire, les meilleurs préservatifs des coliques hépatiques.

Chez les obèses, l'indication des exercices abdominaux se présente toujours non seulement pour faire résorber la graisse qui augmente le volume du ventre, mais surtout pour rétablir la circulation sanguine entravée par les masses adipeuses qui encombrent les feuillets des épiploons et compriment les vaisseaux. On sait, du reste, que presque tous les obèses sont aussi des « hépatiques », et ont le foie gras et congestionné.

Chez les « cardiaques » on observe aussi fréquemment les stases sanguines du foie et le ralentissement du cours du sang dans le système porte. La gymnastique abdominale leur serait très utile, mais il y a, chez ces sujets, contre-indications formelles de l'effort et de tous les mouvements actifs capables de produire la compression des gros vaisseaux. L'indication se réduit dès lors à l'emploi du massage abdominal et des mouvements passifs.

Si nous recherchons à présent les contre-indications des exercices abdominaux, nous trouvons trois conditions dans lesquelles un doute peut s'élever au sujet de l'emploi de ces exercices. Ce sont : l'état aigu inflammatoire, la faiblesse extrême, les hémorrhagies gastro-intestinales, et enfin la douleur locale.

L'état inflammatoire aigu est, pour les affections de l'appareil digestif comme pour toutes les autres, une contre-indication formelle de l'exercice et du mouvement.

La faiblesse même excessive ne peut guère constituer une contre-indication des exercices abdominaux actifs, car ces mouvements sont trop localisés pour qu'on puisse en redouter soit une réaction générale violente, soit un épuisement nerveux qui mérite d'entrer en compte. Au surplus, on aurait toujours la ressource des mouvements passifs et du massage.

Dans les hémorrhagies dues à une affection organique comme le cancer et l'ulcère de l'estomac, les mouvements abdominaux n'auraient pas grande efficacité, et l'*effort*, difficile à éviter dans la contraction des muscles droits et obliques, aggraverait les accidents. Il faudrait même n'employer le massage qu'avec la plus grande circonspection, car les effets mécaniques de l'exercice ne pourraient guère être utiles. Les effets physiologiques de la contraction musculaire pourraient être utilisés au point de vue de la dérivation sanguine dans les cas seulement d'hémorrhagies hémorrhoïdales et en mettant en action des muscles qui ne peuvent pas comprimer les viscères abdominaux, comme les muscles psoas-iliaques.

Le symptôme *douleur*, quand il est très accentué, constitue une contre-indication des mouvements abdominaux actifs, ou comporte tout au moins l'indication de les employer avec de grandes précautions. Il va de soi que tout exercice actif doit être interdit et serait, du reste, impossible dans les crises douloureuses telles que les coliques hépatiques. De même dans certaines affections douloureuses de l'estomac ou de l'intestin. On sait en effet combien tout effort intense réveille les douleurs gastriques, quels que soient du reste leur siège précis et leur origine pathogénique. Certains gastralgiques ne peuvent faire aucun effort musculaire même localisé, ne peuvent, par exemple, serrer énergiquement un dynamomètre manuel sans ressentir une vive douleur à l'épigastre. C'est que tout acte musculaire, même local, dans lequel le sujet veut mettre toute sa force provoque inévitablement la synergie d'*effort*, et nous savons que l'effort consiste essentiellement dans la contraction énergique des muscles abdominaux, d'où pression violente sur toute la masse des viscères. Les exercices actifs des muscles abdominaux aboutiraient toujours au même résultat local que l'*effort*, c'est-à-dire à la compression des viscères. Et la douleur se réveillerait alors chez le gastralgique avec la même intensité que sous la pression directe de la main appliquée au siège du mal.

Mais la douleur n'est pas une contre-indication de l'exercice passif. Nous avons dit, au contraire, que les mouvements communiqués et le massage étaient de puissants moyens de sédation. Ces moyens thérapeutiques, et surtout le massage avec trépidation, peuvent être employés dans les dyspepsies les plus douloureuses, et servir de préparation aux mouvements actifs.

Dans le plus grand nombre des cas, l'indication de l'exercice est double et ses effets locaux sont à rechercher en même temps que ses effets généraux. D'une part, en effet, les maladies générales de la nutrition ou du système nerveux peuvent retentir sur l'appareil digestif et y provoquer des troubles mécaniques et physiologiques ; d'autre part, les troubles digestifs d'origine locale ne peuvent guère manquer de provoquer des désordres dans les processus généraux de la nutrition.

Ainsi l'on ne saurait établir une hiérarchie dans l'importance respective des exercices généraux et de la gymnastique locale ; chacune de ces deux formes du traitement pouvant avoir, suivant les cas, un rôle accessoire et palliatif basé sur les symptômes, ou bien un rôle essentiel et direct, déduit du processus pathogénique des accidents.

Les indications du traitement ne se bornent pas à déterminer l'opportunité de l'emploi de l'exercice et le choix des mouvements employés, le praticien devra encore préciser la quantité de travail représenté par les exercices généraux auxquels il soumet le malade, et régler l'intensité des efforts musculaires dans les mouvements locaux.

Le formulaire du traitement gymnastique des dyspepsies est très riche en exercice d'intensité variée, et permet de *doser* suivant une gradation parfaitement méthodique l'énergie des moyens employés, depuis le massage et les exercices passifs, jusqu'aux exercices violents du sport et de la gymnastique. Là, du reste, comme dans l'application de tous les moyens thérapeutiques, les indications tirées de l'état du malade doivent primer le plus souvent celles qui se déduisent de la nature des maladies.

Une foule de circonstances individuelles ou de détails symptomatiques peuvent ainsi faire varier, dans la pratique, les applications du traitement. Et il faut se rappeler que là, surtout, il n'y a pas de détails négligeables. La plupart des insuccès du traitement par l'exercice sont dus à ce qu'on a méconnu certaines nuances dans l'indication du choix des exercices et dans le dosage de leur mode d'emploi.

On sera parfois forcé de proscrire certains exercices qui sembleraient ressortir rationnellement de la notion de cause et du processus de la maladie. Par exemple, les maladies de l'estomac ayant pour origine un état général du système nerveux comme la neurasthénie, ne permettent pas, chez certains sujets, l'emploi des exercices généraux actifs. L'impressionnabilité des éléments sensitifs et l'exagération des réflexes pourraient causer, dans le début du traitement, des réactions excessives, essoufflement, palpitations, sueurs profuses, exagération de la fatigue consécutive, et finalement épuisement nerveux, c'est-à-dire aggravation des accidents mêmes qu'on veut combattre.

Il sera parfois utile, en pareil cas, de faire porter le traitement sur les troubles secondaires provoqués par l'état nerveux et de modifier d'abord l'état de l'estomac ou de l'intestin à l'aide d'exercices locaux assez modérés pour ne pas retentir sensiblement sur l'état général. On commencera, par exemple, par les mouvements passifs et le massage. Si on parvient ainsi à amender les phénomènes locaux, c'est-à-dire à régulariser les digestions, on fera cesser sinon la cause originelle du mal, au moins une cause secondaire qui aggravait les accidents. On profitera alors de la modification générale de l'organisme due à l'amélioration de la nutrition, pour passer graduellement aux exercices généraux, d'abord très modérés, puis d'intensité chaque jour croissante, dont l'effet névro-tonique fera sentir à son tour son influence salutaire aux troubles locaux de la digestion. La médication suivra de cette façon une marche en sens inverse du processus de la maladie; elle agira d'abord sur les symptômes pour modifier la cause même qui les a produits, puis sur la cause originelle du mal pour agir plus efficacement sur les manifestations symptomatiques.

Formulaire du traitement « gymnastique » des affections des voies digestives.

A. — *Exercices qui produisent des effets généraux :*
Exercices passifs. — Ce sont par ordre d'intensité croissante :

1° La *vectation* sous toutes ses formes, promenades en voiture, voyages en chemin de fer, équitation aux allures modérées. — On peut obtenir plus méthodiquement, et avec un dosage plus régulier, les effets des exercices de « vectation », à l'aide de divers appareils de la gymnastique mécanique qui impriment au corps une série de trépidations dont on peut régler à volonté l'amplitude, la vitesse et l'intensité (voir les appareils de la gymnastique mécanique de Zander, par exemple figure 13, page 164).

2° Le *massage* général tel qu'il est vulgairement pratiqué dans les divers établissements de bains, et qui agit à la fois sur nos éléments sensitifs de la peau, par les frictions, les effleurages, et sur l'ensemble du système musculaire par le pétrissage de tous les muscles. La plupart du temps les masseurs joignent des mouvements passifs des bras et des jambes aux manœuvres du massage proprement dit.

Exercices actifs :

1° La *promenade* en plaine ; le jardinage et les travaux agricoles ; la marche ascensionnelle ; la bicyclette, le tricycle la course, le saut et tous les jeux de « plein air » qui en dérivent ; l'équitation aux grandes allures, l'escrime, et, d'une manière générale, tous les exercices de sport.

B. — *Exercices qui produisent des effets locaux.*

Exercices passifs.

Les *exercices suédois* sont les mieux adaptés de tous au traitement des troubles locaux de l'appareil digestif, car ils ont été spécialement imaginés en vue d'une action méthodique à produire sur telle ou telle partie de cet appareil, sur telle ou telle de ses fonctions. Le degré d'intensité de ces exercices dépend, en général, beaucoup moins de leur forme que de leur mode d'application ; leur dosage méthodique est donc absolument subordonné à l'habileté et aux précautions du praticien qui les met en œuvre.

Ce sont : le *massage abdominal ;* les *mouvements du tronc ;* les *mouvements des membres inférieurs.*

1° Le *massage abdominal* sous ses cinq formes essentielles, effleurages, frictions, pétrissage, tapotements et trépidations, est appliqué, suivant l'indication, soit à tout l'abdomen,

soit à une portion déterminée de l'appareil digestif. Le siège
des manipulations varie naturellement suivant qu'on veut
agir sur l'estomac, le foie, le gros ou le petit intestin, et
leur forme varie aussi suivant qu'on veut agir superficielle-
ment ou profondément, dégager l'intestin des matières qui
l'obstruent, activer la circulation du sang dans les régions
où se produisent des stases veineuses ; enfin, suivant qu'on
veut réveiller l'atonie des fibres motrices ou diminuer leur
irritabilité, et apaiser l'hyperesthésie des éléments sensitifs.

2° Les *mouvements passifs* du tronc s'obtiennent, comme tous
les mouvements suédois, suivant deux procédés : par l'aide
d'un « gymnaste » ou par l'action d'une machine. Dans l'un
et l'autre cas il y a des procédés de fixation pour immobiliser les parties qui ne doivent pas agir et des procédés
de mobilisation pour communiquer le mouvement aux articulations visées. Si on doit mobiliser le tronc sur le bassin,
ce sont les cuisses qu'on fixe soit avec des courroies soit
avec le concours d'un aide ; si on veut mobiliser le bassin
sur le tronc, on fixe au contraire les épaules, ou bien le
patient se retient avec les mains à des poignées, à une
barre horizontale ou verticale, etc.

On peut « communiquer » ainsi à volonté des mouvements de *flexion* en avant, d'*extension*, de *flexion latérale*
droite et gauche, de *rotation* suivant l'axe et de *circumduction*, et ces mouvements peuvent se produire par déplacement du tronc, le bassin étant immobilisé, ou par mobilisation du bassin, le tronc restant immobile. —Le mouvement de « circumduction » consiste dans le passage du corps
par les positions successives de flexion en avant, flexion
latérale droite, extension, flexion latérale gauche. Ce
mouvement résume tous les autres et peut les suppléer
tous, à l'exception toutefois du mouvement de rotation sur
l'axe.

Les mouvements passifs de circumduction et de rotation du tronc sur le bassin et du bassin sur le tronc sont extrêmement utiles pour faciliter mécaniquement la progression des matières dans le tube intestinal, et pour accélérer le cours du sang dans tout le réseau des veines gastro-intestinales. Ils ont une double action en apparence paradoxale qui permet de les utiliser dans deux cas absolument opposés : pour combattre la constipation et pour arrêter la diarrhée. Le premier résultat s'explique par un effet tout mécanique, la pression et le déplacement communiqués aux matières fécales. L'autre résultat est d'ordre physiologique et lié à l'action modératrice qu'exerce le mouvement passif sur les sécrétions intestinales. Ce dernier effet a été constaté empiriquement par tout le monde dans des cas où le corps est soumis à des mouvements communiqués tels que les secousses de la voiture. Trousseau, déjà, avait signalé l'efficacité des longs voyages en chemin de fer pour faire cesser des diarrhées rebelles.

Pour compléter la liste des mouvements abdominaux passifs, il faut y ajouter les exercices qui mobilisent l'articulation coxo-fémorale et qui agissent par voisinage. Tel est le mouvement de circumduction de la cuisse. Il s'exécute le malade étant couché, ou à demi étendu, comme dans la figure 19. Un aide saisit d'une main le pied, de l'autre le genou, la jambe étant fléchie, et imprime au fémur une impulsion circulaire suivant laquelle le membre est porté successivement dans l'adduction, la flexion forcée, l'abduction, puis l'extension, circonscrivant ainsi un plan de révolution en forme de cône dont le sommet serait représenté par la tête du fémur et la base par la ligne circulaire que décrit le genou. Ce mouvement est très usité en Suède non seulement dans les maladies des organes abdominaux, mais encore dans les troubles généraux de la circulation sanguine ; c'est à la fois un procédé indirect de massage abdo-

minal et un moyen d'activer le cours du sang dans les
vaisseaux de toute la région.

Exercices actifs qui produisent des effets locaux.

Ces exercices sont les plus intéressants et les plus caractéristiques de la gymnastique abdominale, car ils en résument tous les résultats. Un mouvement actif, ainsi que nous
l'avons expliqué précédemment, produit à la fois les effets
qui sont liés à la contraction musculaire et ceux qui déri-

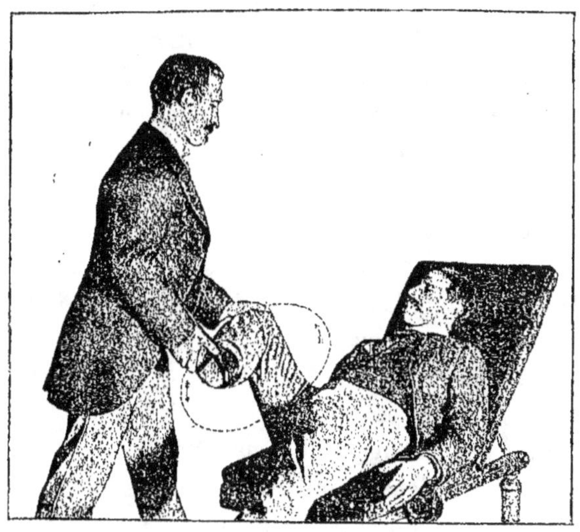

Fig. 19. — Circumduction de la cuisse (mouvement passif).

vent du mouvement proprement dit, c'est-à-dire du déplacement des parties mobilisées, aussi les effets du mouvement passif se retrouvent-ils forcément parmi les résultats
du mouvement actif.

Le type des exercices actifs locaux de la gymnastique
abdominale est l'*effort*, dans lequel tous les muscles antérieurs, latéraux et postérieurs de la paroi abdominale, entrent en contraction énergique. La répétition fréquente de
l'effort produit d'une part des effets physiologiques qui se
résument dans l'augmentation de force des muscles mêmes

qu'il met en jeu, et des effets mécaniques analogues à ceux du massage résultant de la pression exercée par ces muscles, quand ils se contractent, sur les viscères abdominaux. Presque tous les exercices locaux actifs de la gymnastique abdominale produisent le phénomène de l'effort.

Nous avons déjà dit que l'effort, acte synergique, intervient dans tous les mouvements quels qu'ils soient où le sujet veut mettre toute la force dont il est capable. L'effort agit simultanément sur tous les muscles des parois abdominales. Mais il y a des exercices qui sollicitent plus directement le travail des muscles de la paroi antérieure ou latérale, d'autres qui mettent plus spécialement en jeu les muscles profonds dont la paroi postérieure de la cavité est revêtue.

Tous les mouvements qui aboutissent à la flexion du tronc mettent en exercice simultanément les muscles droits antérieurs, grand oblique et petit oblique de l'abdomen. Toutefois dans ces mouvements l'effort est plus spécialement supporté par les muscles droits qui sont fléchisseurs directs du tronc. Les obliques sont fléchisseurs quand le droit et le gauche agissent simultanément, mais l'action isolée de chacun d'eux aboutit, suivant les portions du muscle qui agissent, soit à la rotation du tronc autour de l'axe représenté par la colonne vertébrale, soit à sa flexion latérale.

Parmi les muscles profonds, celui dont l'action a le plus d'importance, le psoas-iliaque est fléchisseur du tronc sur le bassin par sa portion vertébrale, et fléchisseur du fémur sur le bassin par sa portion iliaque dont le tendon d'insertion s'attache, comme on sait, au petit trochanter. On mettra ce muscle en exercice : 1° en provoquant des mouvements de flexion de la colonne vertébrale sur le bassin, ou des mouvements inverses de flexion du bassin sur la colonne vertébrale ; 2° en provoquant des mouvements de flexion de la cuisse sur le bassin.

On voit déjà la grande importance thérapeutique de tous les mouvements qui aboutissent à la *flexion* active du tronc. Pour compléter la donnée générale de la gymnastique abdominale active, il faut y ajouter les mouvements de *rotation* de droite à gauche ou de gauche à droite qui mettent en travail les muscles obliques et transverses ; les mouvements de *flexion latérale* du rachis, qui tendent à rapprocher la ligne inférieure des côtes de la crête de l'os iliaque en abaissant l'épaule vers la hanche correspondante; et enfin le mouvement de *circumduction* qui résume tous les autres, en ce qu'il fait passer successivement le tronc par les attitudes de flexion en avant, extension et flexion latérale droite et gauche (voir fig. 20).

Toute la paroi musculaire antéro-latérale (muscles droit, grand et petit obliques) concourt à l'exécution du mouvement de flexion. On peut, à volonté, rendre ce mouvement extrêmement doux ou extrêmement énergique.

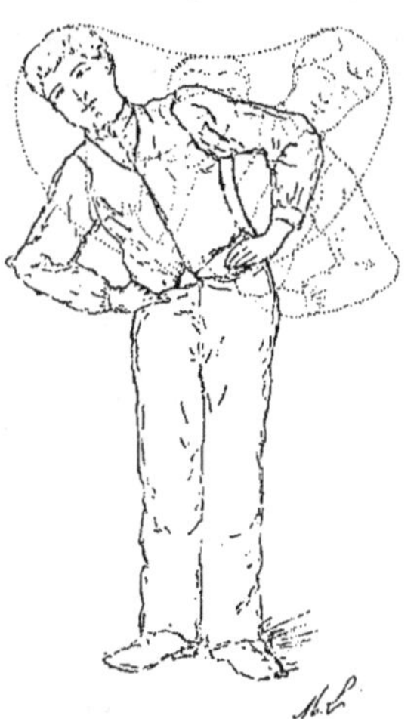

Fig. 20. — Mouvement de circumduction du tronc.

Si le mouvement de flexion en avant s'exécute dans la position debout, l'effort musculaire qu'il nécessite sera très faible, car aussitôt que le tronc, en prenant la position fléchie, est sorti de la direction verticale, il est entraîné en avant et en bas par la pesanteur. Mais le mouvement n'est pas tout à fait passif, à cause de la résistance que lui oppose la masse intestinale. Un travail très appréciable est nécessaire quand le mouvement doit avoir une très grande étendue, par exemple, quand il se continue jusqu'à ce que la pointe des doigts puisse toucher terre, les jarrets restant tendus. Il faut remarquer que dans ce cas l'effort musculaire doit vaincre non seulement la résistance élastique des viscères abdominaux comprimés en masse par la flexion du buste, mais aussi celle que lui opposent les ligaments vertébraux et même les muscles postérieurs du dos dont les fibres se trouvent soumises à une élongation forcée.

Le travail des muscles abdominaux est beaucoup plus considérable quand le mouvement de flexion part de la position horizontale, parce qu'alors la pesanteur, loin de le favoriser, lui oppose une résistance considérable mesurée par le poids du tronc. Ce mouvement qui consiste, étant couché, à s'asseoir sans l'aide des bras, est le moyen le plus commode

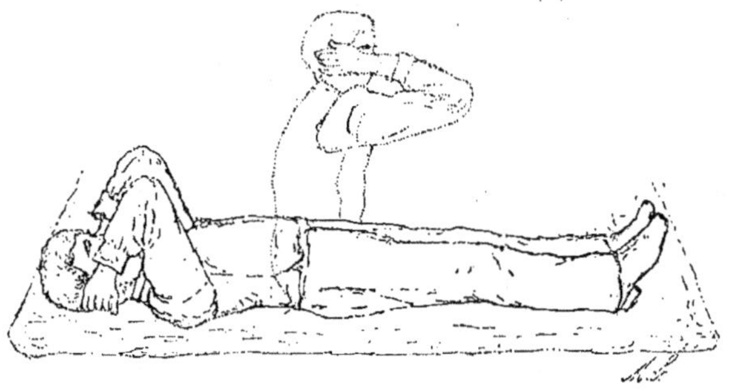

Fig. 21. — Flexion active du tronc.

et l'un des plus efficaces pour exercer tous les muscles de la paroi abdominale, et aussi les fibres musculaires qui doublent la paroi postérieure à sa face profonde. En effet le muscle psoas-iliaque dont nous avons dit le rôle important dans le fonctionnement de l'appareil digestif, est activement mis en jeu dans l'exercice que nous décrivons, puisque ce muscle, qui est fléchisseur de la cuisse sur le bassin, devient fléchisseur du bassin sur la cuisse quand celle-ci représente le point fixe du mouvement. On augmente la difficulté de l'exercice et l'intensité de l'effort en relevant les bras et en les maintenant soit fléchis, en portant les deux mains à la nuque (voir fig. 21), soit étendus de toute leur longueur au-dessus de la tête, dans une direction qui continue celle du

tronc. On reporte ainsi leur poids tout à l'extrémité du bras
de levier représenté par la colonne vertébrale.

Nous insistons à dessein sur la description de cet exercice si simple, parce qu'il est peut-être le plus pratique, le
plus commode à appliquer et en même temps le plus efficace
de tous ceux qu'on peut conseiller aux dyspeptiques dont
on veut « refaire » la paroi abdominale. Le malade peut
l'exécuter au lit, le poids des couvertures maintenant les

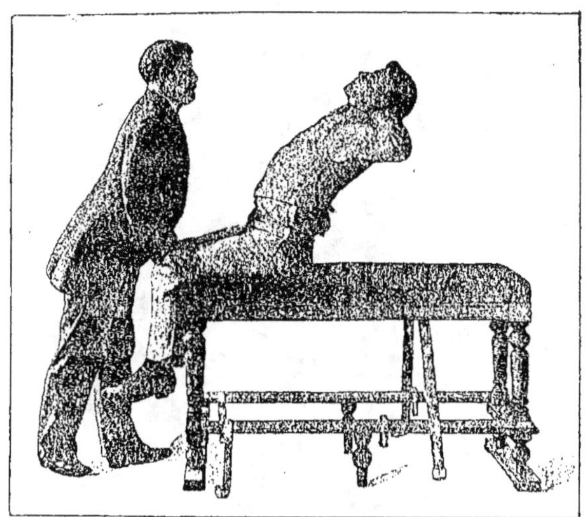

Fig. 22.

pieds, condition essentielle pour empêcher les membres
inférieurs de céder à l'effort qui tend à les relever.

Dans la gymnastique suédoise ce mouvement s'exécute
avec le concours d'un aide qui fixe les genoux (fig. 22).
On peut remplacer l'aide par une courroie d'attache. Il est
facile de comprendre, en se reportant à la figure, que cette
position permet un autre mouvement inverse du premier
mais aboutissant à l'effort des mêmes muscles, c'est le renversement lent du tronc en arrière. Le sujet se trouvant
assis, le tronc fléchi, laisse aller le corps en arrière
en luttant contre la pesanteur qui l'entraîne, de façon

que le retour à la position horizontale se fasse avec une
très grande lenteur. Les muscles droits ne se comportent plus
alors comme agents de la flexion mais comme antagonistes

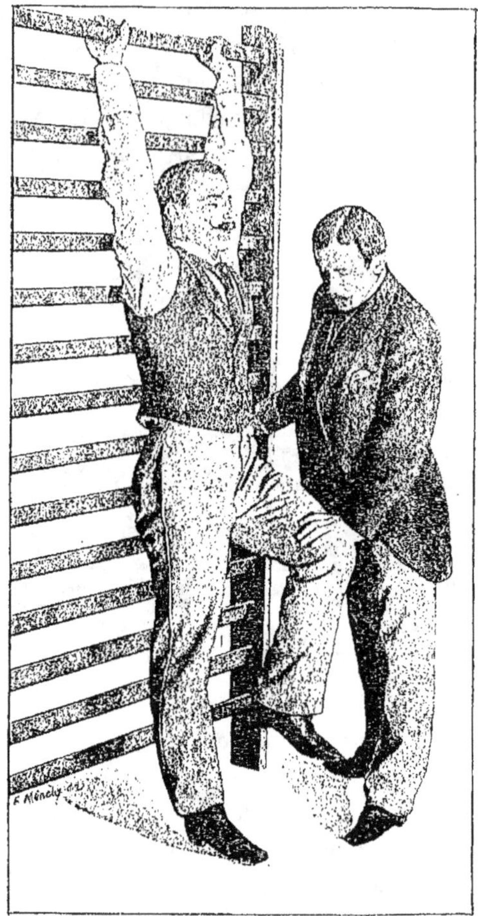

Fig. 23. — Travail du muscle psoas-iliaque.

de l'extension. Ce mouvement demande un effort plus considérable que le précédent, et doit être exécuté avec précaution pour éviter les « à-coups ».

On peut mettre en jeu les mêmes muscles par d'autres mou-

vements, en provoquant, par exemple, la flexion de la cuisse
sur le bassin le corps étant debout. Quand ce mouvement
s'exécute la jambe fléchie, il est extrêmement facile et même
insuffisant comme effort; pour en augmenter l'énergie, les
Suédois lui opposent la résistance d'un aide qui lutte contre
l'effort de flexion en exerçant une pression dans le sens de
l'extension, la cuisse étant fléchie et le malade opposant à

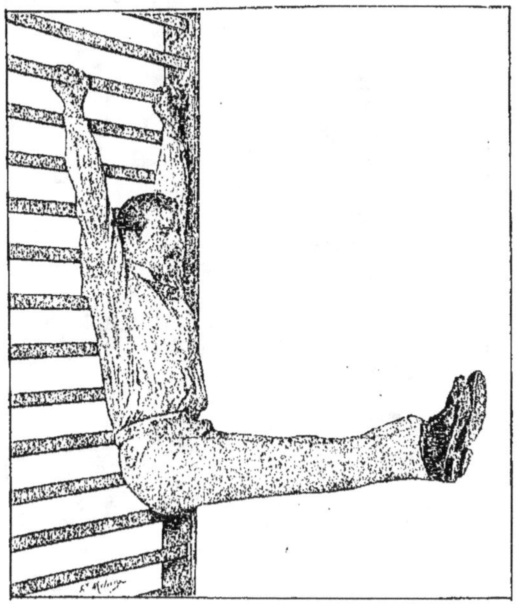

Fig. 24. — Travail des muscles abdominaux.

l'effort du gymnaste un effort en sens inverse, c'est-à-
dire un effort de flexion qui met surtout en jeu le psoas-
iliaque (voir fig. 23). Un autre exercice plus énergique et demandant une assez grande dépense de force, consiste à se
suspendre par les poignets à la barre d'un espalier et à fléchir
les cuisses. Le mouvement est assez facile si les jambes
restent fléchies; il nécessite un effort très intense si les
membres restent allongés de toute leur longueur, comme
dans la figure 24.

Pour mettre en jeu les muscles de la paroi *latérale* de l'abdomen, la gymnastique méthodique dispose d'une foule d'exercices ayant tous pour objectif la rotation du tronc sur l'axe et la flexion latérale du rachis. Ces mouvements mettent en travail les grand et petit obliques ; ils peuvent s'exécuter le corps étant libre, c'est-à-dire sans qu'aucune résistance vienne provoquer un effort supplémentaire. Il suffit

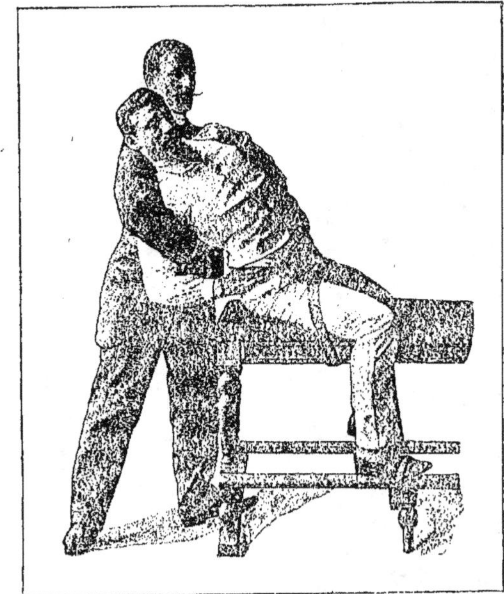

Fig. 25. — Travail des muscles latéraux de l'abdomen.

alors que le malade étant debout ou assis se retourne lentement de droite à gauche, puis de gauche à droite ; se penche sur le côté droit, puis sur le côté gauche, les jambes et le bassin restant immobiles, et les pieds demeurant fixés au sol à la même place. Mais quand on veut obtenir des effets puissants, il faut recourir à certains procédés qui augmentent l'effort en opposant une résistance au mouvement. La figure 25 représente un exercice de la gymnastique suédoise, dans lequel le patient étant à demi-renversé sur le côté droit et faisant face à droite cherche à se relever et à reporter le tronc face en avant, pendant qu'un aide, le saisissant comme dans une prise de lutte, fait résistance à son effort. Dans cet exercice très typique, l'effort est supporté surtout par les muscles obliques droits et gauches et par le transverse. L'effet mécanique se fait sentir surtout aux organes sous-jacents, c'est-à-dire au foie, au cæcum et à la petite tubérosité de l'estomac,

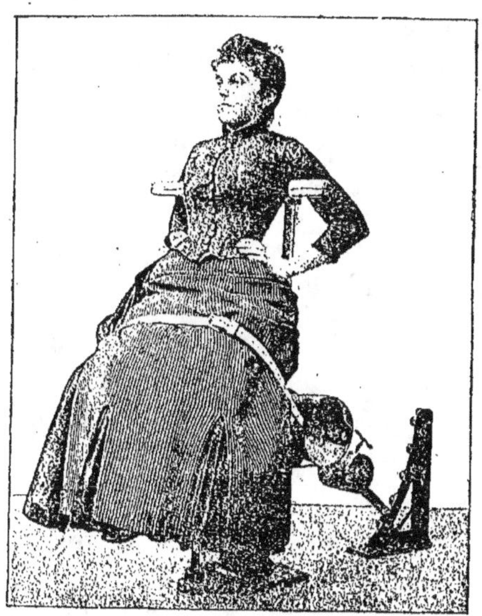

Fig. 26. — Travail des muscles latéraux de l'abdomen.

à droite ; à la rate, au côlon descendant, et à l'S iliaque à gauche.

Les appareils de Zander sont souvent utilisés par la gymnastique suédoise pour provoquer des mouvements analogues à celui que nous décrivons. La résistance opposée par la prise de l'aide est remplacée par des tenons en forme de béquille qui viennent butter contre les moignons des épaules, et qui mettent en action une tige métallique faisant bras de levier, laquelle supporte un contrepoids plus ou moins rapproché de son extrémité suivant l'intensité de l'effort à produire (voir fig. 26).

Les muscles abdominaux peuvent être mis en action par des mouvements inverses de ceux décrits plus haut, c'est-à-dire par la rotation et la flexion latérale du bassin, le tronc restant immobile. La figure 27 représente un appareil très commode en raison de sa simplicité et de son peu de volume, c'est la chaise de Nycander. Cet appareil consiste dans une sorte de fauteuil à dossier fixe, dont le siège monté sur une tige verticale qui fait pivot est immobile horizontalement de droite à gauche et de gauche à droite (voir page 185, fig. 17). Le patient étant assis et ses épaules assujetties par des montants verticaux, engage ses pieds dans deux étriers rigides qui servent de point d'appui pour mouvoir le siège auquel ils sont fixés. Le mouvement peut être à volonté très lent ou très rapide et, dans ce dernier cas, exerce une action puissante sur le contenu du tube digestif et aussi sur celui des vaisseaux sanguins (fig. 27).

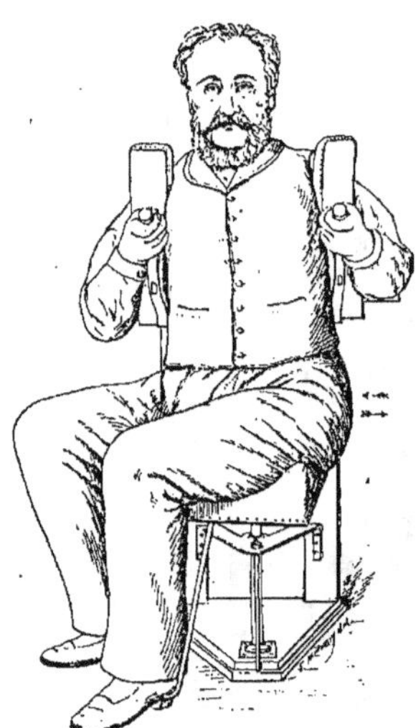

Fig. 27. — Chaise abdominale de Nycander.

Outre l'exercice des muscles abdominaux et les effets physiologiques qui en résultent au point de vue du renforcement de la paroi abdominale, on produit, à l'aide de cet appareil, des effets mécaniques très importants qui permettent d'en retirer à la fois le bénéfice des mouvements actifs et celui des mouvements passifs et du massage.

La *gymnastique française* renferme une foule d'exercices qui peuvent être appliqués au traitement abdominal, et cela, parce que cette gymnastique, en vertu de sa tendance athlétique, provoque fréquemment l'*effort*. Les exercices de bras provoquent plus aisément l'effort abdominal que ceux des jambes, à cause de la nécessité de fixer les côtes, dans tous les exercices qui mobilisent l'humérus avec une certaine énergie.

Nous avons déjà dit qu'un moyen très simple d'exercer les muscles abdominaux consiste à provoquer l'effort en soulevant au-dessus de la tête avec le bras étendu un haltère très lourd. L'effort intervient aussi dans tous les mouvements dits « rétablissements » dans lesquels le corps, suspendu à une barre transversale par les poignets, s'élève au-dessus du point de suspension et passe graduellement de la position de suspension par les mains à la position d'appui sur les poignets.

Mais ces exercices demandent une dépense de force musculaire que n'ont pas toujours les malades. Il y en a de plus doux ; ceux, par exemple, en vertu desquels le corps étant suspendu par les mains à un trapèze, les membres inférieurs se relèvent, pour atteindre la barre et passer au-dessus. Il en est de plus faciles encore, ce sont les mouvements de balancement, soit au trapèze volant, soit encore à la « barre fixe ». On sait qu'étant suspendu par les poignets et s'abandonnant à la pesanteur, le gymnaste peut communiquer au corps des mouvements d'oscillation analogues à ceux du pendule. Ces mouvements s'obtiennent à l'aide d'une série de flexions et d'extensions successives du bassin sur le tronc, mouvements dont on augmente du reste l'amplitude en projetant en avant de toute leur longueur les membres abdominaux ; leur répétition fréquente amène un développement très remarquable des muscles de l'abdomen, ainsi qu'on peut l'observer chez tous les gymnastes qui se sont spécialisés pour les exercices de la barre fixe où les mouvements de balancement doivent constamment intervenir. L'escarpolette peut devenir un exercice abdominal très efficace si la personne qui se balance donne le mouvement elle-même sans le secours d'aucun aide.

Il est un grand nombre d'exercices qui peuvent être utilisés chez les dyspeptiques au double point de vue de leurs effets généraux et de leurs effets locaux. Un grand nombre de travaux professionnels sont de ce nombre. Le forgeron, le faucheur, le terrassier, le casseur de pierres, outre qu'ils font une dose de travail musculaire suffisante pour activer les combustions vitales, produisent plus spécialement ce travail avec leurs muscles abdominaux. Parmi les travaux domestiques, l'acte de « scier du bois » est le plus efficace et le plus à la portée de tous les sujets dont on veut exercer les muscles abdominaux. Cet exercice, en effet, qui produit une assez grande dépense de travail musculaire, exige de plus des mouvements combinés de flexion et de rotation du tronc.

Beaucoup de jeux et d'exercices de sport exigent, en même temps qu'un exercice des bras et des jambes, un très notable effort des muscles droits et obliques de l'abdomen. C'est le ventre qui travaille chez le rameur, quand il se penche en avant pour ramener en arrière la pelle de ses avirons, et plus encore chez le *pagayeur*, car pour ramer avec la « pagaie », il faut attaquer l'eau d'avant en arrière, c'est-à-dire faire l'effort principal par un mouvement de flexion qui met en jeu les muscles droits et demande aussi l'effort énergique des muscles obliques, étant donné que l'effort se fait alternativement à droite et à gauche de l'embarcation et nécessite des mouvements de rotation et d'inflexion latérale du tronc. Le travail des muscles abdominaux est encore très considérable dans l'acte de ramer *en avant*, c'est-à-dire en faisant face à l'avant du bateau, comme le font les bateliers des lacs de la Suisse allemande, et surtout les gondoliers de Venise.

Les jeux de paume, le jeu de lawn-tenis et tous ceux en
général dans lesquels on lance des projectiles, mettent en
travail les muscles abdominaux. Le coup de raquette, quand
il est direct et donné de face, tire son énergie d'un effort de
flexion du tronc qui accompagne le mouvement du bras ;

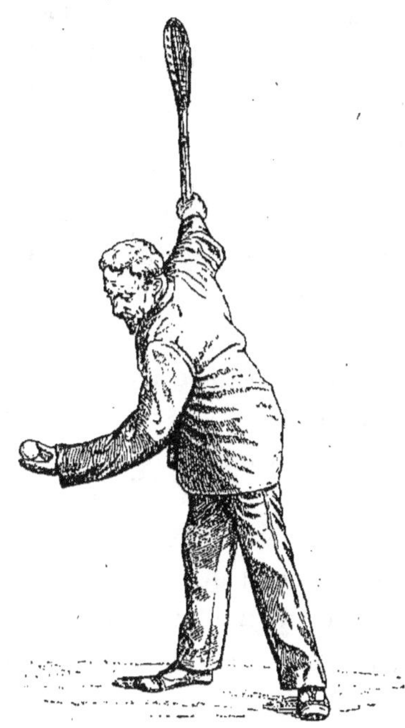

Fig. 28. — Travail des muscles de l'abdomen chez le joueur de paume.

.quand il est donné de côté, c'est un mouvement de rotation
du buste qui l'appuie (fig. 28).

La synergie des muscles abdominaux intervient encore
très activement dans les mouvements de boxe. Pour donner
un coup de poing du bras droit, le boxeur exécute un mouvement préparatoire de rotation du tronc vers la droite pour
porter le coude aussi en arrière que possible, et au moment
de la détente, en même temps que le bras s'allonge pour
frapper, le tronc pivote violemment de droite à gauche pour

porter l'épaule dans la direction du but visé. En même temps que ce mouvement de pivot, il s'en produit un autre de flexion du tronc, le corps passant brusquement de l'extension forcée en arrière, qui est la position de défense, à la projection ou flexion en avant qui est le mouvement d'attaque. Les muscles droits et obliques prennent ainsi une grande part au mouvement de totalité du tronc qui « appuie » le mouvement du bras, et le coup de poing, au total, se donne surtout avec le ventre.

Nous terminerons en indiquant un appareil spécial qui permet d'obtenir méthodiquement les effets généraux de l'exercice, en exerçant plus spécialement les muscles de l'abdomen, c'est l'appareil appelé *ergostat*, représenté figure 18. L'exercice qu'il permet de prendre est imité d'une foule de travaux professionnels, de ceux, par exemple, qui consistent à manœuvrer le *treuil*. Ici l'effort musculaire est supporté par les reins quand on travaille à relever la manivelle, et par le ventre quand on travaille à l'abaisser. L'appareil est assez pratique en ce qu'il permet de graduer l'effort à volonté. La rotation de la manivelle est enrayée par un frein circulaire dont on augmente ou diminue la pression à l'aide d'un poids qui en est le régulateur et qu'on peut à volonté rapprocher ou éloigner de l'extrémité du levier sur lequel il agit (voir p. 221).

La liste des exercices abdominaux serait interminable si on voulait énumérer tous les actes naturels qui provoquent l'entrée en jeu des muscles de la région. Nous en avons cité un assez grand nombre pour que le praticien n'ait que l'embarras du choix.

Nous insisterons, en terminant, sur la nécessité de conseiller aux dyspeptiques de ne pas perdre l'habitude des actes de la vie courante qui provoquent les mouvements de flexion du tronc. Il est frappant d'observer combien ces actes, si faciles à l'homme du peuple accoutumé à une vie laborieuse, et que les enfants accomplissent si volontiers, semblent pénibles aux hommes de la classe aisée dès qu'ils ont dépassé la trentaine. S'accroupir, fléchir le tronc pour ramasser un objet à terre, ou simplement se courber pour rattacher ses chaussures, semblent des corvées pénibles à bon nombre de gens qui n'ont cependant encore ni infirmité, ni maladie. Le défaut d'accoutumance leur a rendu ces mouvements difficiles et, par conséquent, désagréables ; si bien qu'ils les évitent le plus possible, laissant de plus en plus les muscles abdominaux perdre leur énergie, et privant les organes digestifs de leurs indispensables auxiliaires.

CHAPITRE V

Indications de l'exercice dans les affections des muscles, des os et des
articulations. — Application du traitement.

Indications de l'exercice dans les affections des muscles, des os et des articulations.

L'appareil locomoteur est constitué par l'ensemble des
organes mêmes de l'exercice : les muscles, les os, les articulations. C'est pour ces organes que l'utilité de l'exercice
semble le plus évidente, et, du reste, le moins contestée.

Dans les maladies ou les troubles fonctionnels des *muscles*, les indications des mouvements actifs et passifs sont
fréquentes et multiples. Nous les avons exposées en grande
partie au chapitre des *Indications* de l'exercice. Il nous
suffira de rappeler que l'exercice active la circulation sanguine du muscle, accroît sa nutrition et stimule son innervation. L'exercice sera donc indiqué toutes les fois qu'il
s'agira de rendre à un groupe musculaire son volume et
son énergie. Cette indication se présente : après la guérison
des affections articulaires ou osseuses qui ont nécessité
l'emploi prolongé d'appareils contentifs, et, d'une manière
générale, à la suite de toutes les circonstances qui ont pu
mettre le sujet dans l'immobilité forcée. Mais presque toujours, en pareil cas, l'indication d'exercer les muscles se confond avec celle de mettre en jeu les articulations.

Quand l'atrophie et l'atonie d'un groupe musculaire
dépendent d'un défaut d'innervation, comme dans les paralysies et les parésies, l'exercice est indiqué quelle que soit la

cause des troubles de la motilité, mais on comprend que les résultats seront très différents, suivant que l'affection à combattre sera purement fonctionnelle ou bien qu'elle dépendra d'une lésion organique des nerfs ou des centres nerveux.

Si les centres nerveux ont été détruits, par exemple par une hémorrhagie cérébrale, on n'a guère chance de rappeler la motilité dans le muscle qui ne reçoit plus d'influx nerveux. Mais il faut savoir que la lésion centrale peut s'être réparée, sans qu'il y ait apparence de motilité dans les muscles, le malade n'ayant pas toujours conscience du retour de la force, et ne faisant aucun effort pour l'utiliser. En pareil cas, l'exercice passif et le massage réveillent, pour ainsi dire, le sentiment de la puissance musculaire comme le ferait l'électrisation, et on peut voir reparaître quelques faibles manifestations de mouvements volontaires qui permettent de faire intervenir des exercices actifs. En provoquant alors des mouvements actifs, aussi peu étendus soient-ils, on obtient un double effet thérapeutique : l'effort volontaire souvent répété augmente d'une part la force du muscle en activant sa nutrition, et excite d'autre part le centre nerveux qui commande au muscle. En exerçant le muscle, on se trouve exercer aussi les cellules cérébrales qui président au mouvement, et on favorise leur réparation dans la mesure que permet la lésion. — Ainsi s'explique le retour ou l'accroissement rapide de la force musculaire qu'on observe parfois, sous l'influence du massage et de la gymnastique suédoise, chez des sujets qui paraissaient définitivement voués à la paralysie par une lésion dûment constatée de la moelle épinière ou du cerveau.

Dans les affections traumatiques des muscles, contusions, ruptures et distensions, coups de fouet, etc., le massage constitue un moyen vraiment héroïque de traitement dont personne aujourd'hui ne conteste l'efficacité.

Les exercices passifs sont encore souverains dans le traitement de toutes les affections inflammatoires du muscle, pourvu que l'inflammation n'ait pas un caractère infectieux et n'aille pas jusqu'à la myosite suppurée. C'est surtout dans les myosites par refroidissement, dans les douleurs musculaires rhumatoïdes de toute sorte, lumbagos, torticolis, etc., que l'exercice musculaire rend les plus grands services. Ces affections s'accompagnent toujours d'un certain degré de raideur et de contracture permanente des éléments musculaires qui est très probablement la cause des douleurs, par compression et tiraillement des filets nerveux sensitifs, comme on l'observe dans les crampes. Le massage et surtout les mouvements passifs sont les agents thérapeutiques les plus efficaces pour assouplir les muscles et produire leur « élongation » méthodique. Les mouvements actifs peuvent aussi intervenir, dans le traitement des douleurs musculaires ; toutefois leur but n'est pas de provoquer des contractions dans les muscles malades, mais au contraire de produire leur élongation en faisant agir les groupes antagonistes.

Les *fractures* étaient regardées, il n'y a pas longtemps encore, comme impossibles à guérir sans immobilisation. Des faits nombreux et bien observés ont prouvé que la contre-indication du mouvement n'était pas absolue. Une réaction remarquable se fait aujourd'hui parmi les chirurgiens. On ne considère plus le mouvement comme nuisible à la réparation de l'os fracturé, mais seulement comme nuisible dans certain cas à la direction régulière de l'os après guérison : en un mot, la mobilité des fragments n'est redoutée que comme agent possible de déplacement.

Chez les animaux sauvages, on trouve très fréquemment des fractures solidement réparées sans qu'on puisse invoquer l'immobilisation comme cause de la formation du cal. Un article de M. Rollet, dans la *Revue scientifique* du

15 août 1891, fait mention d'une série de fractures parfaitement consolidées dont on a constaté les traces sur des singes tués dans les contrées désertes de l'Afrique. Les vétérinaires ont cité des observations analogues. Un chien atteint de fracture guérit moins vite et avec beaucoup moins de chances de recouvrer le libre fonctionnement du membre fracturé si on lui applique des appareils contentifs que si on le laisse en liberté, à la condition toutefois qu'on le mette hors d'état de faire des mouvements extrêmement violents comme de courir ou de sauter un obstacle élevé.

La contre-indication du mouvement dans les fractures se réduit à une question de contention des fragments. Loin de retarder la formation du cal le mouvement modéré en hâte l'ossification. Les appareils qui permettent aux fragments osseux une certaine mobilité tendent de plus en plus à prendre faveur auprès des chirurgiens, et à remplacer les systèmes de contention trop sévère avec lesquels on a eu si souvent à regretter d'avoir dépassé le but en produisant, en même temps que la soudure des os, l'ankylose des articulations trop exactement immobilisées. Depuis plusieurs années déjà, on peut voir à l'hôpital Saint-Louis, dans le service du Dr Championnère, toutes les fractures des extrémités soignées par le massage quotidien et maintenues par des appareils des plus sommaires.

C'est surtout dans les fractures de l'extrémité inférieure de l'avant-bras, de l'extrémité inférieure de la jambe, de la rotule, du col de l'humérus, que se présente l'indication formelle du massage et de la mobilisation, si on veut éviter les ankyloses et les raideurs persistantes de la jointure qui entraînent souvent la perte des fonctions du membre. Dans les fractures du col du fémur, si on applique le massage, en laissant le malade libre de faire les mouvements que lui permet la lésion, on obtient des résultats supérieurs au point de vue de la conservation des fonctions du membre, à ceux que donne l'immobilisation par les appareils contentifs tels que la gouttière de Bonnet, sans exposer les sujets, qui sont presque toujours des vieillards, aux graves dangers de l'immobilité forcée.

En général, dans les *affections articulaires*, le mouvement exaspère les douleurs et l'immobilité est une cause de soulagement considérable. L'on sait quelle sédation rapide résulte de l'application d'un appareil inamovible, dans les tumeurs blanches des grosses articulations. Dans les cas d'arthrite aiguë, l'obligation de supprimer tout mouvement est absolument stricte, si on veut rendre au malade un calme qu'aucune autre médication ne peut lui donner. Quand la maladie siège dans le poignet, le genou, etc., il suffit, pour répondre à l'indication, d'appliquer un appareil local, et le malade peut alors soit exécuter au lit des mouvements des articulations saines, soit même se lever. Mais si l'articulation malade est la hanche, il arrive presque toujours qu'on immobilise le tronc tout entier pour supprimer tout mouvement dans le bassin. On connaît les services que rendent dans ce cas les gouttières où tout le corps est comme emprisonné. Il ne faut pas oublier, toutefois, que ces services sont souvent payés bien chers.

Beaucoup de praticiens se sont demandé si l'immobilisation absolue du corps, même dans la coxalgie, n'outrepassait pas l'indication rationnelle de la privation du mouvement. En effet, si l'immobilisation de tout le tronc favorise la production de l'ankylose, et peut ainsi améliorer l'état local, l'immobilité absolue prolongée est pour l'état général du malade la plus redoutable des conditions. Si la coxalgie est, comme il arrive le plus fréquemment, une affection tuberculeuse de la hanche, et qu'on maintienne le malade un an et plus dans l'appareil, l'amoindrissement de la respiration et l'insuffisance de nutrition qui en résultent favorisent la généralisation de la maladie et la pénétration du bacille dans le poumon. Pour guérir la coxalgie, on expose le malade à la phthisie pulmonaire. Aussi s'est-on ingénié à résoudre le problème de supprimer le mouvement de l'articulation malade sans immobiliser tout le corps. En dehors des périodes de douleurs d'une acuité extrême, et quand l'état fébrile est disparu, on a cherché des appareils qui puissent immobiliser l'articulation de la hanche sans condamner le malade à garder complètement le lit. Dans les cas subaigus, la plupart des chirurgiens suédois se contentent d'appareils qui rendent impossibles tous les mouvements de l'articulation coxo-fémorale, mais qui permettent au malade de marcher en prenant appui sur le pied. D'autres, comme le professeur Lorenz, à Vienne, appliquent des appareils munis d'une double attelle en fer qui, placée parallèlement au membre malade, touche le sol et supporte le poids du corps, pendant que le bassin repose « à cheval » sur une autre pièce de l'appareil formant béquille sous-pubienne.

Dans les coxalgies, comme dans les autres localisations de la *tumeur blanche*, l'ankylose est la terminaison la plus favorable qu'on puisse espérer, et l'immobilisation locale prolongée le seul moyen de l'obtenir. Mais, à part ces cas graves où on se résigne au sacrifice d'une articulation pour éviter des dangers plus grands, il faut avoir sans cesse présent à l'esprit le danger de l'immobilité forcée dans les affections articulaires. Il faut songer que l'immobilisation des jointures peut entraîner la perte partielle ou totale des mouvements quand elle se prolonge au delà d'un certain temps, — parfois d'un temps très court. Aussi est-il prudent, à la suite des traumatismes articulaires, des affections rhumatismales subaiguës, de faire subir à la jointure quelques mouvements passifs aussitôt que le malade peut les supporter, *même au prix d'une certaine souffrance*, si on veut éviter de pénibles mécomptes. Trop souvent le médecin, en relevant un appareil contentif qui a fait cesser comme par

enchantement les douleurs et les complications inflammatoires, et dont il a prolongé l'application par crainte du
retour des accidents, découvre une ankylose de la jointure ;
se trouvant ainsi avoir.remplacé une maladie passagère par
une infirmité qui pourra demeurer permanente.

C'est l'écueil de tous les appareils contentifs et surtout de
ceux réputés les meilleurs, c'est-à-dire de ceux qui immobilisent le plus exactement. Il est assurément des cas où
l'urgence de ces appareils s'impose, mais on doit toujours,
avant de les employer, peser les dangers de leurs conséquences en regard des services qu'on en attend. Tous les
praticiens ont rencontré des exemples des déplorables
résultats de l'immobilisation prolongée appliquée trop à la
légère. En voici un que nous avons récemment observé. —
Une enfant de douze ans, rhumatisante, atteinte de torticolis
rebelle, fut immobilisée dans l'appareil contentif appelé
Minerve, et y demeura plusieurs mois. Quand on leva l'appareil, toute douleur avait disparu, ainsi que toute contracture musculaire, mais une soudure s'était produite entre
deux vertèbres cervicales. La tête est demeurée légèrement
penchée vers l'épaule droite, et, par suite de cette courbure
anormale de la colonne cervicale, il s'est produit une courbure « compensatrice » en sens inverse dans la colonne
dorsale. La jeune fille conservera toute sa vie une *scoliose*
à concavité gauche. Le massage et les mouvements passifs
appliqués à temps eussent évité ces graves conséquences,
sans retarder la guérison.

La médication par l'exercice doit toujours intervenir de
bonne heure dans le traitement des affections articulaires.
Aussitôt que la période aiguë est passée, et même quand il
existe encore un état sub-inflammatoire, on doit avoir
recours au massage et aux mouvements passifs. Dans le
rhumatisme articulaire subaigu, dans les hydarthroses, le
rhumatisme poly-articulaire chronique, les arthrites trauma-

tiques, etc., il faut se hâter de mobiliser les surfaces articulaires, en prenant toutefois les précautions que nous indiquerons tout à l'heure. Et si le traitement préventif a été omis ou n'a pu empêcher tout à fait les suites de la maladie ; s'il reste de la raideur des ligaments, de la sécheresse des synoviales, de la rétraction des tendons, de l'engorgement inflammatoire des articulations, etc., le massage et la gymnastique médicale peuvent rendre plus de services encore que les eaux minérales pour faire disparaître tous ces obstacles qui entravent la fonction des membres.

Ce n'est pas seulement au fonctionnement de l'articulation que doit veiller le médecin à la suite des affections articulaires, mais aussi au fonctionnement des muscles qui la meuvent. Et c'est pour cette raison que des exercices actifs doivent intervenir dans le traitement, en outre du massage et des mouvements passifs. On sait avec quelle rapidité s'atrophient les muscles péri-articulaires à la suite des maladies de cause externe ou interne qui atteignent les articulations. Ces maladies semblent exercer sur les muscles qui mobilisent l'articulation malade une action atrophique spéciale, encore mal expliquée, mais universellement reconnue, qui s'ajoute aux effets de l'immobilité pour amener la diminution de force et de volume des éléments musculaires. On peut voir en quelques semaines, — parfois même en quelques jours, — à la suite d'une arthrite du genou, les muscles de la cuisse se fondre, pour ainsi dire, et se réduire à leur trame fibreuse. Il est urgent de provoquer dans ces muscles des contractions volontaires pour activer leur nutrition. C'est dans ce but qu'on emploie si souvent l'électrisation, moyen infiniment moins puissant que le mouvement actif.

Dans les affections traumatiques comme les contusions articulaires, et surtout dans ces traumatismes où toute la région péri-articulaire a été soumise en masse à une violente distension, comme dans les *entorses*, les *foulures*, il faut avoir recours au massage dès le début pour faire cesser les douleurs et favoriser la résorption du sang extravasé. Le massage immédiat est le meilleur moyen d'éviter les épanchements dans les jointures, les exsudats péri-articulaires, et de rendre promptement au membre la faculté du mouvement. Il n'y a pas bien longtemps que l'entorse la plus légère entraînait toujours la prescription d'une immobilisation sévère du membre, et même du séjour au lit quand il s'agissait d'une entorse du pied ou du genou. Aujourd'hui beaucoup de spécialistes vont jusqu'à permettre la marche aussitôt après la première séance de massage, même dans les entorses graves. C'était la manière de procéder des rebouteurs dont le succès dans le traitement des foulures n'a jamais été nié. La seule objection qu'on ait pu faire à la manière de procéder de ces « braconniers de la médecine », c'est le danger que couraient, disait-on, les malades d'être massés et mobilisés quand l'entorse s'accompagnait d'une fracture méconnue du péroné. Or des observations d'une authenticité incontestable, — plusieurs, entre autres, rapportées par le Dr Rosenblith, — prouvent que des fractures du péroné, prises pour des entorses et traitées par le massage et la marche, ont guéri plus rapidement et avec des suites plus heureuses qu'elles ne le font d'ordinaire avec les procédés classiques d'immobilisation (1).

L'application du traitement.

Toutes les formes de la médication par l'exercice peuvent avoir leur indication dans les affections de l'appareil locomoteur. On a recours tantôt au massage, tantôt aux mouvements actifs et passifs, suivant le genre de maladie et le degré du mal.

(1) Voir Championnière : *Le massage et la mobilisation dans le traitement des fractures.*

Quant aux moyens de produire les mouvements et d'en doser l'intensité, plusieurs méthodes peuvent être mises en pratique suivant les ressources dont on dispose. Aucune méthode d'exercice ne vaut en pareil cas la gymnastique suédoise dont tous les procédés visent à localiser le mouvement dans des groupes musculaires bien déterminés, et à réglementer l'énergie de l'effort. A défaut d'un « gymnaste » capable d'appliquer le traitement, il resterait la ressource des machines de Zander et de celles plus simples de Nycander que nous avons déjà décrites. Malheureusement ces appareils sont encore trop peu répandus en France ; mais on peut y suppléer à l'aide de divers procédés improvisés. Un moyen d'exercice très simple consiste à faire déplacer au malade un poids suspendu à une corde qui s'enroule sur une poulie de renvoi. La corde se termine par une poignée si on veut exercer le bras, par un étrier s'il s'agit de la jambe. Il est facile de faire porter l'effort sur différents groupes de muscles, en changeant la position de la poulie et la direction de la traction. On augmente l'intensité de l'effort en augmentant le poids. Si l'effort de traction n'a pas besoin d'être réglé d'une manière trop minutieuse, on pourra remplacer la résistance du poids gradué par celle d'un ressort, d'un morceau de caoutchouc, etc. On trouve dans le commerce des cordons de diverses grosseurs, dits appareils « à traction élastique », construits à cet effet, et qui permettent d'évaluer approximativement l'effort musculaire.

On peut, dans bien des cas, utiliser les actes naturels ou les exercices de sport reconnus propres à mettre en jeu les groupes musculaires à exercer, ou les articulations à mobiliser. On doit pourtant se mettre en garde contre certains inconvénients des exercices qui laissent trop de latitude au sujet. Il arrive souvent que, dans l'exécution d'un acte naturel, le malade « triche », c'est-à-dire met en action un groupe musculaire autre que celui qu'il faudrait exercer, et qui est normalement affecté à l'exécution du mouvement. Beaucoup de malades, par exemple, ont tendance à marcher sans faire agir le triceps fémoral qui est pourtant l'agent essentiel de la marche normale. En boitant d'une certaine façon et en laissant la jambe tendue, ils arrivent à faire supporter le poids du corps par les ligaments du genou et non par les muscles. Aussi voit-on ces muscles rester atrophiés malgré la marche, jusqu'au jour où le médecin intervient enfin pour faire exécuter des exercices en apparence moins complets que la marche, mais plus efficaces parce qu'ils sont plus méthodiques.

CHAPITRE VI

LES DÉVIATIONS DE LA TAILLE

Causes et mécanisme des déviations de la taille. — Les déviations « de croissance ». — Exercices d'orthopédie préventive. — L'orthopédie dans la famille.

Causes et mécanisme des déviations de la taille.

La direction de la « taille » est déterminée par celle de la colonne vertébrale, longue tige osseuse formée de la réunion des vertèbres. On sait comment ces vertèbres, os courts et de forme irrégulièrement cubique, sont empilées les unes sur les autres, et unies par un système de ligaments qui ne leur permet entre elles qu'une mobilité très restreinte. Les déplacements que peuvent subir les vertèbres, les unes par rapport aux autres, étant extrêmement limités, il en résulte une certaine solidarité de toutes les parties constituantes de la tige vertébrale, dans l'exécution des mouvements.

Il importe, pour comprendre le mécanisme des déviations, de se rappeler que les mouvements du tronc quels qu'ils soient ont toujours leur origine dans l'ensemble de la colonne vertébrale, et jamais sur un point nettement limité comme on l'observe pour ceux du membre inférieur, par exemple, qui ont leur centre dans l'articulation de la hanche ou du genou. Les mouvements de la colonne vertébrale sont toujours des déplacements d'ensemble nécessitant la mobilisation de plusieurs articulations à la fois.

Il résulte de la disposition des vertèbres, que chaque changement d'attitude du buste ne modifie pas seulement la direction du bras levier représenté par la colonne vertébrale, mais en modifie aussi la forme. Dans tous les mouvements, la tige osseuse se ploie et se contourne comme le ferait une baguette flexible et souple. Elle ne peut se fléchir en avant ou en arrière, à droite ou à gauche, sans se courber en forme d'arc ; elle ne peut pivoter sur elle-même sans se tordre en spirale.

Les déformations de la taille ne sont autre chose que la persistance anormale, à l'état de repos, de ces modifications de forme qui ne devraient se produire que pendant les mouvements.

Ces déformations peuvent se présenter sous un certain nombre de types qui répondent à chacun des déplacements physiologiques observés dans la colonne vertébrale quand elle se meut. La déformation peut reproduire l'attitude de la flexion en avant : c'est alors la courbure à concavité antérieure ou *cyphose ;* elle peut correspondre à la flexion en arrière ; c'est la courbure à concavité postérieure ou *lordose ;* ou bien à la flexion latérale : c'est la courbure à concavité droite ou gauche, appelée *scoliose.* Enfin, la déformation peut rappeler l'attitude des vertèbres dans le mouvement de rotation du tronc autour de son axe vertical, et on a alors affaire à la *torsion* de la colonne vertébrale, déformation qui accompagne toujours, ainsi que nous le verrons, la scoliose.

Pour bien comprendre le mécanisme des déformations rachidiennes, il faut aussi se rappeler le mode de fixation des diverses pièces qui composent le rachis. Elles sont en contact d'une part par des surfaces articulaires lisses, et réunies par de très solides ligaments interosseux et péri-articulaires. Ces moyens d'attache suffisent pour unir les vertèbres entre elles, mais ils ne suffiraient pas pour les maintenir dans la position respective d'où résulte l'attitude verticale du buste. En effet, quand le corps est debout, chaque vertèbre supporte un poids considérable représenté, d'abord par l'ensemble des vertèbres situées au-dessus d'elles, puis par toutes les parties dures ou molles auxquelles la colonne vertébrale sert d'attache ou de support : les viscères abdominaux, les membres supérieurs, le thorax, la tête.

Chaque vertèbre est soumise ainsi à une très forte pression de haut en bas dont l'exagération tendrait à l'écraser, et tendrait aussi à la déplacer suivant une direction tangente, comme serait déplacé un noyau de cerise pris entre la pression du doigt et la résistance d'un plan solide. En outre, quand cette pression se répartit inégalement sur la surface de la vertèbre et se localise sur les bords, par le fait des attitudes ou des mouvements, elle tend à la faire basculer, soit en avant, soit en arrière, soit de côté, suivant le sens de déplacement du centre de pression.

Les vertèbres résistent à l'écrasement, grâce à l'interposition entre elles d'une sorte de coussinet élastique formé de tissu fibro-cartilagineux, le disque intervertébral ; elles résistent au déplacement suivant la tangente et au mouvement de bascule grâce aux ligaments qui les entourent. Mais ce qu'il importe d'établir, c'est que ces ligaments ne suffiraient pas à lutter contre la poussée considérable qu'elles subissent à certains moments, s'ils n'avaient des auxiliaires puissants dans les muscles vertébraux.

Les muscles vertébraux placés et en arrière et sur les côtés des vertèbres, sont les régulateurs de l'attitude ; ils règlent l'énergie de leur intervention suivant l'intensité des poussées subies par les vertèbres, restant au repos quand le corps est en position horizontale, entrant en jeu quand il est dans l'attitude verticale, augmentant l'énergie de leur action quand le centre de gravité se déplace. Le concours de ces muscles est absolument indispensable, non seulement pour produire les mouvements de la colonne vertébrale, mais encore pour maintenir les diverses pièces qui la composent dans leur position normale respective. — De là le rôle important que jouent les troubles des fonctions musculaires dans les diverses formes de déviations vertébrales, bien que certains auteurs refusent de voir dans l'insuffisance des muscles le point de départ de ces déformations.

Sur un cadavre qu'on dresse dans la position verticale, on voit que la pesanteur ne peut pas déformer les membres, mais déforme la colonne vertébrale : les vertèbres glissent les unes sur les autres, et, suivant la position du cadavre, la tige osseuse, dans son ensemble, se courbe en arc, se tord latéralement, se contourne en divers sens. Les mêmes déformations s'observent passagèrement chez l'homme en syncope qui s'affaisse sur lui-même, et, aussi, mais avec moins d'exagération chez l'homme fatigué ou débilité qui se « laisse aller ». Toutes les fois que l'action musculaire cesse de se faire sentir ou diminue d'énergie, la tige vertébrale subit ce même affaissement dû au déplacement des vertèbres insuffisamment soutenues par leurs ligaments.

Les muscles vertébraux s'opposent à l'attitude « affaissée » en appliquant plus fortement les unes contre les autres les surfaces articulaires. Leur pression tour à tour augmente ou diminue, suivant qu'il faut résister à la pesanteur ou obéir à un mouvement, et c'est grâce à cette énergie musculaire toujours prête et toujours vigilante que la colonne vertébrale, tige flexible mais élastique, revient à sa forme correcte après avoir cédé aux déformations passagères qu'y produisent les mouvements. Quand les muscles vertébraux cessent d'agir et que la colonne vertébrale s'abandonne à la pesanteur, les pièces qui la composent ne sont plus maintenues entre elles que par les ligaments, moyens de fixation insuffisants ; dès lors les surfaces articulaires glissent les unes sur les autres et il en résulte deux conditions vicieuses de l'attitude, aussi capables l'une que l'autre de conduire aux déformations permanentes : la première est l'inégalité de tension des ligaments, et la seconde l'inégalité de pression des surfaces articulaires.

Les ligaments se distendent et s'allongent s'ils sont soumis à des tensions répétées et prolongées : ils tendent à se rétracter et finissent par se raccourcir quand ils restent dans un relâchement permanent. Si les vertèbres abandonnées par les muscles se portent toujours dans le même sens, par exemple, dans l'attitude d'affaissement en avant, on observera la rétraction des ligaments antérieurs qui ne seront jamais tendus, et l'allongement des ligaments postérieurs qui seront constamment tiraillés et finiront par céder, les muscles ne venant plus à leur secours. On comprend que ces deux conditions tendront à faciliter la reproduction de l'attitude qui leur a donné naissance : le relâchement du ligament postérieur favorisant la flexion en avant, et le raccourcissement du ligament antérieur s'opposant à l'extension en arrière, c'est-à-dire au redressement du corps.

C'est ainsi que le relâchement des forces musculaires, c'est-à-dire du soutien *physiologique* des vertèbres, pourra troubler l'équilibre des forces qui assurent *mécaniquement* leur direction correcte. C'est ainsi, en un mot, qu'une cyphose par rétraction ou relâchement des ligaments pourra avoir pour origine un défaut d'action des muscles.

Il en sera de même pour les déplacements latéraux. Quand l'action musculaire fait défaut, la pesanteur n'entraîne pas forcément les vertèbres en avant; la direction du déplacement est, naturellement, subordonnée à celle du centre de gravité, et si une cause quelconque fait pencher le corps de côté, c'est de côté que se produira la courbure. L'affaissement habituel du corps à droite ou à gauche produira l'élongation des ligaments latéraux gauches ou droits ; d'où tendance à la fixation du corps dans l'attitude penchée, la colonne vertébrale subissant une courbure dont la concavité regardera non plus en avant, mais à droite ou à gauche : c'est la scoliose.

La scoliose par lassitude dorsale peut se produire soit à droite, soit à gauche, suivant l'attitude de prédilection du sujet. Il faut remarquer que chacun a, dans la vie ordinaire, ses habitudes, ses manies de tenue, et c'est cette tendance à s'affaisser toujours dans le même sens qui fait que les vertèbres, constamment déplacées suivant la même direction, gardent pour ainsi dire le « cliché » de l'attitude favorite.

Certaines attitudes scolaires, comme celle que nécessite l'écriture penchée, le cahier restant droit, peuvent jouer un grand rôle dans la production de la scoliose des écoliers. Mais la principale condition de ces déformations c'est la durée excessive de l'immobilité, quelle que soit du reste l'attitude dans laquelle le corps s'immobilise. C'est un fait constant que si les muscles se fatiguent dans une attitude prolongée, le sujet tend à suppléer à l'action musculaire en se plaçant de manière à utiliser l'action mécanique des tissus ligamenteux. Par exemple, la position *hanchée* que prend l'homme fatigué de rester debout a pour effet de laisser reposer l'un des membres, en plaçant l'autre dans une attitude qui fait supporter le poids du corps à cette large aponévrose latérale qui recouvre la face externe de la cuisse et de la hanche et qu'on appelle le *fascia lata*. Les animaux comme les hommes prennent, en cas de fatigue, leurs attitudes de repos qui tendent à substituer au travail des muscles la tension passive d'un tissu ligamenteux. On voit le cheval qui stationne depuis longtemps à la même place soulager ses membres postérieurs en se « hanchant » sur l'un, pendant que l'autre reste à demi fléchi. C'est par un mécanisme analogue que se produisent les scolioses par relâchement musculaire, chez l'enfant tenu trop longtemps sur le banc scolaire, quand les muscles, fatigués de tenir le

corps droit pendant les longues heures de classe, abandonnent le poids du tronc aux ligaments vertébraux, et se soulagent en laissant le buste s'affaisser de côté.

Nous avons parlé d'un autre résultat du déplacement des vertèbres, qui peut conduire aux déviations permanentes de l'attitude : c'est l'inégale répartition des pressions sur les surfaces articulaires. Quand les vertèbres ne
sont plus suffisamment soutenues par leurs muscles, la
pression supportée par chacune d'elles est amortie, grâce
à l'interposition entre deux corps vertébraux de disques
fibro-cartilagineux doués d'une grande élasticité. Mais, malgré
la présence de ces tampons d'amortissement, le poids que
supporte chaque vertèbre est considérable, et l'on comprend
combien il importe que chaque point de l'os concourre à le
supporter. Toute pression excessive est une entrave à la
nutrition du tissu qui la subit, et si le déplacement du centre
de gravité vient concentrer tout le poids du tronc sur une
partie très circonscrite de la vertèbre, la nutrition va se ralentir dans cette partie comprimée qui s'atrophiera, tandis que
les autres parties allégées bénéficieront d'une nutrition plus
active et augmenteront de volume. C'est justement ce qui
se passe dans les attitudes vicieuses habituelles dues au défaut d'action musculaire. La vertèbre tend à s'amincir dans
le point comprimé, c'est-à-dire en avant, dans l'attitude
voûtée; sur le côté où le corps se penche, dans l'affaissement latéral du buste. Elle tend à s'épaissir dans le sens
opposé à la direction du mouvement, et prend ainsi une
forme « en coin », qui finit par rendre définitive et organique la déformation primitivement passagère et fonctionnelle.

On voit par quel mécanisme le défaut d'action des muscles
peut amener l'altération des ligaments et la déformation
des surfaces osseuses. Il n'y a aucune raison pour rejeter
l'origine « musculaire » de la scoliose ainsi présentée. La sco-

liose « ligamenteuse » et la scoliose « osseuse » ne sont en réalité que des degrés plus avancés d'un même processus morbide. Les lésions osseuses ou ligamenteuses ne sont pas le point de départ, mais l'aboutissant des déformations de la colonne vertébrale que nous étudions ici, et qu'on pourrait appeler « essentielles », en ce sens qu'elles ne dépendent ni d'une maladie particulière des os, comme le rachitisme, l'ostéite, l'infiltration tuberculeuse, ni d'une affection des tissus articulaires et péri-articulaires, comme les arthrites d'origine diverse. Dans toutes ces maladies, en effet, aussi bien que dans celles qui dépendent d'un trouble de l'innervation, tels que paralysies ou contractures musculaires, la déformation rachidienne n'est qu'un symptôme, tandis que dans les cas dont nous parlons elle constitue la maladie elle-même.

Toutefois les affections générales ou locales qui diminuent la résistance des os, des surfaces articulaires ou des ligaments, constituent des causes prédisposantes très puissantes, et expliquent, dans certains cas, le défaut de résistance de certains sujets en comparaison de l'immunité de certains autres soumis aux mêmes causes de déformation.

Il est une série de déformations de la taille dont le mécanisme pathologique est tout autre que celui des déviations essentielles et *primitives* que nous décrivons ici. Ainsi une lésion locale éloignée susceptible de modifier la statique du corps peut amener des attitudes « compensatrices » qui aboutissent à des déformations variables. Par exemple une inégalité dans la longueur des deux membres inférieurs, une déformation de la voûte du pied, une irrégularité dans la conformation du bassin, peuvent produire des scolioses, en obligeant le malade à changer son équilibre normal et à corriger son irrégularité de sustentation en prenant des attitudes irrégulières dites attitudes compensatrices, dont le but est toujours le même : porter le cen-

tre de gravité du corps dans un point qui assure la sta-
bilité de l'équilibre. Mais toutes ces déformations sont
secondaires et symptomatiques ; leur traitement doit s'a-
dresser à la cause qui les a provoquées, et qui ne réside
pas dans la colonne vertébrale même. Nous en dirons autant de ces déviations récemment décrites qui succèdent à
des obstacles à la respiration nasale, tels que végétations
adénoïdes, polypes, etc., et qui se relient à ces causes locales
par des déformations du thorax résultant de la respiration
insuffisante.

Les déviations « de croissance ».

Les déformations de la taille, étudiées en dehors de toute
lésion organique des parties déviées, reconnaissent pour
cause prédisposante toutes les conditions qui peuvent débiliter le système musculaire, diminuer la force des ligaments,
et la résistance des os. Or ces conditions se trouvent souvent
réunies dans la période de croissance, chez certains adolescents dont le développement est très soudain et très rapide.

Outre la faiblesse musculaire due à l'état de langueur
maladive, d'affaissement momentané que présente souvent
l'adolescent qui « s'allonge », il faut se rappeler qu'un travail d'ossification se fait chez lui dans le corps des vertèbres.
C'est de la douzième à la quinzième année, en effet, qu'apparaissent dans les corps vertébraux les points d'ossification dits « complémentaires ». On comprend qu'en plein
travail d'ossification, la vertèbre soit plus aisément influencée par l'inégalité des pressions dues aux attitudes
vicieuses, et que les mauvaises habitudes de tenue puissent,
à ce moment, transformer aisément une déviation purement
musculaire en déformation osseuse. Aussi est-ce au début
de l'adolescence que se présente le plus souvent l'occasion
d'appliquer le traitement.

A cette cause prédisposante générale, il faut en ajouter d'autres plus personnelles qui sont utiles à connaître, car elles doivent servir de base au traitement préventif de la scoliose. — On pourrait les diviser en causes *actives* et causes *passives* des déformations.

Les causes *passives* résident dans l'inertie, le défaut d'activité et d'énergie du sujet qui « se laisse aller » et se tient mal. Tous les parents et tous les éducateurs comprendront la valeur de cette cause pour ainsi dire psychique et consistant dans l'indolence, le défaut de volonté du sujet. Nous avons montré l'importance de l'attitude « relâchée » dans le processus des déformations. Il est des enfants chez lesquels cette attitude est le fait de la paresse, ou de l'insouciance d'eux-mêmes, de l'inattention. Toutefois, pour d'autres la faiblesse musculaire est réelle et la fatigue dont ils se plaignent est légitime. Mais dans les deux cas, l'aboutissant du vice de tenue est le même, déformation passive par défaut d'action des muscles. Dans les deux cas l'exercice musculaire est indiqué, car c'est un moyen d'éducation morale aussi bien que physique, et l'effort qu'on imposera mettra en jeu la volonté aussi bien que les muscles.

Il est un grand nombre de cas dans lesquels l'attitude « relâchée » s'établit non par paresse, mais par fatigue des muscles. Et cela arrive inévitablement toutes les fois que le corps doit rester trop longtemps dans la même position, sans le secours d'aucun appui extérieur. Les muscles mis en jeu étant, dans ce cas, toujours les mêmes, il leur est impossible de lutter indéfiniment contre la pesanteur qui tend à fléchir le rachis. Ils cèdent et cessent de soutenir les vertèbres qui s'affaissent les unes sur les autres, s'abandonnant à leurs ligaments. C'est ainsi qu'une attitude primitivement *active* comme celle d'un enfant assis sur un tabouret sans dossier se transforme au bout d'un quart d'heure en une attitude *passive* qui aboutit à la flexion en avant et à la voussure du dos par affaissement de l'épine dorsale. Et il faut noter que l'attitude passive une fois passée dans les habitudes de l'enfant finira par s'établir d'emblée, avant même que les muscles n'aient eu le temps de se fatiguer.

Les causes *actives* des déviations de la taille dérivent de l'action musculaire même, dont nous venons d'exposer l'utilité, mais de l'action musculaire mal utilisée. L'exercice appliqué à faux, à l'âge où les os vertébraux sont en voie de formation, est une des causes les plus fréquentes de déviation; que cet exercice soit systématique et même appliqué dans un but thérapeutique, ou bien qu'il soit professionnel ou domestique.

On sait que tout acte musculaire souvent répété tend à laisser son empreinte au corps qui le subit. C'est là l'origine de toutes les déformations professionnelles. Tout exercice qui impose au corps une attitude prolongée et répétée de flexion, tendra à produire la cyphose si la flexion est faite en avant ou à déterminer la scoliose si la flexion est latérale. C'est ainsi que se voûte le dos des forgerons, des casseurs de pierres. Nous avons, dans un précédent ouvrage, exposé le mécanisme des déformations dues à certains appareils de gymnastique, comme la barre fixe dont l'abus produit des cyphoses, et de certains exercices de sport comme l'escrime qui peut produire des scolioses. Il faut dire que toutes ces déformations peuvent être évitées si on *corrige* l'effet d'un exercice, susceptible de déformer, par un autre exercice produisant une déformation inverse. C'est de cette façon qu'agissent tous les procédés de la gymnastique orthopédique, et notamment les mouvements suédois appelés mouvements « correctifs ».

L'indication du traitement préventif des déformations vertébrales sera donc de lutter contre les deux ordres de causes qui les produisent communément.

L'orthopédie dans la famille.

Supposons le sujet pris avant toute manifestation de déformation, et suivons les indications de l'exercice dans les diverses phases d'évolution d'une déviation vertébrale, depuis le moment où l'on en craint l'éventualité jusqu'au jour où elle est établie.

Les conditions particulières qui peuvent faire surgir l'indication du traitement préventif sont l'atonie générale du système musculaire, la rapidité de la croissance, une certaine indolence physique avec tendance aux attitudes affaissées. Une autre condition qui doit éveiller l'attention du médecin est l'hérédité; il faudra redoubler de surveillance si quelqu'un dans la famille de l'enfant a déjà présenté des signes de déviation de la taille.

On devra d'abord lutter contre la faiblesse physique du sujet et combattre aussi la torpeur morale d'où procèdent souvent les vices de tenue. Nous savons que ces deux indications peuvent trouver satisfaction en même temps dans l'exercice à l'aide duquel on obtient à la fois l'entraînement des muscles et l'éducation de la volonté. Quels que soient les exercices pratiqués, ils seront efficaces, si nous supposons le sujet soumis au traitement *préventif*, alors qu'aucune déformation précise ne s'est produite. A ce moment l'action de l'exercice est indépendante de sa forme. On lui demande surtout des effets toniques, c'est-à-dire des effets généraux, afin de rendre le sang plus riche, et de stimuler l'énergie du système nerveux. Les jeux de plein air sont à ce moment les exercices les plus utiles, à cause de cette particularité même qu'ils se font au grand air et aussi parce qu'ils ont tous pour base la course, exercice qui est de tous le plus apte à activer la respiration et à introduire dans le sang une plus grande quantité d'oxygène. Il faut ajouter que même au point de vue de leur action orthopédique directe les exercices de course sont utiles pour redresser la colonne vertébrale, l'attitude du coureur étant éminemment favorable à la tenue droite, et à l'effacement des épaules.

Mais bientôt la tendance aux déviations va se traduire par des symptômes formels. On remarque que l'enfant « se tient mal », sans pouvoir encore préciser dans quel sens la taille se fléchit de préférence. La déviation n'est pas encore nettement établie et l'attitude vicieuse semble changer de forme suivant les moments où l'enfant est examiné. A ce moment les impressions de l'entourage au sujet de la déformation à craindre sont d'ordinaire contradictoires. Pour la mère, c'est l'épaule gauche qui penche, pour le père c'est l'épaule droite, pour un autre membre de la famille, c'est le dos qui s'arrondit. Le médecin après mûr examen ne trouve encore aucune déviation proprement dite, mais constate seulement que l'enfant livré à lui-même et examiné debout, prend successivement plusieurs attitudes différentes pour peu que l'examen soit prolongé. Il arrive malheureusement, trop souvent à la suite de cet examen négatif, qu'il juge les craintes des parents chimériques, et écarte trop vite toute inquiétude de leur esprit. Ce n'est que de la « mauvaise tenue »; mais il y a là des symptômes très manifestes de faiblesse dorsale. Les muscles sont affaiblis, et commencent à remplir imparfaitement leur rôle d'agents fixateurs des vertèbres. La taille peut bien être maintenue droite, mais seulement pendant un temps très court, au bout duquel l'attitude relâchée s'établit, la colonne vertébrale abandonnée au soutien de ses ligaments s'affaissant indifféremment à droite, à gauche, ou en avant. Ce serait le moment d'agir, et on le laisse souvent échapper. Erreur d'autant plus fâcheuse que plus tard, quand la déformation sera nettement caractérisée et d'un diagnostic certain, il sera presque impossible d'en effacer toutes les traces. Il ne faut donc pas attendre, pour instituer le traitement, de pouvoir nettement préciser la déformation qu'on doit combattre et de pouvoir dire avec autorité : c'est une scoliose droite ou gauche, ou bien c'est une simple cyphose.

On ne saurait trop répéter cette vérité pratique : *le traitement du début est le même pour toutes les formes de déviation de la taille.* Et c'est là, pour le dire en passant, ce qui explique comment la gymnastique, appliquée empiriquement et en dépit de toutes les règles, peut donner des succès, à la condition toutefois que les exercices, aussi mal choisis soient-ils, n'exigent pas des efforts musculaires trop intenses.

Dans la période dont nous parlons, le sujet n'est pas encore dévié, mais il est en imminence de déviation, par suite du défaut d'action des muscles dorsaux. Dans peu de temps la déviation sera caractérisée si on n'y porte remède, et la forme de cette déviation sera déterminée par les habitudes de l'enfant, par la répétition de ses attitudes favorites, surtout par les attitudes auxquelles le disposent son travail scolaire, ses occupations professionnelles, etc. — Sa colonne vertébrale n'a plus le « ressort » que devraient lui donner des muscles énergiques ; l'insuffisance du soutien musculaire en fait une cire molle qui gardera toutes les empreintes.

La première indication dans cette période que nous appellerons période de *relâchement musculaire,* c'est de veiller sur toutes les conditions qui peuvent créer des attitudes prolongées. L'enfant devra varier ses attitudes. Il faudra de plus lui rappeler constamment qu'il se tient mal, faire l'éducation continuelle de son maintien. Une surveillance de tous les instants, poussée jusqu'à l'obsession et la taquinerie, suffit parfois pour le tenir en éveil, l'empêcher de céder à sa tendance à l'affaissement. En stimulant constamment ce qu'on pourrait appeler son « attention musculaire » on lui impose, en réalité, une véritable gymnastique dorsale; il est obligé, pour obéir à chaque observation faite, de mettre en jeu les extenseurs de la colonne vertébrale, de leur envoyer une certaine dose d'influx nerveux qu'il oublie, en quelque sorte, de leur distribuer quand il est livré à lui-même. Ces muscles travaillent avec d'autant plus d'énergie que la réprimande est faite avec d'autant plus d'autorité; ils reprennent peu à peu leur force, ils reprennent aussi l'habitude de veiller à remplir leurs fonctions de soutiens.

Si l'enfant était suffisamment discipliné et les parents suffisamment attentifs, cette gymnastique du maintien serait à ce moment la meilleure de toutes les orthopédies. On en voit l'efficacité quand elle est appliquée non plus dans la famille, par des parents trop faibles à des enfants indociles, mais au régiment, par les caporaux instructeurs, sur des recrues que terrorise la discipline. Au seul mot de « fixe! », l'attitude affaissée du conscrit qui se tenait mal est remplacée par l'attitude « militaire »; tous les muscles extenseurs des vertèbres semblent galvanisés par le commandement, et la colonne vertébrale, dont toutes les pièces s'affaissaient comme disjointes, se raidit tout à coup en une tige ferme et droite dans la direction parfaitement verticale du fil à plomb. Rien de plus remarquable que l'influence orthopédique du service militaire sur les jeunes gens de mauvaise tenue habituelle. Cette influence se fait sentir dès les premières semaines, c'est-à-dire à un moment où les exercices militaires sont surtout des exercices d'alignement, de fixité. Leur efficacité est telle pour redresser la colonne vertébrale dans ces déviations purement fonctionnelles, que la taille apparente de certains jeunes gens peut augmenter très notablement au bout d'un mois de service, non par accroissement véritable, mais par redressement.

Le *redressement volontaire* du sujet par lui-même est la base de plusieurs procédés de la gymnastique orthopédique, faciles à appliquer dans la famille, et qui sont d'une grande efficacité. L'idée de ces procédés a été suggérée à un médecin suédois à la suite d'expériences faites sur lui-même et dont le but, comme il arrive parfois, était tout autre que le résultat auquel il est arrivé. Ce médecin, cité par Georgii dans son exposé du système de Ling, faisait des recherches sur les variations de la taille aux différentes heures de la journée, et, pour cela, il se mesurait lui-même un grand nombre de fois chaque jour, se plaçant contre un mur, et « se grandissant » sans quitter le sol des talons, comme on fait pour avoir une mesure très exacte. Après une quinzaine de jours de mensurations répétées, l'observateur fut surpris de constater, à côté des différences de taille notées au lever, au coucher, ou au milieu du jour, un accroissement réel et persistant de la hauteur du corps. Comme il avait quarante ans, et qu'on ne pouvait invoquer une poussée de croissance, il fallait bien admettre qu'il avait grandi par redressement de la taille. L'explication du fait était du reste facile ; les muscles extenseurs des vertèbres avaient subi un exercice quotidien par le fait de l'attitude de « grandissement » renouvelée plusieurs fois chaque jour, et étaient devenus plus aptes à s'opposer à une attitude vicieuse de flexion. Le sujet avait pris, par ses exercices de mensuration, l'habitude de ne « rien perdre de sa taille ».

On a rendu usuel, dans la pratique, ce procédé si simple de gymnastique dorsale, au moyen de l'appareil représenté figure 29, et que nous reproduisons d'après une photographie prise dans le gymnase de M. Soleirol, rue de la Chaussée-d'Antin, à Paris.

Cet appareil n'est autre chose qu'une « toise » graduée, pareille à celle dont se servent les conseils de revision et qu'on pourrait appeler la *toise orthopédique*. Le sujet se place dans l'attitude du conscrit dont on veut mesurer la taille, et s'efforce de se grandir sans que

les talons quittent terre. Son effort se traduit par l'extension forcée de la colonne vertébrale, et on en constate le
résultat grâce au mouvement ascensionnel d'un curseur qui
glisse à frottement le long d'une
échelle graduée, par la poussée du
sommet de la tête. Si on fait placer devant l'appareil un sujet atteint de déviation vertébrale, et qu'on le mesure
d'abord au repos, puis quand il cherche à « se grandir », on voit le curseur
s'élever parfois de plusieurs centimètres dès que se produit l'effort
de redressement. Preuve irrécusable
de l'efficacité de cet effort et de son
utilité thérapeutique, quand il se reproduit méthodiquement un grand
nombre de fois. On peut rendre cet
effort d'extension vertébrale plus
énergique en surchargeant le curseur
d'un poids adapté à la force du sujet.
Mais il faut se donner garde de ne
pas dépasser le but en demandant un
effort trop grand. Un poids exagéré
pourrait produire la flexion du rachis
au lieu d'amener son redressement.

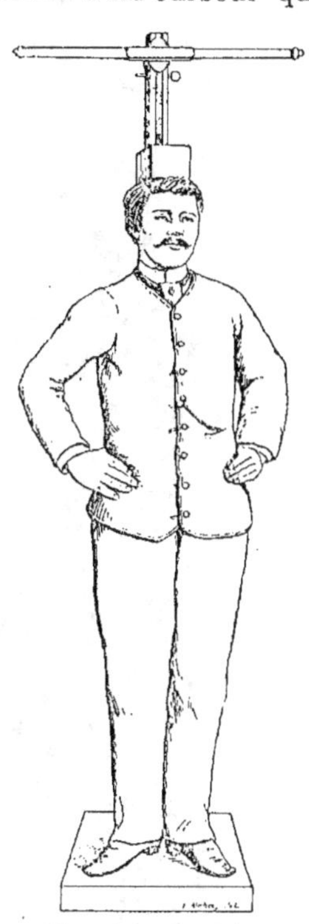

Fig. 29. — La toise
orthopédique.

La *ceinture norwégienne*, imaginée par le Dr Tydmann,
de Christiania, représente le procédé le plus énergique du
« redressement par soi-même ». Nous croyons être le premier à l'avoir introduite en France, quand, au retour de notre
mission dans les pays Scandinaves, nous en avons présenté
à l'Académie de médecine une description et un dessin (1).

____

(1) Notre mémoire sur la *Gymnastique suédoise*, couronné par l'Aca
démie de médecine après le rapport de M[r] le Dr Cadet de Gassicourt, a
été présenté le 1er février 1891.

Elle consiste dans une large bande de cuir (fig. 30) à laquelle sont annexées deux sangles attachées à son bord supérieur. Le corps de la ceinture est appliqué non autour des lombes, mais autour du bassin, entre la crête iliaque et l'ischion, pendant que les deux sangles qui partent à angle très oblique de la partie postérieure, viennent passer au-dessus des crêtes iliaques, puis s'entre-croisent sur la région hypogastrique pour aller se boucler chacune de leur côté sur le devant de la ceinture.

Ce double moyen d'assujétissement a pour but d'assurer à tout le système une résistance suffisante. Les bras en effet doivent venir y prendre un point d'appui solide au moyen de deux fortes pendeloques en toile rembourrée de crin, qui sont attachées au bord inférieur de l'appareil. La ceinture étant appliquée comme nous l'avons dit, le malade saisit à pleines mains les deux pendeloques

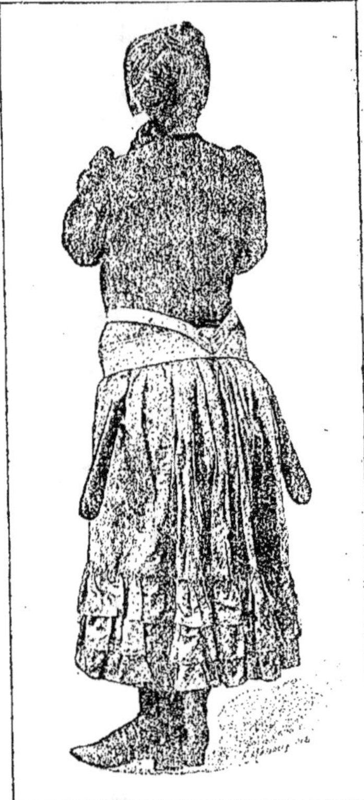

Fig. 30. — La ceinture norwégienne.

et fait un effort d'extension des bras en même temps qu'il lève la tête et cherche à « se grandir » en redressant le tronc (fig. 31).

Ce procédé si simple a donné entre les mains de Tydmann, à Christiania, des résultats merveilleux. Le Dr Wide, à Stockholm, en fait un moyen de traitement collectif qu'il applique à une vingtaine d'enfants à la fois. On les range en peloton sur plusieurs lignes, et après leur avoir fait prendre la position de « grandissement », on leur commande une marche en avant lente et rythmée dont le mouvement se décompose en élévations alternatives sur la pointe du pied droit et sur la pointe du pied gauche. On ajoute ainsi un exercice d'équilibre du corps au mouvement de traction des bras, et on rend le traitement moins monotone pour les enfants. Ce moyen suffit à lui seul pour obtenir le redressement des cyphoses aussi bien que des scolioses quand leur degré n'est pas excessif. Le résultat obtenu est dû à trois éléments curatifs différents qui se trouvent réunis dans l'application de la ceinture norwégienne. Le premier résultat est l'effort volontaire de redressement qui amène l'entrée en jeu instinctive des puissances musculaires capables de corriger la déviation ; le deuxième est

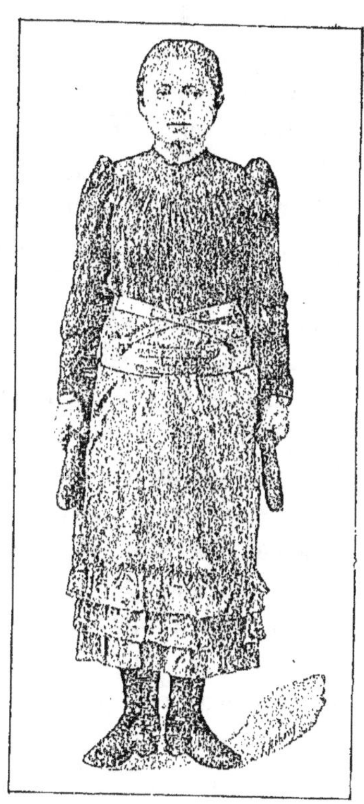

Fig. 31. — Le « redressement par soi-même » au moyen de la ceinture norwégienne.

un travail de coordination propre à assurer l'équilibre du corps dans la station et la progression sur la pointe des pieds ; le troisième enfin est un effet *mécanique* de redressement tel qu'on pourrait l'obtenir à l'aide d'un appareil prenant son point d'appui sur les hanches, d'une part, et sous l'articulation scapulo-humérale de l'autre. Ce sont bien là, en effet, le point d'*appui* et le point de *résistance* que tend à éloigner l'un de l'autre l'effort d'extension des bras, car les poignées auxquelles les mains se fixent sont à une hauteur telle, que les bras, pour les saisir, doivent garder une position légèrement fléchie. En faisant effort pour se tendre, les membres supérieurs produisent, dans ces conditions, une poussée de bas en haut, et redressent toute la tige vertébrale.

La ceinture de Tydmann est un moyen orthopédique applicable non seulement aux sujets prédisposés aux déviations, mais encore aux déviations confirmées. Le grandissement, c'est-à-dire le redressement, n'est pas dû seulement à l'action des muscles extenseurs de la colonne vertébrale, mais encore et surtout à l'action des extenseurs des bras. Ces muscles interviennent comme pourrait le faire une force extérieure qui tirerait de haut en bas sur la tige rachidienne, la partie inférieure du corps étant retenue au sol. Cet exercice est plus puissant que le moyen de redressement précédemment décrit, car il permet de faire subir une élongation, non seulement aux ligaments intervertébraux, comme peuvent le faire les muscles dorsaux, mais encore aux muscles vertébraux eux-mêmes quand ils sont rétractés et raccourcis, comme il peut arriver à un degré avancé de la déviation confirmée.

Les procédés que nous venons de décrire ont tous pour but d'augmenter par l'exercice la force des muscles rachidiens ; il en est d'autres qui ont pour objectif de faire, pour ainsi dire, l'éducation de ces muscles, en rendant la coordination des mouvements plus parfaite. Les plus utiles en orthopédie, parmi les exercices de coordination, sont les exercices d'équilibre qui tendent à donner à la taille une rectitude parfaite, parce qu'ils exigent une action parfaitement « harmonique » des muscles extenseurs et fléchisseurs de la colonne vertébrale. L'efficacité des exercices d'équilibre ne réside pas dans l'énergie du travail musculaire, mais dans la pondération parfaite de l'effort respectif de chacun des groupes antagonistes. Un danseur de corde ne peut tenir debout sur son mince support qu'à la condition de n'écarter jamais le centre de gravité du corps de la direction du fil à plomb; tous ses mouvements tendent à donner aux muscles qui meuvent les vertèbres, le degré de contraction voulu pour que la tige osseuse qu'elles composent ait une attitude parfaitement verticale. Et ce danseur de corde, revenu à terre, conservera l'attitude parfaitement droite que nécessitent ses exercices, par suite de la direction que ses muscles bien disciplinés ont appris à donner à l'axe des vertèbres.

Les exercices d'équilibre sont, malheureusement, trop rares dans notre gymnastique. La gymnastique suédoise, toujours préoccupée de l'esthétique du corps, en renferme un grand nombre. Nous avons décrit dans la deuxième partie de cet ouvrage les exercices de marche sur le bord d'une planche placée de champ, tels qu'on les pratique à l'Institut central de Stockholm. Ces exercices peuvent être cités parmi les moyens de redressement les plus efficaces pour une déviation au début. La marche sur la pointe des pieds, et surtout la course sur la pointe des pieds, constituent encore d'excellents exercices d'équilibre; ils font partie de la leçon quotidienne dans la gymnastique pédagogique de Stockholm.

Parmi les exercices d'équilibre, l'un des plus gracieux et des mieux adaptés au redressement de la taille, chez les jeunes filles, est le port de fardeaux légers sur la tête. Nous avons vu dans un de nos gymnases de Paris (1), de légères corbeilles d'osier de forme cylindrique, un peu élevées

---

(1) Le gymnase Soleirol, rue de la Chaussée-d'Antin.

et portant à leur base un creux capitonné par où l'appareil peut reposer sur la tête. On peut combiner le port de la corbeille avec un autre exercice d'équilibre, tel que la marche sur une surface étroite, ou la course sur la pointe des pieds : on augmente ainsi l'efficacité du travail de coordination en le rendant plus difficile. Il est essentiel, dans ces exercices, que le fardeau porté soit extrêmement léger et que le travail d'équilibre ne se double pas d'un travail de force qui en dénaturerait absolument l'effet.

Ajoutons enfin aux exercices d'équilibre proprement dits, comme moyens d'orthopédie préventive, tous les actes musculaires qui exigent une coordination très parfaite des mouvements du tronc pour s'adapter à ceux des membres ; à la condition expresse que tout effort musculaire intense en soit banni, et qu'ils se pratiquent debout. Tels sont l'acte de jongler avec des balles, de faire tenir un bâton verticalement, soit sur le bout des doigts, soit sur le menton, etc.

Chez l'enfant menacé de déviation de la taille, tous les exercices de coordination vertébrale ont pour effet de réveiller le sens musculaire qui tend à s'émousser, et qui se perd d'autant plus que la déviation est plus accentuée. Les médecins autrichiens, doués comme les Suédois d'un merveilleux sentiment de l'orthopédie, ont remarqué que, plus la déviation est prononcée, moins le malade en a conscience, à tel point qu'il ne sait plus faire le mouvement nécessaire à son redressement, même dans la mesure où ce redressement serait possible. Si vous dites à un enfant scoliotique : redressez-vous ! il ne peut, malgré ses efforts, prendre l'attitude droite sans le concours d'un maître qui contrôle sa tentative de redressement et corrige son attitude. Il peut toutefois réussir à se redresser au moyen d'un point de repère, ou avec le contrôle de la vue s'il est devant un miroir.

Le professeur hongrois Dollinger a mis à profit cette observation pour faire chez ses malades l'éducation de la

tenue. Les déviations, dit-il, sont notablement aggravées par ce fait que le malade a perdu le sentiment de la
direction normale du corps. Il *croit* se tenir droit quand il
se tient voûté ou courbé latéralement. Il faut lui rendre la
notion de la tenue correcte en lui montrant, justement, qu'il
l'a perdue et en le forçant à la chercher. Pour cela, on le
place simplement devant une glace. Et ce moyen si simple, si
enfantin en apparence, produit les meilleurs résultats. Le
malade contrôle à l'aide des yeux les efforts qu'il fait pour
se redresser. Ce contrôle lui est facilité par une disposition
particulière. Sur la glace où il étudie son maintien, sont tendus des fils verticaux qui lui servent de repères pour la
direction du tronc et des fils horizontaux à l'aide desquels
il contrôle la direction des épaules. — En visitant l'Institut
orthopédique du professeur Dollinger, à Budapest, nous
fûmes vivement intrigué de voir tous les murs de la salle
presque entièrement revêtus de grandes glaces sur lesquelles venaient s'entre-croiser des fils noirs tendus en long et
en travers. C'était là qu'à la fin de la leçon les enfants
venaient durant un quart d'heure s'exercer à ce redressement spontané qui peut compter parmi les plus efficaces
de tous les moyens orthopédiques connus.

De tous les exercices capables de prévenir les déformations
vertébrales, il n'en est aucun qui soit supérieur à la gymnastique suédoise. Le soin de fortifier les muscles vertébraux
semble être la préoccupation continuelle du système de
Ling. Dans tous leurs mouvements, en général, les exercices d'extension ont la prédominance sur les exercices de
flexion, ce qui est tout à fait l'inverse des tendances de
notre gymnastique française où les efforts musculaires les
plus énergiques se font en flexion.

Dans tous les exercices de la gymnastique française,
même ceux qui demandent une extension très énergique du
tronc, on voit intervenir des procédés d'exécution qui tendent

à faire prédominer le rôle des fléchisseurs. Dans les « rétablissements », par exemple, le temps d'extension qui développe le corps est beaucoup moins difficile que le temps de
flexion en avant qui le précède, et sans lequel le corps ne
pourrait s'élever sur les poignets. Aussi les exercices de la
gymnastique aux appareils produisent-ils des déformations
caractéristiques (*cyphose* ou bombement du dos) chez tous
ceux qui se spécialisent pour certains engins tels que la barre
fixe (fig. 32). Les autres n'échap-
pent aux déformations qu'en variant les exercices, c'est-à-dire en
opposant à l'action de certains
appareils d'autres engins qui en
corrigent l'effet en tendant à produire des déformations inverses.

Le mécanisme des déformations
produites par l'exercice est, du
reste, — il faut bien se le rappeler, — tout à fait différent de
celui des déviations par faiblesse
musculaire. Les exercices gym-

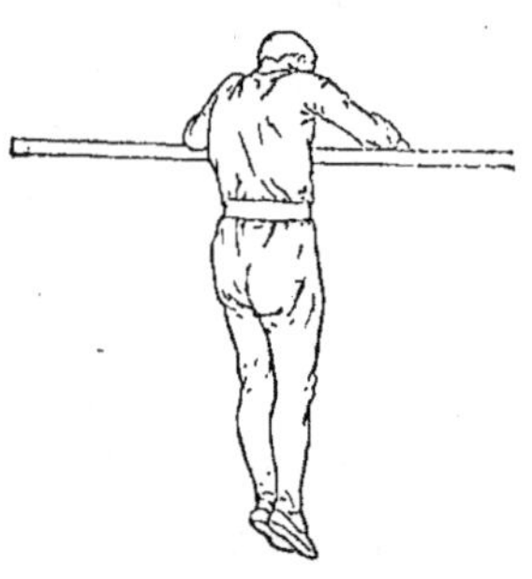

Fig. 32. — Un rétablissement à
la barre fixe (type d'exercice
qui déforme le dos). Cette
figure est empruntée au *Manuel de gymnastique* publié
par le ministère.

nastiques qui déforment, agissent en créant un défaut
d'équilibre entre les masses musculaires antagonistes qui
meuvent une même pièce osseuse.

On comprend quelle surveillance est nécessaire pour s'assurer qu'un groupe de muscles ne recevra pas plus d'exercice que le groupe antagoniste. Il est impossible, avec l'insuffisance du personnel dont nous disposons à l'heure
actuelle dans les gymnases français, de confier à des moniteurs un enfant menacé de déviations de la taille, sans faire
auparavant le programme très détaillé des mouvements qu'il
devra exécuter. Et nous conseillons, pour se mettre en garde
contre le zèle trop souvent intempestif de ceux qui doivent
exécuter l'ordonnance, de n'y faire entrer que les mouve-

ments les plus simples, ceux pour lesquels le corps demeure toujours dans l'attitude debout, qui ne demandent ni
tractions, ni *rétablissements*, ni *renversements;* ceux en un
mot qui n'exigent aucun appareil, comme les mouvements
dits « du plancher » exécutés avec les mains libres, ou bien
à l'aide de ces légers bâtons qu'on appelle des *barres à
sphères*.

CHAPITRE VII

LES DÉVIATIONS DE LA TAILLE (SUITE)

Les déviations confirmées. — Le traitement de la lordose et de la
cyphose. — Traitement de la scoliose. — Rôle orthopédique de l'escrime. — De l'immobilisation en orthopédie.

Nous avons supposé jusqu'à présent la déviation vertébrale en état « d'imminence ». Suivons-la maintenant dans
son développement. Tout à l'heure la forme de la maladie
était indécise. Il y avait relâchement des muscles vertébraux,
mais l'on ne pouvait attribuer une direction précise au sens
dans lequel l'affaissement des vertèbres allait se produire.
Nous voici maintenant en présence d'une déviation confirmée,
dont le sens est nettement déterminé.

La déviation peut se faire suivant toutes les directions
où se meut la colonne vertébrale, c'est-à-dire en arrière
(*lordose*), en avant (*cyphose*), sur le côté droit ou gauche
(*scoliose*); elle peut aussi se produire par rotation sur l'axe
(*torsion*), mais dans ce dernier cas on ne l'observe jamais
seule, et elle fait partie de la déviation latérale ou scoliose,
avec laquelle elle se confond. Nous verrons que certaines
indications du traitement de la scoliose se déduisent justement de la torsion qui l'accompagne.

De toutes les déviations de la colonne vertébrale, la déviation latérale ou scoliose est de beaucoup la plus importante
par sa fréquence, sa gravité, et la multiplicité des procédés
de traitement qui lui ont été opposés. C'est sur elle que
portera plus spécialement notre étude. La lordose est assez
rare, au moins parmi les déviations dont le traitement
relève de l'exercice, et la cyphose est si souvent le préli-

minaire de la scoliose, que le traitement de ces deux sortes
de déviations offre de très nombreux points de contact.

Traitement de la lordose et de la cyphose.

La *lordose* est la déviation qui résulte d'une extension
exagérée de la colonne vertébrale, ou, si l'on veut, d'un
excès de cambrure du corps en arrière. C'est la moins disgracieuse de toutes les déviations de la taille; c'est même
le défaut de tenue dans lequel tombent parfois les gens dont
on dit qu'ils « portent beau ». La lordose n'est souvent
qu'une courbure de compensation tendant à reporter en
arrière le centre de gravité du corps, quand il est déjeté en
avant par une courbure en sens inverse développée sur une
région limitée de la colonne vertébrale. Par exemple, la
déviation en avant ou *cyphose* de la région dorsale s'accompagne très fréquemment de *lordose* compensatrice des
régions lombaire ou cervicale.

La lordose n'est presque jamais primitive; elle résulte,
le plus souvent, d'une affection des os ou des muscles,
comme le rachitisme, la contracture des extenseurs du dos
ou parfois de la paralysie des fléchisseurs de la colonne
vertébrale. Certains exercices prédisposent à la lordose, en
faisant prédominer l'action des extenseurs sur celle des
fléchisseurs du tronc. C'est le reproche qu'on pourrait faire
à la gymnastique suédoise. Mais ici le remède se trouve,
on peut dire, à côté du mal, car la gymnastique suédoise est
très riche en exercices abdominaux, et le traitement de la
lordose consiste essentiellement à mettre en action ces
muscles, qui sont les fléchisseurs de la colonne vertébrale
en avant, et de les fortifier pour leur permettre de faire
équilibre à l'action des muscles dorsaux.

La *cyphose* ou flexion en avant a pour caractéristique la
voussure du dos, le « dos rond ». Cette forme de déviation

est la première manifestation de l'attitude relâchée dans laquelle les muscles dorsaux abandonnent les vertèbres à leurs seuls moyens mécaniques de fixation, les ligaments péri-articulaires et les disques intervertébraux. Elle se produit accidentellement et passagèrement chez tout individu debout et surtout assis, dont les muscles du dos sont fatigués ou dont l'énergie nerveuse est épuisée, n'importe pour quelle cause. Cette attitude pourrait être prise comme symbole de la fatigue.

Elle se produit pourtant parfois chez des sujets très vigoureux, sous l'influence d'efforts musculaires qui exagèrent la concavité normale de la colonne dorsale. Ainsi les exercices et les travaux de force consistant à soulever des poids ou à porter des fardeaux trop lourds sur les épaules et sur la tête, peuvent produire la cyphose par affaissement du corps des vertèbres. C'est la déformation caractéristique des hercules de foire et des portefaix. On voit ainsi que l'inertie des muscles du dos et leur mise en action trop énergique peuvent aboutir à la même déformation de la taille. Il faut comprendre que ce rapprochement n'implique aucune contradiction réelle : dans le cas d'atonie musculaire, c'est par son propre poids que la colonne vertébrale s'affaisse ; dans le cas d'effort athlétique, c'est par le poids excessif du fardeau. Dans les deux cas le processus pathogénique aboutit à l'aplatissement de la vertèbre en avant ; le disque osseux s'amincit dans sa partie antérieure, et garde son volume normal en arrière, d'où une forme de « coin » qui s'oppose au mouvement d'extension en arrière.

En faisant l'étude des causes qui prédisposent aux déviations en général, nous nous trouvons avoir étudié celles qui amènent la cyphose, car c'est d'ordinaire cette forme de déviation qui ouvre la marche des accidents. Tous les exercices indiqués précédemment comme moyens préventifs de ces déviations auront donc leur indication formelle dans le traitement de la scoliose, puisque tous tendent à fortifier les muscles extenseurs du dos. Ces moyens généraux suffisent et peuvent être appliqués dans la famille, quand la cyphose est peu accentuée et reste à son premier degré.

Dans le *premier degré* de la cyphose la maladie est seulement *musculaire*. Ainsi que nous l'avons dit, elle peut dépendre soit d'un défaut de force des muscles extenseurs (cyphose par relâchement), soit d'un excès d'action des muscles fléchisseurs, qui rompt l'équilibre entre la force motrice en rendant l'action des extenseurs insuffisante (cyphose par rétraction musculaire). Cette dernière forme est la cyphose des gymnastes, des lutteurs, et en général de tous les sujets dont les professions exigent des efforts de flexion. A ce degré l'indication locale est commune aux deux formes : il faut rétablir l'équilibre entre les forces qui maintiennent la colonne vertébrale en extension, et les forces qui la sollicitent à se fléchir. Au total, il s'agit toujours d'exercer les muscles dorsaux et tous les exercices qui aboutissent à l'extension de la colonne vertébrale seront utiles. Il faudra avoir recours à tous ceux que nous avons énumérés précédemment : mouvements suédois, efforts de grandissement, ceinture norwégienne. Ces moyens simples suffiront dans la cyphose au premier degré. Mais plus tard les indications du traitement deviendront plus sévères, quand des modifications de nutrition se seront produites dans les vertèbres, et que la déviation passera au deuxième degré.

La *cyphose au deuxième degré* ne s'accompagne pas seulement d'atonie des muscles dorsaux, mais encore de raideur des ligaments qui commencent à se raccourcir et d'usure des corps vertébraux qui s'amincissent dans leur partie antérieure, et commencent à prendre la forme de « coin ». A ce degré le redressement de la tige vertébrale est parfois difficile et nécessite un déploiement de force auquel les exercices précédents ne suffisent plus.

Le traitement devra devenir plus méthodique. On pourra en emprunter les éléments à diverses écoles orthopédiques, à la gymnastique suédoise, à la gymnastique allemande, à la gymnastique française.

La *gymnastique suédoise* emploie deux ordres de moyens de redressement :

1° Des exercices actifs;

2° Des exercices passifs.

Là, comme dans toutes les autres branches du traitement suédois, ces deux ordres de mouvements peuvent être produits soit par le sujet agissant seul, soit avec le concours d'un aide, soit au moyen d'une machine.

Exercices actifs. — Nous avons déjà décrit les principaux, les plus typiques et les plus pratiques, en faisant l'exposé général de la méthode suédoise (voir page 116 et suivantes). On appliquera de préférence les suivants :

1° Extension forcée du tronc en arrière, le sujet étant debout (voir fig. 4, page 179);

2° Extension forcée du tronc à l'aide de l'espalier (fig. 2, page 172);

3° Extension forcée du tronc avec résistance en arrière (fig. 6, page 194);

4° Extension forcée du tronc avec résistance en avant (fig. 7, page 195);

5° Extension forcée du tronc, le corps étant étendu horizontalement et portant à faux sur une banquette (fig. 8, page 196).

Les mouvements avec résistance doivent toujours être commencés par l'extension du cou. La tête est un contre-poids considérable au bout du bras de levier que représente la colonne vertébrale, et, faute de tenir la tête très droite, le mouvement d'extension se localiserait dans la région lombaire : la région dorsale pourrait se relever fléchie, le poids de la tête la courbant en avant. Les Suédois attachent beaucoup d'importance au mouvement d'extension des vertèbres du cou et font souvent intervenir, dans le traitement des déviations dorsales, des exercices d'extension de la tête avec résistance faite en arrière par la main appliquée à plat sur l'occiput, l'avant-bras de l'aide prenant appui sur le dos du sujet.

Exercices passifs. — (TOUS LES PROCÉDÉS DE SUSPENSION).

En *Allemagne*, c'est surtout à Leipzig, à l'Institut fondé par Schreber, et dirigé aujourd'hui par le Dr Münzel, successeur de Schildebach, qu'on a conservé la tradition du traitement gymnastique de la cyphose. Nous y avons vu mettre surtout en œuvre des procédés de suspension. Celui qui donne les meilleurs résultats est la suspension combinée avec la compression. Cette forme du traitement s'applique à l'aide d'un trapèze ordinaire auquel est adaptée une planche capitonnée reliée par deux cordons aux extrémités du bâton. La planche est destinée à donner un point d'appui au dos de l'enfant, et à exercer ainsi une pression sur le point où se trouve la partie saillante, la convexité exagérée de la colonne vertébrale. Pour se servir de l'appareil, l'enfant passe la tête et les bras entre la planche et le bâton du trapèze, saisit celui-ci avec les mains, et, touchant la terre de la pointe du pied, il se donne un élan qui imprime au corps un mouvement de balancement semblable à celui du pendule. La planche capitonnée soutient la partie postérieure du dos, dans la région des omoplates, et l'oscillation a lieu le corps étant suspendu par les mains, les bras allongés. Il est aisé de comprendre qu'un pareil exercice tend à ouvrir l'arc formé par la cyphose, la pesanteur agissant d'une part pour écarter les deux extrémités de l'arc, et la pression de la planchette agissant d'autre part pour en déprimer et en *renfoncer* la convexité.

L'*École de Vienne*, représentée aujourd'hui par le professeur Lorenz, associe presque toujours l'immobilisation à la gymnastique. Afin d'éviter les redites nous réserverons la description de ses procédés pour le moment où nous parlerons du traitement de la scoliose.

Disons seulement que le principe du traitement de Vienne est celui-ci : chercher à obtenir à l'aide de divers moyens, surtout à l'aide de la suspension simple, le redressement de la courbure, et maintenir le corps dans la forme normale ainsi rétablie, à l'aide d'un appareil contentif qui prend exactement la forme du corps, et qu'on obtient à l'aide de divers procédés de moulage.

La *Gymnastique française* ne peut revendiquer aucun procédé qui lui soit propre dans le traitement de la scoliose.

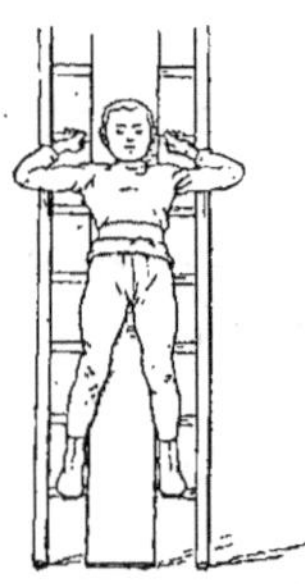

Fig. 33. — L'échelle orthopédique (figure empruntée au *Manuel de gymnastique* publié par le ministère).

Dans nos grands gymnases de Paris on utilise des moyens qui ne sont que des variantes du traitement suédois, mais dans lesquels le concours de l'aide est remplacé par des contrepoids, comme dans les appareils de Paz, par des ressorts, comme dans les appareils de Pichery, ou encore par des cordons de caoutchouc.

L'engin le plus en vogue dans nos gymnases pour le redressement des cyphoses est l'*échelle orthopédique*, consistant dans une planche obliquement dressée et le long de laquelle le malade couché sur le dos se déplace de haut en bas et de bas en haut à l'aide d'échelons latéraux. En prenant point d'appui sur les échelons à l'aide des pieds et des mains, le corps progresse dans une attitude inverse de celui que nécessite l'acte ordinaire de monter à l'échelle. On sait que pour monter suivant le procédé ordinaire, c'est-à-dire en faisant face à l'échelle, le corps forme un arc à concavité antérieure. Dans l'échelle orthopédique la progression se fait par le mécanisme inverse; la partie qui regarde l'échelle est le dos, et c'est le dos qui se creuse pendant le mouvement de montée et de descente, d'où tendance à la correction de l'attitude voûtée (voir fig. 33).

Divers mouvements de la gymnastique ordinaire peuvent être utilisés dans le traitement de la cyphose : les anneaux, par exemple, pour le mouvement dit de « la sirène ». Le sujet engage dans chaque anneau le pied et la main du même côté, et le corps abandonné à la pesanteur se déploie sous la forme d'un cercle dont la face dorsale de la colonne vertébrale forme la partie concave. On peut obtenir le même résultat avec moins d'exagération aux barres parallèles, le sujet étant étendu dans la position horizontale, se retenant à chaque barre par les pieds et les mains et laissant le corps obéir à la pesanteur, la face tournée vers le sol.

Ces mouvements qui n'exigent presque aucun effort musculaire seraient surtout utiles dans les cyphoses que nous avons appelées « de force », c'est-à-dire celles dues à la rétraction des fléchisseurs du tronc par abus des exercices de flexion. Ils mériteraient d'être employés comme correctifs des exercices de la gymnastique athlétique, et bien des gymnastes éviteraient la déformation caractéristique du « dos rond » que nous avons signalée, s'ils faisaient un emploi régulier de ces mouvements généralement dédaignés comme trop faciles par ceux justement auxquels ils pourraient rendre le plus de services.

Traitement de la scoliose.

La scoliose est la forme la plus fréquente des déviations de la taille. Elle consiste dans la fixation à l'état permanent d'une attitude qui ne devrait être que passagère, la flexion *latérale* de la colonne vertébrale.

Nous avons parlé, en traitant des déformations en général, du processus suivant lequel s'établit la scoliose, et nous savons qu'elle procède le plus souvent de la cyphose. Nous avons dit aussi que cette déformation impliquait une double déviation du rachis : déviation latérale en vertu de laquelle le rachis se courbe suivant la forme d'un arc à concavité dirigée soit à droite, soit à gauche ; et déviation suivant l'axe, ou *torsion en spirale*.

Il faut insister sur cette torsion « en spirale ». Elle a lieu en vertu d'un mouvement de pivotement des vertèbres autour de leurs apophyses articulaires. On sait que les apophyses articulaires sont situées en arrière du corps de la vertèbre, et en avant de l'*apophyse épineuse* dont l'extrémité anguleuse saillante sous la peau du dos sert habituellement de repère pour déterminer la position exacte de la vertèbre correspondante. Or, dans la scoliose avec torsion, le déplacement « en spirale » se produit à la suite d'un mouvement de pivot qui porte le corps de la vertèbre vers la *convexité* de l'arc de déviation et l'apophyse épineuse vers la *concavité*. La ligne des apophyses épineuses se trouve, de ce fait, beaucoup moins s'écarter de la direction verticale que la ligne des apophyses articulaires et surtout que la rangée des corps vertébraux. Cette déviation en spirale, qui accompagne toujours la déviation latérale, et à laquelle on ne porte pas toujours une attention suffisante, fait ainsi que le déplacement réel des vertèbres est toujours beaucoup plus grand que le déplacement apparent, étant donné que l'*apparence* de la déviation se juge par l'inspection de la rangée verticale des apophyses épineuses saillantes à travers la peau. Il peut se faire que cette ligne prise pour point de repère des mensurations soit restée à peu près droite et que le corps des vertèbres soit déjà notablement dévié.

L'inspection de la ligne médiane du dos et la détermina-

tion de la position respective des pointes apophysaires ne
constituent donc pas un moyen suffisant d'évaluation du
degré de déviation. En s'en tenant, comme on le fait souvent,
à ce seul signe, on pourrait méconnaître la scoliose quand
elle est déjà parfaitement confirmée. Il faut donc rechercher
avec soin les autres symptômes de la déviation qui sont :
1° l'abaissement de l'épaule correspondant au côté concave
de l'arc de déviation, et le relèvement de l'épaule du côté convexe par exagération du relief des côtes que repousse en haut
la convexité rachidienne ; 2° la saillie de la pointe de l'omoplate du côté convexe de la déviation, par suite du mouve-
vement de bascule que lui imprime la voussure exagérée
des arcs costaux ; 3° le rétrécissement des espaces intercostaux du côté concave, par rapprochement des côtes qui
arrivent parfois à se toucher, et l'élargissement des régions
similaires du côté convexe ; 4° la déformation *oblique* du
thorax, conséquence de la torsion du rachis qui déjette en
arrière les côtes du côté convexe, et en avant celles du côté
concave.

A ces signes qui se rattachent directement à la déformation première, il faut joindre d'autres symptômes qui en
sont la conséquence indirecte, et qu'on appelle les déformations « compensatrices ». Pour rétablir l'équilibre compromis par la déviation scoliotique, le sujet dévie inconsciemment en sens inverse une autre portion de la colonne
vertébrale. Par exemple, si la région dorsale est le siège
d'une scoliose à concavité droite, il ne tardera pas à se
produire secondairement, dans la région lombaire, une scoliose à concavité gauche, d'où ressortiront d'autres symptômes. Il se produira à la région lombaire, comme à la région
dorsale, une saillie du côté convexe de la courbure, et un
creux du côté opposé. Les creux et les saillies occuperont
naturellement des positions inverses si on compare les
déformations de la région lombaire à celles de la région

dorsale, puisque les uns doivent compenser les autres.

Dans une déviation scoliotique « compensée » la direction des courbures est telle que la réunion des deux arcs dessine un S, d'où le nom de *scoliose en S* qu'on lui donne, tandis qu'on appelle *scoliose en C* celle qui n'a pas de courbure de compensation et ne forme qu'un seul arc.

Les courbures de compensation ne se produisent pas d'ordinaire d'emblée, et la scoliose en S est généralement précédée de la scoliose en C. On comprend aisément qu'il sera très important d'appliquer le traitement dès le début, au moment où il n'y a encore qu'une seule courbure à combattre. En effet, les deux courbures étant en sens inverse, il devra arriver souvent qu'un mouvement propre à diminuer l'une pourra augmenter l'autre. Quand on aura affaire à la scoliose en S, on devra tâcher soit d'agir à la fois sur les deux courbures à l'aide de mouvements bien calculés, soit de reconnaître exactement quelle est la courbure principale et agir surtout sur celle-ci, l'autre étant plus récente, et probablement moins avancée au point de vue des lésions osseuses et ligamenteuses.

Le traitement de la scoliose comprend, au point de vue des indications pathogéniques, deux ordres de moyens :

1° Des moyens *généraux* destinés à fortifier tous les muscles dorsaux dans leur ensemble, et à rendre les articulations plus mobiles dans tous les sens;

2° Des moyens *spéciaux* qui visent plus particulièrement certains groupes musculaires soit pour les fortifier (muscles correspondant à la convexité de la courbure), soit pour vaincre leur rétraction (muscles correspondant à la concavité de la courbure).

Moyens généraux. — La raison d'être et le mode d'application des moyens généraux de mobilisation ont été exposés à propos du traitement préventif des déformations. Dans les

scolioses confirmées il est urgent de mobiliser les articulations dans tous les sens pour lutter contre la tendance à la
rétraction des ligaments, qui devient une cause parfois invincible de persistance des difformités, et aussi contre le
retrait des muscles qui fixent les os déviés dans leur attitude
scoliotique.

C'est là que la gymnastique suédoise est surtout précieuse avec ses mouvements lents et d'une grande amplitude.
On est frappé de voir quelle place tiennent, à Stockholm,
dans le traitement des déviations latérales, des mouvements
qui n'ont pas une influence directe sur la déviation, et ne
visent qu'un but général dont l'importance a été consacrée
par la sanction de l'expérience, celui de *mobiliser*. Les parties déviées tendent toujours à l'immobilisation et leurs
articulations s'ankylosent promptement si on ne s'y oppose
pas par le mouvement. Non seulement les ligaments se ré-
tractent, mais ils peuvent se luxer par suite de la déviation
des os qu'ils unissent. Le grand *surtout ligamenteux* antérieur, qui est verticalement appliqué le long des vertèbres et
qui les unit entre elles, se dévie de sa direction dans toutes
les scolioses très prononcées ; glissant, par le fait même de
la déformation des pièces osseuses, dans la direction de la
concavité, il peut jour le rôle de la corde qui tend un arc et
augmenter en se rétractant le degré de courbure de la déviation. Les mouvements *en tous sens* peuvent donc être
utiles, fussent-ils employés empiriquement et à défaut de
diagnostic précis, parce qu'ils tendent à assouplir et à distendre tous les tissus organiques péri-articulaires.

Il convient de ranger parmi les moyens « généraux » de
combattre la scoliose tous les exercices que nous avons
précédemment décrits comme propres à lutter contre la cyphose. Tous ces exercices ont pour objectif de fortifier les
muscles extenseurs du dos, et de lutter ainsi contre l'affaissement de la colonne vertébrale, cause essentielle et

point de départ de la scoliose aussi bien que de la cyphose. Au reste, la scoliose est toujours accompagnée d'un certain degré de cyphose, celle-ci, comme nous l'avons dit, n'étant souvent que le prélude de l'autre. C'est pour cette raison que la gymnastique suédoise fait toujours intervenir dans le traitement de la scoliose tous les mouvements d'extension de la colonne vertébrale que nous avons décrits aux pages 384 et suivantes.

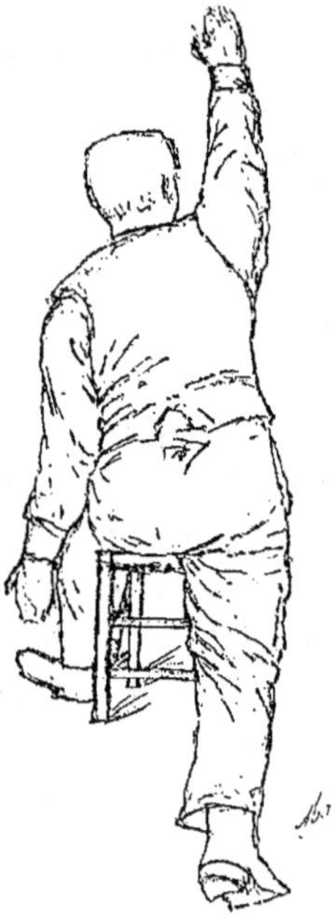

Moyens spéciaux. — La *gymnastique suédoise* emploie dans le traitement des scolioses des procédés où le malade est actif et des procédés où il est passif.

Les procédés d'exercice *actif* ont tous la même tendance : corriger la déformation à l'aide d'un mouvement ou d'une attitude qui tendent soit à faire disparaître momentanément cette déformation (mouvements *correctifs*), soit à produire une déformation temporaire en sens inverse (mouvements *sur-correctifs*).

Fig. 34. — Attitude corrective pour le traitement de la scoliose en *C*, à concavité droite (dessin de Mᵐᵉ Lesou, d'après nature).

Voici un procédé d'exercice correctif que nous avons vu mettre en pratique à l'Institut du Dʳ Wide à Stockholm, et que son ingénieuse simplicité permet d'appliquer, même dans la famille du malade.

Supposons une scoliose à concavité *droite*. Si la scoliose est en *C*, le malade s'assiéra sur le coin d'un tabouret, de façon que la hanche droite déborde le siège en dehors ; puis il étendra fortement la jambe et la cuisse droites en arrière, en portant le membre supérieur du même côté dans l'extension et l'élévation forcées, le corps étant penché en avant et un peu à gauche, de telle façon que la direction des membres supérieur et inférieur droits soient dans le même axe. Cette attitude devra être gardée aussi longtemps que possible, — c'est-à-dire deux ou trois minutes au plus, car les muscles se fatiguent promptement, — et on la répétera plusieurs fois de suite en alternant avec des temps de repos (fig. 34).

Si on analyse cette attitude, on voit qu'elle met en con-

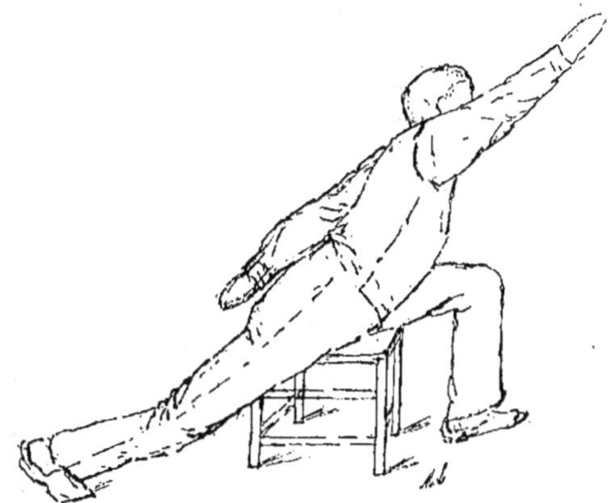

Fig. 35. — Attitude corrective de la scoliose en *C* (vue de profil)

traction les muscles latéraux gauches du rachis, et en élongation forcée les muscles correspondants du côté droit; on voit de plus qu'elle tend à ouvrir l'arc formé par la courbure scoliotique, en éloignant les deux extrémités de cet arc, dont l'une est relevée par l'extension forcée du bras qui provoque l'élévation de l'épaule, et l'autre abaissée par l'extension de la cuisse et de la jambe, qui entraine l'abaissement de la hanche du même côté. Si on examine l'effet de cette attitude sur un sujet scoliotique dont le dos est nu, on est frappé de voir combien la déformation s'efface, et avec quelle netteté la ligne des apophyses épineuses vertébrales reprend une direction rectiligne.

Quand la scoliose à traiter est en *S* le procédé devra varier. En effet celui que nous venons de décrire aurait pour résultat de fermer l'une des branches de l'*S* en même temps qu'il ouvrirait l'autre, ainsi qu'on le verra, mieux que par une description, en jetant les yeux sur les schémas 1 et 2.

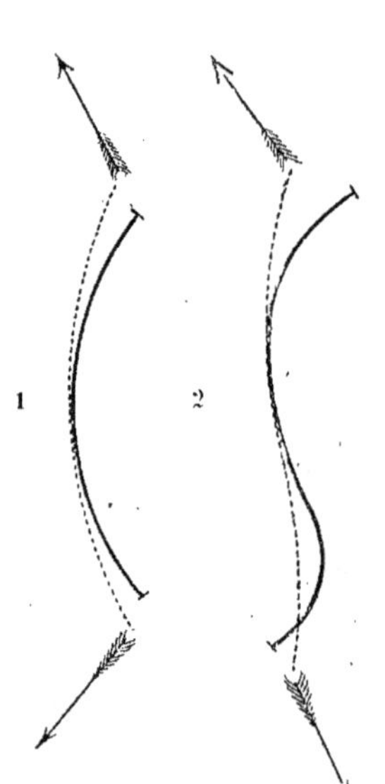

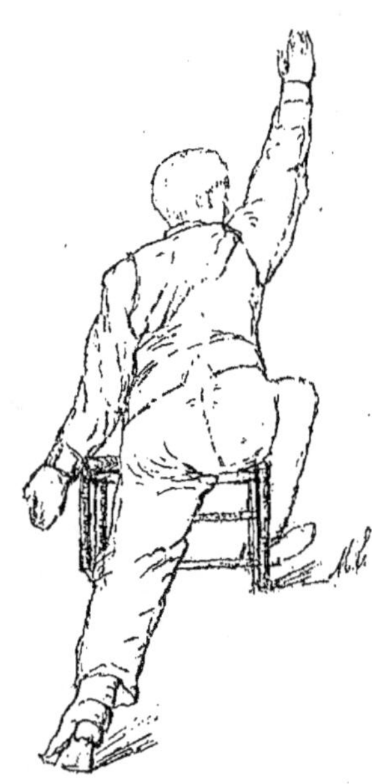

Schéma n° 1. — Effets de la traction *bilatérale* dans la scoliose en *C*. Schéma n° 2. — Effets de la traction *diagonale* dans la scoliose en *S*.

Fig. 36. — Attitude corrective pour le traitement de la scoliose en *S* (dessin de Mme Lesou, d'après nature).

Pour que la scoliose en *S* soit redressée, il faut que ses extrémités subissent la traction corrective, l'une de droite à gauche, l'autre de gauche à droite, et cela ne peut plus avoir lieu comme tout à l'heure par une traction *bilatérale*, mais seulement par une traction *diagonale*, ainsi que le montre la figure schématique n° 2. Le malade se placera donc « en diagonale »; c'est-à-dire qu'étant assis comme tout à l'heure sur le coin antérieur droit du tabouret, il étendra le membre inférieur *gauche* en arrière, et le membre supérieur *droit* en haut. Le schéma 2 ci-dessus montre bien l'effet du mouvement, qui est très frappant à observer sur le sujet même.

La gymnastique suédoise est très riche en mouvements actifs destinés à corriger la scoliose; elle les provoque toujours à l'aide de moyens simples dont elle gradue l'intensité. La figure 37 représente un mouvement des plus caractéristiques parmi ceux qu'on emploie à la correction de la scoliose. On voit que ce mouvement aboutit à une attitude scoliotique inverse de celle qu'on veut corriger. On dit que la déviation est alors *sur-corrigée*.

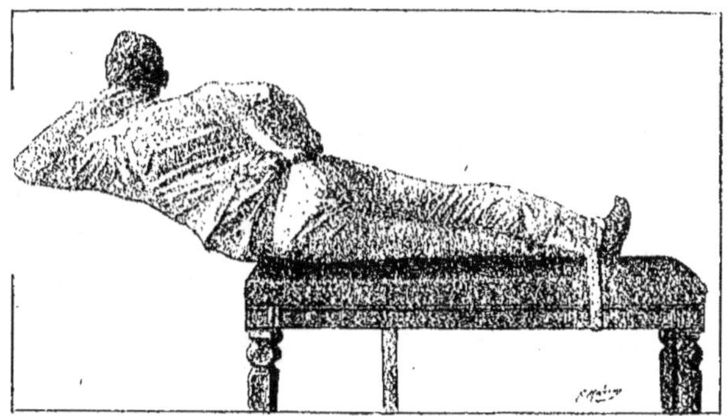

Fig. 37. — Mouvement « sur-correctif » pour le traitement de la scoliose à concavité gauche.

Les mouvements suédois n'ont pas seulement pour but de fortifier les muscles qui les produisent, mais aussi, — on ne le comprend pas toujours assez, — de lutter contre les obstacles mécaniques opposés au redressement, comme la rétraction des muscles antagonistes et des ligaments, la résistance des surfaces osseuses. On emploie du reste, en Suède, outre ces exercices, d'autres procédés de correction qui n'agissent que mécaniquement à l'aide de mouvements communiqués ou d'attitudes passives.

Le *redressement passif* de la scoliose se fait suivant deux séries de procédés dont les uns agissent par *traction*, dans le sens du redressement à opérer, et les autres par *pression* perpendiculairement à ce sens. Le plus habituellement la force de traction est représentée par la pesanteur et on suspend le corps dans des attitudes calculées pour que son propre poids puisse lutter contre les courbures à corriger.

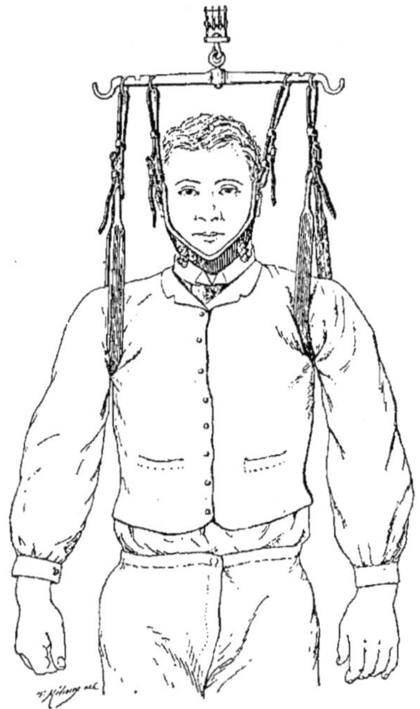

Fig. 38. — Appareil de Sayre (redressement des déviations rachidiennes par la suspension verticale).

Les procédés de *suspension* peuvent être variés à l'infini. Ils aboutissent tous au même résultat : effacement des courbures par l'action de la pesanteur qui tend à ramener la colonne vertébrale dans la direction du fil à plomb. Le corps peut être suspendu tout à fait verticalement, ou bien suivant la direction d'un plan incliné ; on peut utiliser pour le suspendre la prise de la main. Par exemple, le malade saisira le barreau d'un trapèze, abandonnera son corps et se laissera aller à la pesanteur, les bras bien allongés, et sans faire aucun effort musculaire. On peut encore, pour éviter la fatigue et prolonger la durée de l'attitude, faire porter le poids du corps sous les aisselles à l'aide de courroies. Mais le mode de suspension le plus complet, celui qui donne à la colonne vertébrale la direction la plus régulière, c'est l'appareil de Sayre, qui soutient le patient par la nuque et le menton en même temps que par les aisselles. Cet appareil est très connu en France depuis qu'on l'a utilisé pour la « pendaison » dans l'ataxie locomotrice (voir fig. 38).

La *pression* employée comme moyen de correction de la scoliose peut être appliquée de deux manières : ou bien sur la partie convexe de l'arc vertébral de manière à en effacer la courbure en « renfonçant » la partie bombée, ou bien sur les deux extrémités de l'arc pour « ouvrir » la courbure. On voit que ces procédés mécaniques ne diffèrent pas, au total, de ceux qu'on emploierait pour redresser une tige rigide quelconque telle qu'un morceau de bois tordu.

Il est impossible de décrire tous les procédés de *pression* appliqués en orthopédie; leur nombre est trop considérable, et beaucoup, du reste, de ces procédés sont du ressort de l'orthopédie mécanique et ne rentrent pas dans notre sujet. Beaucoup sont très compliqués, comme ceux de Beely, de Berlin, dans lequel la pression s'exerce au moyen d'une large sangle tendue par un lourd contre-poids, le malade étant placé à genoux, le tronc horizontalement fléchi, dans une sorte de grande caisse capitonnée. D'autres sont de véritables instruments de torture, comme le lit de Schildebach très usité à l'ancien Institut Schreber à Leipzig, et dans lequel le patient doit dormir enveloppé dans un système de sangles que tendent deux forts ressorts d'acier.

Le plus souvent on combine l'effet de la suspension avec celui de la pression. Par exemple, on couche le patient en travers d'une barre capitonnée de façon que la pression porte sur la partie saillante de l'arc scoliotique et tende à l'effacer, pendant que le poids du tronc d'un côté, celui des membres inférieurs de l'autre, tendent à écarter les extrémités et à redresser la courbure.

A Stockholm on combine souvent la suspension oblique

avec la pression directe exercée par un aide sur la convexité de la scoliose. La figure 39 fait comprendre

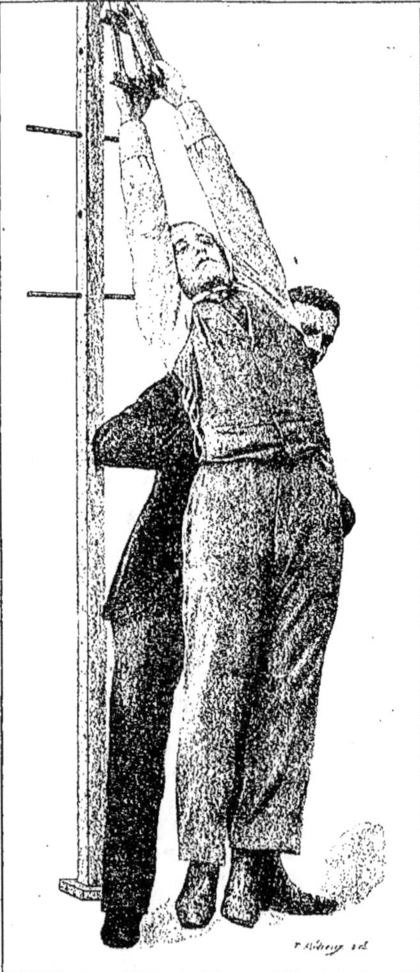

comment ce moyen, qui est d'une grande simplicité, peut avoir une action très puissante. La colonne vertébrale étant tendue au maximum par la pesanteur, la main droite de l'aide repousse le corps et l'éloigne de la verticale en faisant porter sa pression sur la partie la plus convexe de l'arc scoliotique. La main gauche ne sert qu'à assurer la direction du mouvement. Ici la déformation à corriger est une scoliose à concavité gauche qui devient dans la gravure une scoliose à concavité droite, par l'effet de la sur-correction.

Fig. 39. — Redressement passif de la scoliose (suspension et pression combinées).

Dans la gymnastique « mécanique » de Zander il existe une foule d'appareils correctifs dont le principe est basé sur la suspension ou la pression. La figure 40 montre un exemple de suspen-

sion oblique avec pression latérale, dans lequel la disposition de la machine remplace le concours de l'aide.

Les appareils de Zander sont d'une merveilleuse ingéniosité pour donner au corps les attitudes correctives néces-
sitées par le type de la scoliose à traiter. Leur description
nous entraînerait trop loin.

Nous reproduirons seulement les plus typiques. Ces appareils sont basés tantôt sur le principe des procédés de suspension, tantôt sur celui des procédés de compression, tan-

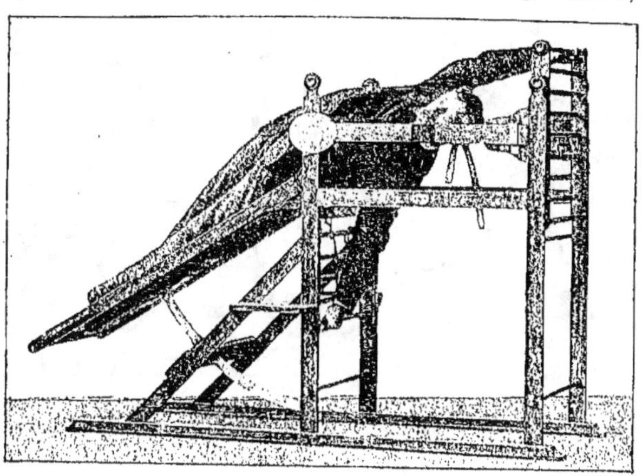

Fig. 40. — Suspension oblique et pression combinées (appareil de Zander pour
le traitement de la scoliose).

tôt sur celui des attitudes « correctives ». Souvent on y
retrouve une tendance à combiner ces procédés et à les
utiliser tous à la fois. Dans la figure 41 le petit malade fait la compression lui-même en appuyant fortement
la partie convexe de sa scoliose contre un coussin résistant.
En outre, l'obliquité du siège sur lequel il repose tend à
relever le bassin et à fléchir la colonne lombaire en sens
inverse de la déviation, — ce qui constitue un mouvement
« correctif », — pendant que son bras gauche bien relevé
porte en haut l'épaule, et tend à ouvrir l'arc formé par la
colonne dorsale. La ligne des apophyses épineuses forme

ainsi un *S* indiquant une scoliose dorsale à concavité droite avec courbure de compensation à concavité gauche de la

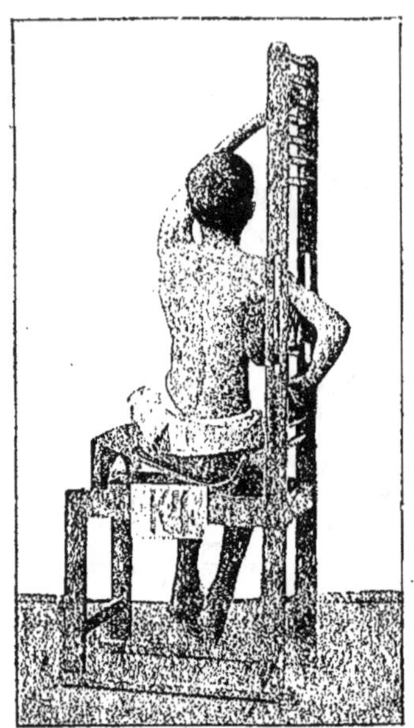

Fig. 41. — La chaise orthopédique de Zander (traitement de la scoliose).

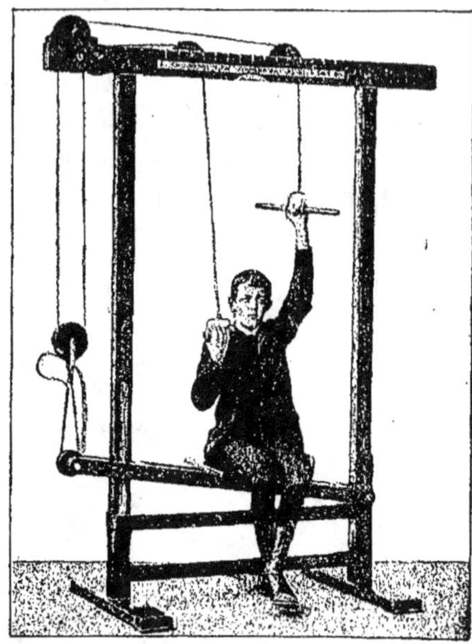

Fig. 42. — Autre appareil de Zander pour le redressement de la scoliose.

colonne lombaire. C'est donc une *sur-correction* de la déviation, c'est-à-dire une attitude scoliotique en sens inverse de celle dont le malade est atteint.

Rôle orthopédique de l'escrime.

Il est un exercice de sport qui s'adapterait merveilleusement à l'éducation de la tenue, parce qu'il demande une attention musculaire constante et une « fierté » d'attitude bien capables de tirer les muscles vertébraux de leur atonie, et de lutter contre les habitudes de relâchement musculaire, c'est l'*escrime française*. Malheureusement l'escrime telle qu'on la pratique communément exige une attitude contournée et des mouvements forcés qui tendent à imprimer à la taille une déformation spéciale. Nous avons décrit nous-même une forme particulière de scoliose que nous avons appelée *scoliose des escrimeurs*, et nous nous garderions de recommander l'escrime comme un moyen de prévenir les déformations, si une véritable révolution ne s'était récemment faite dans l'enseignement de cet exercice, grâce à l'initiative d'un de nos maîtres les plus haut cotés dans l'art des armes, M. Prévost.

Voici, en substance, quels reproches faisait à l'escrime notre premier mémoire sur la scoliose des escrimeurs, reproduit dans notre *Physiologie des exercices du corps* (1) :

Les mouvements d'un homme qui fait des armes concourent tous, dans chaque phase du jeu de l'épée, à imposer au corps une attitude identique à celle qui résulte de la courbure latérale du rachis (scoliose). Dans la *mise en garde* le tireur droitier relève l'épaule gauche pour porter la main plus haut que la tête ; il abaisse, au contraire, l'épaule droite, pour tenir le poignet au niveau du sein droit. La tête fait face à l'adversaire, mais le corps pour *s'effacer* se présente par sa partie latérale. Il en résulte que pour garder sa position réglementaire le tireur doit *tordre* constamment la colonne vertébrale. Il y a un antagonisme flagrant, une véritable incompatibilité physiologique entre l'attitude de défense qui, pour diminuer la surface offerte à l'épée de l'adversaire, veut qu'on se présente à lui de *côté*, et la position d'attaque qui doit préparer le développement *en avant*. De ces deux exigences contradictoires, résulte une position qu'on pourrait appeler « paradoxale », en ce sens que le tireur semble se préparer à partir à la fois dans deux directions différentes. La direction du plan du visage, celle du bras droit et de la jambe droite annoncent bien un élan direct *en avant*, mais la direction de la jambe gauche, celle de la

______

(1) Voir *Physiologie des exercices du corps*, à la page 203 : *Les exercices qui déforment.*

poitrine et de la colonne vertébrale sont telles qu'il faudrait pour s'élancer *vers la gauche*. C'est la colonne vertébrale qui supporte les conséquences de ce conflit. Elle subit et conserve pendant tout le temps de l'assaut une torsion sur son axe dont les conséquences sont faciles à constater sur la figure 43. Quand le tireur attaque et développe le corps en « se fendant », l'attitude du corps doit rester la même, le buste toujours effacé pour offrir moins de prise à la riposte, et si le tireur semble se fendre *en avant*, en se rapportant à la direction du visage et à celle du pied droit, il se fend en réalité « de côté » si on s'en rapporte à la direction de la colonne vertébrale. Le corps se développe non en flexion antérieure, mais en flexion latérale, et c'est le bord latéral des vertèbres qui supporte à ce moment toute la charge du buste.

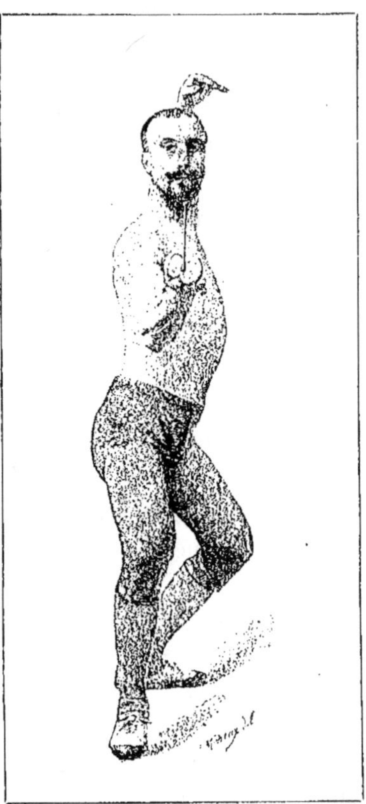

Fig. 43. — Attitude du corps dans la garde « effacée ».

Si le tireur ne fait de l'escrime que d'un côté, à droite, par exemple, le corps des vertèbres pourra céder à ces pressions répétées, surtout si l'exercice a lieu à une période de la vie où le tissu osseux offre plus de tendance à se déformer, comme à l'âge de la croissance, et une scoliose à cavité droite se produira.

Ce grave inconvénient serait évité et l'escrime cesserait de produire les déformations que nous lui avons reprochées si on la faisait suivant d'autres règles, qui peuvent se résumer dans cette formule : ne pas donner au corps ce double rôle de l'attaque et de la parade. — Ce qui veut dire, au point de vue technique, s'appliquer non à *esquiver* les coups par l'effacement exagéré du corps, mais à les *parer*, en détournant le fer adverse par l'agilité et la dextérité de la main ; et ce qui signifie, au point de vue physiologique, laisser le buste dans l'attitude que commande la direction du mouvement en avant, c'est-à-dire dans l'attitude de face ou du moins « de trois quarts ». A cette recommandation il faut en ajouter une autre très facile à observer, celle de ne pas élever la main gauche plus haut que la tête.

C'est ainsi qu'on ferait cesser tous les inconvé-

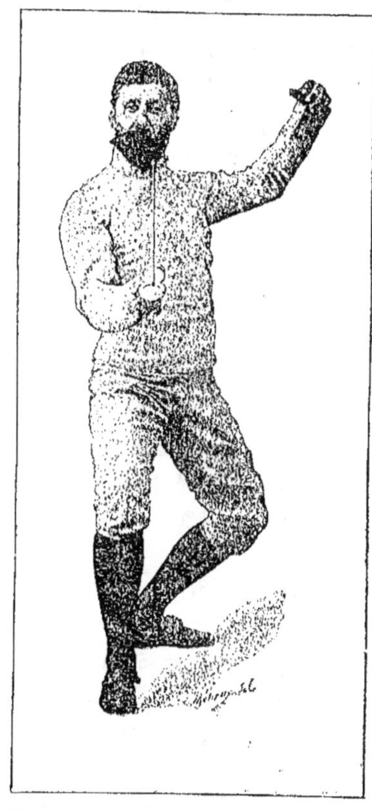

Fig. 44. — Attitude du corps dans la garde « naturelle » (d'après M. le professeur Prévost).

nients de la pose contournée que nous avons décrite : l'inégalité de niveau des épaules, la flexion latérale de la colonne vertébrale et surtout sa torsion sur son axe, qui est, comme nous le dirons tout à l'heure, l'élément fondamental de la scoliose.

Mais la réforme qu'exigerait l'hygiène orthopédique est-elle compatible avec les exigences de la pratique de l'escrime? Un tireur ne perdrait-il pas ses avantages en prenant pour faire des armes la position que nous indiquons? Nous pourrions répondre qu'au point de vue où nous nous plaçons l'indication hygiénique doit primer les conditions techniques; mais il se trouve qu'en se plaçant dans la pose la plus hygiénique le tireur se met du même coup dans les conditions les plus favorables à l'aisance de ses mouvemeuts et, partant, à la rapidité de ses progrès en escrime. Voici, en effet, ce que nous lisons dans un très remarquable ouvrage, récemment paru, le traité d'escrime de M. Prévost :
« Nous réprouvons absolument l'opinion émise par plusieurs auteurs que, dans la garde, le corps doit être *bien effacé pour présenter le moins de surface possible*, de manière que les parades, en s'écartant moins, deviennent plus rapides, et le genou gauche perpendiculaire à la pointe du pied. Si le corps est très effacé, la position est anormale, il en résulte une fatigue excessive, et une gêne intolérable ; l'équilibre est extrêmement difficile à conserver ; *par cette raison, les parades deviennent moins précises et plus larges, les ripostes moins vites.* Le développement devient aussi moins rapide, cette position ne permettant pas de se servir des reins qui sont un puissant auxiliaire à utiliser (1). »

M. Prévost a bien voulu se prêter à notre étude, et poser lui-même pour les figures 44 et 45 représentant la mise en garde et la « fente » ou « développement » qu'il substitue dans son enseignement aux attitudes contournées de l'ancienne école. M. Vavasseur, le sportsman que tout Paris connaît, a consenti, de son côté, à prendre, pour les besoins de notre démonstration, la position de mise en garde que nous critiquons au point de vue orthopédique,

(1) Voir *L'escrime et le duel*, par C. Prévost et G. Jollivet. Hachette éditeur.

La figure 43 le représente dans l'attitude réputée « classique », d'après les anciens principes, mais à laquelle il a depuis longtemps renoncé pour se rallier à celle que préconise M. Prévost, son maître.

On voit que la technique des grands tireurs s'est rencontrée, tout à fait spontanément, avec les enseignements de la physiologie pour corriger les erreurs qui ôtaient à l'escrime toute sa valeur hygiénique. Ainsi débarrassé des éléments qui poussaient aux déformations de la colonne vertébrale, cet exercice devient un puissant auxiliaire de l'orthopédie comme moyen préventif des déviations de la taille. Malheureusement, la grande majorité des maîtres et des prévôts d'armes sont restés dans les anciens errements, et on n'oserait confier à leurs mains, sans un contrôle sévère, de jeunes sujets pour lesquels on redoute des déformations. Bien des années passeront, nous le craignons, avant que les préceptes de la nouvelle école n'aient été acceptés par tous, et longtemps encore, maîtres d'armes civils et militaires mettront les commençants à la torture pour imprimer à leur colonne vertébrale cette attitude qu'ils appellent « correcte » et « classique », et qui n'est autre qu'une attitude « scoliotique ».

Il est toutefois possible de tirer parti, en orthopédie, de cette tendance de l'escrime faite suivant les anciens errements à produire des déviations latérales du rachis.

On peut employer comme moyens correctifs d'une déformation tous les exercices qui tendent à produire une déformation inverse. A ce titre, l'attitude classique de l'escrime avec effacement exagéré du corps à laquelle nous avons reproché de produire des déformations scoliotiques, peut être utilisée, par cela même, au traitement des scolioses confirmées. Il suffira que l'attitude scoliotique prise par le tireur soit en sens opposé de celle qu'on veut corriger. Et cela sera toujours facile, puisque l'escrime peut se faire des deux mains. On se rappellera donc que le sujet atteint de scoliose à concavité droite devra faire des armes exclusivement de la main gauche, car dans la « scoliose des escrimeurs » la concavité de la courbure dorsale correspond toujours à la main qui tient le fleuret.

Mais si la scoliose, au lieu d'être d'origine dorsale, était d'origine *lombaire*, c'est-à-dire si la déformation de la colonne dorsale et l'abaissement de l'épaule qui en résulte n'étaient que des courbures secondaires de compensation, accompagnant une scoliose lombaire à direction inverse, l'indication serait tout autre. L'escrime faite du côté de l'épaule qui penche ne pourrait qu'aggraver la déviation. En effet l'attitude de l'escrime ne se fait pas seulement sentir à la colonne dorsale ; la torsion du rachis nécessitée par la position effacée est très marquée dans la région lombaire Plus le tireur s'efface, plus les reins se cambrent *latéralement*. Chez certains escrimeurs préoccupés d'offrir le moins de surface possible à l'adversaire, l'effacement du corps étant exagéré, la courbure est portée à son maximum ; il se produit une sorte d'*ensellure ;* le mouvement de torsion sur l'axe se combinant avec celui de flexion latérale aboutit au déplacement du bassin qui subit un mouvement de bascule et se relève de côté comme on le voit dans la figure 43, page 402, et surtout dans la figure 46, page 408.

Ici une particularité importante doit être signalée. L'attitude effacée n'étant pas une attitude « d'équilibre », mais une attitude « de force », la colonne vertébrale n'est pas soumise, chez l'escrimeur en garde, aux mêmes lois statiques que dans la station debout, et la courbure que prend la colonne dorsale n'est pas *compensée* par une courbure en sens inverse de la colonne lombaire. Chez le tireur qui s'efface, dans la mise en garde, la colonne vertébrale prend la direction d'une scoliose en *C* et non d'une scoliose en *S*. Il est facile

de se rendre compte dès lors que si on applique l'attitude de
la mise en garde comme moyen correctif à un sujet atteint
de scoliose en *S*, l'une des deux courbures de l'*S* sera exagérée pendant que l'autre sera corrigée.

Il faudra donc, quand on prescrira l'escrime dans un but
orthopédique, être bien sûr de la région du corps sur laquelle il est nécessaire de faire porter la correction. S'il
n'existe qu'une seule courbure, ou si la courbure de compensation est manifestement très récente et négligeable,
on appliquera en toute confiance l'escrime en faisant tenir le
fleuret du côté opposé à la concavité de la courbure
principale, — que cette courbure soit lombaire ou dorsale.
Si au contraire la courbure est double, et que l'importance
de chacun des arcs paraisse égale, il vaut mieux s'abstenir.

La conclusion, c'est qu'à cause de ces nuances assez délicates de l'indication orthopédique, l'escrime ne devra être
appliquée couramment et en toute sécurité, comme exercice
correctif de la scoliose, qu'au début, dans les déformations
du premier degré, dont la courbure de compensation, à peine
indiquée, est encore négligeable.

On verra peut-être une contradiction dans le fait de proscrire l'escrime du traitement des scolioses à double courbure, quand nous indiquons dans le même cas une attitude
qui semble celle de la *fente* des escrimeurs (fig. 36, page 394),
mais il faut se rappeler que, dans l'escrime classique avec
effacement exagéré, la fente ne se fait pas *en avant* comme
dans la figure 36, mais *de côté*, et que ce mode de développement du corps entraîne la torsion sur l'axe de la colonne
lombaire et son ensellure latérale avec relèvement du bassin.

Toutefois si la fente se fait réellement en avant, ou tout
au moins de trois quarts, comme dans la méthode préco-
nisée par M. Prévost, l'inconvénient signalé disparaît, car
le bassin, au lieu de se relever s'abaisse, l'ensellure de
torsion ne se produisant pas. L'attitude représentée par la

figure 45 serait en réalité la reproduction exacte de l'attitude indiquée dans le dessin 36 si on suppose le sujet vu de face.

La figure 46, au contraire, qui représente la fente très effacée, montre l'inconvénient orthopédique de cette attitude qui a pour conséquence une saillie très disgracieuse de

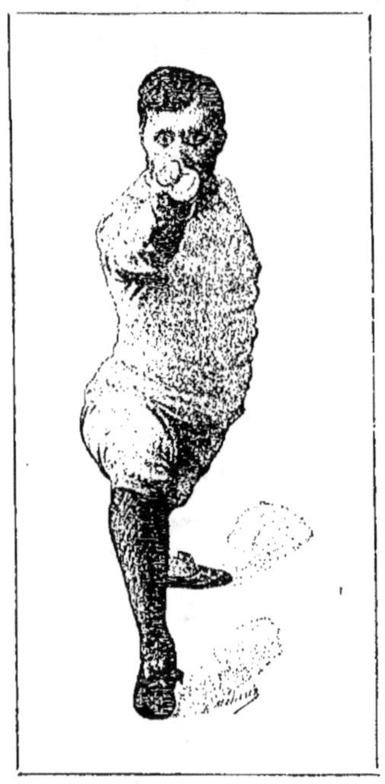

Fig. 45. — Attitude du corps dans la fente « naturelle » (d'après M. le professeur Prévost).

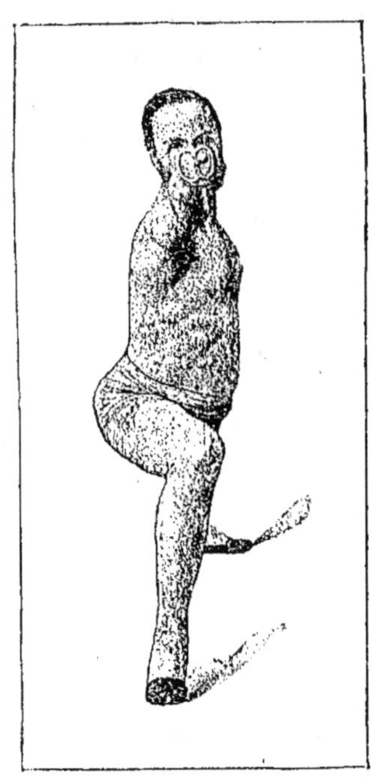

Fig. 46. — Attitude du corps dans la fente « effacée » : ensellure et relèvement du bassin qui en résulte.

l'extrémité inférieure droite du bassin, — démonstration du mouvement de torsion de la colonne lombaire dont l'effet est de creuser latéralement les reins et de dévier en sens inverse l'axe du bassin.

Pour résumer cette dissertation un peu longue, mais nécessaire, nous dirons que l'escrime considérée comme moyen orthopédique est une arme à double tranchant aussi bien dans l'hygiène préventive de la scoliose que dans son traitement curatif. Tant vaudra le maître qui l'applique, tant vaudra le résultat obtenu. Mais comment demander à un maître d'armes une notion exacte de la physiologie du mouvement, quand si peu de médecins la possèdent? Il faudra donc être très circonspect dans l'application de cet exercice chez les sujets menacés ou atteints de scoliose. Voici sous quelle formule nous résumerons l'indication et le mode d'application de l'escrime employée comme moyen correctif de la scoliose :

1° Pour corriger à l'aide de l'escrime une scoliose confirmée, il faudra adopter la garde très effacée; tandis que c'est la garde « de trois quarts » qu'on devra employer comme moyen de prévenir les déformations.

2° Il faudra toujours tenir le fleuret de la main qui correspond à la *convexité* de la scoliose, que cette scoliose soit d'origine dorsale ou lombaire, quand elle ne sera pas accompagnée d'une courbure de compensation importante.

3° Il sera prudent de s'abstenir d'employer l'escrime comme moyen de traitement quand les courbures de compensation seront très accentuées.

Les procédés d'immobilisation dans la déviation de la taille.

Il serait superflu de pousser plus loin l'énumération des moyens utiles au traitement gymnastique de la scoliose. Au reste, il serait impossible de décrire les innombrables procédés qu'on peut voir mettre en pratique en Suède, en Allemagne et en Autriche. Ces procédés ne sont que des variantes de ceux que nous avons pris pour types. Mais il nous reste à parler d'une autre méthode de traitement des déformations de la taille, qui est absolument l'inverse de celle que nous avons étudiée, c'est l'*immobilisation*.

Les scolioses, cyphoses ou lordoses secondaires résultant de maladies des os ne sont pas toujours du ressort du traitement gymnastique et même, pour quelques-unes, ce traitement ne pourrait qu'aggraver les lésions dont elles sont la manifestation symptomatique. C'est ainsi que toutes les déviations liées à la carie vertébrale, à l'infiltration tuberculeuse et à toutes les formes du *mal de Pott*, commandent l'immobilité absolue et exigent l'application d'appareils contentifs. Toutes ces déformations ont été à dessein éliminées de notre description, non seulement comme différant par leur origine des déformations essentielles du rachis, mais aussi et surtout comme justiciables d'un traitement tout opposé.

La distinction que nous faisons ici n'a, malheureusement, pas été toujours faite avec assez de netteté, et c'est de là, croyons-nous, qu'est résultée l'habitude invétérée de l'emploi des moyens d'immobilisation et de contention tels que les corsets dits « orthopédiques » pour des maladies qui demandent l'exercice et le mouvement.

Rien n'est plus urgent que d'immobiliser dès le début une colonne vertébrale déviée par suite d'infiltration tuberculeuse des vertèbres; rien n'est plus important, au contraire, que d'assurer la libre exécution des mouvements dans le début d'une déformation « essentielle » et primitive du rachis.

Les appareils de contention, dans le traitement des déformations primitives de la taille, ne doivent pas avoir pour objectif, à proprement parler, d'immobiliser les parties déviées, mais seulement de les retenir à leur place. L'immobilisation, loin d'être l'effet salutaire du traitement, en est au contraire un des inconvénients les plus graves. Mais il est des cas où on ne peut y soustraire le malade.

On est obligé d'opposer aux parties déviées des appareils qui luttent contre leur tendance au déplacement, toutes

les fois que les puissances musculaires sont devenues insuffisantes, par suite de l'exagération des déviations et
des conditions défavorables dans lesquelles les muscles
luttent contre la pesanteur pour soutenir les parties déplacées.

Les moyens de *contention* consistent dans des appareils
de deux sortes : des *corsets* et des *lits*.

Le meilleur corset orthopédique est celui qu'on fabrique
à l'aide d'un moulage de la partie déviée, après avoir, au
préalable, fait disparaître la déviation par la suspension.
Voici comment procède le professeur Lorenz, de Vienne,
pour la fabrication de cet appareil :

Le malade est soutenu par des courroies qui le prennent
sous le menton et à la nuque, puis lui-même, élevant les
bras au-dessus de la tête, saisit une barre horizontale placée
à une hauteur telle que le corps à demi suspendu ne quitte
pas tout à fait le sol et y repose encore légèrement par la
plante des pieds. De cette façon, la traction exercée par le
poids du corps est suffisante pour effacer la courbure de la
scoliose, mais non pour modifier la forme normale du thorax. C'est dans cette attitude que se fabrique le corset. A
l'aide de bandes plâtrées préparées d'avance et qu'il suffit
de tremper dans l'eau avant de s'en servir, l'opérateur fait
un moulage complet du tronc depuis le bassin jusqu'aux
aisselles, roulant sa bande par-dessus un mince maillot en
tricot de laine dont le patient a été préalablement revêtu.
Aussitôt l'application des bandes terminées, et le plâtre sé-
ché, un coup de ciseau est donné du haut en bas, puis
l'appareil ainsi ouvert est enlevé du corps. Ce premier
moulage une fois sec servira de « négatif ». On y coulera
du plâtre qui durcira et donnera la forme exacte du torse.
C'est ensuite sur ce « positif » qu'on fabriquera le corset.

Les matériaux employés pour la construction du corset
peuvent être très divers : feutre, cuir bouilli, etc. Lorenz se

sert de feuilles de bois extrêmement minces entre-croisées, imbriquées et agglutinées entre elles par de la colle. Le tout est recouvert d'un revêtement en étoffe et représente une sorte de cuirasse complète fendue et garnie d'agrafes sur le devant. Ce corset est le moulage exact du corps, mais du corps *redressé* par la suspension. On comprend que son application puisse forcer le corps à rester dans la position correcte en lui servant de tuteur.

Le grand inconvénient du corset orthopédique, c'est de comprimer la poitrine. Et cette compression a des conséquences parfois très graves chez l'adolescent qui se développe. En effet, la poitrine est la partie du corps qui doit s'accroître le plus de quinze à vingt ans. Il n'est pas rare d'observer des jeunes gens dont le périmètre thoracique augmente, en moins d'un an, de 4 et même 6 centimètres. On comprend quel obstacle apporte une cuirasse inextensible à cet épanouissement de la partie la plus essentielle à la vie. Aussi le corset doit-il être fréquemment refait pour s'accommoder à l'accroissement de la poitrine. Il faut dire que, dans le traitement viennois, l'enfant n'est pas condamné à le porter constamment : il ne l'endosse que quatre ou cinq heures par jour, et dans les moments où il serait exposé à prendre des attitudes vicieuses, pour écrire, par exemple, ou pour rester en classe à son banc, dans cette attitude assise prolongée, cause de tant de déviations.

Le professeur Lorenz obtient à l'aide des moulages du tronc un autre moyen de contention beaucoup plus efficace que le corset et qui n'en a pas les inconvénients. C'est le *lit orthopédique*.

Cet appareil se fait suivant la même méthode que le corset, avec cette différence que le moulage du tronc, au lieu d'être complet et de former une cuirasse circulaire autour du corps, n'embrasse que les deux tiers environ de la circonférence du tronc, laissant libre toute la partie antérieure du thorax. On emploie toujours les bandes plâtrées pour faire le premier moule « négatif », et on y coule du plâtre pour obtenir un « positif » solide ; puis, sur ce positif, on moule soit une lame de cuivre, soit une forte épaisseur de cuir bouilli. Mais le moulage ne devant pas envelopper complètement le tronc, on se contente d'entourer la partie postérieure et les parties latérales avec le revêtement qui doit en prendre l'empreinte, et on laisse, dans le point correspondant à la région antérieure, un vide qui représente environ le tiers du périmètre thoracique. C'est cette demi-cuirasse qui sert à faire le lit orthopédique. On la fixe sur une planche en bois qui lui servira de support, et le tout est posé sur un lit ordinaire, à la place qu'occupe le dos du malade. Celui-ci chaque soir se glisse entre les valves de l'appareil et son corps y reprend pour la nuit entière une forme correcte, sans y subir une compression nuisible, puisque toute la partie antérieure de la poitrine est libre et peut se développer à l'aise.

Parmi les procédés appliqués par le professeur viennois au traitement de la scoliose, il en est un qui mérite une mention à part : c'est le procédé de la *sangle élastique* dont le but n'est plus d'effacer les saillies et de redresser les courbures, mais de lutter contre la *torsion* de la colonne vertébrale.

Dans les scolioses, nous l'avons dit, en même temps que les vertèbres s'incurvent latéralement, elles subissent un mouvement de torsion sur leur axe, torsion qui se communique aux côtes et contribue pour beaucoup à la déformation de la cage thoracique si préjudiciable au jeu du poumon. Pour obtenir la *détorsion* de la colonne vertébrale, Lorenz emploie une large sangle en tissu élastique, appliquée de manière à décrire sur le tronc une spirale en sens inverse de celle que représente l'ensemble des vertèbres déviées. Chaque bout de la sangle est assujetti à un point fixe, et l'élasticité

de la sangle entrant en jeu tend à faire subir au thorax et,
par l'intermédiaire des côtes, au rachis une torsion en sens
inverse de celle qu'on veut corriger. C'est pendant que la
colonne vertébrale est soumise à cette « détorsion » par
action mécanique qu'on applique les bandes plâtrées, avec
l'espoir d'obtenir un moulage plus conforme à la forme normale du tronc, la torsion du rachis se trouvant corrigée.

CHAPITRE VIII

LES MALADIES DU SYSTÈME NERVEUX

Effets indirects de l'exercice sur les centres nerveux. — Effets directs
de l'exercice sur les fonctions d'innervation. — Le traitement des névralgies. — De l'exercice dans les paralysies. — Traitement « gymnastique » de la chorée. — Traitement de l'ataxie locomotrice. —
Traitement de la neurasthénie.

L'exercice et le mouvement peuvent faire sentir leurs
effets thérapeutiques au système nerveux de deux manières :
1° *indirectement*, en modifiant l'état général de l'organisme ;
2° *directement*, en agissant sur les organes mêmes qui président aux fonctions d'innervation.

Effets indirects de l'exercice sur les centres nerveux.

L'action *indirecte* de l'exercice se fait sentir au système
nerveux, comme à tous les autres. systèmes organiques.
Nous avons exposé précédemment comment le travail des
muscles peut améliorer la nutrition et rendre le sang
plus riche. On sait, d'autre part, que le sang, liquide nourricier de tous les éléments organiques, est le véritable
« régulateur » du système nerveux : *sanguis moderator ner-*
vorum. Il n'est pas besoin d'insister davantage pour faire
comprendre comment les effets généraux toniques de l'exercice peuvent se faire sentir au système nerveux affaibli.

L'indication de l'exercice se présentera donc, tout d'abord
dans tous les « états nerveux » qui se rattachent à un appauvrissement du sang, dans les troubles d'innervation dus à l'a-
némie, à la leucémie, à tous les états d'épuisement et de misère
physiologique. On sait que tous les débilités sont des nerveux,

et présentent tantôt des symptômes d'excitation, tantôt des phénomènes de dépression, de « faiblesse irritable ».

Mais les états qui se caractérisent par l'affaiblissement des fonctions d'innervation ne sont pas tous liés, à proprement parler, à un appauvrissement de la constitution. Beaucoup de ces états nerveux à forme « neurasthénique » sont sous la dépendance d'un trouble de la composition du sang et s'observent chez des sujets d'ailleurs vigoureux, comme peuvent l'être, par exemple, les arthritiques. La neurasthénie, comme l'a fait observer le professeur Bouchard, n'est bien souvent qu'une phase de l'arthritisme. On a même voulu rattacher les troubles de l'innervation, chez les arthritiques, à l'hyperacidité du sang. Il n'est point absurde de croire que le contact d'un sang surchargé de principes acides comme l'est le sang des arthritiques puisse exercer sur les éléments nerveux une irritation spéciale d'où résulterait cette forme d'état nerveux qu'on a appelé la *neurasthénie hyperacide*. Or nous avons vu que l'exercice a pour effet de diminuer l'acidité du sang, et c'est sans doute là une des causes qui font de l'exercice un sédatif des centres nerveux. En tous cas, si on n'accepte pas la théorie on ne saurait récuser les faits d'observation. Et il est d'observation vulgaire que l'entraînement rend l'homme plus calme, plus maître de lui. On sait aussi que les animaux eux-mêmes, et notamment les chevaux de pur sang, qui sont tous, par tempérament, prédisposés à la neurasthénie, deviennent moins irritables et plus froids quand ils sont bien entraînés.

Effets directs de l'exercice sur les fonctions d'innervation.

L'action *directe* de l'exercice sur les organes de l'innervation peut se traduire par deux sortes d'effets différents : des effets *mécaniques* et des effets *fonctionnels*.

Les effets *mécaniques* de l'exercice résultent de l'action

du mouvement proprement dit, et en particulier du mouvement communiqué. On les obtient surtout à l'aide des exercices passifs et du massage. Toutefois ils peuvent se produire aussi, quoique d'une manière moins méthodique, à l'aide des mouvements actifs. Ils consistent dans les secousses, pressions, tiraillements, élongations que subissent les éléments nerveux dans toute région mobilisée. Nous savons que leur effet peut se traduire, suivant la forme et l'intensité du mouvement, soit par une excitation, soit par une sédation des éléments nerveux. De là l'utilité des mouvements passifs et du massage aussi bien pour réveiller la motilité, comme dans les paralysies, que pour calmer la douleur, comme dans les névralgies.

Les effets *fonctionnels* de l'exercice sur le système nerveux dérivent de l'association intime qui existe entre les centres nerveux et les muscles. Le cerveau et la moelle épinière font partie intégrante de l'appareil locomoteur, et en sont à tel point solidaires que leur entrée en jeu préalable est la condition *sine quâ non* de tout mouvement voulu. Il en résulte que l'exercice volontaire des muscles implique toujours « l'exercice » de certaines parties constituantes de la moelle épinière et du cerveau. C'est la cellule motrice qui commande la contraction du muscle et lui envoie, par l'intermédiaire du nerf, la quantité d'influx nerveux nécessaire à sa contraction. On donne le nom de travail *excito-moteur* à ce travail du centre moteur, qui est le préliminaire obligé de tout effort musculaire.

Mais la cellule sensitive elle-même doit entrer en jeu dans les mouvements. Il faut qu'elle perçoive les sensations musculaires transmises par le nerf sensitif, car c'est sur ces sensations que nous nous basons pour évaluer le degré d'énergie de la contraction musculaire, et pour juger s'il correspond bien à l'effort nécessaire pour exécuter correctement le mouvement projeté. Les cellules sensitives sont aussi indispensables que les cellules motrices à la *coordination* des mouvements. On en a la preuve dans les maladies qui portent atteinte à la perception des impressions sensitives sans altérer la motilité, comme l'ataxie locomotrice. Chez l'ataxique dont la force musculaire est restée presque intacte, mais où les cordons sensitifs sont atteints de sclérose, la coordination des mouvements est imparfaite, et les actes musculaires sont désordonnés.

Ainsi en provoquant des mouvements musculaires voulus et coordonnés on se trouve mettre du même coup en exercice les centres nerveux moteurs et sensitifs. On se trouve, par cela même, faire bénéficier ces organes des effets que produit toujours l'exercice sur tout organe qui entre en fonction. Nous savons que ces effets se traduisent en résumé par une activité plus grande de la nutrition et par une plus grande aptitude fonctionnelle. Et tels sont, en réalité, comme nous le dirons tout à l'heure, les résultats de l'exercice musculaire dans les affections des centres nerveux.

L'exercice musculaire ne met pas seulement en action les organes du mouvement et de la sensibilité, mais sollicite de plus l'entrée en jeu des facultés psychiques. C'est là un point très important de la thérapeutique par le mouvement, qui mérite d'être exposé avec quelques détails, si on veut comprendre le rôle de l'exercice physique dans certains états nerveux qui semblent toucher au domaine de la pathologie mentale.

L'exercice musculaire est un moyen d'exercer et de développer la *volonté*. On comprend sans qu'il soit besoin de commentaires que les cellules motrices ont dans tout mouvement actif une part d'effort, et par conséquent une part d'*exercice* proportionnée à l'énergie de l'acte musculaire. Or la cellule motrice elle-même est mise en exercice par un agent d'ordre psychique, la volonté, dont nous ne connaissons pas la nature, mais dont nous pouvons connaître les

attributs, et, dans certains cas, les maladies. La volonté
entre donc, elle aussi, en travail pendant l'exercice musculaire. Et il faut se rappeler que la volonté est perfectible
par l'exercice au même titre que toutes les facultés physiques et toutes les aptitudes physiologiques.

Dans certaines affections psychiques caractérisées par
l'affaissement momentané de la volonté, l'exercice musculaire peut rendre de grands services et relever l'énergie
des facultés actives. Il serait impossible de comprendre les
effets incontestés de l'exercice physique sur certains neurasthéniques déprimés, si on n'admettait pas que ce traitement exerce sur la volonté une action pour ainsi dire récon-
fortante qui se traduit par un fonctionnement plus énergique
non seulement de l'appareil locomoteur, mais encore de
toutes les facultés actives de l'âme. C'est pour avoir constaté
ce résultat psychique très remarquable, que tous les hommes
versés dans la pédagogie considèrent les exercices du corps
comme un adjuvant indispensable de l'éducation morale.

On peut encore avoir recours à l'exercice physique pour
diminuer l'exagération de la *sensibilité*. Pendant le travail
musculaire, une multitude d'impressions parties des muscles
et de tous les organes associés à leur travail vont atteindre la
cellule sensitive qu'ils excitent diversement. De ces impressions quelques-unes peuvent acquérir parfois une intensité
presque douloureuse, quand la fatigue est extrême ou l'effort
considérable. Or l'exercice de la sensibilité ou, si l'on veut,
la mise en jeu fréquente et régulière de cette faculté a pour
résultat d'en atténuer les manifestations extérieures et
aussi les perceptions conscientes. La sensibilité s'émousse
et se blase par l'accoutumance. Or la véritable éducation de
la sensibilité, je veux dire le résultat le plus désirable au
point de vue thérapeutique que puisse produire l'exercice
chez les nerveux, c'est l'atténuation des sensations qui sont
ordinairement chez eux exaltées à l'extrême.

On comprend donc quel service peut rendre l'exercice aux malades, si nombreux à notre époque, dont la volonté est déprimée et la sensibilité exaltée. Le travail musculaire devient pour eux un moyen d'éducation qui tend à rétablir l'équilibre en atténuant la sensibilité et en fortifiant la volonté.

D'autres facultés psychiques qui semblent moins directement solidaires de l'appareil locomoteur sont encore susceptibles de recevoir un certain degré d'éducation par le fait de l'exercice des muscles.

Il n'est pas jusqu'aux *facultés intellectuelles* elles-mêmes qui ne puissent être favorablement influencées et, dans une certaine mesure, développées par l'exercice musculaire, car elles interviennent pour une large part dans l'exécution des mouvements volontaires. Tout mouvement doit être *coordonné* par le cerveau avant d'être exécuté par les muscles. Cette préparation, aussi rapide soit-elle, ne fait jamais défaut ; elle est le préliminaire nécessaire de l'action, et constitue un véritable acte psychique fort complexe. S'agit-il, par exemple, de lancer une pierre en cherchant à toucher un but, il nous faut faire intervenir d'abord la mémoire qui nous rappelle quels muscles sont aptes à exécuter le mouvement, la sensibilité qui, sous forme de « sens musculaire », nous renseigne exactement sur le degré d'effort développé par les muscles, et enfin le jugement qui détermine si la part respective que vont prendre au mouvement les groupes antagonistes actionnés est bien telle qu'il faut pour lancer le projectile avec la vitesse voulue, et suivant la direction du point visé.

Pour les actes usuels dont nous avons l'habitude le travail psychique passe inaperçu, et la coordination du mouvement semble tout à fait automatique, — pas plus automatique, toutefois, que telle opération intellectuelle passée à l'état d'habitude, comme le fait de débiter une tirade apprise par cœur. Mais plus l'acte musculaire est nouveau pour le sujet, plus devient apparente l'intervention des facultés psychiques dans son exécution.

Dans l'apprentissage des mouvements difficiles le travail du cerveau devient évident pour l'observateur le moins attentif. Qui ne s'est surpris, dans l'impatience d'apprendre plus vite un exercice nouveau, à en répéter les mouvements « dans sa tête » ? Tel fanatique d'escrime qui suit son chemin sans voir personne et semble absorbé dans de profondes méditations repasse dans sa tête toutes les péripéties d'un assaut; quand vous le voyez relever tout d'un coup sa canne en dessinant un rapide « contre de quarte », c'est la « finale » d'une phrase d'épée dont ses cellules cérébrales suivent depuis un instant toutes les péripéties, sans autre manifestation extérieure que ce mouvement qui lui a échappé.

L'exercice, si on en choisit bien la forme, peut donc devenir un moyen d'éducation non seulement physique, mais intellectuelle. Et c'est pour les raisons physiologiques déduites plus haut qu'on a pu en faire un moyen de traitement chez les enfants arriérés ou idiots. Le fait est connu, mais on ne lui a pas donné, à notre avis, son interprétation véritable. On a pensé seulement au vieil adage : *Mens sana in corpore sano*, et on a attribué à l'amélioration de la santé par l'exercice le développement de certaines aptitudes psychiques (1). Sans nier cette action qui peut être vraie dans une certaine mesure, il ne faut pas oublier que bien des hommes de la plus chétive santé sont d'une intelligence supérieure, et que bien des idiots n'auraient rien à gagner en fortifiant leur constitution qui peut être athlétique.

En réalité, dans l'immense majorité des cas, l'exercice physique agit sur le cerveau parce qu'il se double d'un véritable

(1) Dr Wey, *American Journal of Insanity*. Janvier 1891.

travail intellectuel. Si bien qu'on peut faire l'éducation de la cellule nerveuse en exerçant la fibre musculaire, chez tous les enfants trop faibles d'esprit pour qu'on puisse tenter de les soumettre à un véritable travail intellectuel.

Une conclusion pratique se dégage de cette distinction que nous cherchons à faire dans les résultats du travail musculaire, c'est l'importance du choix de l'exercice. Si l'on applique l'exercice à des enfants arriérés dans l'espoir de développer leurs facultés psychiques, il est absolument nécessaire de leur demander non des exercices de force ou de vitesse, mais des exercices où la précision des mouvements tienne une grande place, des exercices demandant un travail de coordination d'une difficulté progressivement croissante. On arrivera ainsi peu à peu, en faisant l'éducation de leurs muscles, à faire, dans la mesure du possible, l'éducation de leur cerveau.

Application de l'exercice au traitement des affections nerveuses.

Dans les affections des troncs et filets nerveux, telles que les *névrites*, les *névralgies*, l'exercice doit être recherché surtout pour son action mécanique. On l'emploie le plus souvent en pareil cas sous la forme du massage : massage par frictions, par effleurage, par pression et surtout par « trépidation ». Nous savons que les effets du massage peuvent s'obtenir soit avec la main, soit à l'aide de diverses machines. C'est surtout dans le massage des nerfs qu'on utilise les appareils « vibratoires » dont nous avons déjà parlé, au chapitre du *Massage*, et à l'aide desquels on peut localiser l'action des vibrations avec beaucoup de précision, et agir sur des nerfs profonds qui seraient peu accessibles à la main.

Les mouvements passifs ont aussi leur indication formelle dans toutes les affections douloureuses des nerfs. Le but de leur emploi est presque toujours de faire subir aux nerfs malades une sorte d'*élongation* analogue à celle qu'on obtient à l'aide d'une opération chirurgicale, mais, ici, lente et progressive.

Nous citerons comme type du traitement des névralgies par le mouvement passif le procédé employé en Suède pour guérir la sciatique. — On voit dans une des salles de l'Institut central de gymnastique, à Stockholm, une longue poutre obliquement étendue de façon à toucher le sol par une de ses extrémités, pendant que l'autre est fixée au mur à une hauteur d'environ 2 mètres, la direction de cette poutre représentant celle d'un plan incliné de pente très douce. Voici comment on utilise cet appareil qui est, comme on voit, d'une simplicité rustique : Le malade se place debout, faisant face à la poutre, et soutenu au besoin par un aide, puis il porte en avant sa jambe bien tendue et place le talon du pied sur la poutre, au point le plus élevé que la douleur lui permette d'atteindre. Le médecin saisit alors la jambe et la pousse très doucement, et très lentement, dans la direction ascendante du plan incliné. On gagne aisément ainsi quelques centimètres, et on laisse le membre en place durant quelques minutes. Le lendemain l'exercice est repris et l'on remet le pied sur le point où il s'était arrêté la veille pour s'efforcer, en procédant toujours avec les mêmes ménagements, de gagner encore un certain espace en montant. On réussit, de cette façon à élever chaque jour un peu plus haut le membre malade et on finit par obtenir, en moyenne au bout de quinze à vingt jours, une amplitude à peu près normale du mouvement. On obtient du même coup la cessation des douleurs et le retour des mouvements actifs. Il n'est pas difficile de comprendre que l'effet de ce moyen gymnastique s'explique par l'élongation du nerf, absolument comme la guérison qu'obtiennent les chirurgiens en tirant violemment à l'aide d'un crochet mousse sur le nerf sciatique préalablement mis à nu. Mais ici l'élongation est lente, douce et progressive, et donne des résultats plus durables que l'élongation chirurgicale, sans exposer le malade aux mêmes dangers.

C'est encore aux effets « mécaniques » de l'exercice qu'il faut attribuer l'action thérapeutique du massage et des mouvements passifs dans certaines névroses comme la *paralysie agitante*. Les appareils à trépidation qui impriment à tout le corps des vibrations et des secousses comme le chariot de Zander sur lequel est copié le « fauteuil trépidant » de Charcot, représentent en pareil cas le meilleur mode d'application du traitement. Ces appareils ne font, au total, qu'imiter les effets des vibrations moléculaires que produisent dans tout l'organisme le chemin de fer et la voiture. Nous avons cité, en faisant l'histoire des mouvements passifs, l'observation d'un malade atteint de paralysie agitante, et qui trouvait un grand soulagement à faire de longs trajets dans une voiture à réactions dures (page 49).

De l'exercice dans les paralysies.

Les effets *fonctionnels* de l'exercice, c'est-à-dire ceux qui ont pour résultat de solliciter le fonctionnement des éléments nerveux, peuvent être utilisés dans les affections organiques et dans les névroses sans lésions d'organe. Il va de soi que l'efficacité du traitement sera plus grande dans les troubles purement fonctionnels et sans lésions. Toutefois il ne faut pas oublier que, même en cas d'altération organique, la fonction peut toujours améliorer l'organe, et développer la capacité fonctionnelle qui lui reste, aussi faible soit-elle. Il faut se rappeler, de plus, que les lésions d'organe ne détruisent presque jamais tous les éléments susceptibles d'entrer en fonction; et l'observation des faits prouve, du reste, que des suppléances fonctionnelles s'établissent souvent d'une région à l'autre, aussi bien dans les centrès nerveux que dans les autres appareils organiques.

Pour ces raisons, les *hémiplégiques* et les *paraplégiques* pourront toujours gagner quelque chose à « exercer » leurs cellules motrices cérébrales ou médullaires, en exécutant chaque jour tous les mouvements actifs que leur permet la maladie. Presque toujours, en sollicitant méthodiquement et avec persistance des efforts volontaires dans un membre en apparence dépourvu de toute motilité, on finit par y voir apparaître quelques mouvements et à plus forte raison réussit-on à augmenter l'étendue et l'énergie des mouvements qui avaient persisté.

Traitement « gymnastique » de la chorée.

C'est dans les maladies caractérisées par un trouble de la coordination du mouvement, que l'exercice a donné les meilleurs résultats, et surtout dans la *chorée* ou *danse de Saint-Guy*.

A l'Hôpital des Enfants malades, dès l'année 1854, de nombreuses guérisons ont été obtenues dans des cas de chorées anormales ou rebelles par M. Laisné, qui était attaché au service du professeur Blache, comme professeur de gymnastique médicale.

On va voir dans quel esprit était dirigé le traitement de Laisné, qui demeure encore aujourd'hui le plus rationnel.

Dans la chorée simple, quand l'enfant reste dans une certaine mesure maître de ses mouvements, des exercices « du plancher » simples et bien rythmés, exécutés au commandement, constituent pour les centres nerveux une sorte de discipline à laquelle peu à peu les membres obéissent, et la volonté reprend graduellement son empire sur les muscles.

Dans les cas graves où le désordre des mouvements est complet et où l'enfant est impuissant à maîtriser dans la plus petite mesure l'agitation incohérente de ses membres, voici comment procédait Laisné : Pendant les quatre ou cinq premiers jours, il se bornait à faire un massage général de tous les muscles. Vers le sixième jour intervenaient des mouvements passifs; les membres agités de mouvements involontaires étaient d'abord maintenus immobiles pendant quelques minutes, puis on leur communiquait méthodiquement en tous sens des mouvements passifs très rythmés. Quand l'agitation excessive et les mouvements involontaires commençaient à se calmer, on passait aux mouvements actifs exécutés en mesure.

« Les exercices passifs », — dit le professeur Blache au sujet de cette forme de traitement de la chorée, — « ont une action remarquable. Au début la volonté du patient n'intervient pas dans le mouvement, ou même le contrarie. Puis, peu à peu, on sent que les muscles utiles prennent l'habitude de s'y associer, par une tentative que l'opérateur constate aisément. La volonté n'avait qu'un faible empire sur le système musculaire; peu à peu elle semble le reprendre, et c'est alors que graduellement les mouvements anormaux diminuent de fréquence et d'intensité (1). »

Traitement de l'ataxie locomotrice.

L'*ataxie locomotrice* est le type des maladies caractérisées par la perversion des fonctions de coordination. Il était tout indiqué de faire intervenir dans son traitement des exercices capables de discipliner les mouvements. Malheureusement là il ne s'agit plus de troubles purement fonctionnels comme dans la chorée. Les fonctions de coordination sont perverties par suite d'une lésion irrémédiable de la moelle épinière. L'exercice en pareil cas ne peut être qu'un palliatif; mais, comme tel, il a donné des résultats satisfaisants.

(1) Blache, *Traitement de la chorée infantile* (Gazette hebdomadaire, année 1864).

Pour lutter contre le désordre des fonctions motrices, le professeur Fraenkel a institué une série de mouvements dont nous allons donner le formulaire.

Chaque séance de gymnastique, qui doit avoir une durée d'une demi-heure environ, se compose d'abord d'exercices simples :

1° Le malade étant couché, les jambes nues, fléchit, étend, rapproche, éloigne du corps un pied d'abord, puis les deux.

2° Mêmes exercices pour les genoux.

3° Mêmes exercices pour les hanches.

Chaque exercice est répété jusqu'à ce que le malade soit maître de ses contractions musculaires.

On passe ensuite à des exercices plus compliqués.

1° Le malade s'assied lentement, sans s'appuyer sur une canne, et se lève de même.

2° Le malade est debout, appuyé sur une canne, il lève le pied gauche, le pose doucement par terre en avant, d'une longueur de pas ordinaire; il remet le pied à sa place avec les mêmes précautions. Même exercice avec le pied droit.

3° Marcher dix pas en avant, s'aidant de la canne, avancer lentement en posant solidement le pied à terre.

4° Rester debout sans canne, les pieds un peu écartés, les mains aux hanches. Dans cette position fléchir les genoux, s'accroupir et se relever lentement.

5° Comme dans l'exercice n° 2, le malade avance le pied gauche; mais après l'avoir porté en avant, il le porte en arrière; même exercice avec l'autre pied.

6° Marcher vingt pas en avant comme dans l'exercice 3.

7° Exercice n° 2 sans canne.

8° Rester debout sans canne, les pieds rapprochés, les mains aux hanches.

9° Rester debout sans canne, les pieds écartés. Dans cette position, faire des mouvements gymnastiques des bras, les lancer en avant, en arrière, en haut, en bas.

10° Rester debout sans canne, les pieds écartés, les mains aux hanches; dans cette position, fléchir le tronc en avant, à gauche, en arrière, à droite, en décrivant avec la tête un cercle.

11° L'exercice n° 9, les pieds rapprochés.

12° L'exercice n° 10, les pieds rapprochés.

13° Marcher le long d'une ligne droite tracée sur le plancher, à l'aide d'une canne,

14° Le même exercice sans canne.

Chaque séance de gymnastique doit être suivie d'une séance de massage.

Le traitement de la neurasthénie.

Il n'est guère d'état morbide dont la nature ait été plus discutée que la *neurasthénie*, et nous ne nous attarderons pas à examiner si cette affection constitue, comme le veulent les uns, une maladie essentielle, une entité morbide, ou si elle ne représente comme le prétendent les autres qu'un syndrome, un groupe de symptômes pouvant se relier à une multitude d'états morbides différents. Ce qu'il importe de montrer, c'est que les troubles fonctionnels qui la caractérisent sont tous justiciables, soit isolément, soit dans leur ensemble, de l'exercice actif ou passif.

On a caractérisé assez heureusement d'un mot l'ensemble des troubles de la neurasthénie, en disant que cette maladie est un état de « faiblesse irritable ». Ce mot est vrai aussi bien au point de vue psychique qu'au point de vue physiologique.

Dans l'ordre physiologique, l'irritabilité des éléments sensitifs se traduit par l'*hyperesthésie*, qui a pour corollaires les névralgies de toute sorte, céphalée, rachialgie, etc., et par ce qu'on pourrait appeler l'*émotivité* excessive des organes, c'est-à-dire la facilité avec laquelle se produisent des troubles réflexes dans toutes les fonctions, fonctions circulatoires, fonctions digestives, etc. Dans l'ordre psychique c'est l'impressionnabilité excessive, la variabilité de l'humeur, la soudaineté et la violence des émotions, soit que celles-ci se manifestent à l'extérieur, soit qu'elles se concentrent et retentissent sur les systèmes organiques, l'appareil vaso-moteur, l'appareil digestif, etc.

La faiblesse nerveuse se manifeste dans l'ordre organique par l'asthénie musculaire, l'atonie des organes, notamment des organes digestifs ; dans l'ordre psychique par la dépression cérébrale, l'affaiblissement de la volonté ou *aboulie*, la prostration, l'hypocondrie.

Tels sont les troubles fondamentaux autour desquels se groupe tout l'appareil symptomatique si varié de la neurasthénie. Et si on se reporte aux lignes qui précèdent, et où nous avons exposé l'action multiple de l'exercice sur le système nerveux, on verra que chacun des symptômes de la maladie pourra être combattu par l'un des moyens dont dispose la médication par le mouvement.

Les mouvements passifs et le massage pourront lutter avantageusement contre les symptômes douloureux quel qu'en soit le siège, et les exercices actifs seront souverains pour combattre les autres troubles physiologiques, tels que la faiblesse musculaire, et seront très efficaces aussi, — nous l'avons prouvé tout à l'heure, — pour émousser l'impressionnabilité maladive du neurasthénique, et fortifier sa volonté défaillante.

La médication par l'exercice peut donc répondre aux indications symptomatiques de la neurasthénie. Mais répond-elle aussi bien aux indications pathogéniques ? — C'est là que commencent les divergences.

On attribue généralement l'état de neurasthénie à un processus d'épuisement des cellules cérébro-spinales, à une insuffisance de cette force spéciale et inconnue, qu'on appelle « l'influx nerveux ». Il semble, en effet, dans cette maladie, que la moelle épinière et le cerveau, quand ils ont dépensé leur énergie dans un effort intellectuel ou musculaire, ne puissent plus refaire provision d'influx nerveux, et ne sachent plus réparer leurs pertes et se « recharger » à la manière des accumulateurs, comme cela arrive normalement sous l'influence de l'alimentation et du repos.

Partant de cette donnée que le processus pathogénique de la neurasthénie est l'appauvrissement des cellules nerveuses, et qu'il faut avant toute chose s'opposer à toute déperdition, à toute dépense d'influx nerveux, on a proposé récemment de traiter cette maladie par l'immobilisation, dans le but d'économiser le précieux fluide, et de permettre à l'appareil cérébro-spinal de se « recharger » peu à peu, en supprimant la dépense de force occasionnée par les mouvements. De là le mode de traitement qui consiste à tenir les malades au lit pendant des semaines et des mois. Ce mode de traitement a pu donner des résultats satisfaisants dans les cas où la neurasthénie avait pour cause le surmenage. Mais les neurasthéniques sont bien loin d'être tous des « surmenés », et dans l'immense majorité des cas, l'immobilisation prolongée constitue un mode de traitement aussi nuisible qu'irrationnel.

Voyons, en effet, quel est le mécanisme de cette « réparation » des centres nerveux qu'on cherche à obtenir par l'immobilisation prolongée. La réparation des éléments nerveux, — aussi bien que celle des éléments musculaires, — doit être étudiée à deux points de vue, parce qu'elle apparaît sous deux formes distinctes : la réparation par le repos qui est passagère et momentanée, et la réparation par la nutrition qui est durable. La première pourrait s'appeler réparation « fonctionnelle » et l'autre, réparation « organique ».

Si on accepte ces données, il est aisé de comprendre que la réparation fonctionnelle ne pourra devenir durable qu'à la condition d'être accompagnée de la réparation organique régulière et normale. Or, pour les centres nerveux, comme pour tous les organes, la condition essentielle d'une réparation, ou en d'autres termes, d'une nutrition normale, c'est un fonctionnement régulier, c'est l'activité, — l'activité bien mesurée, si l'on veut, mais non interrompue. C'est pourquoi dans les centres nerveux comme ailleurs, le repos doit être d'une durée très limitée. Un muscle surmené reprend des forces sous l'influence d'un jour ou, au besoin, d'une semaine de repos; il en perd au contraire si l'inaction se prolonge au delà d'une quinzaine; au delà de ce délai, la réparation fonctionnelle, c'est-à-dire l'économie résultant de l'interruption du fonctionnement, ne peut plus compenser la perte qui résulte du défaut de réparation organique par diminution de l'activité de la nutrition. Le muscle en état d'inertie prolongée dépérit et se débilite.

Il en va de même pour les centres nerveux. Dans la substance nerveuse aussi bien que dans le tissu musculaire, les éléments réparateurs portés par le sang n'affluent en quantité suffisante que lorsque l'activité fonctionnelle ne reste pas au-dessous de la normale.

L'erreur de ceux qui voient dans le repos à outrance un moyen « d'économiser » les forces, tient à ce qu'ils n'étudient l'exercice que par une de ses faces : ils n'y voient qu'une occasion de dépense, et oublient que c'est aussi un puissant moyen de réparation. Et l'on observe toujours qu'après l'exercice la réparation l'emporte sur la dépense, à moins qu'on n'ait dépassé la capacité fonctionnelle de l'organe. C'est pour cela que la force des muscles augmente par l'exercice musculaire, et que la puissance cérébrale s'accroît par le travail intellectuel.

Il faut donc que les cellules nerveuses ne demeurent pas trop longtemps inactives, si on veut qu'elles refassent dans les meilleures conditions possibles leur provision d'énergie. Et c'est pour cette raison que l'exercice n'est pas seulement utile aux neurasthéniques comme modificateur général de la nutrition, mais leur est surtout indispensable à cause de la propriété qu'il a de mettre directement en jeu la moelle épinière et le cerveau, en associant ces organes au fonctionnement des muscles dans les diverses formes d'activité neuro-musculaire qui s'appellent travail *excito-moteur*, travail de *coordination*, etc.

Les faits d'observation courante confirment ces conclusions déduites des lois de la physiologie. Il suffit d'observer sans parti pris pour être convaincu que loin de guérir par le repos prolongé des centres nerveux, la neurasthénie, chez les sujets prédisposés, reconnaît fréquemment pour cause déterminante l'inaction forcée, le manque d'occupations intellectuelles et physiques, en un mot le *désœuvrement*. On l'observe souvent après la cessation brusque d'une vie active, comme il arrive chez les commerçants et les industriels retirés des affaires, chez les militaires retraités. Tel qui se plaignait du surmenage de sa vie trop occupée, et n'aspirait qu'à déposer le « collier de misère », va devenir triste, irritable, hypocondriaque, assiégé de mille souffrances nerveuses dès que son rêve se trouve réalisé. Combien de neurasthéniques chez des gens de la classe riche, qui ne travaillent ni des muscles, ni du cerveau, et dans la vie desquels on ne relève aucun souci, aucun chagrin qui puisse causer une « dépense » aux cellules nerveuses! Combien chez les femmes du monde, et surtout chez celles qui n'ont pas d'enfants, c'est-à-dire celles qui ont le moins d'occasion de fatigue en dehors du train habituel de la vie mondaine!

Est-ce à dire que nous méconnaissions l'influence du surmenage dans l'étiologie de la neurasthénie? On ne peut nous le reprocher, à nous qui dans un précédent travail (1) avons insisté sur la gravité des névropathies dues à la fatigue et

____

(1) *Physiologie des exercices du corps* : le Surmenage, p. 146.

à l'épuisement, et rapporté même des cas de folie par surmenage chronique. Mais nous maintenons que les facteurs les plus fréquents de la neurasthénie sont le défaut d'exercice physique et le manque d'activité cérébrale, et nous conserverons ici la division que nous avions déjà faite, au point de vue étiologique, entre les neurasthéniques par *surmenage* et les neurasthéniques par *désœuvrement*.

Si les neurasthéniques « surmenés » doivent être mis au repos, et s'il est avantageux même de les immobiliser complètement, par le séjour au lit, par exemple, on doit se rappeler que l'effet utile du repos complet ne se prolonge pas au delà d'un temps relativement court, la réparation de l'influx nerveux exigeant, pour être complète, la reprise de l'activité. Il faut signaler, en outre, un grave inconvénient du repos prolongé, c'est la création d'habitudes d'inertie. Le patient s'accoutume si bien à l'immobilité qu'il finit par n'être à l'aise que dans la position horizontale. C'est de la même façon que les morphinomanes s'habituent à ne se sentir équilibrés que lorsqu'ils ont pris leur dose quotidienne de morphine. Dans les deux cas, il s'est créé des besoins factices et dangereux à satisfaire. Le neurasthénique, habitué à la position horizontale, finit par ne pouvoir, sans fatigue extrême, se livrer au moindre effort musculaire et par ne plus savoir vivre debout. D'un malade, on risque ainsi de faire un infirme.

Quelles que soient les causes de la neurasthénie, le traitement de cette maladie demande un soin tout particulier et une attention constante. L' « entraînement » des neurasthéniques présente des difficultés spéciales tenant en premier lieu à la faiblesse musculaire et surtout à l'impossibilité de soutenir longtemps le travail; en second lieu, à la tendance que présente le malade à passer inopinément de la prostration à l'excitation, d'où fréquence des efforts trop violents qui exagèrent inutilement la dépense de force et épuisent le malade; enfin à la fréquence de divers troubles organiques concomitants, — la neurasthénie étant très souvent une affection secondaire.

La faiblesse musculaire ne se traduit pas toujours chez le neurasthénique par l'impossibilité de faire un effort d'une certaine intensité, mais plutôt par le manque de résistance, l'impossibilité de prolonger le travail. Il ne faudrait donc pas se baser sur le résultat d'une épreuve au dynamomètre pour évaluer le degré d'intensité des efforts musculaires qu'on lui demandera. C'est là que le plus grand tact est nécessaire; il ne suffit pas de diagnostiquer la maladie, i faut encore juger l'état du malade avant de le diriger dans le traitement. Dans le doute, il vaut toujours mieux rester en deçà de la mesure que de la dépasser, car dans l'entraînement des neurasthéniques, tout le succès dépend du début. En commençant, on ne devra jamais demander des exercices où le malade doive mettre toute sa force.

Il sera toujours facile de trouver des exercices assez doux même pour les plus débilités. Au besoin, on commencerait par le massage général et les mouvements passifs. Nous savons que ce sont des moyens suffisants pour stimuler la nutrition des muscles et même des centres nerveux sans provoquer aucune dépense de force. L'exercice passif pourra donc être appliqué quel que soit le degré de faiblesse du malade, et deviendra ainsi le correctif de l'immobilité forcée, quand la gravité du cas forcera le médecin à condamner le malade au lit.

A mesure que le malade prendra des forces, on augmentera l'intensité du traitement. On lui demandera des mouvements plus énergiques, et on prolongera la durée des exercices. Mais il faudra être constamment préoccupé de l'empêcher d'aller jusqu'à la limite de ses forces, si on ne veut compromettre dans les débuts le succès de l'entraînement. Sous l'empire d'un excitant quelconque tel que l'émulation, l'amour-propre, ou simplement par l'effet de cette sorte d' « emballement » qui se produit souvent au cours des exercices violents, le neurasthénique sera exposé plus que tout autre à dépasser la mesure de ses forces, et la fatigue qu'il n'aura pas ressentie sur le moment même, se traduira le lendemain par la prostration, l'épuisement et le découragement. Il faut surtout éviter pour lui tous les exercices où on lutte de force ou de vitesse contre un adversaire.

Chez beaucoup de neurasthéniques l'exercice réveille des souffrances locales qui rendent impossible le traitement par les mouvements actifs. Le cas est fréquent chez les malades atteints d'*entéroptose*. On sait que, d'après Glénard, le défaut de tension abdominale et le prolapsus des viscères qui en résulte sont une cause fréquente de neurasthénie. Malgré la vive opposition faite aux idées de Glénard par les partisans de la neurasthénie « essentielle », il n'en reste pas moins constant qu'un grand nombre de neurasthéniques sont atteints d'*entéroptose*. Chez ceux-ci l'entraînement est souvent entravé par les douleurs, les sensations de tiraillement dans les reins et l'abdomen que provoquent les mouvements violents et même la marche. La « sangle » de Glénard qui soutient et fixe les viscères prolabés, rend en pareil cas les plus grands services en supprimant les douleurs dues au déplacement des organes abdominaux. Nous avons vu fréquemment des malades supporter sans peine de longues marches après l'application de la sangle, alors qu'ils ne pouvaient auparavant marcher quelques pas sans souffrir.

Certains points de l'étiologie de la neurasthénie devront être pris en considération sérieuse pour le choix de l'exercice et pour sa réglementation. Il faudra éviter d'agir trop directement sur les centres nerveux et donner la préférence aux exercices qui ne produisent pas trop de dépense nerveuse chez les neurasthéniques par surmenage dont la maladie s'est déclarée par abus de travail intellectuel, ou à la suite d'émotions profondes, de commotions violentes. A ceux-là on devra interdire les exercices capables d'exciter trop violemment les centres nerveux, et de causer une déperdition excessive dans les cellules déjà appauvries. Pour cette raison, on supprimera les exercices de vitesse et ceux qui exigent un travail difficile de coordination des mouvements, comme l'escrime, par exemple. Tous ces exercices, au contraire, seront indiqués pour les malades dont l'état neurasthénique a son origine dans le désœuvrement, le vide de l'existence, le manque d'intérêt de la vie. Chez ces derniers la cause déterminante du mal est non l'épuisement, mais l'atonie des cellules nerveuses, et il leur faut des exercices capables d'en stimuler l'activité.

Il est un élément de l'exercice dont l'effet doit intervenir à son heure dans le traitement de la neurasthénie, bien que nous ayons signalé le danger d'y recourir trop tôt, c'est l'effort. Quand on juge le malade en bonne voie et que son système musculaire a repris suffisamment d'énergie, il faut lui imposer des difficultés à vaincre, des obstacles à surmonter. L'on devra lui demander alors, — mais alors seulement, — des mouvements dans lesquels il mettra toute la force dont il est capable. C'est le moyen de fortifier son énergie volontaire, car l'effort musculaire se double toujours d'un effort de volonté.

Enfin le neurasthénique peut trouver dans l'exercice, si on sait bien en diriger le choix, un élément thérapeutique d'une grande valeur qu'il serait regrettable de ne pas utiliser pour son traitement, c'est l'intérêt, le plaisir. Aussi les jeux et les exercices de sport méritent-ils la préférence sur les autres exercices plus scientifiques et moins intéressants, tels que les diverses gymnastiques de chambre et la gymnastique suédoise. Il faudra réserver tous ces exercices méthodiques pour la période du début, au moment où l'on est forcé de procéder avec de grands ménagements et de doser le travail avec prudence.

CHAPITRE IX

Historique de la méthode de Thure-Brandt. — Les procédés de Thure-
Brandt. — Indications et applications du traitement.

Historique de la méthode de Thure-Brandt.

C'est un officier de l'armée suédoise, le major Thure-
Brandt, qui a imaginé le traitement des maladies de l'utérus
par les mouvements actifs et passifs et par le massage.

Cette origine, un peu étrange pour nous, a sans aucun
doute beaucoup nui à la méthode dans l'esprit de nos médecins. Mais l'origine « militaire » du traitement est moins
surprenante pour les Suédois, car les officiers de l'armée
suédoise, — ainsi que nous l'avons expliqué en parlant
de l'enseignement de la gymnastique, — étudient la gymnastique médicale et le massage en même temps que la gymnastique militaire.

Le major Thure-Brandt était donc déjà « gymnaste médical » quand il commença ses études spéciales. Il faut
dire, du reste, que sa situation d'*autodidact*, c'est-à-dire
dé chef de doctrine dépourvu du titre officiel de professeur, lui a créé de grandes difficultés auprès du corps médical. Trente ans d'efforts ont été nécessaires, avant qu'on
consentit à prendre au sérieux sa doctrine. Mais il a fallu
s'incliner devant les résultats de son traitement, et, depuis
plus de quinze ans, déjà, tous les praticiens de Stockholm
en reconnaissent sans conteste l'efficacité.

Dès l'année 1886, le Dr Profauter, assistant du professeur

Schultze, d'Iéna, est venu étudier sur place le traitement gymnastique des affections utérines à Stockholm. Sur son rapport très favorable, le Dr Schultze, professeur de gynécologie à l'Université d'Iéna, a mandé dans son service d'hôpital le praticien de Stockholm, qu'il a fait opérer sous ses yeux. Un grand nombre de guérisons furent obtenues, dont quelques-unes dans des cas considérés comme au-dessus des ressources de l'art, ou voués à l'opération sanglante, et à la suite de cette épreuve qui a duré plusieurs semaines, la méthode de Thure-Brandt a pris faveur en Allemagne.

De l'Université d'Iéna la gymnastique gynécologique s'est rapidement répandue à toute l'Allemagne, et il n'est guère de service d'hôpital de l'autre côté du Rhin, où les déviations, les prolapsus, les inflammations chroniques de la matrice, ne soient soignés par le massage et par des mouvements méthodiques.

L'Autriche n'est pas restée en arrière. A Vienne, à Prague, à Budapest, il existe un grand nombre de spécialistes qui appliquent la méthode de Thure-Brandt, tantôt telle qu'elle a été instituée par son auteur, tantôt en lui faisant subir certaines modifications, ou en la débarrassant de certains détails jugés superflus. La méthode de Thure-Brandt est appliquée notamment sur une grande échelle à l'hôpital Universel de Vienne, dans le service du professeur Chrobak. Son assistant, le Dr Kump, *privat-docent* de l'Université de Vienne, est allé s'instruire à Stockholm chez l'auteur de la méthode, et l'applique chaque jour sur les malades de l'hôpital et sur celles, très nombreuses, qui viennent du dehors se faire soigner à la polyclinique.

En Suisse, la méthode de Thure-Brandt commence à se vulgariser depuis la publication du livre du Dr Vuilliet et de celui du professeur Jentzer, de Genève, qui est allé étudier, à Stockholm, la méthode du major suédois.

C'est en France que la gymnastique gynécologique a

trouvé le plus d'opposition, — peut-être à cause de son étiquette même, le mot de « gymnastique » éveillant toujours chez nous l'idée de mouvements violents, et choquant ainsi singulièrement l'esprit des médecins habitués à prescrire dans les affections utérines le repos absolu et l'immobilité de la chaise longue.

Une autre cause aussi a nui, sans aucun doute, aux progrès de ce traitement dans notre pays : c'est le reproche qu'on lui a fait d'être une pratique « immorale ». Quand on a vu, comme nous, mettre ce traitement en pratique par Thure-Brandt lui-même, on se demande sur quelle apparence ce reproche a pu se fonder. Le manuel du traitement gymnastique des maladies utérines est assurément bien moins capable de blesser la pudeur d'une femme que l'application usuelle du spéculum si aisément acceptée chez nous, car pour les manœuvres du massage, pas plus que pour l'exécution des mouvements, les femmes n'ont pas besoin de se montrer à découvert. On ne voit pas surtout ce qui a pu attirer au traitement le reproche d'être une « pratique d'onanisme », car il n'exige absolument aucune manœuvre qui ne fasse déjà partie des procédés d'exploration usités en gynécologie.

C'est en 1889 que parut en France la première étude sérieuse qui ait été faite du traitement de Thure-Brandt. Cette étude est due à Mme Goldspiegel-Sosnowska (1), qui est allée passer un an auprès du major Thure-Brandt à Stockholm, et auprès de son émule, le professeur Helleday, de Gothembourg. A son retour de Suède, Mme Sosnowska publia dans les *Archives de tocologie* une monographie du *Traitement manuel des maladies des femmes*, et nous donna ainsi, la première, une notion exacte de la méthode de Thure-Brandt dont il n'avait été présenté jusqu'à ce moment que des descrip-

(1) Voir : *Archives de tocologie* (novembre 1889).

tions absolument fantaisistes. Nous devons aussi à Mme Sosnowska les premières tentatives de l'application du traitement qu'elle a inauguré à Paris aussitôt après avoir obtenu son diplôme de docteur dans notre Faculté.

A la suite de ma mission en Suède en 1890, et du rapport à l'Académie qui en fut le résultat, l'attention du public médical se trouva de nouveau attirée sur la gymnastique suédoise et ses applications thérapeutiques. Le Dr Stapffer, à son tour, obtint une mission à Stockholm, et en rapporta, en 1892, une étude très complète du traitement de Thure-Brandt. Parmi les auteurs qui ont travaillé à faire connaître cette méthode, il faut citer encore un praticien de valeur, le Dr Norström. Mais l'étude de Norström ne porte que sur le massage de l'utérus et laisse de côté la partie qui a trait aux mouvements, et qui est la plus originale de l'œuvre (1). Enfin, notre littérature médicale s'enrichit chaque jour de quelques traductions d'ouvrages étrangers écrits sur le sujet, tels que le livre de Prochownick, traduit de l'allemand par Keller et Nitot.

Les procédés de Thure-Brandt.

Le traitement de Thure-Brandt comprend trois ordres de pratiques : 1° le massage; 2° les mouvements passifs et actifs; 3° la mobilisation de l'utérus.

Le massage se pratique à travers les parois abdominales, soit sur le fond de l'utérus, soit sur les ovaires, soit sur des exsudats inflammatoires péri-utérins, sur les brides cicatricielles qui font adhérer le fond de la matrice aux parois du bassin. A ces manipulations qui ne diffèrent nullement des autres formes du massage, il faut ajouter le toucher vaginal et aussi l'introduction des doigts dans le

---

(1) Norström, *Le Massage de l'utérus.*

rectum, soit pour explorer les lésions et les déviations utérines, soit pour repousser et réduire la matrice déviée, soit, enfin, pour pratiquer le massage à travers les parois de l'intestin.

On le voit, il n'y a là rien qui diffère des pratiques ordinaires de la clinique. Tout le temps que dure le massage, un ou deux doigts de la main gauche demeurent dans le vagin, soutenant le col utérin, pendant que la main droite exerce, à travers les parois de l'abdomen, des pressions et des frictions sur les engorgements qu'on veut résoudre, ou fait subir des tiraillements méthodiques aux brides inflammatoires qu'on veut rompre. Ainsi que le fait observer Norström, le massage de l'utérus, qui a si fortement scandalisé quelques médecins français, prend absolument la forme d'une exploration « bimanuelle » prolongée.

Outre le massage direct de l'utérus et de ses annexes, la méthode de Thure-Brandt recourt aussi au massage de l'abdomen comme moyen de combattre les stases sanguines, et la constipation si fréquente, comme on sait, comme complication et cause d'aggravation des affections utérines.

Les mouvements passifs sont de deux sortes. Les uns consistent dans des déplacements des membres inférieurs ou du tronc, tout à fait semblables à ce qu'on emploie dans la gymnastique abdominale : ce sont des mouvements de « circulation » tendant à décongestionner l'utérus en activant le cours du sang, ou bien des mouvements de « désobstruction », ayant pour objectif de faciliter le déplacement des matières qui encombrent le gros intestin. Les autres sont tout à fait spéciaux à la méthode et consistent dans des déplacements imprimés à l'utérus, soit pour le mobiliser quand il est enclavé par des exsudats, soit pour rompre ou allonger les adhérences qui le fixent dans une position vicieuse, soit enfin pour le remettre dans sa position normale quand il est déplacé.

Les mouvements actifs employés par Thure-Brandt sont en grande partie tirés de la gymnastique abdominale déjà décrite au chapitre des dyspepsies. Ils ont pour but essentiel de fortifier les parois de l'abdomen dont l'énergique soutien est nécessaire, comme on sait, pour empêcher la masse des viscères de venir peser sur les organes malades ou déplacés. C'est ainsi, du reste, qu'agit la ceinture hypogastrique, moyen de soulagement si efficace dans un grand nombre d'affections utérines.

Les mouvements actifs ont encore pour but d'agir sur la circulation sanguine, et cela, si l'on en croit l'auteur, de deux manières tout à fait inverses, suivant leur forme. On produirait, dit Thure-Brandt, la congestion active de l'utérus à l'aide des mouvements *concentriques*, c'est-à-dire ceux dans lesquels les extrémités des leviers osseux tendent à se rapprocher du centre comme les mouvements de flexion et d'adduction, et on décongestionnerait au contraire l'organe en employant les mouvements *excentriques* comme les mouvements d'extension et d'abduction. Nous avons expliqué précédemment que cette distinction dans les effets circulatoires des mouvements excentriques et concentriques n'était pas conforme aux lois de la physiologie.

La manœuvre la plus caractéristique de la gymnastique gynécologique, celle qui a excité le plus de controverses et de critiques, celle aussi qui a donné les résultats les plus surprenants, c'est l'*élévation de l'utérus*. Cette manœuvre consiste à soulever méthodiquement l'utérus abaissé en état de prolapsus, et à le remettre dans sa position normale. Pour exécuter la manœuvre de Thure-Brandt, il faut deux opérateurs agissant de concert : l'un qui introduit le doigt dans le vagin pour produire le premier degré du relèvement de l'organe, et l'autre qui saisit à deux mains au travers des parois de l'abdomen le fond de la matrice, pour le soulever à une hauteur assez grande, en tirant sur ses ligaments. L'effet de cette manœuvre n'a pas encore été expliqué d'une manière satisfaisante, mais les observateurs les plus désintéressés affirment qu'elle a donné des résultats surprenants dans un grand nombre de cas réputés incurables d'abaissement de la matrice.

C'est cette manœuvre « à deux » qui a été sans doute l'occasion des reproches d'immoralité faits au traitement de Thure-Brandt. Ces reproches tiennent à l'insuffisance de notions précises sur la manière dont elle est appliquée. Si on s'en rapportait aux planches qui accompagnent le texte dans les ouvrages écrits en suédois et en allemand sur la gymnastique gynécologique, peut-être la naïveté des dessins pourrait-elle induire en erreur ceux qui ne peuvent comprendre le texte, faute de savoir la langue dans laquelle il est écrit. En effet, dans ces gravures, l'aide chargé du relèvement de la matrice est représenté dans l'attitude indiquée par Thure-Brandt, c'est-à-dire un genou sur le lit où repose la femme, les bras tendus parallèlement à la paroi abdominale de celle-ci, les mains jointes par leur bord externe, de façon à pouvoir refouler la peau et les muscles ; mais pour que le bout des doigts qui doit saisir la matrice puisse, en déprimant les parties molles, s'insinuer en quelque sorte dans la cavité du bassin en rasant la crête des os pubiens, il est nécessaire que l'aide se penche au point que son visage vient presque toucher celui de la femme couchée. De là un groupe dans lequel l'aide semble au premier abord en contact tout à fait intime avec la malade. Il suffit, pour que ce manuel opératoire n'ait rien de choquant, que l'aide représenté soit une femme, comme cela a lieu en réalité, le plus ordinairement.

L'application du traitement.

Trois ordres de lésions principales sont soignées par le traitement gymnastique ou plutôt par le traitement *manuel*, car le mot gymnastique est ici, pour la plus grande partie des cas, tout à fait hors de la signification que nous lui attribuons. Ces trois ordres de lésions sont : 1° les déplacements de l'utérus et de ses annexes; 2° les exsudats inflammatoires péri-utérins, et 3° les inflammations subaiguës et chroniques de l'utérus et de ses annexes.

Le plus souvent, les deux premières sortes de lésions ci-dessus énumérées n'en font qu'une, l'exsudat provoquant des adhérences qui fixent l'utérus ou l'ovaire dans une situation vicieuse. Toutefois les organes génitaux internes peuvent être déplacés par une cause non inflammatoire, et les exsudats inflammatoires peuvent être une occasion de troubles consécutifs sans déterminer des déplacements de l'utérus ou de l'ovaire.

A côté des déviations, des exsudats et des affections inflammatoires chroniques de l'utérus et de ses annexes, la cure gymnastique s'applique encore à certains troubles de la circulation sanguine, tels que la dysménorrhée et l'aménorrhée. D'une manière générale, ce traitement n'intervient jamais dans les cas aigus, mais seulement quand la période inflammatoire franche est passée.

Le *massage* a pour but de provoquer les résorptions des exsudats inflammatoires. A ce point de vue aucun médecin ne pourra en récuser l'efficacité. Il est aussi utilisé comme moyen de rompre ou d'allonger les tissus fibroïdes qui résultent de l'organisation de ces exsudats, et qui, par leur rétraction, fixent l'utérus ou ses annexes dans des positions vicieuses. Là encore, il est impossible de refuser à des manipulations rationnellement faites, le pouvoir de remédier à certaines déviations utérines dues à des adhérences qui maintiennent l'organe dans une position et une direction anormales. On comprend qu'en faisant subir chaque jour à ces adhérences un allongement progressif, on arrive soit à les rendre assez lâches pour permettre à l'organe dévié de reprendre sa position normale, soit même à les rompre et à rendre l'organe libre de toute attache pathologique. Il n'existe pas, aujourd'hui, un seul praticien suédois qui n'ait reconnu l'efficacité du massage dans les déviations de la matrice dues à des adhérences péri-utérines. L'efficacité du massage utérin est encore incontestable dans toutes les affections inflammatoires caractérisées par l'engorgement de l'utérus et de ses annexes, la métrite et l'ovarite chronique. Enfin, à défaut de résultat objectif, le massage donne toujours, même dans les cas les plus rebelles, un résultat subjectif, celui de faire disparaître les douleurs et les sensations pénibles de toute sorte. Si bien que dans le cas où la malade n'est pas guérie, elle a, pour ainsi dire, l'illusion de l'être. C'est dire que l'indication du massage utérin se présente dans toutes les affections douloureuses qui ne s'accompagnent pas de fièvre, et ne sont plus à la période aiguë.

Les *manipulations spéciales* imaginées par Thure-Brandt ont, disent tous les praticiens de Stockholm, une très grande efficacité dans les cas de prolapsus utérin. Ces manœuvres sont encore très mal connues en France. Nous en avons déjà parlé et on sait en quoi elles consistent. L'utérus étant abaissé, il s'agit d'aller le saisir à travers les parois abdominales et de le relever jusqu'à la position qu'il devait occuper normalement. Et pendant qu'un opérateur exécute cette manœuvre, un autre en surveille l'effet, à l'aide du doigt introduit dans le vagin et mis en contact avec le col.

Le résultat de ces manœuvres est des plus surprenants et des plus difficiles à expliquer. Nombre de médecins suédois attestent qu'ils ont été témoins, sur leurs malades, de guérisons plus ou moins rapides de prolapsus utérins, dont quelques-uns allaient jusqu'à l'issue complète de l'organe entre les cuisses de la malade, et dataient d'un grand nombre d'années. On a vu ces guérisons se produire en quelques séances ; on en cite qui ont été obtenues en une seule fois, l'utérus étant en quelque sorte *réduit* comme un os luxé qui rentre dans sa cavité articulaire. Plusieurs des praticiens de Stockholm, auprès desquels j'ai tenu à faire une enquête, après avoir vu moi-même opérer Thure-Brandt, m'ont affirmé avoir relevé des observations assez nombreuses de guérisons presque instantanées, et dans des cas déjà anciens.

Il est très difficile d'expliquer physiologiquement, dès aujourd'hui, les effets de ces manœuvres que j'appellerais volontiers du *reboutage utérin*. Mais ce n'est pas une raison pour en nier la réalité, quand elle est attestée par tant de témoins dignes de foi. La manœuvre de Thure-Brandt a-t-elle pour effet de réveiller l'énergie des éléments contractiles qui entrent pour une si grande part dans la structure des ligaments utérins ? On ne peut se refuser à le croire. Il est permis de supposer aussi, pour expliquer certaines guérisons immédiates, que certains prolapsus sont dus au maintien de l'utérus dans une position qui change la direction des forces musculaires auxquelles il est soumis, et que son replacement dans la position normale redonne aux éléments contractiles la direction voulue pour maintenir l'organe en place, ainsi qu'il arrive parfois pour les muscles qui entourent un os luxé après que la luxation a été réduite.

Les *mouvements gymnastiques* actifs que fait exécuter Thure-Brandt sont de deux sortes : les uns ont pour but de fortifier les parois de la cavité abdominale et du périnée, afin de remédier au relâchement des plans musculaires qui soutiennent ou protègent l'utérus ; les autres, de régulariser le cours du sang dans le petit bassin, en utilisant les masses musculaires des fesses et des cuisses comme agents de circulation.

Il est inutile de faire ressortir l'utilité des mouvements

abdominaux et périnéaux dans ces manœuvres. Ceux qui visent les muscles abdominaux ont pour but de « refaire » les parois antérieures et latérales de l'abdomen. Le résultat auquel ils tendent est, en somme, le même qu'on obtient à l'aide de la *ceinture hypogastrique*, car il ne peut y avoir de meilleure ceinture que celle formée par des muscles abdominaux résistants. Les autres, qui visent les muscles du périnée, ont pour but de fortifier la paroi inférieure de la cavité du bassin, dont le soutien, on le comprend, est indispensable pour assurer la situation normale des organes qui y sont contenus.

Les mouvements qui visent à fortifier la paroi de l'abdomen sont les mêmes qu'utilise la gymnastique *abdominale*, et que nous avons déjà décrite. La gymnastique *utérine* les emploie toutefois avec moins d'intensité dans l'effort.

Quant aux mouvements qui ont pour but de fortifier le périnée, ils consistent dans des efforts d'adduction et s'exécutent de deux façons. Dans le premier procédé, la femme est debout, et le corps étant maintenu parfaitement droit, elle croise énergiquement les cuisses l'une sur l'autre, de manière à les mettre toutes les deux dans l'adduction forcée. Dans le second procédé (fig. 47), la malade est couchée, mais dans un décubitus *actif;* le corps repose d'une part sur les talons, d'autre part sur la nuque et la partie supérieure du dos, les reins étant creusés et le siège ne touchant pas le lit. Cette attitude a pour but de faire intervenir les muscles du plancher périnéal dans les efforts d'adduction qu'on va faire exécuter à la femme. Ces efforts d'adduction s'obtiennent d'abord par la résistance d'un aide qui s'oppose à l'effort que fait la malade pour rapprocher les genoux, les cuisses étant écartées, et ensuite par la résistance de la malade qui s'efforce de maintenir les genoux rapprochés pendant que l'aide les écarte.

Nous ne citons, dans cette étude, nécessairement un peu

sommaire, que les mouvements types de la méthode de
Thure-Brandt. Elle en comprend beaucoup d'autres plus
généraux et notamment une foule de mouvements actifs et
passifs destinés à régulariser la circulation utérine, soit
dans le but de décongestionner l'organe dans toutes les mé-
trites chroniques, soit dans le but de le congestionner, au

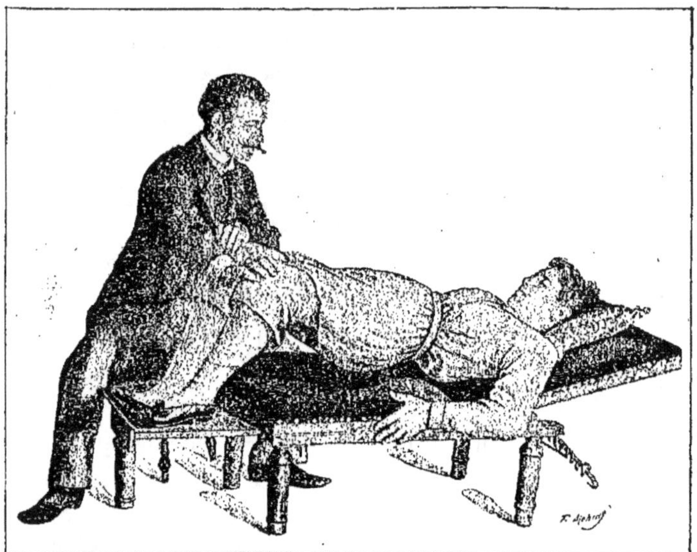

Fig 4?. — Procédé de Thure-Brandt pour fortifier les muscles du périnée
en même temps que les adducteurs.

contraire, dans les cas d'aménorrhée. A ces mouvements
généraux, il faut joindre le massage général de l'abdomen
et des régions sacro-iliaque et lombaire, massage qui se
fait par pression et surtout, à la partie postérieure du dos,
par percussion de la main à demi fermée, et par tapotement des deux mains placées de champ et frappant alternativement de leur bord cubital.

Les effets de la gymnastique *générale* active et passive
appliquée aux affections utérines peuvent s'obtenir au moyen
des machines Zander, aussi bien que les effets du massage

par percussion et tapotement. L'Institut Zander a des machines qui imitent le mouvement de l'équitation ; il en a d'autres qui, à l'aide d'un tabouret à siège monté sur un pivot,
impriment au bassin des mouvements de circumduction et
de latéralité dans le plan vertical, qu'on ne pourrait obtenir
à l'aide des mains d'un aide. Ces mouvements sont surtout
employés comme mouvements de circulation. On voit quel
contraste ils font avec le traitement classique des affections
utérines par l'immobilisation sur la « chaise longue ».

Le traitement gymnastique des affections utérines a, dans
tous les cas chroniques, une efficacité attestée par la vogue
dont il jouit auprès des médecins suédois, allemands et
autrichiens. Il faut faire la part de l'enthousiasme, et ra-
battre, sans doute, une certaine partie des résultats qu'on
lui a prêtés ; mais cette part faite, la méthode de Thure-
Brandt n'en demeure pas moins un moyen thérapeutique
très sérieux et des plus efficaces, et l'on ne peut se défendre,
après en avoir reconnu les résultats, d'un sentiment pénible en constatant l'hostilité avec laquelle l'ont accueillie les
médecins français les plus autorisés.

Ce traitement n'est certes pas applicable à tous les cas,
et il faut, là comme ailleurs, être bien sûr du diagnostic
avant de faire subir des manipulations à des organes dont
certaines maladies exigent impérieusement qu'on s'abstienne
de toute manœuvre. Des accidents ont pu se produire, par
exemple, dans des cas où une salpyngite méconnue a été
massée sous prétexte d'exsudat inflammatoire chronique des
ligaments larges. — Mais est-ce à la méthode elle-même
qu'il faut imputer les fautes commises par celui qui ne sait
pas l'appliquer ?

CHAPITRE X

Indication des effets thérapeutiques de l'exercice dans les maladies de
l'appareil pulmonaire. — Application du traitement; — la gymnastique « respiratoire ».

Indication des effets thérapeutiques de l'exercice dans les maladies de l'appareil pulmonaire.

Il n'est aucun appareil où l'on puisse vérifier d'une manière aussi frappante que dans l'appareil respiratoire, cette
loi que « la fonction fait l'organe ». Aucun organe ne se modifie aussi rapidement que le poumon pour s'accommoder au
fonctionnement plus actif qui lui est demandé.

Le poumon est formé d'une agglomération de cellules
indépendantes les unes des autres, dont l'ensemble se
divise en lobes subdivisés en lobules qui ne communiquent
pas entre eux. Cette disposition, qu'on a comparée à celle
des grains de raisin sur leur grappe, permet à certains
départements du poumon de rester inactifs pendant que les
autres entrent en fonction, de façon que le nombre des
cellules qui prennent part à la respiration varie suivant la
quantité d'air introduite à chaque respiration dans l'arbre
aérien, et soit plus ou moins considérable, suivant qu'augmente ou diminue le besoin de respirer, ou, comme on a dit,
la « soif d'air ».

Or, nous avons insisté sur cette loi physiologique que le
besoin de respirer augmente — toutes choses égales d'ailleurs — en proportion directe de la quantité de travail effectué
par les muscles. A l'état de repos, le besoin de respirer est

réduit à son minimum, et une grande partie des vésicules pulmonaires reste dans l'inaction, se réservant pour le moment où la « soif d'air » se produira.

Si le sujet, gardant habituellement l'immobilité, ne fait jamais appel à ces vésicules « de réserve », celles-ci s'accoutument à l'inaction et perdent leur aptitude à fonctionner, ainsi qu'il arrive de tous les organes qui ne fonctionnent pas. Il se crée ainsi des habitudes de respiration ralentie, et il arrive que les régions du poumon qui prennent part à la respiration se réduisent de plus en plus, un plus grand nombre de vésicules pulmonaires se désintéressant, pour ainsi dire, de la fonction.

De là la diminution si remarquable de l'aptitude respiratoire de l'homme habitué à l'inaction, et son essoufflement si prompt quand un exercice inaccoutumé vient à produire tout à coup cette « soif d'air » à laquelle son poumon n'est plus apte à donner satisfaction.

Si, au contraire, les muscles font chaque jour une quantité de travail suffisante, les vésicules pulmonaires de réserve se trouvent sollicitées à entrer chaque jour en jeu, et ce fonctionnement régulier augmente leur aptitude fonctionnelle. Ces cellules, fréquemment appelées à intervenir dans la respiration, sont, pour ainsi dire, toujours en éveil, toujours prêtes à donner leur concours. Et il arrive que, même à l'état de repos, elles prennent part dans une certaine mesure à la respiration. — De là accroissement de la fonction respiratoire par utilisation plus complète des forces qui y concourent.

Ce ne sont pas là des conceptions théoriques. L'augmentation de l'aptitude respiratoire chez l'homme qui s'habitue aux exercices musculaires est un fait dont un grand nombre d'observations méthodiques ont donné la mesure. Nous avons déjà cité les mensurations faites par MM. Marey et Demeny et qui attestent l'augmentation considérable de

l'amplitude des respirations sous l'influence de l'entraînement. Un de nos confrères, amateur de vélocipède, a l'habitude de mesurer de temps en temps, avec le *spiromètre*, sa
capacité respiratoire, ayant souffert de bronchites répétées
qui avaient notablement entravé le fonctionnement de ses
poumons. Il a constaté dans le volume d'air que peut emmagasiner son appareil pulmonaire des différences considérables, suivant qu'il fait son observation dans un moment où
il est bien entraîné par ses courses vélocipédiques, ou bien
dans une période où les nécessités de la clientèle l'ont forcé
d'interrompre ses exercices. L'état d'entraînement augmente
toujours d'un tiers sa capacité de respiration.

Ce n'est pas seulement dans les efforts volontaires de respiration ou dans les exercices musculaires violents que se
manifeste l'accroissement de l'aptitude fonctionnelle du
poumon. Si l'on s'en rapporte aux mensurations prises sur
les gymnastes de Joinville par M. Marey, l'homme entraîné
respire, même à l'état de repos, suivant un autre rythme
qu'avant l'entraînement ; sa respiration est plus lente en
même temps que plus profonde. Preuve que le poumon utilise
mieux ses cellules, et que celles-ci entrent en jeu en plus grand
nombre, introduisant, à chaque soulèvement de la paroi
thoracique, une plus grande quantité d'air dans la poitrine.

Tel est le résultat le plus frappant des exercices qui
activent la respiration. Ces exercices augmentent l'étendue
du champ respiratoire, introduisent une plus forte dose
d'oxygène dans l'organisme, et tendent, au total, à doter le
sujet d'habitudes respiratoires plus parfaites, d'où perfectionnement des fonctions d'hématose, richesse plus grande
du sang, et accroissement de l'activité générale des fonctions organiques.

Nous n'insisterons pas sur l'utilité des effets thérapeutiques généraux d'une augmentation de l'aptitude respiratoire. Nous avons eu à maintes reprises l'occasion de la

faire ressortir. Il suffira de rappeler que les états morbides qui réclament le plus impéricusement les effets toniques et reconstituants d'une grande absorption d'oxygène sont les affections chroniques de l'appareil respiratoire, qui atteignent si profondément la résistance de l'organisme et tendent si rapidement à appauvrir la nutrition.

Mais, à côté de leur effet général sur la nutrition, les exercices qui activent la respiration ont des résultats locaux qui se font sentir à l'appareil respiratoire lui-même et à tous les organes qui s'y rattachent directement ou indirectement. Ces effets locaux des exercices « de respiration » méritent d'être étudiés attentivement si on veut comprendre les indications thérapeutiques qui en dérivent.

Les éléments constituants du poumon, les vésicules pulmonaires, par le fait même de leur entrée en jeu plus fréquente et plus énergique, deviennent le siège d'une circulation plus riche et d'une nutrition plus active. La vitalité du tissu pulmonaire s'accroît en raison directe du travail du poumon, en vertu des mêmes lois qui président à la nutrition du muscle, et du reste à celle de tous les organes vivants. C'est ainsi que l'accroissement de l'activité respiratoire tend à accroître la résistance des organes de la respiration. Par contre, l'insuffisance de la respiration entraîne promptement l'affaiblissement de l'appareil pulmonaire, et augmente sa réceptivité pour tous les genres de maladie, notamment pour les germes de la tuberculose. C'est parce que l'immobilité forcée réduit à son minimum la fonction respiratoire, que la vie trop sédentaire, et surtout l'immobilisation systématique trop prolongée par les appareils contentifs, ont pu être comptées parmi les causes prédisposantes les plus redoutables de la phtisie pulmonaire. C'est encore en privant le poumon de l'exercice continuel auquel doit donner lieu l'articulation des mots, que la privation du langage parlé rend la tuberculose du poumon si fréquente chez les sourds-muets. Enfin, comme corollaire des conditions défectueuses de nutrition qui résultent, pour le tissu pulmonaire, du ralentissement de la respiration, tout le monde sait que les régions des poumons qui offrent le moins de résistance à l'invasion des germes tuberculeux, sont les sommets des poumons, siège de prédilection des bacilles ; or ce sont justement les portions de l'organe qui demeurent habituellement inertes quand la respiration est ralentie, et qui n'arrivent à épanouir toutes leurs vésicules que dans les respirations très amples et très profondes.

Tel est le danger du ralentissement de la respiration pour l'organe respiratoire lui-même, et telle est l'urgence des procédés thérapeutiques capables de lutter contre les conditions qui diminuent l'activité de la fonction. Or ces conditions de fonctionnement amoindri se trouvent créées par toutes les maladies qui altèrent la structure de l'organe ou entravent son jeu.

On comprend l'importance qu'il y a, dans la convalescence des affections broncho-pulmonaires, à rendre à la respiration une ampleur plus grande, en sollicitant l'action plus énergique des muscles respirateurs. Par exemple, quand ces muscles ont été maintenus dans une inertie relative, par une affection qui rend la respiration *courte*, ils tendent à tomber dans l'atonie, au même titre que les muscles qui avoisinent une articulation malade. Le malade, d'abord obligé par son mal de raccourcir les mouvements respiratoires, prolonge quelquefois cette habitude de « moindre fonctionnement » après qu'a disparu tout obstacle matériel à l'expansion du poumon. Les convalescences de pneumonie seraient bien souvent plus courtes, si le malade recommençant plus tôt à respirer profondément, rendait ainsi aux vésicules pulmonaires une activité indispensable à leur nutrition.

En principe, tout organe qui vient d'éprouver une maladie inflammatoire est resté, de ce fait, dans un certain de-

gré de paresse, d'inertie, qui diminue sa capacité fonctionnelle, en dehors de toute condition matérielle capable d'entraver son jeu. C'est ce qui s'observe toujours dans les
organes respiratoires. Mais, en outre, presque toujours la
maladie, quelle que soit sa nature, laisse après elle des
traces matérielles que le mouvement seul peut faire disparaître. Les lobes du poumon touchés par la pneumonie ont
besoin de reprendre le plus tôt possible toute l'intensité de
leur fonctionnement, pour que la nutrition des cellules recouvre son activité première, qui est le meilleur préservatif
contre les processus de la pneumonie chronique et contre
l'invasion des bacilles tuberculeux. Dans la pleurésie, le
prompt retour des mouvements respiratoires profonds et
énergiques est le seul moyen de lutter contre les adhérences
qui menacent de brider le poumon ; c'est le procédé le plus
efficace pour empêcher la paroi thoracique de s'affaiser à
mesure que se résorbe l'épanchement. Enfin, après toutes
les maladies inflammatoires, on voit persister des troubles
de la circulation pulmonaire, une tendance aux stases, aux
congestions passives, contre laquelle aucun moyen ne saurait être plus efficace que des mouvements très amples et
très profonds d'inspiration. On sait, en effet, que ces mouvements agissent sur le contenu des vaisseaux capillaires
des poumons à la manière du coup de piston d'une pompe
aspirante pour activer le cours du liquide sanguin.

Mais l'exercice, dans les troubles de l'appareil circulatoire, ne vise pas seulement le contenu de la poitrine ; il a
souvent pour effet de modifier le contenant, c'est-à-dire la
cage thoracique, en mobilisant les pièces osseuses qui la
composent. C'est là une indication qui se présente souvent
quand une affection pulmonaire chronique a habitué le poumon à un fonctionnement très restreint. Ces habitudes de
respiration raccourcie ont laissé les articulations costo-
vertébrales et costo-sternales tomber dans un certain degré

d'ankylose qui, au bout d'un certain nombre d'années, rend impossibles les mouvements respiratoires très amples. L'insuffisance fonctionnelle du soufflet thoracique s'observe aussi très souvent chez les vieillards, par l'effet même de l'âge qui tend à raidir les ligaments, à dessécher les synoviales, à ossifier les cartilages d'encroûtement. Il y a indication dans tous ces cas à provoquer localement des mouvements dans les articulations costales, comme on le ferait dans une articulation ankylosée.

Il est inutile d'entrer dans plus de détails pour montrer la fréquence des indications de l'exercice dans les affections des organes pulmonaires. On peut conclure de ce qui précède, que dans toutes les maladies des voies respiratoires il est indiqué d'activer le fonctionnement du poumon, — à moins que ces maladies ne s'accompagnent d'*état inflammatoire aigu*, ou d'*état fébrile*, ou encore d'*hémorrhagie très abondante*. — Et ces contre-indications, comme on le sait, ne sont pas spéciales au traitement des affections de l'appareil pulmonaire : nous les retrouvons à propos de chacun des organes auxquels il s'agit d'appliquer la médication par l'exercice.

Application du traitement. — La gymnastique « respiratoire ».

Deux ordres de résultats peuvent être demandés au traitement gymnastique des maladies de l'appareil respiratoire :

1° Des effets généraux propres à combattre l'insuffisance de la respiration et à améliorer la nutrition en introduisant plus d'oxygène dans le sang ;

2° Des effets locaux propres à modifier les conditions de circulation et de nutrition des poumons, et à lutter contre certaines altérations anatomiques de l'appareil respiratoire créées par la maladie.

Le traitement par l'exercice peut revêtir deux formes correspondant justement à ces deux catégories de résultats : il existe des exercices respiratoires *généraux* et *locaux*.

Les exercices généraux n'agissent pas directement sur le poumon par la forme des mouvements, mais retentissent indirectement sur l'appareil respiratoire par la quantité de travail musculaire qu'ils produisent. La respiration augmentera d'amplitude et de fréquence aussi bien chez l'homme qui court que chez celui qui rame ou qui monte un escalier, à la seule condition que l'exercice soit suffisamment violent. Nous avons exposé ailleurs le mécanisme physiologique en vertu duquel le travail d'un groupe musculaire éloigné vient retentir sur le poumon. Un exercice des jambes, par exemple, augmente la consommation d'oxygène et la production d'acide carbonique dans l'économie, et exagère pour cette raison le besoin de respirer, — c'est-à-dire d'éliminer l'excès d'acide carbonique du sang et de remplacer l'oxygène dépensé. Pour satisfaire à ce besoin plus urgent, l'appareil entre plus énergiquement en jeu et fonctionne avec plus d'activité.

Le poumon se trouve donc toujours « exercé » quand il se produit une forte dose de travail dans un point quelconque de l'appareil musculaire : les exercices généraux produisent toujours indirectement un exercice local de l'appareil respiratoire.

Les exercices généraux représentent la forme la plus complète de la gymnastique respiratoire. En effet ils activent à la fois la respiration *pulmonaire*, celle qui se fait dans les vésicules du poumon, et la respiration *élémentaire*, c'est-à-dire celle qui se passe dans l'intimité des tissus vivants et en vertu de laquelle les éléments anatomiques du corps échangent leurs produits de désassimilation contre l'oxygène apporté par le sang. En outre, ces exercices sont les plus faciles à appliquer, en ce sens qu'ils n'impliquent pas des mouvements méthodiques d'une forme spéciale et peuvent consister dans les actes les plus naturels, la marche, l'ascension d'un escalier, etc.

Mais ces exercices, précisément parce qu'ils représentent toujours une assez forte somme de travail, ne peuvent être appliqués qu'à des sujets relativement valides et capables de supporter une certaine dose d'efforts musculaires. Pour les bronchitiques, les emphysémateux, dans l'intervalle de leurs crises aiguës; pour les convalescents de pneumonie ou de pleurésie; pour les tuberculeux en dehors de leurs poussées fébriles, aucun exercice ne vaut les promenades à pied, la marche en montagne, et surtout la marche ascensionnelle méthodiquement réglée comme dans la « cure de terrains ». Mais ces moyens de traitement ne sauraient être appliqués à certains malades trop débilités, obligés de garder la chambre et à plus forte raison le lit.

C'est pourquoi, dans notre pays où l'on ne connaît guère les mouvements méthodiques de la gymnastique médicale, on emploie si peu les exercices respiratoires dans le traitement des maladies.

En France, l'exercice physique, considéré comme remède, est rarement appliqué dans les affections des voies respiratoires, et son application est faite de manière à obliger le médecin à la plus grande circonspection. Nous mettons le soufflet pulmonaire en jeu indirectement à l'aide de mouvements capables, non de produire sur le thorax un effet local, mais de déterminer dans l'ensemble de l'organisme cet effet général qu'on a appelé très justement la « soif d'air ». Il en résulte que les effets de l'exercice ne peuvent atteindre la respiration qu'à la condition d'atteindre aussi, d'une manière générale, toutes les fonctions de l'organisme. Les exercices capables de faire naître un besoin de respirer plus intense, ne peuvent manquer d'accélérer la circulation du sang, en même temps qu'ils activent la respiration. Mais si le sang circule avec plus de violence, le poumon n'échappera pas à ce surcroît de circulation, à cette « congestion active » que produit l'exercice sur tous les points de l'organisme. Et l'on comprend le danger d'une pareille poussée sanguine, si elle s'exerçait sur un organe gravement malade.

En outre, si les exercices généraux associent le poumon au travail des muscles, ils y associent de même tous les autres organes et surtout le cœur. Et l'on comprend le danger d'augmenter le travail du cœur dans les cas où le myocarde est fatigué ou malade, quand un surcroît d'efforts provoquerait si aisément sa défaillance.

Il est donc nombre de cas où la contre-indication des exercices généraux est formelle. Mais le médecin ne sera pas désarmé pour cela : il lui restera l'emploi des exercices locaux.

La gymnastique pulmonaire locale cherche les bénéfices de l'exercice en écartant ses effets violents, et sait activer la fonction sans fatiguer l'organe. Son principe n'est pas de faire naître un besoin de respirer plus intense chez des malades qui déjà ne peuvent pas satisfaire leur besoin normal de respiration. Il est facile, à l'aide de certains mouvements locaux, d'augmenter l'efficacité de la respiration sans augmenter le besoin de respirer. Par exemple, on prescrit au malade de profondes inspirations, en même temps qu'ou lui ordonne d'élever les bras, et de les porter en arrière puis en bas, en leur faisant décrire un grand mouvement de circumduction qui produit le soulèvement de la poitrine, par l'action presque passive des muscles qui s'attachent aux côtes et à l'humérus. Ce mouvement « respiratoire » est très usité dans la gymnastique suédoise toutes les fois qu'on veut produire un surcroît de respiration. Non seulement il n'augmente pas le besoin de respirer comme les exercices réputés capables d'activer la respiration, mais encore il est très efficace pour apaiser la « soif d'air » excessive qui suit quelquefois les exercices violents et pour faire cesser l'essoufflement. On voit souvent intervenir les exercices respiratoires dans la gymnastique ordinaire des Suédois, dans celle qu'ils appliquent à l'homme sain, car ils ont la préoccupation constante de faire cesser promptement les perturbations générales causées par l'exercice dans l'organisme. Ils veulent que la respiration soit aussi tranquille quand l'homme quitte l'exercice que lorsqu'il le commence.

Dans la gymnastique suédoise, ce mouvement fondamental d'élévation et circumduction des bras subit une foule de variantes. Il se combine presque toujours avec des attitudes admirablement conçues pour en seconder les effets. Par exemple le malade, pendant toute la durée de l'inspiration se redresse, se grandit, et s'élève même sur la pointe des pieds. Cette attitude aboutit à l'extension de la colonne vertébrale, dont les courbures tendent à se redresser. Or plus la tige vertébrale tend à prendre une attitude rectiligne, plus les côtes peuvent parcourir d'espace, dans leur course de bas en haut. L'attitude respiratoire va, dans certains cas, jusqu'au renversement du corps en arrière, et comme les Suédois savent toujours harmoniser les mouvements des membres avec ceux du tronc, pour produire un effet déterminé, ils ont trouvé d'heureuses combinaisons qui donnent de l'exercice aux muscles de la face postérieure du tronc, et aux membres inférieurs et supérieurs, en même temps qu'ils provoquent des inspirations aussi profondes qu'il est possible.

Une attitude très propre à favoriser l'ampleur de l'inspiration est la *fente en arrière*, mouvement dans lequel le tronc se renverse dans l'extension forcée, les bras étant fortement portés dans l'abduction horizontale, en même temps qu'une des jambes se porte en arrière de manière à offrir, en s'écartant de celle qui demeure fixe, une large base de sustentation à tout le corps. Pendant l'expiration le corps est reporté dans une attitude qui fait cesser l'action des forces inspiratrices, et qui favorise mécaniquement la sortie de l'air de la poitrine. Par exemple, les bras s'abaissent, le tronc se courbe, les jambes se remettent sur la même ligne; quelquefois même les membres inférieurs se fléchissent et le sujet passe de l'attitude *grandie* qui a favorisé l'inspiration, à l'attitude *accroupie* qui favorise l'expiration.

Les mouvements « de respiration » peuvent s'exécuter dans la position horizontale, le sujet étant couché sur une

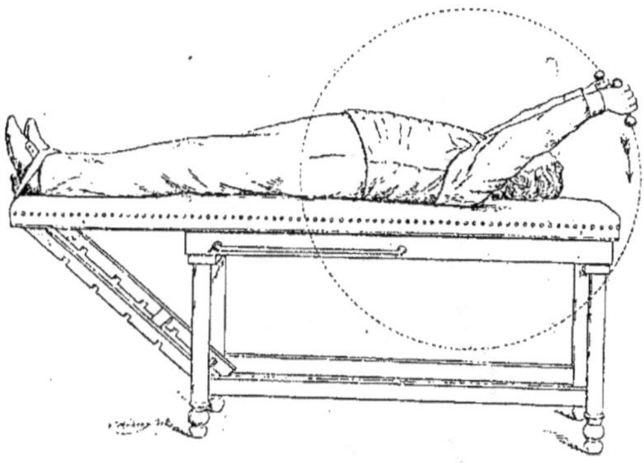

Fig. 48. — Mouvement de respiration dans la position horizontale (d'après une photographie prise au gymnase Solcirol).

banquette, ainsi que le représente la figure n° 48. Dans cet exercice qui est aussi employé par la gymnastique orthopédique, l'attitude couchée favorise l'ampliation de la poitrine, parce que le plan résistant sur lequel repose le dos tend à redresser les courbures de la colonne vertébrale, ce qui donne aux côtes une direction plus favorable pour atteindre leur maximum d'élévation.

Chez les sujets très faibles ou très malades, on rend l'exercice respiratoire tout à fait passif, et c'est un aide qui fait subir aux membres supérieurs des déplacements méthodiques, tandis que le patient, reposant le tronc à demi fléchi sur la poitrine de l'aide, se borne à accommoder le rythme

de sa respiration avec la mesure des mouvements (voir
fig. 49).

La respiration volontaire avec mouvements actifs et passifs rend de grands services. La mobilisation par action
directe en rend quelquefois plus encore ; à ce point de vue,
des manœuvres manuelles telles que les pressions et les
tapotements des parois thoraciques et de la région dorsale

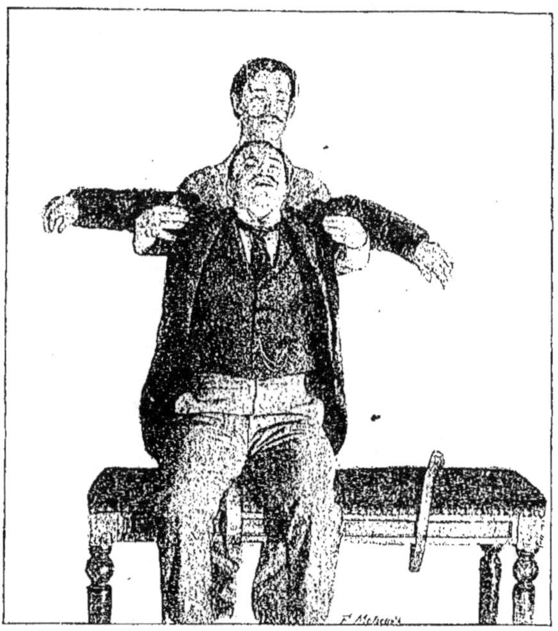

Fig. 49. — Mouvement de respiration passive.

sont des pratiques qu'on ne saurait trop recommander. Les
médecins suédois prescrivent toujours le massage des
muscles respirateurs en même temps que les mouvements
de la gymnastique active et passive.

Enfin, quoique les mouvements d'*inspiration* soient les
plus importants au point de vue hygiénique et thérapeutique,
et bien qu'ils soient aussi les plus faciles à provoquer activement, il faut se rappeler que, dans bien des cas, la

gymnastique d'*expiration* doit jouer un rôle. Il faut donc ajouter aux moyens que nous avons décrits des exercices capables de mettre en jeu les puissances expiratrices. Ces exercices sont, en général, passifs, comme l'expiration elle-même. Ils consistent dans des pressions exercées méthodiquement sur les arc costaux pour les abaisser le plus loin possible. Ils comprennent aussi certains mouvements destinés à solliciter la mise en jeu, et par conséquent l'exercice et l'augmentation de force des muscles expirateurs. Le mouvement le plus caractéristique que nous ayons vu mettre en pratique a pour but de faire agir les expirateurs thoraciques, à l'exclusion des expirateurs abdominaux pour lesquels les occasions d'entrer en jeu sont plus fréquentes. Pour cela, le malade est placé dans une position telle que les muscles droits de l'abdomen soient allongés et mis dans l'impossibilité d'agir. Par exemple, le sujet couché à plat ventre sur une banquette horizontale relève la tête et les épaules en contractant les muscles extenseurs de la colonne vertébrale. Dans cette attitude les muscles droits de l'abdomen sont allongés et mis dans l'impossibilité de se contracter pour abaisser les côtes. C'est alors que le sujet s'efforce d'*expirer* l'air contenu dans la poitrine, et, pour arriver à ce résultat, il doit faire appel à toutes les forces musculaires expiratrices, surtout aux intercostaux, dont il importe le plus de réveiller l'atonie.

L'imagination des médecins gymnastes, en Suède, s'est donné carrière pour trouver des mouvements capables de rétablir dans leur ampleur normale les mouvements respiratoires entravés par divers résultats des maladies de l'appareil pulmonaire et de ses annexes. Un des plus singuliers, parmi ces mouvements, est celui qui est appliqué au traitement de l'emphysème pulmonaire.

Une des causes d'aggravation de l'asthme dû à l'emphysème pulmonaire est l'ankylose des articulations des côtes. On

sait que chez les emphysémateux la difficulté de la respiration vient surtout de l'entrave apportée à l'expiration par le
gonflement des vésicules pulmonaires qui ne peuvent plus se
désemplir complètement pendant l'expiration. La paroi du
thorax qui suit toutes les variations de volume de son contenu ne peut s'abaisser jusqu'à l'état d'expiration parfaite,
et les côtes qui forment cette paroi n'exécutent plus une
course aussi étendue qu'à l'état normal. Quand cet état de
choses s'est prolongé, il en résulte une demi-ankylose de la
côte par diminution de son mouvement. La surface articulaire diminue d'étendue, et les ligaments perdent leur souplesse, si bien que la paroi du thorax tend à s'immobiliser.
Les côtes ont pris définitivement une attitude relevée, d'où
résulte un obstacle inévitable à la guérison de la lésion
pulmonaire. L'ankylose des côtes est à la fois un résultat
de l'emphysème et une des causes principales de la persistance de cette affection. C'est encore un cercle vicieux,
comme on en observe tant dans la physiologie pathologique.

La gymnastique suédoise obtient de beaux succès dans le
traitement de l'emphysème chronique, et un de ses moyens
d'action les plus efficaces consiste dans des mouvements
passifs ayant pour but de mobiliser les côtes. On emploie,
à cet effet, des pressions directes sur les côtes, des manipulations diverses sur les muscles qui les meuvent, mais
surtout un mouvement qui paraît fort étrange à l'observateur
qui le voit pour la première fois. Ce mouvement s'appelle
en suédois « *scrufvridning* » ce qui veut dire à peu près
mouvement « de la vis ». Le patient est assis à califourchon
sur une banquette où on immobilise ses jambes, puis deux
aides le saisissant par les deux épaules impriment à tout le
tronc des mouvements de rotation sur son axe, alternativement et assez vivement, de droite à gauche puis de gauche
à droite. Ces mouvements sont répétés un certain nombre
de fois de suite, et l'ébranlement qu'ils occasionnent dans

les diverses pièces osseuses qui composent le thorax a pour but de les faire jouer les unes sur les autres et de mobiliser, dans ces secousses d'ensemble, les articulations vertébro-costales, sur chacune desquelles il serait difficile d'agir isolément.

Outre les mouvements méthodiques exécutés par le sujet, et ceux que l'aide gymnaste peut lui faire subir, la gymnastique respiratoire a encore la ressource des machines. C'est surtout en Suède et en Allemagne qu'on emploie des engins mécaniques divers pour provoquer des mouvements de respiration actifs et passifs. Nous avons donné ailleurs une idée générale des machines de Zander et de Nycander. Il est certains modèles de ces machines qui ont pour destination de faire travailler les muscles respirateurs pour en augmenter l'énergie. Il en est d'autres qui font subir au sujet des mouvements passifs de soulèvement des côtes, et provoquent ainsi de profondes inspirations. D'autres enfin ont pour but de rendre l'expiration plus complète, en comprimant les côtes au moyen d'un jeu de courroies, au moment où le poumon se vide en rejetant l'air au dehors. Ces dernières machines, qu'on peut appeler appareils à *expiration forcée*, rendent de grands services aux malades atteints d'emphysème pulmonaire, dont l'expiration est toujours laborieuse et incomplète.

CHAPITRE XI

MALADIES DE L'APPAREIL CIRCULATOIRE

Les muscles sont les auxiliaires du cœur. — Conditions de l'exercice
qui peuvent troubler le cours du sang. — De l'*effort*. — La fatigue
du cœur dans l'exercice musculaire. — De l'essoufflement.

L'application clinique de la médication par l'exercice dans
les maladies du cœur n'est méthodiquement faite nulle part
en France. Bien que quelques auteurs, et surtout M. Huchard, en aient déjà parlé avec compétence, l'état des esprits dans l'appréciation de cette thérapeutique se résume
encore aujourd'hui par la défiance et la crainte d'accidents
graves.

Cette prévention des médecins de notre pays est le corollaire obligé du défaut de notions précises sur les procédés employés ailleurs. On aurait grandement raison de
proscrire l'exercice du traitement et de l'hygiène des cardiaques, si ce moyen thérapeutique devait être laissé à l'inspiration du sujet, ou à la direction de nos professeurs de
gymnastique, pour lesquels la notion d'exercice ne va pas
sans l'idée d'un grand déploiement de force musculaire.

La thérapeutique par l'exercice dans les maladies du
cœur est d'une application si délicate qu'il nous semble indispensable de commencer ce chapitre par cet avertissement
préalable : *L'exercice, appliqué sans mesure et sans règles
rationnelles, ne peut donner dans les affections de l'appareil
circulatoire que des résultats désastreux.*

Nous disions dans un précédent chapitre que l'exercice
est toujours profitable aux dyspeptiques, même quand il est
fait « à tort et à travers ». Il n'en serait plus ainsi pour

les cardiaques, et mieux vaudrait pour eux la privation absolue de tout exercice que des exercices mal dirigés.

Il sera donc de la plus haute importance d'établir les contre-indications de l'exercice avec autant de netteté que ses indications. Pour cela il nous faudra montrer d'abord comment l'exercice peut favoriser l'action du cœur, et rechercher ensuite dans quelles conditions l'effet des mouvements musculaires peut troubler la régularité de la circulation du sang.

Les muscles sont les auxiliaires du cœur.

Les canaux dans lesquels se meut le liquide sanguin forment un double système. Les uns partent du centre et distribuent le sang aux points les plus reculés et aux molécules les plus intimes du corps vivant : ce sont les *artères*. Les autres, qui s'appellent les *veines*, reprennent ce sang après qu'il a distribué ses éléments réparateurs à toutes les parties de l'organisme, et le ramènent au point central d'où il est parti, c'est-à-dire au cœur. C'est là la première phase de la circulation, celle qu'on a appelée la *grande circulation*. De retour au cœur, le sang qui a parcouru ce grand cercle est modifié dans sa composition chimique. Il s'est chargé des produits de désassimilation dont il doit se débarrasser et, il s'est dépouillé de son principe vivifiant, l'oxygène, dont il doit faire une nouvelle provision. De sang artériel il est devenu sang veineux; et il doit passer par le poumon pour y subir l'*hématose*, c'est-à-dire la transformation en vertu de laquelle il reprendra, au contact de l'air, ses qualités de sang artériel. Ce second trajet est beaucoup plus court que le premier puisque l'ondée sanguine va seulement du cœur aux deux poumons, qui sont placés côte à côte avec lui dans la poitrine; d'où le nom de *petite circulation* donné à la circulation pulmonaire.

Les forces qui donnent au sang l'impulsion nécessaire

pour lui faire exécuter son double trajet doivent être considérables; surtout si l'on remarque que, dans la grande circulation aussi bien que dans la petite, les vaisseaux artériels se relient aux vaisseaux veineux par des canaux d'une extrême ténuité, les *vaisseaux capillaires*, dont le calibre n'égale pas toujours le volume d'un cheveu. Sur certains points des cellules pulmonaires, le réseau capillaire est formé de tubes tellement rétrécis, que les globules sanguins, disent les anatomistes, sont obligés de s'allonger en s'effilant pour les traverser. On comprend quel ralentissement doit subir le cours du sang par le fait de l'étroitesse des voies qui le conduisent des artères aux veines. Mais, arrivé dans les veines, il n'a fait encore que la moitié du trajet, et il lui faut gagner le cœur dans des conditions qui sont, sur certains points, des plus défavorables, comme on l'observe dans les membres inférieurs où le sang, chez l'homme debout, doit lutter contre la pesanteur qui le sollicite constamment en sens inverse du trajet qu'il suit.

Si on analyse les forces propres dont dispose l'appareil de la circulation, on ne peut s'empêcher de reconnaître qu'elles ne pourraient suffire, à elles seules, à donner au sang une impulsion suffisante pour parfaire ce laborieux trajet, si des forces accessoires, dont nous allons exposer la nature et le mécanisme, ne venaient leur prêter secours.

Le mouvement initial est donné au sang par un muscle creux, le cœur, véritable pompe foulante munie de soupapes et de clapets qu'on appelle les *valvules*. Chaque *systole*, c'est-à-dire chaque battement du cœur, représente un vigoureux coup de piston qui lance le sang dans les artères avec une force égale à la pression d'un quart d'atmosphère, soit 180 millimètres de mercure (1). On sait que l'effort du cœur se renouvelle en moyenne soixante fois par

(1) Mathias Duval, *Physiologie*.

minute. Il est secondé par l'élasticité des tuniques artérielles. Les artères font ressort sous le choc du sang, se distendent et emmagasinent, en quelque sorte, une notable portion de la force transmise par le liquide qui heurte leurs parois, puis, revenant sur elles-mêmes, « restituent » cette force sous forme d'une énergique poussée qui agit dans le même sens que le cœur.

Grâce à l'élasticité des artères, l'impulsion donnée au sang par chaque contraction ventriculaire se soutient même pendant les temps de repos qui séparent deux contractions successives, et le cours du sang est rendu continu dans les petits vaisseaux, malgré l'intermittence des battements du cœur, des *systoles*. Grâce à cette continuité de l'écoulement, les petits vaisseaux peuvent débiter, en un temps donné, à vitesse initiale égale, — et par conséquent à égale dépense de force du moteur central, — plus de sang que si l'écoulement était intermittent. L'élasticité artérielle économise donc le travail du cœur (1).

L'importance de l'élasticité artérielle, comme condition adjuvante de la systole cardiaque, devient très évidente dans le cas de dégénérescence scléreuse ou athéromateuse des vaisseaux. L'ondée sanguine se heurte alors à des tuniques inertes, et une notable partie de la force dépensée par le cœur vient se perdre et s'amortir sur la paroi rigide qui ne réagit plus, et ne « rend » pas au liquide la poussée qu'elle en reçoit. C'est pourquoi certaines maladies des artères, en diminuant l'élasticité de ces vaisseaux, rendent l'effort normal du cœur insuffisant et amènent des maladies secondaires de l'organe central de la circulation, qui s'épuise à faire un travail au-dessus de ses forces.

L'ondée sanguine, à mesure qu'elle chemine, tend, naturellement, à perdre de sa vitesse ; non seulement par le

____

(1) Marey, *La circulation du sang.*

frottement contre les parois des vaisseaux, mais aussi par l'obstacle que lui opposent des tubes de plus en plus rétrécis. Une autre cause encore amène fatalement le ralentissement du courant sanguin et la diminution de la pression, c'est l'augmentation de volume de l'appareil artériel considéré dans son ensemble. En effet si les canaux artériels deviennent de plus en plus petits en se divisant et se subdivisant à mesure qu'on s'éloigne de leur point d'origine, ils deviennent aussi de plus en plus nombreux : si bien que pour réunir, par la pensée, en un canal unique l'innombrable multitude des petits canaux qui en résultent, il faudrait se représenter un récipient d'une capacité infiniment plus grande que celle de l'unique vaisseau, l'aorte, par lequel le sang sort du cœur.

L'ensemble des dernières ramifications artérielles représente schématiquement une vaste nappe sanguine dans laquelle la vitesse du sang diminue suivant les mêmes lois hydrauliques qui font diminuer le courant d'un fleuve quand son lit vient à s'élargir sous forme de lac.

Le ralentissement du sang est à son maximum dans le réseau des capillaires qui forment, suivant l'heureuse expression de Mathias Duval, le *lac du torrent sanguin*. Il fallait du reste que ce ralentissement se produisît, pour assurer aux éléments que le sang doit nourrir un contact suffisamment prolongé avec le liquide nourricier. Mais la conséquence de cette disposition est très défavorable au point de vue de l'acte mécanique de la circulation. La vitesse du sang qui était, au départ du cœur, de 40 centimètres par seconde, n'est plus, dans les capillaires sanguins, que de 1 millimètre par seconde (1). — soit 400 fois moins rapide.

C'est avec une allure à ce point ralentie que le sang passe des vaisseaux capillaires dans les veines. Il ne faut pas ou-

____

(1) Mathias Duval, *loc. cit.*

blier qu'à ce moment le liquide n'a fait encore que la moitié de son trajet, puisqu'il doit, pour revenir au cœur, suivre un chemin inverse, mais parallèle à celui qu'il a déjà parcouru, les troncs veineux accompagnant toujours les troncs artériels. Et si on réfléchit aux faibles moyens d'action dont l'appareil veineux dispose pour faire cheminer son contenu avec l'impulsion si réduite qu'il a conservée, il est impossible de ne pas conclure que d'autres agents doivent intervenir pour seconder les forces propres à l'appareil circulatoire, et l'aider dans une tâche tellement laborieuse qu'elle excède manifestement ses moyens propres d'action.

En effet, les veines sont flasques, et leurs parois tendent à s'aplatir en effaçant leur calibre ; elles offrent par conséquent au sang qui les traverse un parcours moins facile que les artères dont les tuniques doublées de tissu fibro-élastique laissent leur calibre toujours béant, même après une section transversale.

Les parois veineuses, il est vrai, contiennent comme les parois artérielles des fibres musculaires, mais trop faibles pour suffire à elles seules à faire cheminer le contenu du vaisseau.

Il semblerait donc qu'arrivé au point le plus rétréci de l'arbre circulatoire, le sang dont la vitesse n'est plus que le 400ᵉ de sa vitesse initiale aurait besoin de recevoir une poussée nouvelle et qu'un appareil de circulation analogue au moteur central devrait venir aider à sa progression en lui donnant une nouvelle poussée. Et, en effet, on a pendant un temps attribué aux vaisseaux capillaires des propriétés motrices analogues à celles du cœur, et les anciens physiologistes avaient même donné à l'ensemble de ces petits canaux le nom de *cœur périphérique* (1). Mais les petits vaisseaux sanguins dont la propriété contractile est parfaitement reconnue depuis la découverte des nerfs *vaso-moteurs*

(1) Claude Bernard, *Leçons du Collège de France.*

ne peuvent être considérés comme intervenant activement, à la manière du cœur, pour augmenter la vitesse du cours du sang. La contraction de leurs parois n'aurait pas pour effet de faciliter la circulation veineuse, mais au contraire de l'entraver, puisque la diminution de leur calibre, déjà si petit, ferait obstacle au passage du sang dans les veines et diminuerait le débit des artères.

C'est cependant l'action des capillaires, — ou plutôt des dernières ramifications artérielles, — qui doit être invoquée comme cause adjuvante de la circulation veineuse; mais cette action est tout autre qu'on ne l'avait dit d'abord. Elle doit être étudiée attentivement si on veut se rendre compte du rôle que jouent les muscles comme agents auxiliaires de la circulation du sang.

Ce n'est pas en se contractant que les capillaires augmentent la vitesse du sang dans les dernières ramifications de l'arbre circulatoire, mais en se relâchant. L'ensemble des vaso-moteurs ne représente pas, à proprement parler, un « cœur périphérique », c'est-à-dire un agent moteur dont l'action s'exercerait dans le même sens que celle du cœur central, puisque la « systole » des petits vaisseaux contrarie la systole du cœur. Les fibres contractiles dont les parois des petites artérioles sont très abondamment pourvues peuvent être considérées comme les antagonistes des fibres cardiaques. Leur action fait fonction de *frein* pour modérer le cours du sang et l'enrayer au besoin. Quand il y a *vaso-constriction*, c'est-à-dire resserrement ou systole des capillaires, la tension augmente dans le système artériel, mais *la vitesse du cours du sang diminue*. Cette vérité a été mise en lumière dès 1881 par Marey (1).

Le resserrement des capillaires tendrait donc à refouler le sang vers les grosses artères et ferait obstacle à son passage

____

(1) Marey, *La circulation du sang.*

facile dans les veines; d'où diminution de la poussée reçue par la masse du sang veineux. La dilatation des capillaires au contraire, en agrandissant la porte de communication par où le liquide pénètre des artères dans les veines, facilite le cours du sang, diminue l'obstacle que rencontre la poussée cardiaque et rend cette poussée plus efficace. Quand il y a *vaso-dilatation*, le débit des vaisseaux est augmenté, la vitesse du liquide s'accélère, et l'impulsion, la *vis a tergo* que reçoit la masse du sang contenu dans le « lac des capillaires » est considérablement augmentée.

Il est d'une grande importance, pour les conclusions où tendent nos digressions physiologiques, de bien établir ce fait que la dilatation des vaisseaux capillaires augmente dans des proportions considérables la poussée, la *vis a tergo*, en vertu de laquelle le sang veineux peut arriver au bout de son parcours. Cette vérité ressort comme fait d'observation de la célèbre expérience de Claude Bernard. — En coupant les filets du grand sympathique qui sont *vaso-constricteurs*, on fait cesser l'action des nerfs qui resserrent le calibre des capillaires et on produit la dilatation de ceux-ci. Aussitôt on voit le sang s'y précipiter en quantité considérable. Le liquide sanguin passe alors avec une telle facilité à travers les artérioles et les capillaires dilatés, que les pulsations cardiaques se font sentir jusque dans les veines et qu'il se produit un pouls veineux direct (1).

On comprend combien les circulations locales seront facilitées et activées dans les canaux veineux toutes les fois qu'une cause physiologique amènera cette vaso-dilatation que Claude Bernard produisait expérimentalement en paralysant les éléments constricteurs des vaisseaux. On sait aujourd'hui que la dilatation des capillaires peut se produire directement en excitant certains filets nerveux, car il y a des nerfs *vaso-*

____

(1) Claude-Bernard, *Recherches sur le système nerveux.*

dilatateurs. Nous n'avons pas à discuter ici le mécanisme encore controversé de cette vaso-dilatation « active » des capillaires. Ce qu'il importe, c'est d'en montrer le rôle dans la circulation locale du sang, et d'établir les conditions dans lesquelles elle se produit dans l'organisme vivant.

Là nous rentrons directement dans notre sujet. En effet, parmi les causes de vaso-dilatation capables d'aider à la progression du sang dans les veines, il n'en est aucune de plus puissante que le fonctionnement des muscles.

C'est une loi générale que tous les organes sont le siège de phénomènes circulatoires plus intenses à l'état de travail qu'à l'état de repos. Cette loi se vérifie pour le travail de tous les appareils organiques. Pour le travail des muscles les conséquences du surcroît de circulation dû à la dilatation des capillaires ont une portée considérable. Rappelons-nous en effet que, dans un muscle en travail, il passe *neuf fois plus de sang* que dans le même muscle en repos! Or, à tout instant de la vie, des masses musculaires volumineuses sont mises en jeu, soit pour nous transporter d'un point à un autre, soit pour exécuter les mouvements les plus usuels de la vie, soit pour changer d'attitude, soit même pour maintenir en place les pièces osseuses qui forment la charpente du corps quand nous gardons l'immobilité.

On ne peut donc méconnaître l'appoint donné aux forces qui produisent la circulation veineuse par l'augmentation du courant sanguin qu'attire à lui le muscle en travail; et l'on est fondé à conclure que si toute action musculaire venait à faire longtemps défaut l'appareil circulatoire serait insuffisant à parfaire sa tâche.

Ces conclusions théoriques sont confirmées par l'observation des faits. L'immobilité absolue du corps s'accompagne toujours de troubles circulatoires caractérisés par le ralentissement du cours du sang, par des *stases* sanguines d'autant plus prononcées que l'appareil circulatoire est moins parfait, par conséquent moins capable de se suffire à lui-même. On sait, pour n'en citer qu'un exemple, combien sont fréquentes chez les vieillards, tenus trop longtemps au lit, les congestions « passives » du poumon qu'on a appelées *pneumonies hypostatiques*.

Si notre pensée a été clairement rendue, on doit comprendre à présent comment la contraction des muscles, indépendamment du mouvement qui l'accompagne, peut suppléer à l'insuffisance des forces actives de la circulation dans le système veineux. Mais une comparaison rendra plus tangible le mécanisme de l'action « circulatoire » des muscles.

La contraction musculaire produit sur le contenu des vaisseaux artériels un effet comparable à celui du relèvement des vannes d'un moulin sur la masse liquide qu'elles retiennent en amont d'un barrage. Faisons entrer dans notre comparaison les chiffres admis par les physiologistes comme exprimant le rapport entre la quantité de sang qui passe à travers le muscle à l'état de repos, puis à l'état de travail, et supposons la vanne baissée de façon à ne laisser passer, en un temps donné, qu'une quantité de liquide représentée par le chiffre 1. Si cette faible colonne d'eau rencontre, au sortir de la vanne, une nappe liquide immobile, elle pourra se heurter à cette masse sans que son impulsion suffise à l'ébranler ; mais si on relève tout d'un coup la vanne de façon qu'elle débite un volume d'eau 9 fois plus fort, l'impulsion communiquée à la nappe liquide en stagnation pourra être suffisante pour la mettre en branle et la faire cheminer avec une certaine vitesse.

C'est ainsi exactement que les choses se passent, dans une veine où la masse sanguine tendait à devenir stagnante, quand le travail des muscles amène tout à coup une dilatation des vaisseaux qui en augmente le débit et en accélère le cours. Sous la poussée de cette ondée plus impétueuse, le sang veineux chemine avec plus de vitesse. La systole du cœur, au lieu de s'amortir et de s'éteindre contre l'obstacle opposé par le resserrement des petits vaisseaux, peut alors, grâce à l'élargissement de leur calibre, envoyer directement ses ondées successives jusque dans les veines. Et nous ne faisons pas là des déductions purement théoriques, puisque Claude Bernard a vu expérimentalement que sous l'influence de la vaso-dilatation, — « le liquide sanguin passe avec une telle facilité à travers les artérioles et les capillaires, que les pulsations cardiaques se font sentir jusque dans les veines » (1). — C'est par ce mécanisme que la contraction musculaire augmente la *vis a tergo* qui pousse le sang veineux vers le cœur.

Mais la circulation veineuse trouve encore d'autres auxiliaires dans l'exercice. Par le fait des mouvements actifs, le sang subit dans les veines des impulsions mécaniques directes de deux sortes. Les unes résultent des oscillations, des secousses imprimées au contenu des vaisseaux par le déplacement du corps ou des membres; les autres sont dues à la pression exercée sur le calibre des veines par les muscles qui les avoisinent, et dont le volume est, comme on sait, modifié par la contraction. Une disposition anatomique particulière favorise dans les vaisseaux veineux l'effet des causes mécaniques que nous invoquons. C'est la présence de *valvules*, replis de la muqueuse placés de façon à s'effacer quand le courant sanguin se dirige vers le cœur, à se relever au contraire et à lui faire obstacle en oblitérant la veine s'il se dirigeait en sens inverse. Ces valvules, qui permettent au courant veineux de lutter contre la pesanteur, sont très efficaces aussi pour diriger dans le sens voulu la résultante des pressions subies par les veines. C'est grâce

(1) Cl. Bernard, *loc. cit.*

à l'effet « de soupape » de ces valvules que la pression des muscles, bien qu'agissant dans divers sens, se traduit toujours par une poussée centripète qui oriente le courant sanguin vers le cœur. Elles empêchent le courant sanguin de refluer en sens inverse de sa direction normale, et c'est grâce à elles que toute secousse, tout choc extérieur, quels qu'en soient le sens et la direction, aboutissent toujours à augmenter la vitesse du sang, en le dirigeant vers le but qu'il doit atteindre, l'oreillette droite.

Enfin, si nous poursuivons notre étude en observant le cours du sang dans les veines à mesure qu'il se rapproche du cœur, nous allons voir apparaître de nouveau des facteurs auxiliaires de la circulation sanguine, empruntés à l'appareil musculaire.

Les gros troncs veineux qui résultent de la réunion des veines de petit et de moyen calibre aboutissent, en fin de compte, à deux vaisseaux volumineux, les veines *caves* inférieure et supérieure. Si l'on suppose l'homme debout, le cours du sang est facilité dans la veine cave supérieure par l'effet même de la pesanteur, mais, dans la veine cave inférieure, dont la direction est inverse, la pesanteur entrave, au contraire, le cours du sang. Les conditions de la circulation sont rendues si difficiles dans ce vaisseau, que le sang livré aux seules forces de la *vis a tergo* et de la contraction des fibres musculaires veineuses, aurait peine à achever sans ralentir son cours la dernière partie de son trajet, s'il n'y était aidé par deux autres forces distinctes que l'exercice des muscles augmente toutes les deux : la *tension abdominale* et l'*aspiration thoracique*.

Nous avons eu l'occasion de dire déjà que la *tension abdominale* est le résultat de la compression exercée par les parois musculaires de l'abdomen sur leur contenu, viscères et vaisseaux sanguins. Cette pression, à l'état de repos, ne s'exerce dans son intégrité qu'à condition que les fibres musculaires abdominales auront gardé toute leur tonicité. L'exercice des muscles abdominaux est donc utile à la circulation, tout d'abord parce qu'il augmente par le fait de l' « entraînement » l'énergie et la tonicité des muscles abdominaux, et assure ainsi un plus haut degré de tension habituelle à la paroi abdominale si souvent relâchée chez les sujets sédentaires. D'autre part, au moment de l'exercice, les mouvements alternatifs de flexion et d'extension du tronc favorisent puissamment le cours du sang par le supplément de pression qui en résulte. Nous verrons toutefois que cette dernière cause d'accélération peut devenir une entrave, quand elle s'exagère et va jusqu'à comprimer à l'excès les gros vaisseaux qui traversent l'abdomen et à en effacer plus ou moins complètement leur calibre, comme cela se produit dans l'*effort*.

L'*aspiration thoracique* est le résultat de la tendance au vide qui se produit dans la poitrine à chaque mouvement d'*inspiration*. Le soulèvement des côtes produit un effet de soufflet ou de pompe aspirante, qui attire du même coup l'air atmosphérique dans les voies bronchiques, et le liquide sanguin dans les cavités du cœur. Le phénomène d'aspiration dû à l'amplification du thorax, chez l'homme qui « appelle » l'air au poumon, se fait sentir, même à l'état de repos, à une distance suffisante pour provoquer l'entrée de l'air extérieur dans les grosses veines du cou, quand celles-ci ont été ouvertes. On sait que les chirurgiens doivent se mettre en garde contre l'éventualité de ce grave accident quand ils opèrent sur les vaisseaux de la région. Mais chez l'homme en état de travail musculaire, l'aspiration thoracique acquiert une énergie beaucoup plus considérable qu'à l'état de repos, car il se produit, sous l'influence de la « soif d'air » qui accompagne les exercices actifs un peu violents, des efforts d'inspiration d'une très grande intensité et capables d'imprimer au sang qui traverse les veines caves une vitesse impétueuse. L'exercice musculaire, en augmentant l'intensité de l'aspiration thoracique, vient donc en aide à la poussée du cœur, pour faire achever au sang son cycle complet.

On voit quelle peut être l'utilité de l'exercice actif pour aider au cours du sang dans la dernière partie de son trajet. Et il faut dire que l'exercice passif peut être aussi très efficace. D'une part, le massage, par des pressions directes, peut suppléer à l'insuffisance de la tension abdominale; d'autre part, les mouvements respiratoires « communiqués » pourraient être utilisés pour augmenter l'aspiration thoracique si le sujet ne pouvait exécuter lui-même des inspirations d'une ampleur suffisante. Nous verrons tout à l'heure l'utilité des mouvements de respiration passive dans le traitement des troubles de la circulation.

Quand on se remet en mémoire, ainsi que nous venons de le faire, le rôle si important dévolu aux puissances musculaires du corps pour aider le cœur dans sa tâche, on peut, à bon droit, s'étonner de voir si souvent méconnus en pratique les services que pourraient rendre les muscles, employés comme agents de circulation dans les maladies du cœur et des vaisseaux.

Dans tous les cas où un obstacle quelconque vient entraver le cours du sang, l'indication paraît évidente à tous les médecins d'ouvrir passage au liquide en agrandissant les voies de circulation sur les points où elles sont le plus rétrécies. On agit sur les capillaires par des *révulsifs*, des *ventouses* qui produisent sur leur point d'application une rougeur caractéristique due à l'afflux du sang. Or, si on réfléchit à ce qui se passe en pareil cas, on voit que l'afflux local du sang se fait par un processus identique à celui qui attire le liquide sanguin au muscle en travail, c'est-à-dire par un processus de *vaso-dilatation*. — La révulsion, absolument comme la contraction musculaire, produit la dilatation des capillaires, et active le passage du sang du système artériel dans le système veineux, en augmentant la *vis a tergo*, l'impulsion d'abord centrifuge, puis centripète, qui facilite la progression du sang dans les veines.

Dans toutes les affections du cœur, quelle que soit leur cause et leur origine, tous les procédés thérapeutiques employés visent le même résultat : empêcher l'organe central de la circulation de tomber en *asystolie*, c'est-à-dire dans cet état d'épuisement où son effort de contraction, de *systole*, devient insuffisant pour vaincre la résistance des divers obstacles que le sang peut rencontrer sur son parcours. Mais, on le comprend aisément, l'*asystolie* est un état relatif qui ne dépend pas seulement de la faiblesse du cœur, mais bien du rapport qui existe entre sa faculté d'action, sa « capacité fonctionnelle », et les résistances qu'il doit vaincre. Si donc on supprime ou si on diminue une partie de ces résistances, on rendra l'effort du cœur plus efficace et on pourra rétablir l'équilibre entre les forces qui poussent le sang et celles qui lui font obstacle, de façon que celles-ci n'opposent pas aux premières une résistance invincible. Or, suivant la loi qui repose à la fois sur les principes rationnels de la mécanique, et sur l'observation directe des faits, *quand la tension artérielle diminue, le travail du cœur devient plus efficace, à effort moindre, pour chasser le sang à travers les vaisseaux.* Et l'on sait que la contraction musculaire diminue la tension artérielle en faisant relâcher les parois des capillaires, — ce qui équivaut à « desserrer » le frein qui augmentait le travail du cœur.

Conditions de l'exercice qui peuvent troubler le cours du sang.

Nous venons d'exposer l'effet qu'on est théoriquement en droit d'attendre du travail des muscles. Il faut avouer pourtant, qu'en pratique, le résultat est d'ordinaire tout différent. Si, d'une part, on abandonne à lui-même un malade « cardiaque » arrivé à un certain degré de gêne circulatoire, en lui conseillant de faire de l'exercice ou simplement en le laissant libre d'agir à sa guise, les accidents les plus funestes pourront résulter des mouvements auxquels il se livrera. Si, d'autre part, on observe dans le milieu des gens du peuple, un homme atteint d'une affection de cœur, et obligé d'exercer un travail manuel, on le voit fréquemment tomber en *asystolie* sous l'influence manifeste de l'exercice musculaire exigé par sa profession, et on peut le voir ensuite se rétablir promptement par le seul fait du séjour à l'hôpital où on lui a fait garder le repos.

Ce n'est pas seulement chez des malades qu'on voit de tels résultats pratiques venir en contradiction apparente avec nos déductions théoriques. Ne sait-on pas combien dure peu le système circulatoire des hommes voués à des travaux très pénibles ou à des exercices trop violents? Rien de plus fréquent que les affections cardiaques de toute sorte chez les chargeurs, les portefaix, les hercules de foire, chez les sportsmen qui ont abusé des exercices de force et de vitesse, comme aussi chez les chevaux soumis à un travail exagéré.

On a décrit sous le nom de « cœur forcé » des dilatations du cœur droit qui se produisent en très peu de temps chez les sujets soumis à des fatigues musculaires excessives. On sait que ces accidents ont pu se déclarer à la suite d'une seule épreuve où l'effort athlétique était poussé à ses dernières limites. Dans les universités d'Oxford et de Cambridge, où des régates annuelles mettent en présence des jeunes gens qui se disputent le prix de l'aviron, on a vu assez fréquemment, à la suite des efforts suprêmes de la lutte, des rameurs présenter les symptômes d'une dilatation aiguë du cœur droit avec des accidents graves d'asystolie.

Tous ces faits semblent, au premier abord, donner un démenti formel à tout ce que nous avons dit du rôle des muscles, considérés comme des agents auxiliaires de la circulation du sang, dont le fonctionnement soulagerait le cœur d'une partie de son travail.

Quelle conclusion faut-il déduire de cette contradiction apparente ? — Aucune autre que l'importance du *dosage*, aussi bien dans la médication par l'exercice que dans toutes les médications.

On n'a jamais songé à contester aux doses modérées d'opium la propriété de produire le sommeil, en objectant que l'insomnie est le symptôme habituel des accidents dus à l'abus des opiacés. Il faut que la médication par l'exercice soit soumise comme les autres à une réglementation rationnelle.

Mais l'excès de travail n'est pas la seule cause qui rende le mouvement musculaire nuisible à l'appareil circulatoire. Et le mode d'application de l'exercice est aussi important à étudier que son dosage, car il est des conditions du travail musculaire qui en modifient complètement les effets, à ce point qu'elles peuvent faire des muscles les antagonistes d'une fonction dont ils sont en principe les auxiliaires.

Il nous reste à exposer à présent quelles sont les conditions de l'exercice qui peuvent amener des troubles de la circulation du sang.

De l'effort.

Il se produit à chaque instant, dans les travaux professionnels un peu rudes aussi bien que dans les exercices
gymnastiques violents, un acte physiologique auquel doivent être attribués la plupart des accidents de surmenage
qu'on a signalés dans l'appareil circulatoire à la suite des
exercices violents ou des travaux professionnels. Cet acte
s'appelle l'*effort*.

Rien de plus caractéristique que l'*effort*. Rien de plus
facile que d'en observer les conséquences pour le cœur et
les vaisseaux. Et pourtant les observateurs ne semblent pas
avoir été frappés de son rôle tout spécial dans la production des troubles de la circulation sanguine. Il nous faut
donc exposer avec quelques détails le mécanisme de l'effort,
et ses effets physiologiques, pour montrer combien il
importe de l'éliminer de l'exercice dans l'hygiène des sujets
suspects d'une disposition aux troubles circulatoires, et, à
plus forte raison, de l'interdire aux malades dans le traitement des affections du cœur confirmées.

L'effort consiste essentiellement dans la synergie des
muscles expirateurs qui entrent en contraction involontai-
rement, et parfois inconsciemment, pour s'associer au travail
volontaire d'autres muscles plus ou moins éloignés. Cet
acte se produit toutes les fois qu'un groupe musculaire de
n'importe quelle région est actionné par la volonté avec
toute l'énergie dont il est capable.

Le type de l'effort s'observe chez le portefaix qui soulève de terre une lourde charge pour la placer sur ses épaules. Si on étudie l'homme au moment où il se prépare à
« faire effort », on le voit d'abord assurer à ses mains
une prise solide. Il saisit le fardeau ; mais, avant de l'en-
lever de terre, il s'arrête un très court instant, comme pour

préparer le mouvement. Et, en effet, ce temps d'arrêt est utilisé pour des préliminaires importants. Une profonde inspiration est faite ; l'air est attiré en grande quantité dans les poumons et la glotte se referme aussitôt pour l'empêcher d'en sortir. La poitrine se trouve ainsi gonflée. Les côtes sont écartées et repoussées en haut. Mais au même instant se produit une énergique contraction des muscles abdominaux, qui tend à les attirer en bas. De cette façon, les parois du thorax, repoussées en haut par l'air qui gonfle le poumon, attirées en bas par l'action énergique des muscles expirateurs, se trouvent immobilisées par ces deux forces de direction inverse dont elles subissent simultanément l'action. L'immobilisation des parois thoraciques est, en effet, le but de cette sorte de conflit des forces antagonistes de la respiration. Il faut que les côtes soit momentanément fixées pour présenter un point d'appui solide et résistant à tous les muscles qui s'y attachent, et en particulier aux grandes masses musculaires qui meuvent le bras, la colonne vertébrale et le bassin. C'est seulement quand cette condition a été remplie que ces muscles entrent énergiquement en jeu, et que le fardeau est soulevé. La glotte s'ouvre alors, et une sorte de gémissement caractéristique, dû à l'issue violente de l'air, annonce la fin de l'effort.

Une perturbation profonde se produit dans la respiration et la circulation pendant toute la durée de l'effort. Dans cet acte, en effet, c'est le poumon gonflé d'air qui sert de point d'appui aux côtes pour leur permettre de rester relevées en résistant aux muscles expirateurs qui tendent à les abaisser. On comprend d'abord à quelle épreuve est mis le poumon lui-même. Dans les efforts très violents, il n'est pas rare d'observer chez l'homme, et surtout chez les animaux de trait, la rupture des parois des cellules pulmonaires forcées outre mesure par la compression de l'air qui les remplit. Mais le poumon, à la façon d'un tampon élastique, transmet

la pression qu'il subit à tous les organes qui l'avoisinent
dans le thorax, aux gros vaisseaux artériels et veineux, à
l'aorte, aux veines caves et au cœur lui-même.

Il est du plus haut intérêt, pour nous, d'étudier les conséquences de cette pression, au point de vue des perturbations
qui en résultent dans l'appareil circulatoire. Nous emprun-
terons pour cela quelques tracés sphygmographiques au bel
ouvrage de M. Marey.

Pour comprendre le sens des tracés que nous reproduisons ici, il faut se rappeler que la ligne tracée par le *sphygmographe* et qui est la représentation graphique des mou-

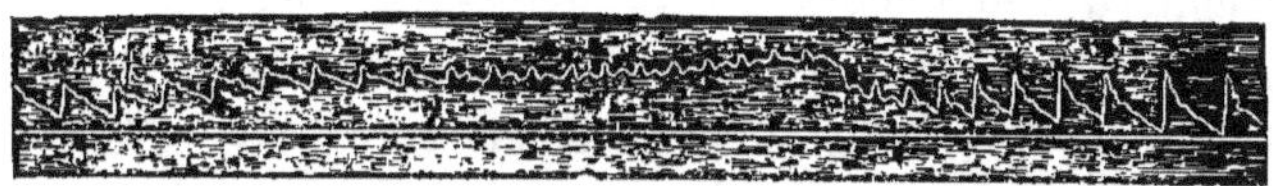

Fig. 50. — Tracé du pouls pendant l'*effort* (d'après Marey).

vements du pouls radial, s'inscrit suivant une direction
horizontale, et de gauche à droite. Quand la tension de
l'artère est constamment uniforme, la direction du tracé
demeure uniformément horizontale; mais l'ensemble du
tracé tend à se *relever* et à devenir oblique de bas en haut
quand la tension artérielle augmente, tandis que si la tension
diminue, il s'*abaisse* et devient oblique de haut en bas.
Enfin la ligne courbe qui correspond à chaque pulsation a
d'autant plus d'ampleur que l'ondée sanguine pénètre plus
facilement dans l'artère, et tend d'autant plus à se réduire
et à s'effacer que le pouls est plus petit, plus « serré », ce
qui correspond à la difficulté qu'éprouve le sang à passer
dans l'artère fortement tendue.

Ces explications étant données, il suffira de jeter les yeux
sur les tracés représentés ci-contre, pour comprendre quelles
profondes perturbations vient apporter l'effort dans l'économie normale des pressions artérielles. La figure 50

représente un tracé du pouls pendant toute la durée de
l'effort. On voit que la ligne générale du tracé qui s'inscrivait suivant une ligne horizontale s'élève brusquement dès
que l'effort commence, et qu'en même temps les pulsations
deviennent de plus en plus petites. Ces deux modifications accusent une augmentation considérable de la pression. Le tracé reprend sa directio

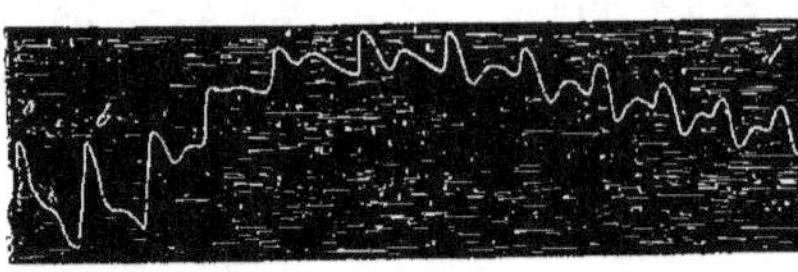

Fig. 51. — Première phase de l'effort
(d'après Marey).

normale quand l'effort a cessé. Mais les figures 51 et 52
nous montrent avec plus de détails les phases successives
de l'effort et nous font voir d'une manière plus saisissante
les désordres qui surviennent sous l'influence de cet acte
dans le fonctionnement des canaux artériels.

« Au moment où l'effort commence, — dit M. Marey,
— la circulation artérielle, qui s'écrivait sur une ligne horizontale ab, s'élève subitement de b en c (fig. 51). Arrivé
à son summum, l'effort a comprimé l'aorte thoracique et
l'aorte abdominale avec toute la force possible. Cette
pression extérieure, secondée par l'élasticité aortique, a
chassé vers les artères périphériques une certaine quantité
de sang, et y a élevé la tension jusqu'au niveau indiqué par
le point c. Mais ces artères, en vertu même de l'excès de
pression, donnent un débit plus rapide, de sorte que, sous
l'accroissement de la circulation périphérique, l'aorte se vide
de plus en plus et diminue de volume. En diminuant de volume
elle perd de sa tension élastique, de telle sorte que la somme
des forces qui poussent le sang vers la périphérie diminue
graduellement. Le maximum de tension c ne se maintient
donc pas dans les artères, mais décroît peu à peu, à mesure
que décroît la force élastique de l'aorte, bien que l'effort
se maintienne le même, et que la pression de l'air dans

le poumon garde le même degré, comme on l'a noté par le manomètre. A cette cause de décroissance dans la pression des artères, il faut ajouter la diminution graduelle du volume des ondées ventriculaires, car le sang veineux est retenu par l'effort en dehors des cavités splanchniques. Il s'ensuit une diminution du courant sanguin qui traverse le poumon et revient au cœur gauche. La figure 51 montre cette décroissance de la tension et fait voir qu'à partir du point *c* la ligne d'ensemble du tracé va toujours en s'abaissant.

« Examinons maintenant la figure 52, où l'effort qui durait depuis un certain temps cesse tout d'un coup. De *a* en *b* l'effort se continue, la tension est

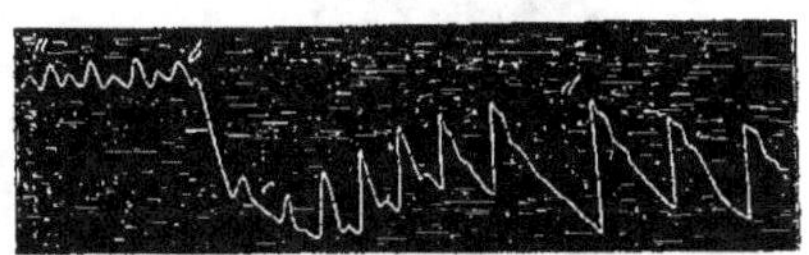

Fig. 52. — Deuxième phase de l'effort (d'après Marey).

élevée dans la radiale par compression de l'aorte. L'effort cesse au point *b* ; aussitôt le sang des artères périphériques où la tension est forte reflue dans l'aorte qui, vidée d'une partie de son contenu, se trouve, pour ainsi dire, trop large. Ce reflux fait baisser la pression dans les artères périphériques, et par conséquent dans la radiale. A partir de ce moment, le cœur continuant à battre rétablit peu à peu l'état primitif de la tension artérielle, et l'on voit la ligne d'ensemble du tracé, d'abord tombée en *c*, s'élever peu à peu et reprendre son niveau normal au *d*. »

On voit quels « à-coups » subit l'appareil circulatoire quand l'effort se produit; non seulement par suite de la poussée violente que supportent les extrémités des vaisseaux, mais aussi par le choc en retour qui se fait sentir aux parois des grosses artères et des cavités du cœur quand l'effort cesse et que le sang reflue dans les canaux d'où il avait été chassé. Ces ébranlements, déjà dangereux quand ils se produisent sur des organes sains, résistants et doués

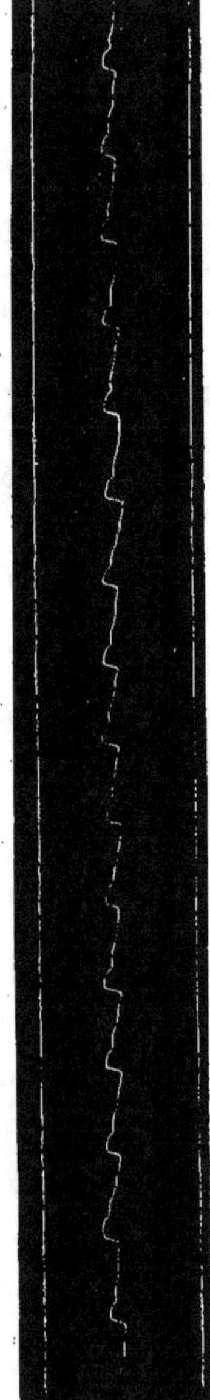

Fig. 53. — Pouls normal d'un sujet au repos.

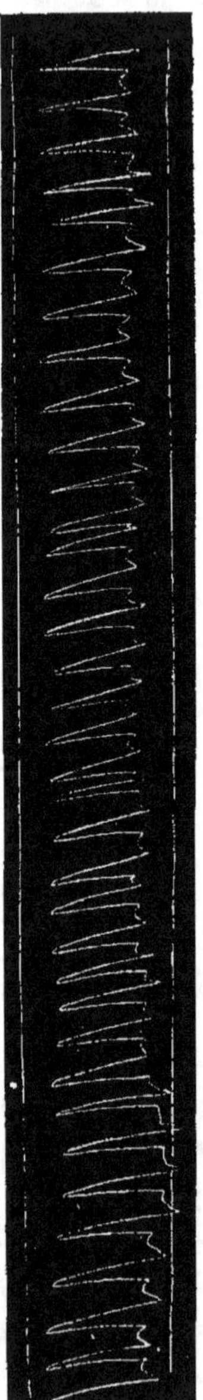

Fig. 54. — Pouls du même sujet après une série d'*efforts* de cinq minutes de durée.

de toute leur souplesse, peuvent être cause d'accidents formidables dans un appareil endommagé par des troubles de nutrition tels que la dégénérescence athéromateuse ou scléreuse, qui font perdre aux parois artérielles leur élasticité, ou dans les troubles de nutrition des parois cardiaques, quand la résistance du myocarde est considérablement diminuée.

La violente poussée subie par les capillaires pendant l'effort peut produire, ainsi qu'on en a de fréquents exemples, des apoplexies pulmonaires ou cérébrales. En outre, la compression et la distension de tout l'appareil circulatoire, puis l'ébranlement qui résulte du reflux brusque du sang dans les gros vaisseaux, toutes ces violences agissent mécaniquement pour produire la fatigue subite des forces qui mettent le sang en mouvement. Aussi observe-t-on souvent à la suite d'efforts répétés une sorte de *parésie* du myocarde, qui met le cœur en détresse et produit tous les symptômes de la circulation insuffisante ou de l'*asystolie*, et explique d'autre part la fréquence des syncopes à la suite de l'effort. Chez d'autres sujets les perturbations produites par l'effort se traduisent par des troubles dans le rythme circulatoire, par de l'*arythmie* et des palpitations.

Inutile d'insister encore pour montrer combien de pareils résultats pourraient justifier les appréhensions de ceux qui redoutent l'exercice pour les cardiaques. Ce qu'il est nécessaire de dire et de répéter, c'est qu'on peut aisément donner de l'exercice au malade sans provoquer le phénomène de l'effort. Mais il faut pour cela connaître exactement les conditions dans lesquelles le travail des muscles provoque ce dangereux phénomène.

Ce serait une erreur de considérer l'effort comme la conséquence exclusive des grands déploiements de force. L'effort peut se produire à l'occasion d'un faible travail. Chaque fois qu'on veut actionner avec toute l'énergie possible un groupe musculaire aussi limité soit-il, on voit le mouvement effectué s'accompagner des perturbations de la respiration et de la circulation sanguine qui caractérisent l'effort.

Observons un homme qui presse fortement dans sa main une noix pour la casser. Si les doigts sont très vigoureux et la noix peu résistante, la contraction musculaire reste localisée dans l'avant-bras et rien n'est dérangé dans le fonctionnement normal des organes. La physionomie reste calme et la respiration n'est pas arrêtée : la noix est brisée « sans effort ». Mais si la coque résiste, et que l'homme fasse appel à *toute sa force*, on verra la contraction musculaire gagner le bras, puis l'épaule, et s'étendre enfin au cou, à la poitrine et à l'abdomen. La respiration se suspend, la face se congestionne, les veines du cou et du front se gonflent et font saillie, et quand la noix est enfin brisée, une sorte de gémissement se produit, semblable à celui du portefaix qui a soulevé de terre un fardeau. Le tableau de l'effort est complet.

On peut être, au premier abord, surpris qu'un acte dans lequel les fléchisseurs des doigts sont, en somme, les seuls muscles directement intéressés, puisse nécessiter l'entrée en contraction de muscles très éloignés, et on ne comprend pas du premier coup que, pour fermer la main avec toute l'énergie possible, il faille contracter les muscles abdominaux. C'est que, d'une part, un muscle ne peut donner toute sa force si une de ses extrémités ne prend pas son attache sur un point absolument fixe, et que, d'autre part, le corps est formé d'une multitude de pièces osseuses indépendantes et mobiles qui ne peuvent devenir fixes que par la contraction énergique des muscles qui les unissent entre elles. De là la solidarité de toutes les régions du corps dans les mouvements très énergiques, et la production des synergies dans les régions éloignées. Il faut, si on veut faire agir les muscles de l'avant-bras avec toute l'énergie possible, que le bras soit immobilisé sur l'épaule ; mais l'épaule à son tour doit être immobilisée sur le thorax, et le thorax lui-même sur le bassin. Or ce résultat ne peut être obtenu sans qu'une grande masse d'air soit retenue dans le poumon ; car le poumon gonflé d'air et maintenu en état de distension forcée est le seul point d'appui fixe que puissent trouver les pièces osseuses si mobiles qui composent le thorax et sur lesquelles tous les grands muscles de l'abdomen et du dos viennent exercer leur énergique traction.

C'est ainsi que, par un enchaînement de contractions musculaires successives, des mouvements localisés dans l'extrémité des membres peuvent provoquer la synergie des muscles abdominaux, l'abaissement forcé des côtes, et la compression du poumon, du cœur et des gros vaisseaux, en un mot, toutes les conséquences de l'*effort*. Ce phénomène si complexe de l'effort résulte donc, en résumé, de l'impossibilité de donner une fixité absolue à une pièce osseuse quelconque sans immobiliser du même coup tous les os qui composent le tronc, et de la nécessité de ne faire qu'un seul tout rigide et résistant du système articulé représenté par les os si nombreux et si mobiles qui forment le cou, le thorax et le bassin.

Nous avons dit que l'*effort* se produit toutes les fois qu'un groupe de muscles est obligé de faire appel à toute l'énergie dont il dispose. On comprend, par l'énoncé même de cette condition déterminante de l'effort, que cet acte aura d'autant plus de tendance à se produire que les muscles seront plus affaiblis. En effet les conditions de l'effort se trouvent réalisées non pas précisément quand la dépense de force représentée par un mouvement est très considérable, mais quand elle est en disproportion avec la capacité fonctionnelle des muscles qui doivent la subir. De là la fréquence de l'effort chez les malades, les convalescents et tous les sujets débilités. Pour eux l'acte le plus simple de la vie usuelle devient un travail « de force » et provoque des synergies qui ne se produiraient pas chez un homme vigoureux.

Certains mouvements provoquent plus facilement que d'autres la synergie d'effort, même quand on les exécute avec une certaine modération. Le travail des bras, par exemple, est plus sujet à provoquer l'effort que celui des jambes. L'observation démontre la réalité de ce fait et, du reste, la physiologie l'explique aisément. En effet, l'effort résultant, comme nous venons de le dire, de la nécessité de donner un point d'attache fixe aux muscles agissants, il se trouve que les muscles des cuisses, insérés aux os résistants et fortement soudés entre eux qui composent le bassin, peuvent y prendre un point d'appui suffisamment stable pour qu'il soit inutile, dans la plupart des cas, d'en assurer la fixité en immobilisant la colonne vertébrale et le thorax.

Il en est tout autrement des muscles des bras, dont la plupart s'attachent à la clavicule, à l'omoplate et aux côtes, toutes pièces essentiellement mobiles et qu'il est nécessaire de fixer au préalable si l'on veut déplacer l'humérus avec une certaine énergie.

Il est une condition très efficace pour réduire au minimum l'intervention de l'effort dans le travail musculaire, c'est l'éducation des mouvements. L'observation montre que des synergies inutiles de toute espèce se produisent avec exagération chez l'homme qui pratique un exercice auquel il n'est pas habitué. On « se raidit » toujours la première fois qu'on rame, qu'on danse, qu'on monte à cheval ou en bicyclette, et on raidit surtout les muscles expirateurs ; de telle façon que les mouvements les plus simples, qui pourraient s'exécuter avec une dépense de force insignifiante, mettent le novice en état d'effort constant ; d'où l'essoufflement si rapide produit par les exercices qu'on ne sait pas faire. Il faudra donc mettre les cardiaques en garde contre le danger des exercices nouveaux et leur en faire faire très lentement l'apprentissage.

La maladresse dans l'exécution des mouvements est cause que la synergie d'effort intervient à tout propos là où elle est inutile. Et ce n'est pas seulement dans les exercices du sport ou de la gymnastique méthodique, c'est encore dans les actes les plus usuels de la vie que l'éducation physique peut mettre le sujet à l'abri d'une cause grave d'usure du cœur et des vaisseaux, en lui donnant l'aptitude d'exécuter ses mouvements avec la plus grande économie de force possible, c'est-à-dire avec le minimum d'effort.

L'effort doit donc être soigneusement éliminé de l'exercice, chez tout sujet atteint de troubles de la circulation du sang. Mais cela ne veut pas dire qu'on ne puisse pas demander à ces malades d'assez fortes doses de travail musculaire. « Effort » et « travail » ne sont pas synonymes, malgré la défectuosité de la langue physiologique qui tend à faire entre ces deux expressions une confusion regrettable, car on emploie souvent la locution « effort musculaire » pour représenter simplement l'entrée en travail du muscle.

La même confusion s'est produite dans la langue médicale, et l'on appelle à tort « dyspnée d'effort » l'essoufflement qui se produit à propos d'actes musculaires où l'effort ne joue aucun rôle, au lieu de dire dyspnée « de travail ». Le mécanisme de la dyspnée, comme nous le verrons, n'est pas le même dans les deux cas.

On ne saurait trop attirer l'attention sur ce phénomène de l'*effort*, ni trop insister sur le mécanisme suivant lequel il trouble si profondément l'appareil circulatoire. Les effets nuisibles en sont dus à la violente compression des gros vaisseaux thoraciques, qui est démontrée par les tracés sphygmographiques. Or il faut savoir que bien des actes

usuels qu'on ne songe pas à interdire aux malades cardiaques, parce qu'ils font partie des habitudes de la vie, même
la moins active, exercent sur les gros vaisseaux une compression analogue à celle qu'y détermine l'effort.

Tous les mouvements de flexion du buste nécessitent la
mise en jeu des muscles abdominaux, qui sont fléchisseurs
du tronc et ont pour conséquence la compression des viscères, des intestins, du foie, de l'estomac. Les masses viscérales transmettent à leur tour aux vaisseaux thoraciques
cette compression qui peut, si elle est exagérée, reproduire
toutes les phases de l'effort. C'est pourquoi l'on voit parfois
des troubles très violents de la circulation succéder à des
mouvements qui nécessitent une dépense insignifiante de
force, mais qui ne peuvent se produire sans occasionner la
compression des gros vaisseaux, l'acte par exemple de se
chausser, ou bien même, étant au lit, de passer sans précaution de la position couchée à la position assise. Mieux
vaudrait souvent, pour le malade atteint d'une affection
grave du cœur, la fatigue d'une marche même assez longue,
mais à allure très lente, que les brusques à-coups déterminés
dans l'appareil circulatoire par ces mouvements où le travail
musculaire se réduit à une si faible proportion.

Il faut signaler, à côté de l'effort, une autre phase de
l'exercice musculaire qui s'en rapproche, quoiqu'elle offre
beaucoup moins de danger, c'est la contraction *permanente*
des muscles.

Il arrive souvent dans les diverses formes de l'exercice
musculaire, que le muscle est mis en action sans produire
du mouvement; soit qu'une force extérieure vienne lutter
contre celle du muscle, comme il arrive quand on soutient
un fardeau pour l'empêcher d'obéir à la pesanteur, soit que
la contraction d'un groupe de muscles mis en jeu soit paralysée dans son effet, par l'intervention d'un groupe antagoniste, comme il arrive quand on actionne avec une force

égale les fléchisseurs et les extenseurs. L'immobilisation du muscle en état de contraction *statique* produit sur la circulation du sang des effets qui offrent une certaine analogie avec ceux de l'effort. En effet, si la contraction et le relâchement alternatifs des fibres musculaires favorisent la circulation du sang, leur contraction permanente lui fait obstacle.

Si on applique sur soi-même à l'artère radicale un sphygmographe, et qu'on contracte énergiquement les muscles des jambes et des cuisses, de façon à les maintenir en état de rigidité permanente. on voit le tracé du pouls se relever

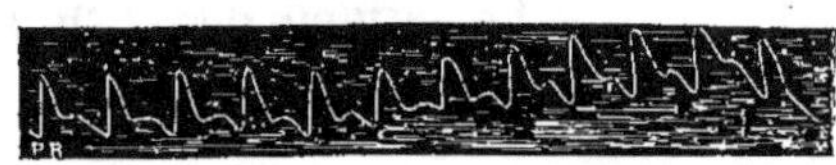

Fig. 55. — Effets de la contraction permanente des muscles (d'après Marey).

et accuser une tension plus forte de l'artère. Cette augmentation de pression est due à l'obstacle opposé au sang, dans les artérioles, par les fibres musculaires voisines qui les compriment et oblitèrent leur calibre. Le tracé 55, emprunté à l'ouvrage de M. Marey (1), montre d'une manière évidente cette augmentation de pression.

On peut en déduire ce précepte formel, que chez tous les malades à qui l'augmentation de la pression artérielle peut nuire, il faudra éviter tous les actes musculaires qui tendent à prolonger la durée de la contraction musculaire, et leur préférer ceux dans lesquels le muscle est soumis à des alternatives régulières de contraction et de relâchement.

Mais, même dégagé de l'effort et de la contraction permanente qui en est un diminutif, le travail musculaire n'en reste pas moins, par lui-même, un agent thérapeutique d'un maniement très délicat, quand on l'applique aux mala-

(1) Marey, *La circulation du sang.*

dies de cœur et des vaisseaux. Pour compléter l'énumération
des dangers auxquels l'exercice appliqué sans méthode ex-
poserait le malade, il nous reste à étudier les conditions
dans lesquelles se produisent deux formes de la fatigue capables d'aggraver les troubles de la circulation chez les
cardiaques, et même parfois de les provoquer chez l'homme
sain : 1° le surmenage du cœur et 2° l'essoufflement du
poumon.

La fatigue du cœur dans l'exercice.

Pour comprendre l'effet de l'exercice sur le cœur, et
pour savoir discerner les ressources thérapeutiques qu'on
en peut tirer des dangers auxquels son emploi incon-
sidéré peut exposer les malades, il est nécessaire de revenir au phénomène fondamental que Chauveau et Marey
ont mis en lumière, savoir : l'accroissement de la vitesse
du sang dans un muscle en exercice et l'accélération con-
comitante de la circulation dans toutes les régions du corps,
même dans celles qui ne prennent pas part au travail. Les
données les plus récentes de la physiologie permettent de
tirer de ces faits des déductions très importantes pour notre
sujet.

Quand un muscle se contracte, il a besoin de recevoir
beaucoup plus de sang qu'à l'état de repos. C'est là la condition physiologique *sine qua non* de son travail. Un afflux
du sang se produit donc vers le muscle aussitôt qu'il commence à fonctionner. Il semble, au premier abord, que ce surcroît considérable d'afflux sanguin suppose une augmentation
corrélative de la poussée du cœur; mais l'afflux du sang au
muscle est dû moins à l'augmentation de la force qui le fait
cheminer dans l'artère, qu'à la diminution des résistances
qui ralentissaient son cours. L'impulsion du cœur restant la
même, le débit des artères augmente par le fait de la dila-

tation de leurs branches terminales, dont les parois se relâchent et permettent au liquide d'y circuler avec plus de facilité. — C'est ainsi qu'un train dont l'allure est ralentie par la pression des freins, accélère sa marche dès que les freins se desserrent et sans qu'il soit besoin de forcer la vapeur. — Dans les artères du muscle en travail, le manomètre accuse même une diminution de la pression sanguine. Il ne serait point besoin d'invoquer une augmentation du travail du cœur pour expliquer l'activité plus grande de la circulation des muscles, si l'accélération du sang se limitait au muscle en travail. Mais il arrive bientôt, quand les contractions se répètent avec persistance, même dans un muscle isolé, que tout le système vasculaire finit par participer à l'accroissement de la circulation (1).

A mesure que la pression diminue dans les artères par l'effet de la contraction du muscle, les mouvements du cœur augmentent de nombre. Ce fait, ainsi que l'a montré Marey, se rattache à une loi physiologique constante : en toute circonstance le cœur semble compenser par un travail de vitesse, la diminution de son effort de pression. C'est ainsi que, dans l'état fébrile, l'accélération du pouls coïncide avec la diminution de la tension artérielle.

Au total, il n'y aura pas augmentation de la dépense de force subie par le muscle cardiaque malgré l'activité plus grande du cours du sang, *à condition que le nombre des pulsations ne dépasse pas un certain chiffre;* mais cette restriction est de la plus grande importance.

En effet, il arrive bien vite un moment, au cours d'un exercice musculaire violent, où la diminution de la tension artérielle ne représente plus une économie de force suffisante pour compenser le travail supplémentaire de vitesse

____

(1) Voir chap. I, p. 23, l'expérience de MM. Chauveau et Marey. La circulation s'accélère jusque dans les artères du pied, chez le cheval, sous l'influence du travail des muscles de la mâchoire.

qu'exécute le cœur. Cela ressort des chiffres relevés dans l'expérience de Chauveau et Marey. — On adapte un manomètre à la carotide d'un cheval, et on note le niveau de la colonne qui indique une pression moyenne de 108 millimètres. On fait courir l'animal pendant une dizaine de minutes, et on lui réapplique l'appareil au moment où on le ramène avec un pouls d'une force et d'une fréquence extrêmes. On constate alors que la tension artérielle a baissé : elle n'est plus que de 102 millimètres.

Ainsi, malgré l'apparence, les violentes pulsations produites par l'exercice de la course ne dépendent pas d'une poussée plus énergique du cœur, mais d'une diminution de la résistance qu'il doit vaincre, puisque, à chaque systole, il ne soulève qu'un poids inférieur à celui qu'il soulevait avant l'exercice. Mais, il ne faudrait pas s'y tromper, si chaque poussée du cœur représente un effort moindre, le total du travail effectué par le muscle cardiaque est considérablement augmenté par le fait de l'augmentation du nombre de ces poussées. Le nombre des systoles est souvent doublé dans les exercices violents comme la course; il est augmenté au moins de moitié, soit de 50 p. 100, dans la plupart des exercices gymnastiques, tandis que la pression n'est diminuée que de 6 millimètres pour 108, c'est-à-dire de moins de 6 p. 100.

Si l'on s'en rapporte à ces chiffres, on voit donc que pour obtenir une accélération de la circulation capillaire sans augmenter le travail du cœur, il ne faut pas dépasser de plus de quatre à cinq pulsations par minute le nombre normal des battements du pouls. Au delà de ce chiffre, le travail réel du cœur sera toujours augmenté. Il pourra même aller jusqu'à la fatigue la plus extrême au cours des exercices très violents, ainsi qu'on s'en rendra compte aisément en étudiant les tracés sphygmographiques 54 et 59.

Deux vérités utiles à connaître en pratique se dégagent de

l'étude ci-dessus. D'une part, on peut augmenter le travail du cœur, et par conséquent, donner de l' « exercice » au myocarde sans avoir à craindre d'augmenter la tension artérielle et d'exposer les vaisseaux sanguins à des pressions dangereuses; car la tension artérielle, au cours de l'exercice, augmente seulement par l'*effort,* et non par le travail des muscles. D'autre part, on peut, si l'indication thérapeutique est telle, augmenter la vitesse du sang dans les vaisseaux capillaires à l'aide de l'exercice actif, sans augmenter le travail du cœur. Il suffit pour cela de rendre l'exercice assez modéré pour qu'il n'augmente pas dans des proportions notables le nombre des pulsations du cœur. C'est le résultat qu'on obtient, nous le verrons, avec tous les exercices qui localisent et fractionnent le travail, et en particulier par la gymnastique suédoise.

Telle est la dégradation progressive qu'on peut obtenir dans les effets de l'exercice musculaire actif; et l'on ne comprendrait plus quelle objection pourrait être faite à l'emploi de cette médication dans le traitement des affections cardiaques, si on la suppose réduite à ce point d'atténuation où le cours du sang est activé dans les vaisseaux, sans que le cœur puisse ressentir la moindre fatigue, et sans que les artères aient à subir la moindre secousse, la moindre augmentation de pression.

L'atténuation des effets redoutés pourra être plus sûre encore, si on se borne à l'emploi des mouvements passifs et du massage ; à la condition toutefois d'en doser l'emploi avec la même prudence que celui des mouvements volontaires, car nous savons que l'exercice communiqué, quelle qu'en soit la forme, peut produire, s'il devient trop intense, les mêmes perturbations de l'appareil circulatoire que l'exercice actif.

L'essoufflement dans l'exercice musculaire.

L'*essoufflement* que produit dans certaines circonstances l'exercice musculaire, a pour point de départ, ainsi que nous l'avons longuement exposé dans la *Physiologie des exercices du corps*, le malaise déterminé dans l'organisme par l'accumulation des produits gazeux de désassimilation qui se forment dans le sang sous l'influence du travail des muscles, et qui doivent s'éliminer par le poumon. Ces produits, qui consistent dans l'acide carbonique, la vapeur d'eau, et aussi les *ptomaïnes* découvertes par Brown-Séquard et d'Arsonval, exercent sur le bulbe rachidien une action réflexe spéciale qui stimule la fonction respiratoire et la rend plus active. Le but de ce surcroît d'activité est de hâter l'élimination de ces produits de désassimilation dont l'accumulation en excès dans le sang cause une sorte d'intoxication passagère, et d'introduire du même coup un surcroît d'oxygène en remplacement de celui qui a été dépensé par le travail des muscles.

Cette excitation des centres respiratoires, si elle reste à un degré modéré, représente un des plus utiles résultats de l'exercice. Elle crée, au contraire, un danger pour l'organisme, quand elle s'exagère au point de dépasser la capacité fonctionnelle de l'appareil respiratoire. Or, c'est ce qui arrive quand les muscles produisent, *en un temps donné*, plus d'acide carbonique et d'autres déchets de combustion que le poumon n'en peut éliminer *dans le même temps*. Il survient alors, sous l'influence d'une sorte d'intoxication du sang par ces produits accumulés, un malaise général, une angoisse de tout l'organisme, caractérisée par un besoin de respirer qui ne peut recevoir satisfaction complète, et qui se traduit, comme symptôme extérieur, par l'accélération excessive de la respiration, la brièveté des mouvements respiratoires, et le dérèglement de leur rythme.

Nous reviendrons plus loin, en signalant les dangers de l'essoufflement dans les affections du cœur, sur les caractères de la respiration essoufflée. Il importe, pour le moment, de bien préciser les conditions dans lesquelles se manifeste cette forme de la fatigue. Nous avons dit qu'elle est subordonnée au rapport qui existe entre la quantité de travail effectué par les muscles en un temps donné et la quantité d'acide carbonique que peut éliminer le poumon dans le même temps. A l'état sain, et chez les hommes doués du meilleur appareil respiratoire, l'essoufflement se produirait rapidement, si les muscles travaillaient dans leur ensemble avec toute l'énergie dont ils sont capables. C'est que les masses musculaires du corps, prises dans leur ensemble et mises en action avec toute l'énergie possible, sont capables de produire beaucoup plus de déchets gazeux que le poumon n'en peut éliminer. Il n'est même pas besoin que tous les muscles du corps agissent à la fois ; il suffit que des masses musculaires très puissantes comme celles des membres inférieurs et du bassin entrent en jeu avec toute l'énergie possible, pour qu'on voie l'essoufflement se produire en quelques instants. On sait, par exemple, combien doivent être courtes les courses dites « de vélocité », dans lesquelles le coureur déploie dès le départ sans ménagement toute la force de ses jambes. Il est d'usage de ne pas prolonger ces courses au delà de cent mètres, non à cause de la fatigue des jambes, mais à cause de l'essoufflement qui viendrait arrêter le coureur si l'exercice se prolongeait davantage.

Les conditions physiologiques de l'essoufflement peuvent se résumer dans cette formule : — *Au cours d'un exercice musculaire, la promptitude de l'essoufflement est en raison directe de la somme de travail musculaire effectué en un temps donné.* Mais, outre les conditions d'essoufflement qui dérivent de l'exercice, d'autres sont inhérentes au sujet lui-même. Il est des sujets qui s'essoufflent promptement avec une faible dose de travail. Ce sont ceux dont la capacité fonctionnelle du poumon est diminuée, soit par une conformation défectueuse, soit par le défaut d'entraînement, soit par une maladie. — Or, parmi les maladies qui peuvent faire varier la capacité respiratoire, il n'en est pas qui la diminue au même degré que les affections du cœur et des vaisseaux sanguins.

Il existe entre les fonctions du cœur et celles du poumon une étroite solidarité en vertu de laquelle les troubles de l'appareil respiratoire et ceux de l'appareil de la circulation retentissent les uns sur les autres, pour s'aggraver réciproquement. C'est notamment ce qu'on observe dans l'exercice, quand l'exagération du travail des muscles tend à produire l'essoufflement. La fatigue du cœur devient un facteur d'essoufflement, et réciproquement la respiration essoufflée devient une cause de fatigue pour le cœur. Si, au cours de l'exercice, le cœur se fatigue et faiblit, il pousse moins énergiquement le sang à travers les capillaires pulmonaires. La circulation tend à se ralentir dans le poumon; il y a *stase* ou congestion passive. De là rétrécissement du champ respiratoire, le sang, qui engorge les vaisseaux, obstruant les alvéoles pulmonaires et occupant une partie de la place réservée à l'air inspiré. La capacité respiratoire du sujet se trouve aussitôt diminuée, et l'essoufflement tend à se produire. Mais l'essoufflement, d'autre part, tend à aggraver la congestion pulmonaire passive en déréglant les mouvements respiratoires, en les rendant plus courts et plus précipités. L'homme essoufflé ne peut plus faire ces respirations profondes qui agissent sur le contenu des vaisseaux pulmonaires à la manière du coup de piston d'une pompe aspirante pour donner au sang un cours plus rapide. La circulation du sang est privée, par le fait du dérèglement et de l'incohérence des mouvements respiratoires, du secours de l'*aspiration thoracique*, qui est réduite à son minimum. Le sang tend à s'attarder dans les capillaires du poumon ; il y a imminence de congestion passive.

La fatigue du cœur et l'essoufflement, pendant l'exercice, sont donc deux phénomènes solidaires l'un de l'autre, quoique distincts. Tous les deux se rattachent à la même cause, l'exagération du travail des muscles ; — non pas l'exagération de la durée du travail, mais l'exagération de son intensité. — Ces deux causes si graves des troubles de la circulation sanguine doivent toujours être redoutées, et on les évitera l'une et l'autre par une précaution qui domine toute la thérapeutique des maladies du cœur par l'exercice : celle d'éviter aux malades atteints de troubles circulatoires les doses *massives* de travail. Pour éviter de faire produire aux muscles beaucoup de travail en un temps trop court, il faudra éviter tous les exercices de force qui « condensent » trop de travail dans chaque mouvement, et les exercices de vitesse qui « accumulent » trop promptement les doses successives de travail en multipliant les mouvements musculaires.

C'est en *fractionnant* le travail des muscles, c'est-à-dire en le divisant en doses faibles et suffisamment espacées, qu'on arrivera à résoudre ce double problème : activer la circulation du sang sans fatiguer le cœur; activer la respiration sans essouffler le poumon.

Nous exposerons tout à l'heure les procédés thérapeutiques qui permettent d'obtenir ces résultats.

CHAPITRE XII

MALADIES DE L'APPAREIL CIRCULATOIRE (SUITE).

Mécanisme des troubles circulatoires dans les maladies du cœur et des
vaisseaux. — Bases de la médication de l'exercice dans les troubles
de la circulation sanguine. — La « compensation » des troubles
circulatoires par l' « entrainement » du cœur. — Modification des
circulations locales par l'exercice « fractionné ». — Modifications
générales de la nutrition par l'entrainement. — Résumé des indications de l'exercice dans les troubles circulatoires. — Les contre-
indications de l'exercice.

Les développements physiologiques dans lesquels nous
venons d'entrer étaient nécessaires pour exposer une question aussi controversée en France, que celle du traitement
des troubles de la circulation sanguine par l'exercice musculaire.

Après avoir exposé les effets utiles et aussi les conséquences fâcheuses que peut avoir le moyen thérapeutique
que nous étudions, il nous faut présenter un tableau sommaire des accidents pathologiques contre lesquels il est dirigé, et montrer dans quelles conditions ces accidents peuvent s'atténuer ou s'aggraver.

Nous chercherons ensuite à quel moment, sous quelle
forme et à quelle dose les effets ci-dessus exposés de l'exercice actif et passif peuvent être utilisés pour combattre les
troubles circulatoires; et nous aurons ainsi fait l'étude des
indications de l'exercice. Nous ferons ensuite celle de ses
contre-indications, en exposant dans quelle mesure l'exercice pourrait aggraver les troubles circulatoires, et dans
quelles conditions il serait dangereux d'y avoir recours.

Nous serons alors arrivés à la conclusion pratique de cette étude et nous pourrons, dans le chapitre qui suivra, aborder l'application du traitement.

Mécanisme des troubles circulatoires dans les affections du cœur et des vaisseaux.

Pour faire comprendre la raison d'être du traitement par l'exercice, et la manière de l'appliquer dans les affections du cœur et des vaisseaux, il n'est pas nécessaire d'exposer l'histoire de toutes les maladies qui peuvent troubler le fonctionnement de l'appareil circulatoire. Il nous suffira de rechercher le processus général suivant lequel s'établissent les troubles de la circulation sanguine.

Ces troubles sont le plus fréquemment l'aboutissant des maladies du cœur, ainsi qu'on pouvait le prévoir, étant donné le rôle de cet organe, qui est chargé de fournir au sang l'impulsion initiale en vertu de laquelle il est porté jusque dans les parties les plus reculées des canaux sanguins. Mais ils peuvent tenir à d'autres causes. La régularité du cours du sang est subordonnée à l'équilibre de deux forces inverses : l'impulsion que reçoit le liquide au sortir du cœur et les résistances qu'il rencontre sur son trajet. Il peut se faire que l'équilibre soit rompu par insuffisance de la poussée du cœur, les résistances restant normales; par exemple, en cas de dégénérescence ou simplement d'affaiblissement des fibres musculaires du cœur. Il peut arriver aussi — et c'est le cas le plus fréquent, — que, la force du cœur restant normale, les résistances que rencontre le sang se trouvent augmentées par des obstacles placés sur diverses parties de son trajet, soit dans la traversée du cœur lui-même (lésions des orifices auriculo-ventriculaires), soit à l'issue du cœur aux points où les gros canaux s'abouchent dans les cavités cardiaques (lésions des orifices cardio-vasculaires), soit enfin sur des parties éloignées de l'appareil circulatoire. Dans ce dernier cas, l'obstacle peut dépendre des vaisseaux eux-mêmes altérés dans leur structure anatomique et troublés dans leur fonctionnement normal (artério-sclérose et dégénérescences diverses) ; il peut tenir aussi aux compressions que subissent ces vaisseaux, d'ailleurs restés sains, dans un organe malade (maladies du foie, du poumon et du rein, déformations graves du thorax, etc.).

On voit déjà combien sont multiples et variées les conditions qui peuvent faire naître des troubles généraux de la circulation sanguine.

Il faut ajouter qu'une fois établies, ces conditions ne sont pas définitives et peuvent se modifier soit dans un sens qui aggrave les troubles circulatoires, et les rend permanents et de plus en plus menaçants, soit, au contraire, dans un sens qui les atténue et peut même en supprimer toute manifestation.

De là, la variabilité du pronostic, et la différence des résultats qu'on peut attendre du traitement suivant les cas. Si, par exemple, l'obstacle au cours du sang réside dans une lésion artérielle à processus fatalement progressif, comme l'artério-sclérose, les troubles circulatoires ne pourront qu'augmenter, quoi qu'on fasse, et l'exercice, comme tous les autres moyens de traitement, n'aura qu'un résultat palliatif à portée plus ou moins longue. Mais il n'en sera plus de même si la lésion, une fois établie, n'a aucune tendance ni à s'aggraver spontanément ni à se reproduire par une nouvelle poussée de la maladie qui l'a produite, ainsi que cela s'observe dans certaines endocardites rhumatismales localisées aux valvules du cœur et des gros vaisseaux.

Ces lésions persistent, on le sait, toute la vie, et ne rétrocèdent pas, et pourtant on voit souvent les accidents qu'elles ont produits s'amender peu à peu, soit sous l'influence d'un traitement rationnel, soit même spontanément et par l'influence « médicatrice » de la nature. Il n'est pas rare, par exemple, de rencontrer des vieillards qui portent depuis leur jeunesse tous les signes objectifs d'une lésion matérielle du cœur sans présenter aucun trouble appréciable de la circulation.

C'est qu'en pareil cas, il se produit une augmentation de volume et de force du cœur, qui fait équilibre à l'obstacle organique. En effet, si le rétrécissement permanent d'un orifice nécessite du cœur un effort beaucoup plus considérable pour faire cheminer l'ondée sanguine avec sa vitesse normale, les parois du cœur, en revanche, acquièrent, en vertu même de l'effort constant qui leur est imposé, une force suffisante pour accomplir sans peine ce surcroît de travail.— C'est ce qu'on exprime en disant que la lésion cardiaque est *compensée* par l'hypertrophie du myocarde.

Tel est le mécanisme en vertu duquel les troubles cardiaques peuvent disparaître spontanément malgré la persistance des lésions qui leur avaient donné naissance.

Dans d'autres cas on voit la régularité de la circulation se rétablir par un processus inverse. La force du cœur n'augmentant pas, le cours du sang pourra reprendre sa régularité normale si les obstacles qui l'entravaient viennent à disparaître, comme il arrive dans la diminution de l'obésité, la suppression des obstructions inflammatoires, des épanchements, des hydropisies.

On peut donc déjà, en se basant sur les procédés de guérison naturelle, retenir qu'il y aura, suivant les cas, deux manières d'agir pour combattre les troubles de l'appareil circulatoire, et pour rendre au liquide sanguin la régularité de son cours : l'une visant à accroître l'énergie de l'impulsion cardiaque en augmentant la force du cœur ; l'autre cherchant à diminuer la résistance que le cœur doit vaincre dans son travail, en faisant disparaître les obstacles qui enrayent la circulation du sang. Et nous verrons, en effet, que ces deux manières de procéder correspondent à deux méthodes distinctes de traitement : la méthode d'OErtel et la méthode suédoise.

Le plus souvent, il faut l'avouer, la guérison des troubles circulatoires n'est que temporaire, et l'équilibre qu'on rétablit entre la force impulsive du cœur et la résistance qu'il rencontre n'est qu'un équilibre instable, à chaque instant compromis par mille incidents pathologiques.

Sans parler des récidives de l'affection d'où les lésions procèdent, ou de la marche progressive de la maladie à laquelle se rattachent les troubles de circulation, les maladies survenues dans divers organes plus ou moins éloignés, mais solidaires de l'appareil circulatoire, peuvent être cause du retour et de l'aggravation des accidents. C'est ainsi que tous les obstacles accidentellement créés à la circulation du sang par les affections intercurrentes du poumon et du foie, les épanchements liquides, les tumeurs, la grossesse, etc., peuvent venir détruire l'équilibre des forces qui président à la circulation, en faisant prédominer les résistances qui enrayent le cours du sang.

Le cœur redevient alors insuffisant à accomplir sa tâche, et les troubles de circulation reparaissent plus ou moins graves.

On a donné le nom d'*eusystolie* à la manière dont le cœur fonctionne chez les malades atteints d'affections de l'appareil circulatoire, quand les obstacles au cours du sang sont bien « compensés ». A ce moment la circulation est aussi parfaite que dans un appareil normal et sain.

On dit que le cœur est en état d'*hyposystolie* (1) quand il commence à se trouver au-dessous de sa tâche et que la circulation tend à se faire d'une manière imparfaite, sans qu'il en résulte encore de troubles trop graves du cours du sang.

(1) Huchard, *Maladies du cœur et des vaisseaux.*

Enfin le cœur est dit en *asystolie* quand son myocarde défaillant se trouve manifestement impuissant à parfaire sa tâche. A ce moment, de graves accidents vont se produire. C'est la période de la dypsnée intense, de la suffocation, des œdèmes et des suffusions séreuses.

Quelles que soient les lésions anatomiques de l'appareil circulatoire, l'*asystolie* est toujours l'aboutissant à redouter, et tous les traitements employés contre les troubles de l'appareil circulatoire ont pour but de prévenir l'état d'asystolie ou d'en retarder l'échéance, car cet état implique un danger imminent, et sa durée n'est pas compatible avec la vie.

Il peut arriver, dans les affections du cœur ou des vaisseaux, que les troubles circulatoires s'aggravent ou récidivent, sans que de nouveaux obstacles se soient produits. Il importe, pour faire comprendre certaines indications de la médication par l'exercice chez les cardiaques, d'insister sur le mécanisme suivant lequel se produit alors le retour des accidents.

Un cœur qui, pendant un temps donné, suffisait à sa tâche malgré l'obstacle opposé par une lésion permanente, peut redevenir insuffisant pour deux causes inverses : le surmenage et le défaut d'exercice. — Il est logique de retrouver à propos du muscle cardiaque la même loi qui régit le fonctionnement de tous les autres muscles. On sait que tout muscle s'*épuise* quand il fonctionne avec excès, et se *débilite* quand il ne fonctionne pas assez.

Le *surmenage du cœur* peut résulter directement de l'excès de fonctionnement des muscles. Nous avons vu que si le travail très modéré des muscles peut diminuer l'effort du cœur en diminuant la tension artérielle et en augmentant la *vis a tergo* qui fait cheminer le sang veineux, le travail du cœur augmente, malgré la diminution de tension, dès que l'exercice acquiert un certain degré de violence et produit la fréquence excessive des battements. Ce n'est pas tout; nous avons dit aussi que l'exercice, sans être violent, peut provoquer, en raison de sa forme, soit l'effort *thoraco-abdo-minal*, soit des mouvements qui amènent la compression des gros troncs vasculaires. On comprend que tous ces incidents physiologiques du travail musculaire, dont la répétition fréquente est une fatigue même pour un appareil circulatoire normal, puissent avoir des conséquences tout autrement graves et rapides quand il s'agit d'organes endommagés par une lésion, bien que cette lésion soit *compensée*. La « compensation », en effet, suppose déjà une dépense continuelle de force supplémentaire, et on ne peut demander à un appareil organique d'augmenter indéfiniment le supplément d'énergie qu'il dépense, sans aboutir au surmenage.

Ainsi le surmenage du cœur pourra se produire et ramener tous les accidents primitifs d'une lésion jusque-là bien compensée, sans qu'aucune maladie intercurrente vienne faire obstacle au cours du sang et par le simple effet d'un exercice musculaire que pourrait supporter sans dommage un sujet indemne de toute lésion. C'est ainsi que chez des cardiaques porteurs d'une affection organique, depuis nombre d'années silencieuse et en quelque sorte oubliée, on a pu voir, à la suite d'un exercice violent tel qu'une marche forcée et surtout une course rapide, éclater brusquement des accidents formidables, le cœur retombant tout à coup en asystolie par surmenage, et redevenant impuissant à « compenser » par une poussée suffisante, les résistances qu'il avait surmontées sans peine pendant des années.

L'insuffisance d'exercice du muscle cardiaque en entraîne la faiblesse et l'atonie, comme il arrive pour tous les autres muscles. De là un danger aussi réel que celui du surmenage, mais auquel on porte beaucoup moins d'attention, parce qu'il ne se traduit pas par des manifestations aussi bruyantes et n'aboutit pas à des conséquences aussi immédiates. Nous

. savons comment le travail des muscles règle celui du cœur, et nous comprenons aisément que l'immobilité absolue du corps et des membres, en supprimant toute action musculaire, réduise le fonctionnement du cœur à son minimum. C'est au défaut d'exercice du cœur et à la débilitation qui en résulte pour le myocarde, qu'il faut attribuer l'essoufflement facile, les palpitations et l'arythmie qui se produisent au moindre mouvement musculaire chez le convalescent longtemps alité. Il y a, dans ce cas, défaillance du muscle cardiaque, comme il y a défaillance, par exemple, des muscles des jambes qui ne peuvent plus porter le corps ; et c'est pourquoi le convalescent, même quand le cœur est parfaitement indemne, présente les mêmes troubles fonctionnels et notamment la même « dyspnée d'effort » que l'homme dont le myocarde atteint d'une lésion dégénérative est impuissant à accomplir sa tâche, et semble toujours en imminence d'asystolie.

L'affaiblissement du cœur qui résulte de l'immobilité forcée est naturellement plus accentué encore chez le cardiaque que chez l'homme indemne de toute maladie du cœur. Les médecins ont souvent l'occasion de remarquer combien chez un cardiaque qui relève d'une longue maladie les manifestations symptomatiques de l'affection du cœur semblent s'être aggravées, même quand la maladie n'était pas de nature à porter obstacle à la circulation du sang. Si pourtant, en pareil cas, une certaine liberté est laissée au convalescent, on voit peu à peu, à mesure qu'il se remet à agir, s'amender l'essoufflement et la dyspnée d'effort, comme aussi se dissiper les stases sanguines et les œdèmes qui avaient pu se produire dans les premiers jours où il quittait le lit. Mais si, dans sa préoccupation des troubles circulatoires survenus chez le malade, le médecin, se rappelant les bons effets du repos dans certains cas d'asystolie, voulait alors prolonger le séjour au lit, il ne ferait qu'entraver la guérison définitive, et reculer le moment de la disparition des accidents.

Bases de la médication par l'exercice dans les affections du cœur et des vaisseaux.

Nous sommes maintenant en possession des notions fondamentales nécessaires à l'institution du traitement des troubles circulatoires par l'exercice. D'une part nous savons comment ces troubles s'établissent, s'amendent ou s'aggravent ; nous connaissons d'autre part les ressources qu'offre l'exercice pour aider à la circulation du sang ; nous connaissons enfin les conditions dans lesquelles l'exercice, au lieu d'être utile, peut avoir des conséquences dangereuses. — Nous savons en un mot les services que peut attendre le malade de notre médication, et aussi les dangers qu'il peut y rencontrer.

Il va donc nous être facile d'aborder le côté pratique de notre travail, et d'étudier : d'abord les diverses indications auxquelles la médication peut satisfaire chez les cardiaques ; ensuite les contre-indications qui peuvent se présenter dans son emploi.

L'exercice dans le traitement des troubles de la circulation du sang peut satisfaire à deux indications distinctes : 1° il peut être appliqué en vue de prévenir les accidents qu'on redoute ; 2° il peut être employé en vue de combattre ces accidents quand ils se sont déclarés. Nous aurons donc à l'étudier comme agent *préventif* et comme agent *curatif* des troubles de la circulation du sang.

L'exercice peut être employé comme moyen préventif, avant que les fonctions de circulation ne soient lésées par une maladie qui menace de les atteindre ; par exemple chez un homme atteint d'arthritisme, d'obésité, de rhumatisme.

Ici le traitement n'aurait rien de spécial et serait le même que celui des maladies de la nutrition déjà décrit. Il aurait pour objectif de modifier la nutrition en activant les combustions vitales, dans le but de provoquer la résorption des tissus graisseux chez l'obèse, de parfaire l'oxydation des tissus vivants chez l'arthritique et chez tous les sujets à nutrition « ralentie » prédisposés à l'*artério-sclérose*.

Mais on peut employer le traitement préventif, même en cas de lésions confirmées de l'appareil circulatoire, pour maintenir la circulation du sang dans cet état de régularité relative appelé *eusystolie*, qui n'est pas incompatible avec une santé presque parfaite, et pour prévenir les accidents de l'*hyposystolie* et ceux plus redoutables de l'*asystolie*, dont l'éventualité constitue pour le malade un danger permanent.

Pour beaucoup de médecins, encore aujourd'hui, le meilleur moyen préventif de l'hyposystolie et de l'asystolie est le repos. Selon nous des exercices réguliers, méthodiques et bien dosés constituent la plus sûre garantie contre ces graves manifestations de l'insuffisance du myocarde.

L'exercice peut conserver et même augmenter l'énergie du muscle cardiaque sans risque de le surmener; mais cela à deux conditions déjà formulées : la première, de choisir une forme d'exercice qui n'exige pas l'effort, et la seconde, de doser méthodiquement le travail de façon à ne pas exiger du myocarde une dépense excessive d'énergie ni du poumon une activité fonctionnelle exagérée.

Effets directs de l'exercice sur le cœur. — La « compensation » des troubles circulatoires.

On ne saurait faire aucune objection au principe même du but thérapeutique que se propose la médication préventive par l'entraînement appliquée aux cardiaques, car son intervention est pour ainsi dire copiée sur les procédés que met en œuvre la nature pour la guérison spontanée de certaines maladies du cœur.

Que le sang rencontre un obstacle sur un point quelconque des vaisseaux dans lesquels il circule, et de graves accidents vont résulter aussitôt de cette gêne de la circulation. Mais l'organisme, comme toujours, va se mettre en défense et lutter contre le danger qui le menace. Le cœur augmentera son effort, pour triompher de la résistance qui lui est opposée. Si l'obstacle, sans être insurmontable, est permanent, l'effort se reproduira à chaque systole, et le travail du cœur se trouvera notablement augmenté. Mais que verra-t-on alors? Ce travail supplémentaire, cet « exercice » des fibres musculaires du cœur, en augmentera graduellement le volume et la force : le cœur va s'hypertrophier et devenir, dès lors, capable de surmonter sans effort la résistance qui le fatiguait au début; le sang, plus vigoureusement poussé, franchira facilement l'obstacle et la circulation reprendra son libre cours.

C'est ainsi que les choses se passent quand il survient, par exemple, un rétrécissement des orifices du cœur, ou une insuffisance de ses valvules. Les accidents, parfois menaçants au début, s'amendent peu à peu à mesure que le cœur s'hypertrophie, et peuvent même complètement disparaître pendant une longue période de temps : l'augmentation des forces du cœur due à son surcroît de travail a fait équilibre à l'obstacle. La lésion existe toujours, mais elle est *compensée*. Et c'est pourquoi on rencontre si souvent dans la pratique courante des bruits anormaux du cœur en auscultant par hasard des sujets qui ne présentent aucun trouble de la circulation sanguine. La lésion a persisté, mais la fonction s'est rétablie grâce à l'hypertrophie compensatrice.

Tel est l'exemple que nous donne la nature « médicatrice ».

Et c'est avec la prétention d'imiter la nature qu'on a imaginé de traiter les cardiaques par des exercices qui provoquent une augmentation du travail du cœur.

Une objection assez spécieuse prétend qu'il est inutile au médecin d'intervenir, puisque la nature elle-même se charge de la médication. L'exercice musculaire, dit-on, n'a pas sa raison d'être pour fortifier le myocarde et produire l'hypertrophie compensatrice, quand la compensation se fait spontanément ; et l'on sait que les lésions des orifices et des valvules amènent toujours l'hypertrophie du cœur même chez les malades immobilisés et gardant le lit.

Cette objection méconnaît un grand principe, à savoir que si « la fonction fait l'organe » l'augmentation de force de l'organe est toujours exactement limitée au degré d'accroissement de la fonction. Chez un malade, atteint par exemple de rétrécissement aortique, et tenu dans l'immobilité, le ventricule gauche ayant un obstacle à vaincre augmente son effort, et par conséquent tend à développer son aptitude fonctionnelle jusqu'au point où elle est suffisante pour rétablir la circulation normale *chez l'homme immobile*, mais jusqu'à ce point seulement. De sorte que si l'homme vient à sortir de son immobilité l'effort demandé au cœur se trouvera dépasser sa capacité fonctionnelle. La lésion se trouvait suffisamment compensée pour l'homme au repos ; mais la compensation est insuffisante pour l'homme en exercice, dont le cœur doit fournir un supplément de travail.

C'est là, du reste, la pierre d'achoppement de tous les systèmes d'hygiène qui consistent à réduire au minimum le fonctionnement des organes affaiblis, dans le but de leur éviter les fatigues qui résultent pour eux d'un fonctionnement normal. Si cette pratique s'impose dans maintes circonstances, elle ne doit être acceptée que comme « pis aller », et il ne faut s'y résoudre qu'à la dernière extrémité, car elle implique une véritable abdication de la faculté vitale la plus précieuse, la faculté de défense, de *réaction*, à laquelle l'être vivant doit constamment faire appel dans sa lutte contre le milieu où il vit, et où tant d'influences hostiles menacent son existence.

La compensation d'une lésion cardiaque n'est donc pas suffisante, si elle est réduite strictement à ce degré où la circulation sanguine peut se faire régulièrement quand tout est calme dans l'organisme, mais se trouble aussitôt qu'une circonstance quelconque fait sortir l'homme de son repos. Il faut, pour qu'une lésion soit suffisamment compensée, que le cardiaque puisse impunément se livrer à des mouvements d'une certaine violence, et que son myocarde soit capable de résister sans faiblir à un travail supplémentaire des muscles. Non pas seulement, comprenons-le bien, pour conserver son aptitude à l'exercice musculaire dont il pourrait à la rigueur s'abstenir, mais pour opposer, au besoin, une résistance efficace aux multiples assauts dont la vie sédentaire ne saurait garantir son appareil circulatoire.

On sait, en effet, combien sont variées les maladies étrangères au cœur qui peuvent retentir sur la circulation sanguine. Combien de fois ne voit-on pas la moindre affection des voies respiratoires, le moindre trouble des fonctions du foie ou de l'appareil digestif, rappeler subitement avec toute leur violence les manifestations d'une lésion cardiaque qu'on croyait suffisamment compensée ! C'est que le cœur avait juste la force nécessaire pour équilibrer la circulation pendant les périodes de calme ; sa capacité fonctionnelle n'avait pas été suffisamment accrue pour lui permettre de lutter contre une difficulté imprévue. Voilà pourquoi une bronchite intercurrente suffit parfois pour ramener toute la série formidable des accidents cardiaques depuis longtemps oubliés, et pour remettre le malade en état d'asystolie.

Qui n'a été frappé de voir combien les lésions cardiaques depuis longtemps silencieuses ont moins de tendance à se réveiller, sous l'influence d'une même affection intercurrente, chez l'homme habitué à une vie de travail ou d'exercice que chez celui qui vit entouré de précautions de toute sorte, ménageant à l'extrême tous ses mouvements ? Nous en avons observé récemment un exemple frappant. — Un homme de quatre-vingts ans révolus tombe malade d'une bronchite aiguë qui bientôt gagne les petites bronches, et le tient plus de trente jours alité. Ce malade était porteur d'une insuffisance mitrale d'origine rhumatismale caractérisée par un souffle intense et qui avait été depuis longtemps constatée. L'inquiétude était extrême et on s'attendait à chaque instant à voir faiblir le cœur et éclater des accidents d'asystolie ; mais malgré l'engouement des deux poumons, qui furent pendant quatre semaines le siège de râles généralisés occupant les plus fines ramifications bronchiques, la maladie évolua comme chez un sujet indemne de toute lésion du cœur, et la guérison ne fut entravée par aucune complication cardiaque. C'est que le malade était un vieux chasseur constamment en marche, malgré son âge, et dont la vie s'était passée à poursuivre le gibier sur les collines de la région la plus accidentée du Limousin. A ce régime d'exercice continuel, les fibres musculaires du cœur avaient gagné un état parfait d'entraînement, d'où résultait une compensation tellement complète de la lésion que celle-ci ne faisait plus sentir son influence, même en présence d'une cause habituellement si redoutable de troubles de la circulation.

Il est beaucoup d'affections organiques qui tendent à débiliter le myocarde, et qui justifient l'emploi thérapeutique de l'exercice pour remédier à son insuffisance et lui rendre son énergie. La fibre cardiaque peut être débilitée par des troubles de nutrition de deux sortes qui sont de processus tout à fait différents : l'infiltration graisseuse et la dégénérescence atrophique.

Tout le monde s'accorde à reconnaître que l'exercice

musculaire peut être utile pour améliorer les troubles circulatoires dus au « cœur gras. » Mais on s'accorde aussi à redouter les effets des mouvements violents pour les sujets atteints de cette affection, sujets qui sont toujours des obèses chez lesquels le travail musculaire est extrêmement pénible et les effets de la fatigue particulièrement accentués. Ce n'est là qu'une difficulté facile à surmonter si le malade est suffisamment énergique et le médecin suffisamment prudent. Nous aurons à revenir sur ce point d'application en indiquant la progression que doit suivre l'exercice suivant les périodes de la maladie.

Quant aux sujets dont la fibre musculaire cardiaque est atrophiée par sclérose, la plupart des auteurs leur interdissent tout exercice qui puisse exciter le cœur, pensant que les fibres dégénérées ne peuvent se refaire, et que, par conséquent, les dangers de l'exercice ne sont pas contre-balancés chez eux par des services réels.

Dans ces *cardiopathies artérielles* que M. Huchard nous a fait connaître, le myocarde est affaibli à l'extrême par suite de la sclérose des vaisseaux cardiaques ; la nutrition des fibres musculaires est incomplète, le sang leur arrivant en quantité insuffisante par des artères dont le calibre tend à se rétrécir et à s'oblitérer. Là, il est vrai, l'exercice doit être appliqué avec une extrême prudence ; mais ne présente encore, au total, qu'une difficulté de dosage ; et nous verrons tout à l'heure que certains procédés spéciaux permettent de donner au cœur un minimum d'excitation et par conséquent une augmentation de travail très modérée. Ce qu'il importe d'établir, c'est que l'exercice du myocarde même dégénéré peut encore avoir des effets utiles si on veut se donner la peine de le graduer avec une attention minutieuse. En effet, dans le cœur comme dans tout autre muscle atteint d'un processus atrophique, toutes les fibres ne sont pas dégénérées à la fois ; à côté des éléments détruits sur lesquels l'exercice n'a aucune prise parce qu'ils sont devenus incapables de fonctionner, il reste des fibres saines, et celles-ci peuvent utilement être exercées. Ne sait-on pas que dans certaines paralysies infantiles d'origine centrale, on voit parfois une jambe paralysée et atrophiée reprendre peu à peu un certain volume, et une certaine force à mesure que l'enfant s'exerce à marcher? Les muscles dégénérés ne se refont pas, leur centre « trophique » étant détruit, mais les muscles voisins s'hypertrophient et suppléent, grâce à cette augmentation de volume et de force, à la disparition des muscles dégénérés. La suppléance, si l'on veut, n'est pas complète, mais elle permet la fonction. L'enfant boite, mais il marche; ce qu'il n'eût pu faire s'il ne s'était exercé à marcher. De même, dans le myocarde atteint de dégénérescence, il peut se faire des suppléances musculaires et l'absence des fibres disparues peut, dans une certaine mesure, être compensée par l'augmentation de force des fibres restées saines.

C'est ainsi, du reste, que les choses se passent sans l'intervention du médecin. Le cœur ne cesse pas de battre, même quand une grande partie de ses fibres est atteinte de dégénérescence; les éléments survivants suppléent les éléments disparus. La suppléance est incomplète, et, comme on l'a dit, le cœur « boite », mais la boiterie du cœur, comme celle de la jambe, sera d'autant moins accentuée que les fibres qui président au mouvement auront été plus exercées, c'est-à-dire soumises à un travail plus considérable, à la condition expresse, — il faut toujours le dire et le redire, — que ce travail n'outrepassera pas les limites de leur capacité fonctionnelle.

Ainsi, même dans les cas extrêmes, il ne faut donc pas supprimer l'exercice, mais il faut le *doser*. Tout le problème est là, et la solution n'en est pas impossible, seulement elle exige, dans l'application du moyen thérapeutique, une mi-

nutie que beaucoup de médecins trouveraient fastidieuse.
On avouera que ce ne serait pas là un argument.

On est donc amené à conclure que l'exercice musculaire
bien dosé peut être utilement appliqué aux malades atteints
de troubles cardiaques, dans tous les cas où il y a intérêt à
relever les forces du myocarde. A l'aide d'un exercice progressif et d'un entraînement méthodique, on pourra presque
toujours augmenter la capacité fonctionnelle des fibres
musculaires du cœur comme celle de tous les muscles.

Il faut ajouter enfin que, dans le cas même où la dégénérescence trop avancée des éléments musculaires ne permet pas
d'espérer une augmentation de la force réelle du cœur, l'exercice prudemment conduit pourrait encore rendre des services, en faisant l' « l'éducation fonctionnelle » de l'organe.

Ce mot demande une explication.

Il faut se rendre compte que la violence des désordres
fonctionnels provoqués par le travail musculaire sur un cœur
qui a perdu l'habitude d'en supporter les effets, ne donne
pas la mesure exacte de la débilité du muscle cardiaque,
mais plutôt celle de son impressionnabilité. Le premier effet
de l'entraînement est de « blaser », si l'on peut s'exprimer
ainsi, la sensibilité de l'appareil circulatoire, et d'atténuer les
réflexes qu'y provoque le travail des muscles. C'est là un
résultat d'ordre passif, une augmentation de la tolérance
de l'organe et qui diffère, à proprement parler, de l'augmentation de sa capacité fonctionnelle considérée comme
force active. Les troubles cardiaques provoqués par les premières marches chez un convalescent qui quitte son lit,
tendent à décroître très promptement, et bien avant que la
force du cœur ait pu être notablement augmentée.

Il faudrait être bien peu observateur pour ne pas être
frappé de l'importance que joue dans l'évolution des affections cardiaques le plus ou moins de facilité avec laquelle

le cœur se met en émoi quand les conditions de.son travail ont changé. La tolérance, l' « imperturbabilité » du cœur qui résultent de l'accoutumance expliquent bien des sur- prises de l'autopsie. Il arrive parfois qu'on découvre, à l'am- phithéâtre, des lésions tellement étendues du myocarde qu'on ne peut s'expliquer comment des fibres musculaires rédui- tes à un tel degré de dégénérescence et d'atrophie ont pu permettre au sujet la vie active et parfois laborieuse qu'il a menée jusqu'au bout. Et c'est justement cette vie d'entraî- nement continuel, qui a pu endurcir et blaser les nerfs sen- sitifs au point de supprimer bien des réactions symptoma- tiques d'où dérivent, chez des sujets dont l'endurance est moindre, des troubles graves et des complications qui hâtent la fin. C'est, du reste, par le même mécanisme, c'est par l' « endurance » résultant de l'entraînement que certains sujets dont le système musculaire est resté grêle et au-dessous de la force moyenne, peuvent résister à des travaux tellement pénibles, que d'autres plus forts, mais moins « endurcis », ne pourraient les subir sans succomber au surmenage.

Modification des circulations locales par l'exercice « fractionné ».

Il s'agit, à présent, de montrer que même chez les cardia- ques dont le cœur a besoin de repos et ne doit être soumis à aucun travail supplémentaire, la thérapeutique par l'exer- cice n'est pas désarmée et peut rendre encore les plus grands services.

Si l'on se reporte au mécanisme de la circulation sanguine exposé plus haut, on comprend que le principal obstacle au cours du sang dans l'appareil circulatoire, c'est la résis- tance qu'il rencontre dans les capillaires. Cette résistance est utile à l'état normal pour réfréner et équilibrer la pous-

sée cardiaque, mais quand le cœur vient à faiblir, elle constitue un obstacle difficile à franchir et contre lequel vient
s'épuiser l'énergie du moteur central. Aussi est-ce dans
le réseau capillaire, que se manifestent d'abord les signes
mécaniques de la fatigue du cœur, et particulièrement dans
les capillaires des régions les plus éloignées du centre, où
la poussée cardiaque se transmet plus difficilement. Il se
fait des *stases*, des congestions passives, et l'obstruction
qui en résulte a pour conséquence immédiate de provoquer
un nouvel effort du cœur obligé de lutter contre la résistance passive qu'opposent au courant sanguin ces masses
liquides en stagnation. Ces masses immobilisées distendent
les vaisseaux qui les contiennent, leur partie la plus fluide
exsude à travers les parois vasculaires, pour infiltrer le
tissu cellulaire voisin. De là, des causes de compression
pour les vaisseaux avoisinants, des « barrages circulatoires », comme les a si bien nommés Huchard, qui interceptent le cours du sang et contre lesquels la poussée du cœur
se heurte en vain.

Les congestions passives et les œdèmes qui s'observent à
ce moment dans divers points des organes internes et des
membres sont donc, à la fois, le résultat de la fatigue du
cœur, et la cause d'une nouvelle fatigue pour cet organe. C'est
un cercle vicieux qu'il faut rompre.

Pour arriver à ce résultat, ce n'est pas, évidemment, le
cœur lui-même qu'il faut viser. C'est en vain qu'on lui demanderait à ce moment une poussée plus énergique, puisque son impuissance est manifeste ; il faudrait agir sur le
point même où l'obstruction sanguine s'est produite, faire
disparaître l'obstacle mécanique, lever le « barrage » qui obs-
true le cours du sang. Il s'agirait en un mot d'activer la circulation périphérique sans demander un nouvel effort au moteur central. Or, nous l'avons suffisamment démontré, il est
facile d'arriver à ce résultat ; à l'aide d'exercices musculaires

bien dosés, on peut agir sur les petits vaisseaux sans exciter le cœur.

On peut utiliser les muscles comme agents directs de circulation locale en partant de cette notion physiogique indiscutée que tout muscle qui entre en travail attire à lui un courant sanguin beaucoup plus considérable qu'à l'état de repos. Nous avons longuement expliqué plus haut comment cette augmentation du débit des artères est due au relâchement des vaso-moteurs, à la *vaso-dilatation* qui accompagne toujours la contraction musculaire.

Il est facile de comprendre les conséquences de l'accélération des circulations locales. Si on parvient à animer d'un cours plus actif la nappe sanguine qui dort dans les capillaires, on obtiendra que ces vaisseaux se vident plus promptement, et la colonne sanguine envoyée par le cœur pourra dès lors les traverser à son tour, sans se heurter à la résistance d'un liquide inerte. Cette sorte de « drainage » du sang par les muscles amènera donc la déplétion des capillaires, et partant la diminution des compressions locales. Et c'est ainsi que des mouvements locaux, méthodiquement combinés, pourront faire disparaître les stases sanguines, amener la résorption des œdèmes et, au total, lever les « barrages » qui obstruaient le cours du sang à la périphérie de l'appareil circulatoire.

Tels sont les effets de l'exercice musculaire local sur la circulation phériphérique, et on voit qu'il est possible, avec de la méthode, d'activer le cours du sang dans les petits vaisseaux, non seulement sans augmenter le travail du cœur, mais encore en allégeant sa tâche et en diminuant son effort.

Ce résultat est justement celui que vise la gymnastique suédoise dans le traitement des troubles de la circulation. Il ne peut s'obtenir qu'à deux conditions. La première, c'est que les efforts musculaires provoqués chez le malade soient assez modérés pour ne pas retentir sur le cœur, et la seconde, qu'ils soient suffisants pour produire des résultats appréciables sur le cours du sang. Mais ce ne sont là, encore, que des difficultés de dosage. Il suffit, pour les résoudre, de savoir *fractionner* judicieusement le travail, et de solliciter une série de contractions musculaires successives dont chacune, trop faible pour exciter le cœur, ne provoquera qu'une très petite accélération du cours du sang, mais dont l'ensemble représentera une somme de travail suffisante pour activer très notablement la circulation générale.

Le traitement par l'exercice pourra s'appliquer ainsi, même à des cardiaques arrivés à un degré très avancé d'asystolie, puisque la gymnastique suédoise, nous le savons, a des procédés d'exercice actif qui s'appliquent même à des malades alités.

Effets généraux de l'entraînement sur la nutrition et les sécrétions.

Nous n'avons, jusqu'à présent, fait ressortir que l'effet thérapeutique *direct* de la médication par l'exercice appliquée au traitement des cardiopathies ; mais on peut en attendre d'autres bénéfices qui se rattachent plus indirectement à l'action des muscles, et qui n'ont pas une moindre utilité. Ces effets *indirects* sont liés aux modifications que produit l'exercice musculaire dans la nutrition et les sécrétions.

Les modifications produites par l'exercice dans la nutrition sont utiles pour combattre deux tendances du tempérament d'où résultent deux formes très différentes d'afection cardiaque : l'obésité, cause essentielle de la dégénérescence graisseuse du cœur, et l'arthritisme, cause prédisposante de la dégénérescence scléreuse des artères. Nous avons dit au chapitre des maladies de la nutrition comment agit l'exercice et sous quelle forme il doit être appliqué dans l'obésité et dans l'arthritisme.

Au point de vue des affections cardiaques qui sont les conséquences de ces diathèses, la médication a surtout un but préventif; mais elle doit être appliquée même quand la maladie est confirmée, pour lutter contre la tendance du vice de la nutrition à envahir de plus en plus l'organisme, et à augmenter les lésions. La médication devra, naturellement, varier de forme et d'intensité suivant la gravité des accidents et la période à laquelle seront parvenues les manifestations de la diathèse. Au début l'exercice devra être appliqué d'une manière générale, avec l'idée d'activer les combustions organiques et d'accélérer la nutrition. Plus tard, quand les manifestations de la diathèse se seront localisées soit sur les vaisseaux, s'il s'agit de l'artério-sclérose, soit sur le cœur s'il s'agit de l'obésité, on devra recourir à des exercices plus méthodiques et plus soigneusement dosés. Les indications se tireront alors surtout de l'état de la circulation et se confondront avec celles que nous formulerons tout à l'heure, et qui doivent conduire le médecin à agir tantôt sur le cœur, tantôt sur les vaisseaux.

C'est surtout dans le traitement de l'obésité et du « cœur gras » qui en est la conséquence, qu'il faut demander à l'exercice des modifications de la nutrition. Même chez des malades atteints de troubles circulatoires graves, la diminution des tissus graisseux et la cure d'amaigrissement peuvent produire des résultats curatifs, et faire disparaître les accidents cardiaques. On ne peut espérer de l'exercice un résultat aussi favorable dans l'artério-sclérose dont le processus est presque fatalement progressif, ou, du moins, s'il peut être enrayé par une médication rationnelle, ne semble pas pouvoir rétrocéder comme celui de l'obésité.

Les modifications des sécrétions que produit l'exercice musculaire sont directement utiles à toutes les cardiopathies, et constituent un précieux moyen de traitement quand l'état du malade permet de les rechercher. Il est surtout deux sécrétions dont l'augmentation, sous l'influence de l'exercice, est de la plus grande utilité dans tous les troubles circulatoires, ce sont la transpiration cutanée et la sécrétion urinaire.

Tout le monde sait combien le travail musculaire augmente la sécrétion cutanée. Les pesées que beaucoup d'hommes de sport ont coutume de faire avant et après leurs exercices permettent de constater des pertes de poids qui peuvent être de plusieurs kilogrammes quand l'épreuve d'entraînement est très violente. Sans être poussé à ce degré exceptionnel de sévérité, l'exercice tel qu'on le prend dans les salles d'armes et les gymnases, aussi bien que pendant les marches en montagne, produit aisément des déperditions de 500 grammes à 1 kilogramme.

La sécrétion urinaire passe généralement pour être diminuée par l'exercice en raison justement de l'augmentation de la sueur qui draine vers la peau une partie de l'eau normalement éliminée par le rein. Mais nous avons déjà dit que la réduction du liquide urinaire est un phénomène du début qui ne s'observe plus chez l'homme bien entraîné. Quand le sujet s'est accoutumé à l'exercice, on observe, au contraire, une très notable augmentation de la sécrétion rénale, et ce résultat est l'un des plus utiles de la cure d'entraînement appliquée en Allemagne sous le nom de « cure de terrains ». Des observations innombrables recueillies dans toutes les localités où se pratique le traitement d'OErtel, prouvent que, *chez l'homme entraîné*, l'exercice musculaire peut augmenter de plus de moitié le volume de l'urine rendue en vingt-quatre heures, et cela sans préjudice d'une émission considérable de sueur. Bien plus, ces résultats se produisent même quand la quantité des boissons ingérées est réduite à un demi-litre par jour.

Il est aisé de comprendre les succès obtenus par Œrtel avec sa méthode d'entraînement, dans les cas d'obésité et aussi dans les cas d'anasarque, suites de troubles de la circulation sanguine. On comprend aussi sans peine que les vaisseaux sanguins distendus à la suite de troubles persistants de la circulation puissent être soulagés par un traitement qui permet de réunir ces trois éléments de déplétion vasculaire : réduction des boissons, augmentation considérable de la sécrétion cutanée, accroissement notable de la sécrétion urinaire. Mais ce n'est pas tout.

L'hypersécrétion de la peau et du rein n'a pas seulement un effet *déplétif* sur les vaisseaux, mais aussi un effet *dépuratif* sur le sang. Il suffirait pour comprendre l'importance de ce dernier résultat, de se rappeler que, dans les états d'auto-intoxication, tels que l'éclampsie urémique, la saignée a été reconnue un moyen de traitement héroïque, à cause des principes toxiques dont elle débarrasse l'organisme, et qui sont entraînés avec le sang extrait de la veine. Mais la « saignée aqueuse » représentée par l'augmentation des sécrétions rénales et cutanées est plus dépurative encore qu'une saignée veineuse, puisque les organes dont le fonctionnement exagéré fournit le surcroît de liquide excrété sont justement ceux qui ont pour mission d'épurer le sang et d'éliminer les divers poisons fabriqués par la cellule vivante.

Il est impossible de méconnaître aujourd'hui les services que peut rendre aux cardiaques cette dépuration du sang par augmentation des excrétions de la peau et du rein. En effet, les travaux de M. Huchard nous ont fait connaître le rôle considérable de l'auto-intoxication dans les accidents les plus graves des cardiopathies artérielles. On sait depuis les recherches de cet éminent clinicien que dans les affections de l'appareil circulatoire qui ont pour point de départ l'artério-sclérose, il se produit des troubles respiratoires qui ne peuvent s'expliquer par des causes mécaniques, du genre de celles auxquelles est due l'asystolie. Les dyspnées qui se produisent en dehors de toute diminution matérielle du champ respiratoire sont des dyspnées « toxiques », résultant de la saturation du sang par des poisons organiques que le rein n'élimine plus en quantité suffisante. Personne ne pourra contester l'indication, tout au moins théorique, de faire appel, en pareil cas, à un supplément de dépuration rénale et cutanée, en augmentant la sécrétion de l'urine et de la sueur.

L'objection qu'on pourrait faire se base exclusivement sur les difficultés de l'application de l'exercice à des malades pour lesquels les efforts musculaires exagèrent rapidement la dyspnée. Cette difficulté pratique est en effet très sérieuse, mais elle n'est pas insurmontable, ainsi que nous le verrons, si le médecin veut s'astreindre à diriger lui-même jour par jour son malade, et à contrôler minutieusement les effets de l'entraînement progressif ainsi que cela se fait dans le système d'Œrtel.

Résumé des indications de l'exercice dans les troubles circulatoires.

Telle est la variété des ressources que présente la médication par l'exercice dans les cas les plus graves.

Si nous cherchons à résumer dans une formule aussi brève que possible les bénéfices que peut donner cette médication dans les troubles de l'appareil circulatoire, nous conclurons que les effets utiles de l'exercice musculaire des mouvements peuvent se faire sentir suivant la forme et la dose du travail : tantôt sur le cœur lui-même, en augmentant la force du myocarde ; tantôt sur les vaisseaux périphériques en activant la circulation du sang dans les capillaires.

Nous appellerons *effets d'entraînement*, les modifications produites par l'exercice sur le cœur lui-même. Ces effets supposent une dose de travail musculaire suffisante pour provoquer les effets « généraux » de l'exercice, c'est-à-dire pour activer le fonctionnement de tous les organes en même temps que celui du cœur. Ils aboutissent à un résultat direct qui est l'augmentation d'énergie du myocarde, et à des résultats indirects, mais utiles à la guérison, savoir l'activité plus grande de la respiration, des sécrétions, et de toutes les fonctions de nutrition.

Nous appellerons *effets de circulation*, les modifications produites par l'exercice sur le cours du sang indépendamment de toute augmentation du travail du cœur, et sous l'influence exclusive d'exercices actifs ou passifs, trop localisés pour retentir sur l'ensemble de l'organisme et pour faire sentir leur influence à l'organe central de la circulation.

Ces deux ordres de résultats si distincts sont respectivement recherchés par deux systèmes différents d'exercices. Le système d'Œrtel a pour objectif des effets généraux d'entraînement; le système suédois cherche des effets locaux de circulation.

Il est très important de retenir cette distinction capitale que nous cherchons à établir ici entre l'action périphérique ou *vasculaire* de la médication par l'exercice, et son action centrale ou *cardiaque*. Cette distinction, en effet, cadre aussi bien avec les indications pathogéniques et cliniques qu'avec les deux formes de la médication par l'exercice appliquées couramment au traitement des troubles de la circulation sanguine.

Depuis les travaux de M. Huchard, une vive lumière a été jetée sur le processus des affections cardiaques d'origine périphérique. Ces travaux nous ont montré qu'à côté des cardiopathies *valvulaires*, liées à une lésion des valvules qui règlent la circulation du sang dans les cavités du cœur, il existe des cardiopathies *vasculaires*, ayant leur origine dans la dégénérescence scléreuse des vaisseaux artériels. De cette différence de processus découle déjà, dès le début de l'affection à combattre, une distinction très nette dans les indications de la médication.

Dans les cardiopathies valvulaires, il y a insuffisance relative de l'énergie du myocarde; le muscle, s'il restait à son degré normal de force, ne pourrait vaincre l'obstacle que lui oppose soit le rétrécissement de l'orifice par lequel il doit chasser le sang, soit le reflux du sang à travers les valvules insuffisantes. L'exercice des muscles aura pour but, dans ce cas, de provoquer un exercice progressif du cœur, pour augmenter sa force, et devra être appliqué de manière à augmenter le nombre et l'énergie des systoles.

Dans les cardiopathies vasculaires à leur début, il n'y a pas insuffisance, mais plutôt excès de la poussée cardiaque. La dégénérescence scléreuse des artères est précédée, — et même produite suivant Huchard, — par une hypertension considérable de tout l'appareil circulatoire. Sous l'influence de diverses causes constitutionnelles telle que la diathèse arthritique, ou bien par l'effet de certains écarts d'hygiène, d'excès ou d'erreurs d'alimentation, etc., on observe une excitation générale du système cardio-vasculaire d'où résultent à la fois le resserrement des petits vaisseaux artériels et l'exagération de la poussée cardiaque. De là augmentation excessive de la tension artérielle : le cœur poussant plus violemment le sang vers les artères périphériques, et celles-ci opposant par leur resserrement un obstacle permanent à la poussée du cœur. De ce conflit entre deux forces de direction inverse, résulte un véritable surmenage de tout l'appareil; et c'est ainsi que se produiraient, d'une part, des lésions inflammatoires des parois artérielles, et, d'autre part, des altérations diverses du cœur lui-même : d'abord par l'effet mécanique de son effort constant qui tend à dilater ses cavités, puis par l'invasion de l'inflammation artérielle, de l'*artério-sclérose* qui tend à gagner les vaisseaux nourriciers du myocarde et à entraver ainsi la nutrition de ses éléments musculaires.

« Quand un obstacle siège dans une machine, dit M. Hu-
« chard, l'ouvrier, s'il ne le trouve pas dans le jeu des
« soupapes, dans le piston ou dans le corps de pompe,
« s'empresse de le chercher dans les tubes de conduite ou de
« canalisation. Jusqu'ici, le médecin n'avait dans les mala-
« dies du cœur qu'une préoccupation presque constante : la
« recherche des lésions orificielles et la localisation des
« souffles valvulaires.

« Dans les cardiopathies artérielles, l'obstacle n'est pas
« au cœur central, mais au cœur périphérique, aux confins
« du courant circulatoire. C'est là qu'il faut le chercher pour
« le vaincre de bonne heure. Notre outillage thérapeutique
« peut y parvenir, surtout au début, par une hygiène bien
« entendue, par un régime alimentaire sévère, par la médi-
« cation artérielle, par l'emploi de médicaments ayant pour
« but et pour effet de rendre aux vaisseaux la perméabilité
« qu'ils ont perdue. A cette période, chercher à tonifier le
« cœur par la digitale, serait aussi illogique que si l'ou-
« vrier, pour triompher d'un obstacle situé à la périphérie,
« voulait exercer une forte pression sur le piston de sa ma-
« chine. Pour être de bons ouvriers en cardiothérapie, nous
« ne devons pas nous contenter de constater un obstacle ; il
« faut aussi en discerner la nature et le siège.... Au début
« de l'artério-sclérose, le cœur central, dont l'aptitude
« fonctionnelle a pu diminuer de moitié par suite de son
« insuffisance nutritive due à l'endartérite coronarienne,
« va être obligé de doubler son travail pour vaincre
« les obstacles situés à l'extrémité du système vasculaire.
« C'est là un cercle vicieux d'où l'on ne peut sortir qu'en
« agissant directement sur le cœur périphérique représenté

« par les vaisseaux. Par là, on soutient déjà, et l'on protège
« en quelque sorte, le cœur central. »

On sait, en résumé, que dans le début des cardiopathies
artérielles, l'obstacle circulatoire n'est pas dans le cœur
même, mais dans les petits vaisseaux, dont la rétraction
permanente gêne le passage du sang du système artériel
dans le système veineux. L'indication, à ce moment, n'est
pas d'augmenter la poussée cardiaque, mais de diminuer la
résistance opposée au cœur par la *vaso-constriction*. Or,
nous le savons, l'exercice musculaire local produit la *vaso-
dilatation* des petits vaisseaux, dans la région où les
muscles entrent en contraction, et peut ainsi faire cesser
momentanément l'hypertension artérielle, en élargissant le
calibre des petits vaisseaux. Ce n'est plus l'effet général de
l'exercice qu'il sera indiqué de rechercher, mais son effet
local, et nous avons vu que la gymnastique suédoise satisfait parfaitement à cette indication.

Voilà donc les deux règles capitales qui doivent dominer
l'emploi thérapeutique de l'exercice chez les cardiaques :
quand l'obstacle au cours du sang est localisé dans le cœur
même, l'exercice doit viser le myocarde pour le fortifier et
lui permettre de compenser, par un effort plus intense,
l'augmentation des résistances qui lui sont opposées; quand
l'obstacle est à la périphérie et tend à se généraliser à l'ensemble des canaux vasculaires, l'exercice doit viser les petits vaisseaux, pour y activer le cours du sang.

Mais ce ne sont là que des points de repère théoriques;
ils sont suffisants pour indiquer la direction générale du
traitement, non pour guider le médecin dans les détails de
la pratique. En effet, l'indication du traitement n'est pas toujours déduite de la nature même de la maladie, ou du siège
de là lésion, mais plutôt des phases diverses que traverse
l'affection à combattre.

Il arrive le plus souvent que les affections primitivement

localisées dans le cœur même ou dans ses orifices et ses valvules, s'accompagnent, à une période donnée de leur évolution, d'obstacles circulatoires siégeant dans les petits vaisseaux. Ainsi les affections valvulaires produisent des stases sanguines, des congestions passives, des exsudats séreux et des œdèmes, qui deviennent à leur tour des obstacles périphériques au cours du sang, et font naître l'indication d'agir sur les petits vaisseaux pour activer les circulations locales. L'exercice local devient nécessaire pour lever ces barrages qui interceptent le cours du sang et qu'on ne pourrait espérer de *forcer* en sollicitant une poussée plus active dans un cœur déjà affaibli.

Inversement, les troubles circulatoires qui ont commencé par les petits vaisseaux retentissent promptement sur le cœur lui-même, qui se fatigue et se surmène. Il se produit alors des cardiopathies *secondaires*, des dilatations des cavités du cœur, des insuffisances valvulaires par agrandissement exagéré des orifices, etc. Il se produit aussi des dégénérescences du myocarde par propagation de l'artériosclérose aux artères nourricières du cœur, et, finalement, la maladie d'abord périphérique devient centrale. Une nouvelle indication surgit alors : agir sur le myocarde pour le fortifier. Il est vrai que cette indication *théorique* se heurte pratiquement à des contre-indications fréquentes déduites de la fatigue même du myocarde, et de son état de moindre capacité fonctionnelle par insuffisance d'irrigation sanguine. D'où l'importance du « dosage » de la médication, — point sur lequel on ne saurait trop insister.

Contre-indications de l'exercice dans les troubles circulatoires.

A côté des indications théoriques que nous venons de formuler, et qui ressortent de l'effet qu'il serait désirable de produire, surgissent à chaque instant, dans la pratique, des contre-indications basées sur les difficultés, les dangers même de l'exercice, dans les maladies du cœur et des vaisseaux. Dans aucun autre groupe de maladies les effets nuisibles d'une médication n'en suivent d'aussi près les effets utiles. Aussi est-il aussi urgent de préciser qu'elles sont les contre-indications de l'exercice que d'en faire ressortir les indications dans le traitement des troubles cardiaques.

Cependant, les ressources de la médication par l'exercice sont tellement grandes et tellement variées, qu'il y a fort peu de cas où la contre-indication soit formelle et absolue. La contre-indication consiste plutôt à exclure certaines formes de l'exercice, comme l'exercice général actif, et surtout certains éléments qui en dénaturent les résultats, comme l'*effort*, mais il est bien rare que la proscription s'applique aux exercices très modérés et très localisés, comme ceux de la gymnastique suédoise, et surtout aux exercices passifs dits de circulation et de respiration, ou au massage.

Dans la plupart des cas, la contre-indication de l'exercice est momentanée, et se déduit moins de la nature même de la maladie et de la lésion anatomique, que de la période de son évolution, et surtout des incidents passagers qui l'aggravent, comme les paroxysmes et les crises qui portent parfois à une intensité effrayante le degré de dyspnée ou a tendance aux syncopes.

Il est à peine besoin de dire que tout exercice actif doit être supprimé dans les attaques paroxystiques de l'*angine de poitrine*, où, bien souvent, le moindre effort musculaire mettrait le malade en danger de mort. Il faut même, dans ces cas, supprimer les mouvements locaux, surtout les mouvements du bras gauche qui ont la spécialité d'aggraver les crises et de provoquer le retour des paroxysmes. Mais, en dehors des crises, la contre-indication n'est pas absolue, elle se limite, comme pour les autres malades sujets à la dyspnée, à l'élimination de l'effort, et au dosage très méthodique du travail musculaire.

On peut dire de tous les accidents paroxystiques qui peuvent compliquer momentanément les affections cardiaques, ce que nous disons des crises d'angine de poitrine. La contre-indication absolue d'exercice qui résulte de ces accidents est temporaire, et surgit passagèrement, comme elle pourrait survenir du fait d'une affection aiguë intercurrente. Elle cesse avec les incidents qui l'avaient provoquée, et on n'aurait pas l'idée, par exemple, de condamner à l'immobilité absolue, dans l'intervalle de ses crises, un homme atteint de sclérose des artères coronaires, quoiqu'on lui interdise formellement de faire un pas au moment de ses accès d'angine de poitrine. On n'aurait surtout aucune raison de lui interdire des exercices méthodiquement réglés desquels serait exclu tout élément capable d'exciter le cœur, et où le travail serait méthodiquement dosé.

On peut se demander *a priori* si l'emploi de l'exercice dans la période d'asystolie n'est pas un moyen thérapeutique paradoxal. Chacun a pu voir, en effet, que les accidents graves dus à l'insuffisance du muscle cardiaque sont fréquemment améliorés sans autre remède que le repos. Mais il faut se rappeler que l'asystolie peut être favorisée par deux conditions diamétralement opposées, qui sont le surmenage et l'insuffisance d'exercice. A chaque instant, au courant de ce livre, nous avons eu l'occasion d'insister sur la même distinction à faire dans le processus des maladies. C'est pour avoir fait confusion entre les différentes causes qui peuvent conduire au même aboutissant pathologique, qu'on a méconnu les indications de l'exercice musculaire dans les cardiopathies.

Il est incontestable que le repos produit chez certains cardiaques en asystolie de merveilleux résultats. Dans les hôpitaux, on voit des malades arriver avec la face cyanosée, les jambes œdémateuses, la respiration haletante, le cœur tellement troublé, que l'auscultation en est impossible. Et quelques jours de repos au lit suffisent parfois pour faire disparaître les plus graves de ces symptômes, avant même que le malade ait subi aucun traitement. Si bien que M. Huchard a pu dire : *Le repos est déjà la digitale du cœur*.

Mais que prouve un pareil résultat contre la médication par l'exercice ? Les cardiaques des hôpitaux sont à peu près tous arrivés, au moment de leur entrée, au dernier degré de l'épuisement par le travail et surtout par *l'effort* auquel la plupart des professions manuelles exposent l'ouvrier. Ces « surmenés » dont les troubles circulatoires guérissent par le repos, ressemblent, au point de vue thérapeutique, à ces malheureux épuisés de misère et de faim dont toutes les maladies sont améliorées par une alimentation copieuse et succulente. On voit engraisser en quelques semaines des phthisiques de la classe pauvre, quand on peut les mettre au même régime alimentaire qui n'empêche pas les riches de maigrir s'ils sont atteints de la même maladie.

Le repos n'a pas les mêmes résultats pour les cardiaques de la classe aisée, parce que leurs crises d'asystolie sont dues bien moins au surmenage du cœur qu'à l'insuffisance de son entraînement. Chez le portefaix, le terrassier, l'homme de peine, la lésion cardiaque est toujours assez *compensée,* car l'exercice est plus que suffisant, mais le cœur est fréquemment surmené et « forcé » soit par l'exagération du travail, soit surtout par cet élément accidentel du travail musculaire dont nous avons montré les funestes effets, l'effort thoraco-abdominal. Chez ces hommes endurcis à la fatigue, les réflexes de l'appareil circulatoire sont atténués par l'accoutumance, et l'essoufflement est pour cette raison moins prompt que chez les hommes de la classe aisée, à lésion égale du cœur. Un avertissement utile se trouve ainsi, sinon supprimé, au moins rendu moins impérieux. Il est, pour cette raison, plus facile à l'homme du peuple qu'à l'autre d'aller au delà de la capacité fonctionnelle de ses organes, et de surmener son cœur. Si on ajoute à cette raison l'aiguillon du besoin et de la misère, on ne peut s'étonner des imprudences continuelles commises par l'ouvrier et de leurs conséquences. Il n'est pas surprenant, non plus, si les accidents sont causés par la fatigue, qu'ils guérissent par le repos.

L'asystolie des hommes de la classe aisée ne se produit pas d'ordinaire pour les mêmes causes. Les excès alimentaires, les troubles gastro-intestinaux, les congestions hépatiques et surtout les stases du réseau capillaire du poumon par affaiblissement des mouvements respiratoires et diminution de l'aspiration thoracique, sont les causes qui amènent le plus souvent la défaillance du myocarde, et créent de nouveaux incidents pathologiques, chez les hommes à vie sédentaire. Chez eux, les affections valvulaires sont presque toujours insuffisamment compensées, à cause du défaut d'exercice du myocarde. Les indications seront donc différentes, bien que les accidents puissent se présenter avec une allure identique. Les exercices qui excitent le cœur devront être défendus au travailleur surmené; ils seront au contraire utiles à prescrire — au moins avec les précautions et dans la mesure rationnelle que nous indiquerons tout à l'heure, — à l'homme de vie sédentaire.

Au surplus, même en cas de fatigue réelle du myocarde, la médication par l'exercice n'est pas absolument contre-indiquée, car le praticien peut encore utiliser les précieuses ressources du massage et des mouvements passifs. Nous savons en outre que des mouvements actifs très localisés et suffisamment modérés peuvent faciliter la circulation périphérique sans augmenter en rien le travail du cœur.

On peut dire, en résumé, que dans l'immense majorité des cas toute la question des indications et des contre-indications de l'exercice se réduit à préciser le degré d'énergie de la médication, et se ramène à une question de *dosage*.

Le plus souvent, la contre-indication se limite à telle ou telle forme de l'exercice musculaire, sans s'étendre absolument à tous les procédés de la médication par le mouvement.

Dans cette période de l'artério-sclérose qu'Huchard appelle période d'*hypersystolie* et où l'augmentation de travail du cœur a déjà provoqué l'hypertrophie du myocarde, il serait irrationnel de faire intervenir des exercices qui tendraient à augmenter encore l'effort du cœur, comme le fait la marche ascensionnelle dans la méthode d'OErtel. Mais il ne sera pas contre-indiqué pour cela — bien au contraire! — d'avoir recours aux exercices « de circulation » de la gymnastique suédoise qui, *sans augmenter le travail du cœur*, facilitent la circulation artérielle en diminuant la tension des vaisseaux, ainsi que pourrait le faire la saignée.

Il en sera de même de tous les malades chez qui la dyspnée « d'effort » se produit sous l'influence du travail musculaire avec une grande intensité. Suivant l'expression de M. Huchard, « il serait aussi impossible à certains cardiaques de marcher qu'à des paralytiques ». Aussi ne s'agira-t-il point de faire faire à ceux-là des exercices de marche. Pour eux, assurément, le système d'OErtel serait d'une application impossible; mais la gymnastique suédoise connaît des exercices infiniment moins violents que la marche, et sait fractionner le travail musculaire en doses presque infinitésimales qui ne provoqueraient nullement la dyspnée.

Au surplus, la médication par l'exercice a un *criterium* de dosage qui permet de côtoyer la dose sans la dépasser. Ce criterium a pour base deux symptômes habituellement connexes, l'accélération excessive du pouls et l'essoufflement.

On peut ériger en principe que le cardiaque ne doit pas s'essouffler. Mais il ne faut pas confondre « essoufflement » et « dyspnée ». La dyspnée ne contre-indique pas l'exercice : elle en limite seulement l'intensité. La dyspnée est caractérisée par l'exagération du besoin de respirer, et l'augmentation des efforts que fait le malade pour satisfaire ce besoin. Cet état se traduit subjectivement par un sentiment d'angoisse, de gêne permanente, et, objectivement par la succession plus rapide des mouvements respiratoires, ou par l'énergie plus considérable que le malade est obligé de déployer dans l'exécution de ces mouvements. Dans l'état d'essoufflement, il n'y a plus seulement lutte laborieuse des forces qui président à la respiration contre une difficulté à vaincre, il y a défaillance de l'appareil respiratoire, qui est vaincu dans la lutte. Dans l'essoufflement, l'angoisse s'exagère jusqu'au sentiment de l'asphyxie imminente, et s'aggrave de moment en moment par le désordre croissant des mouvements respiratoires.

Le danger de l'essoufflement réside surtout dans le fait de l'incoordination des mouvements qui président à l'entrée de l'air et à sa sortie. Chez l'homme essoufflé, il n'y a pas seulement accélération, mais perturbation profonde du rythme respiratoire, qui est irrégulier, saccadé, entrecoupé de temps d'arrêt. Le trouble peut être tel que l'air ne pénètre plus dans la poitrine, et que la fonction soit momentanément suspendue. Les émotions violentes, quand elles retentissent sur l'appareil cardio-pulmonaire, peuvent amener, même chez l'homme indemne de toute lésion cardiaque, des troubles respiratoires réflexes qui offrent avec ceux de l'essoufflement la plus grande analogie. Et l'on sait, du reste, le danger des émotions chez les cardiaques.

Il est superflu de signaler le danger de l'essoufflement porté à ses dernières limites, et la nécessité d'arrêter immédiatement l'exercice quand il se produit une angoisse qui va jusqu'à la suffocation. Le malade à ce degré d'essoufflement s'arrêterait par force. Mais ces perturbations violentes sont toujours précédées de symptômes prémonitoires moins graves sur lesquels l'attention doit être éveillée, car ils doivent marquer la limite qu'il est prudent de ne pas dépasser. La première manifestation de l'essoufflement se traduit par une modification très spéciale du rythme respiratoire, que je crois avoir le premier décrite : c'est *la prédominance excessive du temps de l'inspiration sur celui de l'expiration.*

Chez un homme qui court, qui fait une ascension, ou s'adonne à tout autre exercice violent, tant que la respiration ne fait que s'accélérer ou devenir plus bruyante, l'exercice peut être continué à la même allure : le sujet a encore du souffle. Mais dès que le rythme des mouvements du soufflet pulmonaire commence à se troubler et que la durée de l'inspiration dépasse celle de l'expiration, on peut dire que la capacité respiratoire baisse et que l'essoufflement est proche. Chez l'homme robuste et bien portant qui se livre à un exercice de vitesse, l'apparition de l'expiration écourtée n'est pas incompatible avec la continuation de l'exercice, mais elle nécessite au moins le ralentissement de l'allure qui permet de « reprendre haleine ». Chez le cardiaque, cette modification du rythme respiratoire doit être le signal du repos, si l'on veut éviter les dangers du « cœur forcé ».

L'état du pouls peut servir de base aussi bien que le rythme de la respiration pour établir l'indication ou la contre-indication de l'exercice. La simple palpation de l'artère permettrait déjà de compter les pulsations et d'en apprécier la violence; mais l'application du *sphygmographe* indique d'une façon plus certaine non seulement la vitesse du pouls, mais encore le degré de diminution de la tension artérielle, au moins dans une mesure suffisante pour les déductions thérapeutiques.

L'exagération du nombre des pulsations indiquera dans

quelle mesure l'exercice a excité le cœur et augmenté son travail. Si les pulsations ne sont pas augmentées de plus de 6 à 8 par minute, l'accroissement du travail du cœur est nul ou négligeable, et il n'est aucune affection de l'appareil circulatoire qui puisse contre-indiquer l'exercice à ce degré de modération.

Les tracés sphygmographiques sont d'un haut intérêt pour établir nettement la limite entre les indications et les contre-indications de l'exercice. Dans les cas douteux, on comparera le tracé pris immédiatement après l'exercice avec un tracé « témoin » pris *avec le même sphygmographe* avant l'exercice chez le même sujet; si le second tracé diffère très peu du premier par le nombre et la hauteur des courbes, c'est preuve que la quantité de travail effectué ne dépassait pas la capacité fonctionnelle de l'appareil circulatoire, et que l'exercice, *à cette dose*, n'était pas contre-indiqué.

On le voit, au total, la question des contre-indications de l'exercice se confond ici avec celle du « dosage » du travail. Il ne faut pas se demander dans quelles affections de l'appareil circulatoire on doit défendre l'exercice ou le permettre, mais bien à quelle dose l'exercice peut être permis dans tel ou tel cas. Et pour répondre à cette question — comme à tant d'autres en thérapeutique, — on devra s'en remettre au sens clinique et à l'appréciation personnelle, et, dans le doute, procéder par tâtonnements, avec le contrôle des appareils de précision.

CHAPITRE XIII

MALADIES DE L'APPAREIL CIRCULATOIRE (FIN).

Emploi du traitement gymnastique dans la période d'*asystolie*. — Application du traitement suédois. — De l'exercice dans l'état d'*hyposystolie*. — Application du traitement d'Œrtel. — Conclusions.

Emploi du traitement gymnastique dans la période d' « *asystolie* ».

Quand les troubles de la circulation sanguine, quelle qu'en soit l'origine, sont arrivés à la période d'asystolie, la dyspnée devient tellement intense, que le moindre effort musculaire met le malade en imminence de suffocation.

A cette période, il y a contre-indication des mouvements actifs, mais la contre-indication ne doit pas s'étendre aux exercices passifs et au massage. Le massage des membres inférieurs est toujours possible, ainsi que les mouvements passifs très limités tels que le *roulement* (mouvement de circumduction) des poignets et des pieds. On peut aussi appliquer sans danger et avec grand profit pour le malade les mouvements respiratoires passifs, très efficaces pour combattre les congestions passives du poumon, et, par conséquent, pour diminuer la dyspnée. Si les accidents d'asystolie sont d'une grande intensité, il faut s'abstenir de mouvements passifs très étendus, tels que les roulements des bras qui pourraient occasionner des secousses encore trop fortes pour un cœur en défaillance ; il faudra aussi ne pratiquer qu'avec une grande réserve le massage abdominal, car on doit éviter à ce moment toute compression, même modérée, des gros vaisseaux, aorte et veine cave, qui sont appliqués contre la paroi postérieure résistante de l'abdomen, sous peine d'augmenter la dyspnée et les palpitations en produisant des variations brusques de la tension sanguine.

Suivons le malade dans les phases successives que vont subir les troubles circulatoires sous l'influence d'un traitement rationnel, et nous allons voir s'élargir la sphère d'action de la médication par l'exercice, et diminuer les contre-indications à mesure que diminuera la dyspnée et qu'augmentera la capacité fonctionnelle du cœur.

Sous l'influence des mouvements passifs très localisés, et du massage des membres, une première amélioration peut être obtenue : c'est la diminution des stases sanguines dans les vaisseaux périphériques et la résorption des œdèmes cellulaires. Une amélioration considérable suit toujours la suppression de ces « barrages », qui interceptent la circulation dans les membres inférieurs.

Rappelons que ce résultat a été recherché par toutes sortes de moyens locaux, et notamment par les mouchetures dont l'efficacité n'a jamais été contestée, mais dont on a toujours redouté certains dangers, auxquels les mouvements passifs et le massage n'exposent pas le malade. Ces dangers sont d'abord les accidents d'inflammation septicémique, érythèmes, phlegmons, dont on n'est pas toujours à l'abri même avec des précautions antiseptiques, et ensuite les déperditions excessives de sérosité. Quand l'œdème des jambes est considérable, il peut se faire que l'écoulement du liquide soit d'une abondance extrême et se continue pendant plusieurs jours consécutifs. A l'amélioration obtenue du côté de la respiration et de la circulation, on voit alors succéder un état d'épuisement auquel il n'est pas sans exemple que le malade ait succombé. C'est l'inconvénient de ces « saignées » séreuses. Or le massage et les mouvements passifs produisent le même débarras pour les vaisseaux,

avec cette différence que la « saignée » qui en résulte est
une saignée interne ; au lieu de l'évacuation d'un liquide
qui est, en somme, partie intégrante de l'organisme du
malade, et utile à l'équilibre de sa nutrition, on en obtient
la rentrée dans les vaisseaux.

Il faut dire que la résorption des œdèmes et la cessation
des stases sanguines des membres inférieurs s'obtiennent
bien plus sûrement encore, et d'une manière plus définitive,
par les mouvements actifs. Aussi y a-t-il indication d'a-
jouter le plus tôt possible quelques mouvements volontaires
à la gymnastique passive qui commence le traitement. Ces
mouvements devront être très localisés, de façon à ne pas
retentir sur le centre circulatoire et à ne pas exciter le
cœur : ils devront surtout être très modérés, de façon à ne
pas excéder la capacité fonctionnelle des muscles actionnés,
puisque nous savons que tout mouvement, aussi localisé
soit-il, tend à provoquer la synergie d'*effort* s'il nécessite la
mise en jeu de toute l'énergie dont le muscle est capable.
Si l'on veut éviter les effets de compression des gros vaisseaux et du cœur, si redoutables pour les cardiaques, il
faudra se rappeler aussi qu'à égale intensité de fonctionnement, les mouvements actifs des bras ont plus de tendance à
provoquer l'effort thoracique que les mouvements des
jambes.

Application du traitement suédois.

Les mouvements de la gymnastique suédoise sont parfaitement combinés pour répondre à toutes les indications, et
aussi pour se plier à toutes les contre-indications qui se
déduisent de l'état d'asystolie.

Les mouvements passifs et le massage, agents très
puissants de circulation, interviennent pour une large part
dans le traitement des troubles circulatoires par la méthode
de Stockholm.

Nous n'avons pas à revenir ici sur le principe et le mécanisme physiologique des mouvements passifs dits « de circulation » qui ont pour effet d'augmenter la force centrifuge du courant sanguin, c'est-à-dire d'agir dans le même sens que la poussée du cœur en favorisant l'écoulement du centre à la périphérie. La figure 56 représente un mouvement de circulation qui consiste dans la circumduction

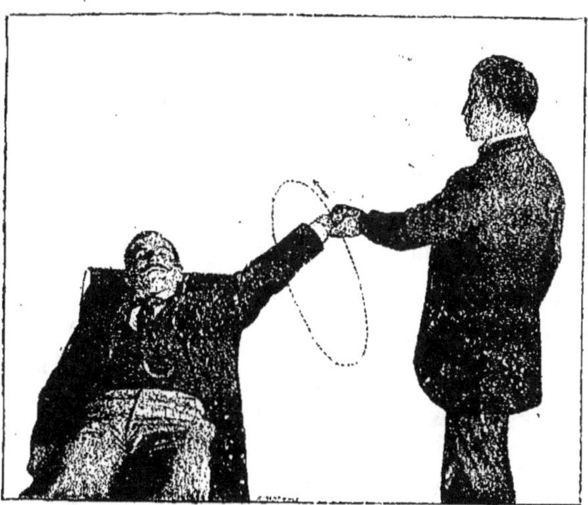

Fig. 56. — Un mouvement « de circulation » : circumduction ou *roulement* du bras.

rapide du bras, dans lequel le plan de révolution du membre a la forme d'un cône dont la tête de l'humérus représenterait le sommet et dont la base serait circonscrite par le trajet circulaire qu'on fait exécuter à la main. Le même mouvement s'exécute aussi avec les membres inférieurs comme l'indique la figure 19, page 329. Le principe et les effets thérapeutiques en sont semblables. On provoque encore les mêmes mouvements passifs de circumduction dans des segments limités des membres, dans le pied, dans la main. Ces mouvements portent, dans la gymnastique suédoise, le nom général de « roulements ». On leur attribue, avec raison, une grande efficacité pour activer la circulation et combattre les stases sanguines.

Parmi les mouvements passifs qui rendent le plus de services dans les maladies du cœur arrivées à la période d'asystolie ; il faut citer en première ligne les mouvements dits de « respiration ». Nous les avons déjà décrits, et la figure 49, page 462 en donne une idée très satisfaisante. Ils consistent dans l'élévation, l'abduction, puis l'abaissement méthodique des bras, et produisent dans le thorax des mouvements de soufflet qui ont pour effet d'augmenter l'énergie avec laquelle l'air pénètre dans le thorax. L'effet thérapeutique de ces mouvements est double. D'une part ils produisent un supplément de respiration, qui donne un soulagement réel au malade constamment torturé par la dyspnée, mais en outre ils exercent une action accélératrice sur la circulation pulmonaire, en augmentant l'énergie de l'aspiration thoracique. Dans ces mouvements le malade n'a d'autre rôle actif que d'accommoder le rythme de sa respiration au mouvement d'élévation et d'abaissement des bras exécuté par l'aide. Il n'en résulte donc aucune fatigue, et en ayant la précaution de laisser reposer le dos du patient sur la poitrine de l'aide placé derrière lui, on peut appliquer ce moyen de traitement dans les périodes les plus graves de l'asystolie.

Quant au massage, nous en connaissons les excellents effets comme agent de la circulation veineuse. C'est en somme par un effet de massage que la contraction musculaire agit sur les veines pour y accélérer le cours du sang. Cet effet, tout mécanique, peut s'obtenir sans aucune fatigue pour le malade à l'aide des manœuvres méthodiques d'un masseur. Le massage des membres, s'il est bien fait, est un moyen très efficace pour lutter contre les stases sanguines, dissiper les œdèmes, et faire disparaître les barrages circulatoires.

Il importe de faire une mention toute spéciale du massage

de l'abdomen dans le traitement des affections du cœur. On sait que, parmi les stases sanguines les plus à redouter comme complication des troubles cardiaques, il faut noter les congestions viscérales qui résultent du ralentissement du sang dans le système de la veine porte. Le gonflement parfois énorme du foie, les troubles de la digestion gastro-intestinale, et tous les accidents enfin de la « veinosité abdominale », sont le cortège habituel de l'asystolie. Le massage de l'abdomen est de la plus grande utilité pour lutter contre ces congestions passives, car il importe de les faire cesser non seulement pour parer aux accidents locaux qui menacent l'appareil digestif et le foie, mais aussi pour soustraire le cœur à une cause redoutable d'engorgement de ses cavités droites. Le massage de l'abdomen intervient toujours dans le traitement des troubles cardiaques par la gymnastique suédoise.

N'oublions pas, à propos du massage, de parler aussi du *massage du cœur*. Cette manœuvre, très usitée dans le traitement suédois, consiste dans une série d' « effleurages » et de « tapotements » de la région précordiale, dont le but n'est pas d'exercer une action directe sur le cours du sang, mais de produire un effet sédatif sur le cœur. Les effets de cette pratique sont parfois très utiles dans les cas d'excitation et de nervosité cardiaques. On en a retiré de sérieux bénéfices dans le traitement des palpitations nerveuses et de certaines *arythmies*.

Les premiers mouvements actifs qu'on demande au malade doivent être des mouvements des pieds, avec opposition modérée faite par la main de l'aide, de façon à mettre en jeu les muscles de la face antérieure, postérieure et latérale de la jambe, en graduant le travail suivant l'amélioration obtenue. Ces mouvements, en même temps qu'ils sont les moins propres à retentir sur le cœur, sont aussi les plus efficaces pour diminuer les stases sanguines périphériques qui siègent surtout aux membres inférieurs.

A mesure que la circulation se régularise et que la dyspnée diminue, on peut ajouter à ces exercices des mouvements plus énergiques et plus étendus. Les mouvements actifs doivent toujours viser de préférence les membres inférieurs : d'abord, comme nous l'avons dit, parce que, dans cette région, le travail musculaire est moins sujet à provoquer l'effort thoracique, et puis aussi parce que les jambes et les cuisses sont mues par des muscles très volumineux et très puissants, capables d'exercer une influence considérable sur la circulation, en mettant en mouvement une grande masse de liquide sanguin.

A ce moment, en supposant que le traitement ait produit son amélioration habituelle, on doit avoir obtenu une certaine diminution de la dyspnée, qui est le principal obstacle à l'emploi des mouvements actifs d'une certaine intensité. De plus, les mouvements modérés et méthodiques qu'on a fait exécuter au malade, aussi bien que les mouvements passifs et les massages qu'on lui a fait subir, ont amené du côté du myocarde un soulagement considérable, *en diminuant son travail*.

C'est là, en effet, la conséquence la plus intéressante et le résultat thérapeutique le plus précieux du traitement par l'exercice à doses fractionnées. L'on ne saurait trop y insister, car il est généralement méconnu, et se présente, il faut l'avouer, avec des apparences paradoxales. *Les mouvements actifs méthodiques, les mouvements passifs et le massage donnent au cœur un repos plus complet que l'immobilité.* La raison de ce résultat, c'est que ces procédés de traitement sont autant de moyens auxiliaires de la circulation qui désobstruent les vaisseaux, et activent le cours du sang dans le réseau capillaire, sans demander au cœur d'intervenir plus activement qu'à l'état de repos. En effet, le traitement que nous avons exposé jusqu'ici peut

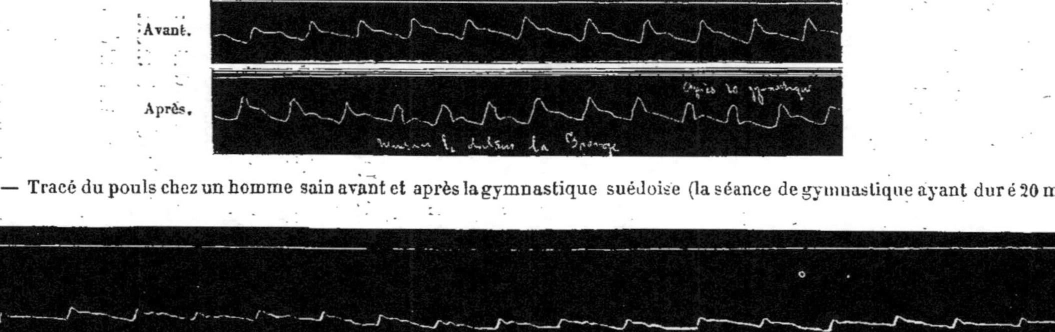

Fig. 57. — Tracé du pouls chez un homme sain avant et après la gymnastique suédoise (la séance de gymnastique ayant duré 20 minutes).

Fig. 58. — Pouls normal d'un sujet au repos.

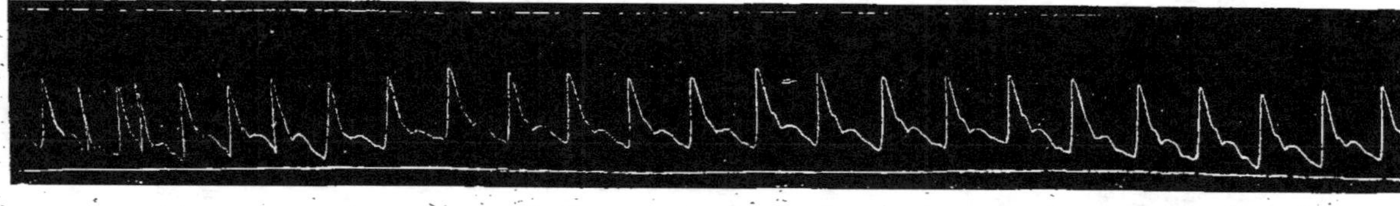

Fig. 59. — Pouls du même sujet après un exercice de gymnastique française de 10 minutes de durée.

être appliqué sans que la vitesse du cœur augmente de plus de quatre ou cinq pulsations par minute (voir le tracé sphygmographique, fig. 57).

Voici, d'après le Dr Wide, de Stockholm, une liste des exercices les plus typiques, parmi ceux qui sont appliqués en Suède au traitement des troubles de la circulation du sang :

1. Soulèvement de la poitrine avec trépidation, le malade étant couché (mouvement respiratoire passif).

2. Pétrissage des muscles des deux bras (les bras étant étendus et soutenus par un aide).

3. « Roulement » des pieds (mouvement passif) ; — flexion et extension des pieds (mouvement actif, avec résistance de l'aide).

4. « Roulement » du poignet, puis des deux bras alternativement (mouvements passifs, le malade étant assis).

5. Circumduction de la cuisse (mouvement passif). — Extension de la jambe (mouvement actif, avec résistance de l'aide, le malade étant à moitié étendu).

6. Circumduction du tronc de droite à gauche, puis de gauche à droite (mouvement passif, le malade étant assis à califourchon sur un siège sans dossier).

7. Pétrissage des muscles des jambes, le malade étant à moitié étendu.

8. Massage du cœur (pression avec trépidation de la main ; effleurages de la région précordiale ; tapotements alternatifs de la paume de la main et de la pointe des doigts).

Après chacun de ces huit exercices, on fait des mouvements respiratoires avec élévation, puis écartement et abaissement des deux bras (ces mouvements sont tantôt actifs, tantôt passifs, suivant l'état du malade).

Mais poussons plus loin notre étude, et suivons toujours dans l'évolution régressive de ses troubles circulatoires le type clinique si fréquemment observé du cardiaque qui s'améliore après être tombé en asystolie. Nous allons voir surgir l'indication d'exercices plus intensifs, à mesure que diminueront les dangers et, par conséquent, les contre-indications du travail musculaire. Jusqu'à présent on s'en était tenu aux mouvements passifs et aux mouvements actifs modérés, non seulement pour ne pas provoquer la synergie d'effort, mais encore pour ne pas exciter le cœur, c'est-à-dire pour ne pas l'associer au travail des muscles. Mais le traitement va entrer dans une nouvelle phase. Si le cœur a repris de la force, il peut être indiqué d'utiliser cet accroissement de capacité fonctionnelle, pour faire participer à l'exercice le myocarde lui-même. Et c'est alors qu'interviendra une autre méthode de traitement, la méthode d'OErtel, ayant pour but, non plus d'agir sur la périphérie de l'appareil circulatoire, mais sur l'organe central de la circulation.

De l'exercice dans la période d' « hyposystolie ».

Dans bien des cas, le traitement par l'exercice actif n'a pas besoin d'être précédé d'exercices passifs, et même certains sujets peuvent être soumis d'emblée à des exercices généraux tels que la marche. Mais ce sont alors des malades moins atteints et chez lesquels les troubles circulatoires ne sont encore caractérisés que par ce premier degré de gêne circulatoire et de dyspnée qu'on a appelé *hyposystolie*. Le myocarde a faibli, mais n'est pas encore en défaillance complète, et la capacité fonctionnelle du cœur est suffisante pour faire face encore à un certain supplément de travail.

Dans ce cas les exercices de marche produisent sur les congestions passives et les œdèmes des membres inférieurs un effet beaucoup plus rapide encore que les mouvements locaux de la gymnastique suédoise, parce qu'ils nécessitent des membres inférieurs un travail beaucoup plus considérable. Ces exercices donnent surtout des résultats merveilleux chez les individus longtemps immobilisés soit au lit, soit dans un fauteuil. Sous l'influence de deux ou trois séries d'exercices de marche, on voit diminuer les œdèmes qui interceptaient la circulation dans les membres inférieurs, et le cours du sang veineux tend à se rétablir par disparition de ces obstacles compressifs.

Il va de soi que les exercices de marche se font d'abord sur un terrain plat, et sont d'une lenteur proportionnée à la faible capacité respiratoire du sujet. De même la durée en est d'abord très courte. Trois ou quatre minutes suffisent souvent pour le début. Si cette première tentative n'a pas été suivie d'une exagération notable des désordres fonctionnels du côté du cœur et du poumon, on augmentera le lendemain de deux ou trois minutes la durée de l'exercice en surveillant toujours ses résultats immédiats et consécutifs. L'accélération du pouls et le dérèglement des mouvements respiratoires sont les deux éléments de contrôle qui doivent guider le médecin dans l'augmentation progressive du travail. Si on n'a pas dépassé le but utile, l'accélération du pouls ne doit pas excéder d'un quart le nombre des pulsations noté avant l'exercice. De plus, cette perturbation du pouls doit être passagère, et cesser peu de temps après l'exercice qui l'a produite. De même le nombre des respirations, qui sera forcément accéléré chez le malade passant de l'immobilité au mouvement, devra retomber à son chiffre primitif après quelques minutes de repos, et ne jamais arriver à ce degré de précipitation qui amène l'inégalité, l'incohérence et le désordre des mouvements respiratoires, c'est-à-dire l'essoufflement. — *Éviter l'essoufflement*, telle est, nous l'avons dit, la règle absolue de l'application de l'exercice chez les cardiaques ; tel est, en résumé, le criterium du « dosage ». Le cardiaque ne doit jamais s'essouffler.

L'attention du médecin devra donc être constamment portée sur la respiration dans l'application de l'exercice aux cardiaques, surtout dans les premiers essais du traitement. Il faut savoir, en effet, que l'essoufflement est un phénomène complexe dans lequel le défaut d'accoutumance joue un rôle considérable. L'incoordination des mouvements respiratoires qui constitue l'essoufflement est le résultat d'effets réflexes dont le point de départ est tantôt d'origine *toxique*, et résultant de l'impression faite sur le bulbe par un sang surchargé d'acide carbonique et d'autres produits de désassimilation formés en plus grande abondance par l'exagération des combustions musculaires ; tantôt d'origine *nerveuse*, je veux dire provoquée par les multiples impressions que subit l'appareil circulatoire sous l'influence des variations brusques de la pression sanguine et des perturbations subites du rythme des systoles. L'impressionnabilité de l'appareil circulatoire et le rôle du système nerveux dans les troubles cardiaques sont démontrés par les perturbations profondes qu'apportent les émotions dans la circulation du sang. Or les réflexes d'origine organique ne retentissent pas moins violemment sur le cœur que les réflexes psychiques ; mais l'appareil circulatoire s'accoutume aux uns comme aux autres, et si la sensibilité morale se blase par le renouvellement fréquent des émotions, il en est de même de la sensibilité physique en présence des excitations diverses qui ébranlent les cellules nerveuses chargées de présider aux mouvements respiratoires.

En pratique, il est parfois surprenant de voir la rapidité des progrès faits par le malade sous l'influence de l'entraînement. La tendance à l'essoufflement diminue, en général, d'une manière notable au bout de deux ou trois tentatives de marche, avant même qu'une amélioration matérielle notable se soit manifestée dans l'appareil circulatoire. On peut alors augmenter la durée des exercices, et bientôt remplacer la marche en terrain plat par une courte montée sur un terrain d'inclinaison légère. Enfin on augmentera peu à peu le degré de pente, en se réglant constamment sur le perfectionnement de l'aptitude respiratoire, et en se rappelant toujours que l'essoufflement marque un *nec plus ultra* qu'il ne faut jamais dépasser.

Une fois les premières difficultés vaincues, quand le malade a pris suffisamment de souffle, on peut arriver à lui demander un travail musculaire assez considérable, et lui faire faire des trajets qui pourront aller jusqu'à plusieurs kilomètres et s'effectuer sur des terrains très accidentés. C'est à ce moment que viendront s'ajouter à l'action circulatoire des muscles et à l'exercice d'entraînement que subit le myocarde, d'autres effets généraux du travail musculaire que la gymnastique suédoise ne peut pas donner au même degré : ce sont l'accroissement de la fonction respiratoire qui devient plus puissante sous l'influence de la marche ascensionnelle et plus apte à activer la circulation du poumon, et enfin l'augmentation des sécrétions urinaire et cutanée, dont nous avons fait ressortir l'utilité comme agents de déplétion vasculaire.

Application de la méthode d'Œrtel.

Nous avons déjà exposé l'esprit du système d'Œrtel comme moyen d'exercice. Ce système consiste dans une série de marches en montant, où le travail est progressivement augmenté par l'inclinaison progressive des chemins.

Tout autre exercice produirait sur la respiration, la circulation et les sécrétions le même résultat que la marche ascensionnelle, à la condition de représenter la même quantité de travail musculaire. Mais la marche ascensionnelle est préférable pour les cardiaques à toute autre manière de produire du travail, parce que c'est le procédé d'exercice le moins sujet à provoquer l'effort thoraco-abdominal si redoutable dans toutes les affections du cœur. Pour faire avec les bras la même quantité de travail que les jambes exécutent en gravissant un chemin en pente, le malade serait obligé de se mettre en état continuel d'effort. Notons que l'ascension d'un escalier serait beaucoup plus sujette à provoquer l'effort que l'ascension d'un chemin même très escarpé. Dans la montée d'un escalier la translation du corps ne se fait pas suivant la direction d'un plan incliné, mais suivant une série de déplacements verticaux répétés, dont chacun représente un travail assez considérable. L'élévation du corps de toute la hauteur d'une marche, en un seul temps, partage le travail en fractions trop fortes pour certains malades. L'ascension d'un escalier, même réduite à un très petit nombre de degrés, doit être considérée comme un exercice beaucoup trop violent pour les débuts de l'entraînement, et doit être en tous cas réservée pour une période plus avancée du traitement par l'exercice.

L'ouvrage du D^r Œrtel est basé presque tout entier sur son propre traitement, dont il expose pas à pas la marche progressive. Le résumé succinct de son histoire pathologique fera comprendre mieux que tout autre moyen de description ce qu'on peut obtenir de la méthode à laquelle il s'est soumis et qui constituait, étant donné l'état des esprits au moment où il l'a expérimentée pour la première fois sur lui-même, un essai des plus hardis.

Comme antécédents morbides, Œrtel signale une chute qui produisit une lésion de la colonne vertébrale, d'où une cyphose dont il est encore aujourd'hui atteint et qui fut vraisemblablement le point de départ des accidents cardiaques. Il indique aussi une tendance héréditaire à l'obésité qui eut sa part dans les troubles circulatoires auxquels il tenta, avec tant de succès, de remédier par son système d'entraînement.

L'enfance du malade fut souffreteuse, par suite des accidents de compression dus à sa déformation rachidienne et qui occasionnèrent à la fois des phénomènes douloureux du côté des nerfs comprimés, et des symptômes de troubles circulatoires caractérisés par les palpitations et la dyspnée de travail. Dans l'adolescence tous ces accidents s'amendèrent et disparurent. Le malade ne les ressentit plus jusqu'à l'âge de trente ans, où se montrèrent de nouveau les phénomènes cardio-pulmonaires graves que le traitement pharmaceutique habituel des cardiopathies ne réussit pas à soulager. C'est alors qu'en désespoir de cause OErtel se résolut à demander à des moyens de traitement nouveaux, une guérison qu'il désespérait d'obtenir par la thérapeutique classique.

OErtel, pour expliquer le retour des troubles circulatoires qui se déclarèrent chez lui après quinze ans de santé parfaite, incrimine le régime alimentaire qu'il avait adopté, et surtout l'augmentation considérable de l'embonpoint, le tour de taille qui était d'abord de $0^m,96$ s'étant développé jusqu'à $1^m,26$. Le cœur avait dû se charger de graisse dans les mêmes proportions que l'abdomen. On peut supposer aussi que les fatigues du début de la profession médicale avaient joué leur rôle, pour remettre le malade dans l'état grave dont il était sorti depuis plus de quinze ans, et qui se caractérisait par la dyspnée, la cyanose de la face, l'œdème des jambes, la rareté et l'état trouble des urines, en un mot par un état très marqué d'*hyposystolie*, lui rendant absolument impossible l'exercice de sa profession.

N'ayant pas confiance dans le traitement habituel et concevant son état comme dû, d'une part, à la réplétion excessive du système circulatoire par les boissons et, d'autre part, à l'affaiblissement du cœur surchargé de graisse, et au défaut de compensation qui en résultait pour l'obstacle à la circulation sanguine (la déformation de la colonne vertébrale et la compression pulmonaire qui en résultait persistant toujours), OErtel résolut de se soumettre à deux formes de la médication hygiénique qui devaient agir dans le même sens et concourir au même résultat : le régime sec et le travail musculaire. — Il se trouve que ce sont justement les deux procédés mis en pratique dans toutes les méthodes d'entraînement, aussi bien pour les animaux que pour l'homme.

Nous ne suivrons pas l'auteur dans l'application de son régime alimentaire, qui n'est pas du ressort de ce livre, et qui avait pour but de réduire la masse du sang en diminuant le volume des liquides ingérés, ainsi que de s'opposer à la formation des graisses par la suppression des féculents. Mais il est intéressant de le voir aux prises avec les difficultés de l'exercice musculaire, dans l'état de dyspnée où il se trouvait, et dont l'aggravation immédiate, au moindre déplacement du corps, lui rendait impossible l'exercice de la profession médicale.

Il partit au mois d'août 1875 pour le pays très accidenté de Tegernsee, et y passa tout le mois d'août. Voici en quels termes il raconte lui-même les péripéties de son traitement, pour lequel une forte dose d'énergie et de ténacité lui fut nécessaire, et aussi un certain courage, car, — ainsi qu'il le dit lui-même, — c'était une expérience dans laquelle il risquait sa vie :

Le premier et le second jour de son arrivée à Tegernsee, le malade fit, le matin et l'après-midi, tantôt de petites promenades en plaine, tantôt l'ascension de hauteurs, jusqu'à 100 mètres. *L'essoufflement et les palpitations le forçaient à s'arrêter tous les vingt pas en plaine, et tous les dix pas en montée.* Au moindre effort la sueur était très abondante, aussi la déperdition d'eau sous le soleil d'août fut-elle considérable. Le troisième jour, il entreprit l'ascension du Reiderpteim, à 157 mètres d'altitude au-dessus de la vallée.

Elle fut très pénible. *Le malade se reposait tous les huit pas quand le sentier était en montée; tous les vingt pas quand il était horizontal.* Dès le début la transpiration fut extrêmement abondante, les battements du cœur très forts et très énergiques, les mouvements respiratoires accélérés et profonds. Quand le besoin de respirer devenait considérable, principalement au moment des temps de repos, la respiration se faisait par des inspirations forcées, avec contraction spasmodique de tous les muscles inspirateurs. *Il est tout à fait impossible d'exécuter volontairement des inspirations aussi fortes et aussi nombreuses, avec dilatation thoracique et activité cardiaque maxima pendant un temps aussi long.* La durée de la montée, qui normalement peut être une heure, fut de trois heures et demie, et le retour dura trois heures. La perte d'eau fut d'une abondance extraordinaire, mais le malade n'éprouva au retour ni palpitations, ni irrégularité du pouls. Les jours suivants le malade fit de petites promenades exigeant moins de travail musculaire, et, dans la seconde semaine de son entraînement, il put gravir le Neuret, qui s'élève à 527 mètres au-dessus de la vallée. L'ascension qu'on peut faire normalement en deux heures en dura quatre ; le besoin de respirer, au cours de cette ascension, força le malade à s'arrêter 150 fois. Les mouvements du cœur furent fréquents et énergiques, parfois tumultueux, mais jamais irréguliers ni intermittents. La sueur fut extrêmement abondante et les vêtements absolument trempés. Pendant la nuit qui suivit, il n'y eut ni palpitations ni irrégularité du pouls. Malgré la soif ardente, le malade résistait à la tentation d'augmenter la boisson et se contentait de gargarismes d'eau fraîche.

Du quinzième au vingtième jour le malade ne fit que de courtes promenades et ne gravit que des hauteurs peu élevées, une le matin, l'autre l'après-midi, avec une promenade en plaine le soir.

Le vingt-quatrième jour le malade entreprit une excursion plus longue et plus difficile que les précédentes, et là il s'aperçut, pour la première fois, d'une diminution considérable des troubles de la circulation et de la respiration. En chemin plat, au lieu de s'arrêter tous les vingt ou vingt-cinq pas comme au début, il put faire jusqu'à cent pas sans que l'essoufflement et les palpitations l'obligeassent à se reposer. Pendant l'ascension il pouvait faire trente pas au lieu de dix sans aucun temps d'arrêt. Dans les jours suivants ces améliorations s'accentuèrent de plus en plus.

Vers le trentième jour de son traitement, il put entreprendre des ascensions plus longues et plus difficiles, et les terminer à une allure qui tendait de plus en plus à se rapprocher de celle d'un homme bien portant. C'est d'abord une montée durant normalement une heure qu'il accomplit en une heure et demie. Puis il arrive à faire en deux heures et demie le chemin que le guide des montagnes parcourait en deux heures. La respiration est toujours rapide et bruyante pendant ces exercices, les contractions cardiaques sont violentes, mais régulières, la transpiration toujours aussi abondante. Arrivé au sommet, les fonctions rentrent rapidement dans l'ordre, la respiration est libre, le pouls fort lent et régulier; il n'y a pas de fatigue.

Après six semaines de ce traitement, le Dr N. (OErtel) rentra à Munich et put reprendre sa clientèle. Le tour de taille était diminué de 0^m,10 centimètres, et le poids total de huit kilos. Le pouls restait calme pendant la marche, et deux ou trois étages pouvaient être gravis sans essoufflement.

Le traitement par l'exercice fut continué, dans une certaine mesure, tant par les déplacements que nécessitait la clientèle que par des excursions hors de la ville, répétées le plus fréquemment possible.

Pendant huit années consécutives, le régime d'entraînement progressif a été continué d'une façon qu'on pourrait

appeler « intensive » et qui consistait à augmenter de plus
en plus la durée des ascensions et le degré d'inclinaison des
sentiers parcourus. Le Dr N. est arrivé ainsi à faire des
marches de quinze à vingt heures, et à gravir des sommets

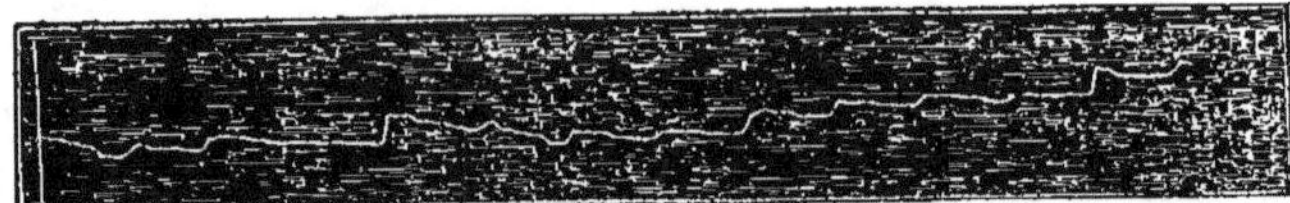

Fig. 60. — Pouls du D^r OErtel avant d'avoir commencé le traitement.

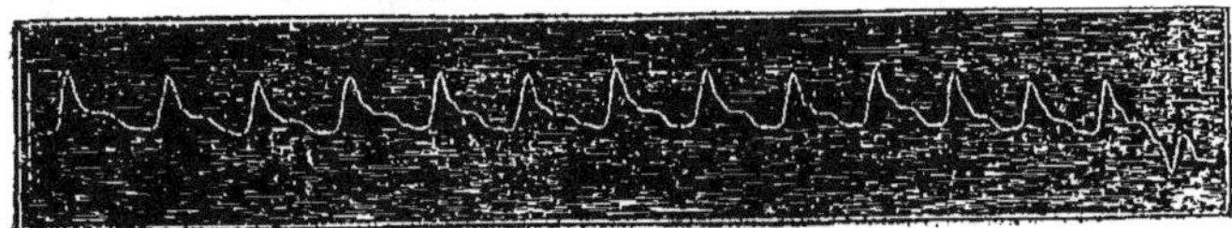

Fig. 61. — Pouls du même sujet après six semaines de traitement par
sa méthode.

élevés de 1,500 mètres au-dessus du point de départ de
l'excursion. Dans la plaine il tenait tête aux gardes suisses
et bavarois et les dépassait même. Seules les pentes très
escarpées l'obligaient encore à s'arrêter de temps en temps,
à cause de sa faible capacité pulmonaire (due, on se le rappelle, à la cyphose).

Aujourd'hui, les troubles circulatoires qui avaient mis
longtemps les jours du malade en danger ont complètement
disparu. L'an dernier (c'est-à-dire dix-huit ans après le
moment d'où date la maladie qui fut l'occasion du traitement
inauguré par OErtel), nous avons eu l'honneur d'être reçu
chez l'éminent professeur de Munich et de constater que sa
santé et son activité ne le cèdent en rien à celles des hommes les mieux portants et les plus vigoureux.

Conclusions.

Nous nous sommes efforcé de justifier par des arguments rationnels l'emploi de l'exercice dans le traitement des affections de l'appareil circulatoire. Les faits cliniques qui pourraient corroborer nos déductions sont si rares en France, qu'il serait bien difficile d'en recueillir des observations suffisamment nombreuses dans la pratique de nos hôpitaux. Mais, à l'étranger, les documents abondent, et les résultats parlent si haut, qu'il n'est plus besoin, depuis longtemps, d'y plaider la cause de la médication que nous nous efforçons ici de faire apprécier à sa véritable valeur.

A Stockholm, depuis bien des années, la médication la plus en vogue, dans le traitement des affections du cœur est la gymnastique, et les résultats sont les mêmes avec le gymnastique mécanique imaginée par Zander qu'avec la gymnastique manuelle de Ling, puisque les machines ne font que tenir la place de l'aide, ainsi que nous l'avons précédemment expliqué, pour l'exécution des mêmes mouvements actifs ou passifs et même du massage. Chez tous les praticiens suédois, l'idée de maladie de cœur éveille aussitôt l'idée de gymnastique médicale, comme elle éveille chez nous l'idée de digitale, et tous s'étonnent de nous voir si en retard pour adopter un moyen de traitement dont les effets ne peuvent plus se discuter aujourd'hui.

Pour notre part, six semaines de séjour en Suède nous ont permis de suivre des malades en traitement et d'assister à de véritables résurrections, sous l'influence de la gymnastique passive et active, employée à l'exclusion de tout autre traitement. Nous avons vu des malades arrivés à un degré très avancé d'asystolie, perdre de jour en jour leur aspect cyanosé, leur dyspnée, leurs œdèmes des jambes, pendant que le pouls reprenait de la régularité et de la force, et que les urines, rares et chargées avant le traitement, recouvraient, au bout de dix à douze jours, leur abondance normale et leur limpidité. Les malades sont, du reste, si bien convaincus, par les résultats observés sur eux-mêmes, de l'efficacité du traitement, qu'ils se hâtent de le reprendre à la première menace de gêne circulatoire, et parviennent ainsi, pendant un temps très long, à se tenir à l'abri des accidents d'asystolie, par l'emploi d'une médication dont l'efficacité ne s'use pas comme celle des divers médicaments cardiaques. On voit chaque jour, à l'Institut central de gymnastique à Stockholm et dans les cliniques des Drs Wide, Zander, Leverlin, des hommes de tout âge, atteints d'affections diverses du cœur ou des vaisseaux, qui viennent depuis nombre d'années se soumettre à périodes presque fixes à des mouvements méthodiques, grâce auxquels ils peuvent conjurer des troubles circulatoires imminents.

Dans tous les établissements de gymnastique médicale à Stockholm, le traitement des maladies du cœur occupe, avec celui de la scoliose, la place la plus importante. C'est celui dont les résultats sont le plus méthodiquement contrôlés, grâce aux tracés sphygmographiques qui sont relevés avec le plus grand soin.

Aussi, en présence d'un traitement basé sur des déductions physiologiques si rationnelles, contrôlé par une surveillance si attentive, et qui a pour lui la sanction d'un si grand nombre de succès, ne peut-on que se demander avec surprise comment il a pu, jusqu'à ce jour, rester inconnu dans notre pays.

Le traitement d'Œrtel est très répandu en Allemagne et en Autriche, et semble accepté de l'autre côté du Rhin par tous les praticiens. Parmi les observations les plus caractéristiques qui enregistrent ses succès, il faut noter celle de l'auteur lui-même, le professeur Œrtel, qui lui a dû sa guérison. On cite encore en Allemagne, parmi les succès obtenus à l'aide de la cure de terrain dans le traitement des troubles de l'appareil circulatoire, la guérison d'un personnage illustre, le prince de Bismarck. En Allemagne, dans toutes les régions accidentées, les médecins utilisent les pentes du terrain pour faire exécuter aux malades atteints d'affections du cœur insuffisamment « compensées » des promenades graduées. Quand la configuration du sol n'offre pas la ressource du dosage par la pente croissante des chemins, les praticiens s'ingénient à chercher un mode d'entraînement gradué qui puisse y suppléer. C'est ainsi que le professeur Leyden, de Berlin, prescrit à ses malades cardiaques de monter des escaliers en augmentant chaque jour le nombre des marches à gravir.

Le traitement de Stockholm et celui de Munich, sans être précisément contradictoires, ne sauraient se suppléer toujours et, de fait, ils se complètent. Chacun de ces deux traitements correspond à des indications différentes.

Si on voulait établir une formule générale, pour guider le choix du praticien entre le système d'OErtel qui vise le cœur lui-même et la méthode suédoise qui vise les vaisseaux périphériques, le mieux serait de se baser sur la division des troubles circulatoires, telle que l'a établie M. Huchard quand il distingue des troubles d'origine centrale ou *cardiaque*, ayant leur point de départ dans le cœur même, et des troubles d'origine périphérique ou *vasculaire*, ayant débuté par les artères. On pourrait dire que, d'une manière générale, la cure de terrain doit être réservée aux affections « cardiaques » proprement dites, et que les affections auxquelles Huchard a donné le nom de *cardiopathies artérielles* sont plutôt justiciables de la gymnastique suédoise.

En outre, l'indication des exercices *cardiaques*, c'est-à-dire des mouvements musculaires qui augmentent le travail du myocarde, se présente surtout à une période moins avancée des troubles de la circulation. La cure de terrain est plus utile pour prévenir l'asystolie que pour la combattre.

Le traitement suédois offre plus de ressources dans les cas graves, car il peut s'adapter aux malades même alités et incapables de marcher. Il offre aussi plus de sécurité, à cause de la douceur de ses procédés, qui n'expose jamais le malade à des accidents graves, y eût-il erreur ou excès dans son application. Mais à cause de sa douceur même, la gymnastique suédoise ne peut pousser aussi loin que le système d'OErtel l'état d'entraînement du myocarde, et les modifications générales de la nutrition qu'il est parfois indiqué de rechercher.

Le mieux serait donc, chez la plupart des malades, de recourir successivement à ces deux méthodes dans le traitement des troubles circulatoires, en commençant par les mouvements suédois qui représentent la forme la plus atténuée de l'exercice, et en recourant ensuite, à mesure qu'augmente la capacité fonctionnelle des organes, aux exercices gradués de marche ascensionnelle, qui permettent d'obtenir des effets plus intensifs, et de consolider ainsi la guérison.

APPENDICE

LES « GRAPHIQUES » DE LA FATIGUE ET DE L'ENTRAINEMENT

La représentation *graphique* d'un fait est beaucoup plus frappante et plus suggestive que l'exposé détaillé du fait lui-même, car c'est un mode de démonstration qui permet de résumer à l'œil, à l'aide d'un simple trait, de forme courbe ou brisée, toutes les variations d'un phénomène que la parole ou l'écriture ne pourraient exprimer, le plus souvent, sans occuper longtemps l'esprit et fatiguer l'attention.

En principe, un « graphique » est, à proprement parler, la reproduction automatique, et en quelque sorte *autographiée* du fait observé. Tels sont les graphiques obtenus à l'aide des appareils enregistreurs comme le *sphygmographe*, le *pneumographe*, et de tous les ingénieux appareils inventés par Marey.

On a imité conventionnellement les graphiques automatiques tracés par les appareils enregisteurs, à l'aide d'une manière de procéder suggérée par ces appareils mêmes. Dans l'appareil enregistreur, les variations d'un phénomène s'inscrivent et deviennent frappantes à l'œil, par les inflexions que subit une ligne primitivement droite et qui se transforme en ligne courbe ou brisée, suivant les déplacements combinés d'un levier inscripteur et de la feuille sur laquelle le tracé s'inscrit. Pour les phénomènes qui ne sont pas d'ordre mécanique, le tracé ne peut, naturellement, être qu'une ligne fictive et conventionnelle, mais le principe du graphique mécanique a été utilisé, en ce sens qu'on convient de représenter les variations du fait observé quel qu'il soit, par un trait qui s'élève ou s'abaisse, selon qu'augmente ou diminue l'importance du fait au moment où l'on observe une variation d'intensité, de fréquence, de nombre, etc. C'est sur ce principe qu'on a construit des courbes de température, de météorologie, de statistique, etc.

Enfin, on ne s'est pas borné à utiliser ces données pour comparer les variations d'un même phénomène dans la succession du temps : on s'en est servi pour représenter les variations de plusieurs phénomènes simultanés, comparés entre eux.

Ces diverses formes de notation graphique ont été utilisées, notamment, pour la représentation des phénomènes de la fatigue et de l'entraînement.

M. le professeur Waler, de Londres, a fait construire un dynamomètre inscripteur dans lequel chaque pression de la main se communique par l'intermédiaire d'un tambour de Marey à un levier terminé en pointe mousse. Ce levier s'élève verticalement, à chaque effort des muscles fléchisseurs des doigts, d'une hauteur proportionnée à l'intensité de l'effort, et inscrit sa course sur une feuille de papier noirci qui se déplace d'un mouvement uniforme dans le sens horizontal. Si on exerce une série de pressions successives sur le dynamomètre on obtient une courbe à inflexions multiples, le levier s'élevant à chaque pression et s'abaissant dans l'intervalle de deux pressions successives. A l'aide de cet appareil qui permet d'évaluer exactement la force dépensée pour faire monter la pointe du levier à une hauteur donnée, il est facile de calculer la quantité de travail représentée par les successions des efforts en un temps donné. Si l'expérimentateur développe dans chaque pression de la main tout l'effort musculaire dont il est capable, il sera facile de voir, par les variations de hauteur des brisures successives de la ligne, à quel moment sa force diminue, c'est-à-dire après quelle somme de travail la fatigue commence à se manifester.

Un assistant du professeur Mosso, M. Gregorio Manco, de Turin, a publié des graphiques de l'entraînement construits suivant un procédé qui donne des renseignements aussi précis que le précédent, quoiqu'ils ne soient plus basés sur l'inscription automatique des phénomènes observés. L'expérimentateur soulève un haltère de poids connu, à une certaine hauteur toujours la même, et répète le mouvement avec le même haltère à intervalles rapprochés parfaitement égaux, jusqu'à ce que la fatigue l'oblige à interrompre son exercice. Il note alors sur un papier réglé, dont les rayures horizontales correspondent à des chiffres de plus en plus élevés en allant de bas en haut, quel nombre de mouvements ont pu être effectués sans arrêt. Le lendemain et les jours suivants, l'expérience est répétée suivant les mêmes règles et dans des conditions toujours identiques, et le résultat en est noté par un point placé sur une ligne correspondant au nombre des mouvements. On obtient ainsi une série de points successifs qu'on peut réunir par une ligne. Or, l'on observe, à mesure que l'on persiste à s'exercer à soulever l'haltère, que de jour en jour la ligne ainsi obtenue tend à prendre la direction d'une courbe ascendante, le nombre des mouvements que peut faire le sujet, avant d'arriver à la fatigue, augmentant progressivement chaque jour par l'effet de l'entraînement.

Ces deux procédés, que nous pouvons prendre pour types, permettent de représenter d'une manière très frappante les effets inverses, sur lesquels nous avons si souvent insisté, de la fatigue et de l'entraînement. La courbe de la fatigue est *descendante*, celle de l'entraînement est *ascendante*. Ce qui montre clairement que les effets immédiats du travail enregistrés dans le premier tracé sont de diminuer la force musculaire, tandis que les effets enregistrés par le second se traduisent au contraire par une augmentation de la résistance et de l'aptitude à prolonger l'effort.

Mais les tracés dont nous venons de parler expriment simplement les variations de l'énergie musculaire sous l'influence de la fatigue ou de l'entraînement. Nous allons en décrire à présent un autre très différent, dont l'idée première revient à M. Gautrelet, le chimiste dont on connaît la haute compétence. Ce dernier graphique a une portée beaucoup plus grande que les précédents au point de vue thérapeutique, car il résume les modifications produites par le travail musculaire sur la composition chimique de l'urine. On comprend toute l'importance d'un pareil tracé qui donne, en somme, le résumé des modifications de la nutrition par l'exercice, puisque les modifications du sang sont corrélatives dés variations de la nutrition, et que l'urine, à son tour, reflète la composition chimique du liquide sanguin.

Dans les graphiques où M. Gautrelet a bien voulu nous prêter son concours pour étudier la fatigue et l'entraînement, les variations de forme de la courbe n'ont plus pour objet d'enregistrer les variations d'un phénomène dynamique, mais celles d'une série de faits chimiques. De plus, il ne s'agit pas seulement de comparer à elle-même une même donnée expérimentale, pour enregistrer les variations successives qu'elle subit, mais bien de comparer entre elles toutes les données de l'expérience, pour voir dans quel sens se font leurs variations respectives et simultanées.

Voici, du reste, en quoi consiste le procédé graphique imaginé par M. Gautrelet : Étant donnée la moyenne des chiffres qui représentent pour chacun des éléments constituants de l'urine le résultat des analyses faites sur un très grand nombre de sujets en bonne santé et dans des conditions normales de conformation, d'élimination, etc., on établit à côté de cette normale *idéale*, une normale *individuelle* s'appliquant à chaque sujet examiné. Les conditions qui font que cette normale réelle diffère de la normale idéale sont les écarts que peut présenter le type de l'individu examiné, avec le type fictif pris pour terme de comparaison. On comprend, par exemple, pour entrer dans les détails de la question, qu'un homme de 100 kilos n'aura pas la même « normale » qu'un homme de 50, et ne devra pas excréter la même dose d'urée, d'acide urique, de phosphates et autres éléments constituants de l'urine. — Au surplus, même en contestant la légitimité des déductions d'où est tirée la normale individuelle pour chaque sujet examiné, on ne saurait faire aucune objection aux conclusions de l'expérience qui aboutit à la comparaison du sujet à lui-même, c'est-à-dire des graphiques obtenus sur le même individu avant l'expérience et après.

Les choses étant ainsi convenues, le chimiste trace une ligne droite qui représente conventionnellement le résumé « graphique » des chiffres par lesquels doit être représenté l'ensemble des éléments constituants de l'urine. Cette ligne est placée horizontalement au centre d'un tableau formé d'une série de colonnes les unes verticales, les autres horizontales. Dans chacune des colonnes verticales est inscrit le nom d'un des éléments constitutifs de l'urine (voir fig. 62) dont on veut noter la variation, et dans chaque colonne horizontale est placé un chiffre indiquant le rapport à la normale de l'élément étudié. Pour la commodité de la démonstration, on est convenu de formuler le *quantum* de la variation en indiquant de *combien pour* 100 l'élément étudié a varié. Cette indication se résume en un point qu'on inscrit dans la colonne verticale correspondant à l'élément. Si la variation est en plus, le point sera marqué au-dessus de la normale, et on l'indiquera au-dessous si la variation est en moins. Le point indicateur s'écartera naturellement d'autant plus en haut ou en bas que la variation est plus ou moins accentuée.

Si, après avoir ainsi noté par des points les variations respectives de chacun des éléments de l'urine, on réunit tous ces points par une série de traits, on se trouvera avoir dessiné une ligne brisée, dont chaque brisure s'écartera d'autant plus de la normale que l'élément représenté par elles aura plus varié.

Or comme, d'une part, chaque élément chimique occupe toujours la même colonne verticale dans le tableau, et que, d'autre part, les colonnes horizontales sont disposées par ordre de bas en haut, depuis le chiffre 10 jusqu'au chiffre 300, chaque graphique prend une forme bien typique qui, pour un œil accoutumé à ce mode de représentation, devient aussi significative qu'un ensemble de caractères alphabétiques connus. On arrive au premier coup d'œil, sans même chercher à analyser l'impression perçue, à voir que tels ou tels éléments ont varié en plus, tels ou tels autres en moins, et à apprécier dans quelle mesure chaque variation s'est faite. Si bien que, pour certaines variations très constantes, comme en produisent quelques affections bien étudiées, le graphique représentatif de l'analyse suggère immédiatement à l'esprit un type urologique parfaitement défini, constituant une étiquette séméiologique aussi caractérisée que certains graphiques du pouls.

M. Gautrelet, dont les beaux travaux, malgré la notoriété dont ils jouissent auprès des hommes spéciaux, ne sont pas encore aussi vulgarisés qu'ils le méritent, a pu, en recueillant des milliers de graphiques, faire avec son analyse urinaire ce que d'autres ont fait avec le sphygmographe, et établir certains graphiques types qui se rattachent à certaines formes anormales de la nutrition et dont le plus frappant est le graphique de l'arthritisme ou de la nutrition « ralentie ».

Grâce à la collaboration qu'a bien voulu nous prêter M. Gautrelet, il nous a été possible d'arriver à la représentation graphique des phénomènes chimiques dus au travail musculaire.

Nous avons déjà exposé au chapitre de la *Fatigue* et à celui de l'*Entraînement* les modifications de la composition de l'urine comme conséquence immédiate et passagère, puis comme résultat consécutif et durable de l'exercice. Nous avons aussi déduit, au chapitre des *Maladies de la nutrition*, les conséquences thérapeutiques qui en dérivent pour le traitement de certaines manifestations diathésiques comme la goutte et le diabète, par l'exercice et l'entraînement méthodique. Nous pensons apporter ici un utile complément à ces chapitres, en présentant au lecteur la représentation graphique des effets de la fatigue et de l'entraînement considérés comme modificateurs chimiques de la nutrition.

La figure 62 représente trois graphiques superposés. Ce mode de présentation a l'avantage de permettre une comparaison rapide qui dévoile au premier coup d'œil les variations survenues dans la composition des urines dont ils résument l'analyse.

Le gros trait horizontal, placé vers le tiers inférieur du tableau, représente le graphique *idéal*, qui serait normal pour le sujet examiné; la ligne brisée inscrite par le trait plein le plus fin représente le graphique *réel* du sujet examiné, c'est-à-dire le résumé de la composition de l'urine, avec les variations qui sont dues à l'individualité de son tempérament. On voit que, par la plupart des points, l'analyse de ce sujet s'écarte très notablement de la normale. Le degré d'acidité de l'urine est à la normale comme 190 est à 100, tandis que la dose des éléments fixes, — qui sont les « cendres » des combustions vitales — est à la normale comme 70 est à 100.

C'est à dessein que nous avons choisi un sujet de tempérament *anormal*, dont la nutrition se fait suivant un

mode particulier qui est caractéristique de la diathèse
arthritique, parce qu'il sera intéressant de noter les varia-

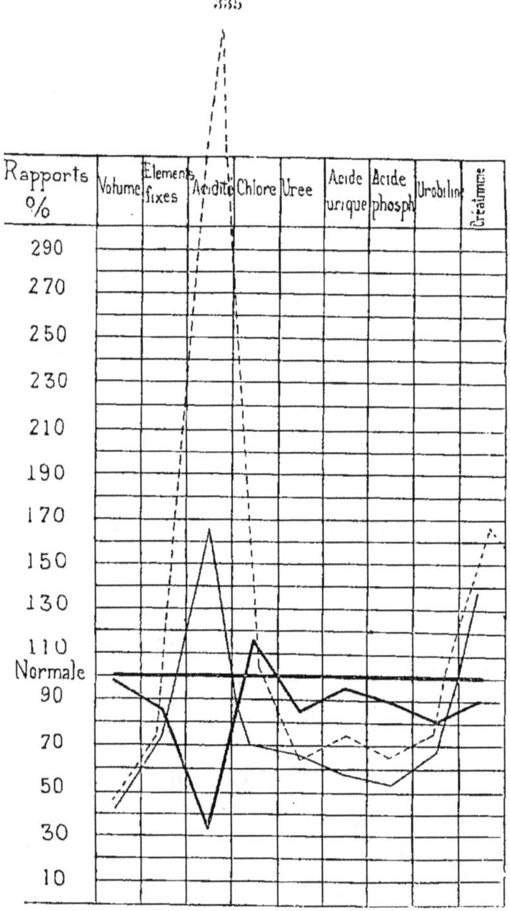

Fig. 62. — Graphiques urinaires de la fatigue et de l'entraînement.

tions qui vont résulter dans son graphique des différentes
phases de l'exercice musculaire.

Le tracé 1 (trait plein le plus fin) restant comme terme
de comparaison, nous soumettons le sujet, *sans entraînement préalable*, à un exercice violent : soit un exercice

d'aviron de deux heures de durée, avec vitesse suffisante pour produire au retour une sentation très accentuée de fatigue. A la fin de l'exercice l'urine est recueillie pendant vingt-quatre heures, puis analysée, et le graphique résumant l'analyse est inscrit sur le même tableau que le premier tracé, auquel on le superpose pour permettre une comparaison plus facile (voir le tracé n° 2, ligne ponctuée).

Le rapprochement de ces deux graphiques est très frappant et infiniment plus suggestif que ne saurait l'être la comparaison successive des différents chiffres obtenus par l'analyse, — comparaison qui demanderait un travail de réflexion assez soutenu, alors que la conclusion, résultant de la juxtaposition des deux graphiques, s'impose à première vue. Du premier coup d'œil, on constate une augmentation énorme du degré d'acidité. L'angle de la brisure qui correspond à la colonne *acidité* s'élève beaucoup plus haut que les dernières limites du tableau : on n'avait pas prévu une variation aussi considérable (335 p. 101)! A côté de cette énorme augmentation des produits acides pris dans leur ensemble, on voit que l'ensemble des *éléments fixes* n'a pas très considérablement varié. Ce fait serait surprenant après l'augmentation des combustions que produit le travail, si on ne savait pas que les produits de combustion qui résultent de l'exercice musculaire sont loin de s'éliminer tous par le rein, l'acide carbonique exhalé par le poumon représentant la majeure partie de ces déchets.

Si nous continuons la comparaison des deux graphiques, nous voyons qu'en plus des composés acides un seul produit a augmenté; et ce produit, qui est azoté, n'est pas l'urée, comme certains auteurs l'avaient dit, mais la *créatinine*, produit très proche de l'acide urique et représentant comme ce dernier de l'azote incomplètement oxydé. Dans le graphique que nous étudions, l'acide urique n'est pas augmenté. Il nous est arrivé, au cours des nombreuses analyses que M. Gautrelet a bien voulu faire pour nous, de rencontrer souvent une augmentation très notable de l'acide urique, et alors l'augmentation de la créatinine était moindre. On peut dire que la variation de ces deux produits a la même signification en urologie, l'augmentation de l'un aussi bien que de l'autre dévoilant la tendance de l'organisme à utiliser moins son oxygène et à oxyder moins son azote.

En résumé, pour l'observateur familier avec le graphique, la courbe de la fatigue indique au premier coup d'œil, par comparaison avec la courbe de l'état de repos, l'augmentation considérable des produits acides (qui sont des composés hydrocarbonés incomplètement oxydés) et l'augmentation des produits azotés de combustion incomplète ; ce qu'on peut exprimer d'un mot en disant que la fatigue produit l'*abaissement du coefficient d'oxydation*. Or il se trouve que c'est là, justement, la caractéristique urologique de la nutrition ralentie ou de la diathèse arthritique, à laquelle se rattachent la goutte, la gravelle, le diabète, etc.

La superposition des graphiques 1 et 2 fait donc ressortir d'une manière frappante la contre-indication de la fatigue dans toutes les maladies à oxydation ralentie. On voit, au premier coup d'œil, combien les écarts très caractéristiques de la courbe, qui décèlent la diathèse arthritique dans le premier tracé, sont augmentés dans le second ; d'où la conclusion qui s'impose immédiatement à l'esprit que les conditions auxquelles le second tracé se rattache, peuvent exagérer d'une façon dangereuse les troubles de la nutrition dévoilés par le premier.

Et, en effet, nous l'avons dit au chapitre des *Maladies de la nutrition*, toutes les manifestations de l'arthritisme sont aggravées par la fatigue.

Mais l'étude du troisième tracé (voir le tracé n° 3 à gros trait plein), va nous montrer que cette aggravation n'est que

momentanée, et que la persistance de l'exercice musculaire, loin d'exagérer les premiers troubles de nutrition
causés par le travail, modifie, au contraire, les troubles
caractéristiques observés chez le sujet arthritique, au point
de faire disparaître de sa courbe urologique les écarts qu'elle
présentait même à l'état de repos, et qui sont comme les
« stigmates » de sa diathèse. La courbe de l'arthritique,
arrivé à l'état d'entraînement, ne présente plus les écarts
qui caractérisent le ralentissement des échanges et l'abaissement du coefficient d'oxydation de l'urine. On voit sur la
figure (tracé n° 3) que le degré de l'acidité totale, loin d'être
augmenté, s'est si notablement abaissé qu'il est devenu
inférieur, non seulement au degré que présentait notre sujet
à l'état de repos, mais encore au degré qui serait « normal »
pour lui s'il n'était pas arthritique. Le sujet qui était très
hyperacide tend à devenir *hypoacide*. De plus la dose des
éléments fixes de l'urine pris dans leur ensemble se trouve
considérablement augmentée.

Au total la comparaison des trois courbes prises sur un
même sujet de tempérament arthritique nous a démontré
que, chez lui, la fatigue exagère les troubles de la nutrition
dans le même sens que l'arthritisme, et favorise par conséquent la genèse de toutes les manifestations morbides et
de toutes les complications qu'on peut redouter chez les
sujets atteints de cette diathèse. Tandis que l'entraînement
diminue au contraire, dans une mesure surprenante, les
troubles caractérisés par l'insuffisance des oxydations, et
crée des conditions de nutrition qui sont en antagonisme
flagrant avec celles qu'il faudrait pour provoquer les manifestations de la diathèse.

La seule vue de ces graphiques permet, même à un observateur qui n'est pas au courant des effets de l'exercice
sur la nutrition, de comprendre les dangers du surmenage
pour le goutteux et pour le diabétique, par ce seul fait que

la fatigue peut tripler chez eux la dose des composés acides de l'urine et par conséquent du sang.

On sait, en effet, que la crise de goutte est singulièrement favorisée et peut même être provoquée par toutes les conditions qui tendent à précipiter l'acide urique en diminuant la solubilité de ce produit; et l'on sait aussi que ce produit a d'autant plus de tendance à précipiter que les liquides où il est dissous deviennent plus acides.

On sait, d'autre part, que pour les diabétiques le plus grand danger vient de l'éventualité des accidents de *coma*. Or le coma diabétique, d'après les plus récentes recherches et notamment d'après les derniers travaux de M. Drouin (1), est vraisemblablement dû à une véritable auto-intoxication par les acides organiques élaborés en excès. Il est aisé de comprendre alors comment le surmenage peut causer chez les diabétiques des accidents formidables. Il suffit de se reporter au tracé ponctué (n° 2) du graphique pour voir quelle dose énorme de composés acides peut se former chez un diabétique sous l'influence d'un exercice forcé — *pris sans entraînement préalable* — puisque la dose de ces composés existant habituellement chez un sujet au repos peut être triplée par un exercice violent. Or les diabétiques sont, parmi les arthritiques, ceux dont l'urine présente le plus haut degré d'acidité qu'on ait observé (Gautrelet).

Mais, on ne saurait trop le répéter, pour le goutteux comme pour le diabétique, le danger de l'exercice n'existe plus si on s'applique à modifier très progressivement la courbe urinaire par le travail méthodiquement dosé. Grâce à une gradation méthodique dans les doses d'exercice effectué, on pourra toujours obtenir les modifications salutaires produites par l'entraînement, sans passer par les perturbations que causeraient la fatigue et le surmenage.

(1) Voir Drouin, *Hémo-acidimétric* et *Hémo-alcalimétric*.

TABLE DES MATIÈRES

PLANCHE HORS TEXTE

4706-93. — Corbeil. Imprimerie Crété.

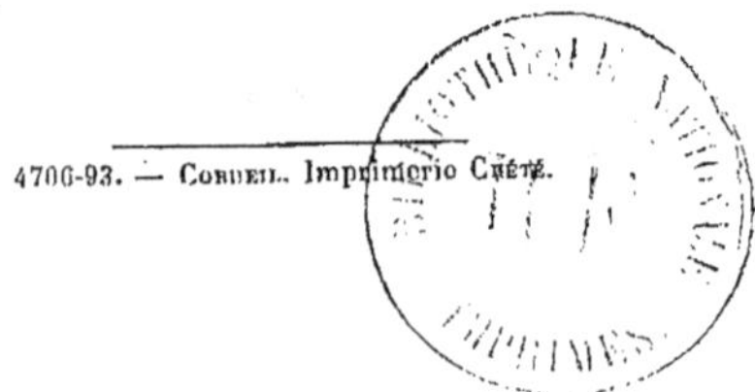

ANCIENNE LIBRAIRIE GERMER BAILLIÈRE ET Cⁱᵉ

FÉLIX ALCAN, Éditeur

PHILOSOPHIE — HISTOIRE

CATALOGUE

DES

Livres de Fonds

On peut se procurer tous les ouvrages qui se trouvent dans ce Catalogue par l'intermédiaire des libraires de France et de l'Étranger.

On peut également les recevoir franco par la poste, sans augmentation des prix désignés, en joignant à la demande des TIMBRES-POSTE FRANÇAIS *ou un* MANDAT *sur Paris.*

PARIS

108, BOULEVARD SAINT-GERMAIN, 108

Au coin de la rue Hautefeuille.

JANVIER 1894

Les titres précédés d'un *astérisque* sont recommandés par le Ministère de l'Instruction publique pour les Bibliothèques des élèves et des professeurs et pour les distributions de prix des lycées et collèges.

BIBLIOTHÈQUE DE PHILOSOPHIE CONTEMPORAINE

Volumes in-12, brochés, à 2 fr. 50.

Cartonnés toile, 3 francs. — En demi-reliure, plats papier, 4 francs.

(Quelques-uns de ces volumes sont épuisés, et il n'en reste que peu d'exemplaires imprimés sur papier vélin; ces volumes sont annoncés au prix de 5 francs.)

ALAUX, professeur à la Faculté des lettres d'Alger. **Philosophie de M. Cousin.**
ARRÉAT (L.). **La Morale dans le drame, l'épopée et le roman.** 2e édition.
AUBER (Ed.). **Philosophie de la médecine.**
BALLET (G.), professeur agrégé à la Faculté de médecine. **Le Langage intérieur** et les diverses formes de l'aphasie, avec figures dans le texte. 2e édit.
BARTHÉLEMY-SAINT-HILAIRE, de l'Institut. * **De la Métaphysique.**
BEAUSSIRE, de l'Institut. * **Antécédents de l'hégélianisme dans la philosophie française.**
BERSOT (Ernest), de l'Institut. * **Libre philosophie.**
BERTAULD, sénateur. * **L'Ordre social et l'Ordre moral.**
— **De la Philosophie sociale.**
BERTRAND (A.), professeur à la Faculté des lettres de Lyon. **La Psychologie de l'effort e les doctrines contemporaines.** 1889.
BINET (A.). **La Psychologie du raisonnement,** expériences par l'hypnotisme.
BRIDEL (Louis), professeur à la Faculté de droit de Genève. **Le Droit des Femmes et le Mariage.** 1894.
BOST. **Le Protestantisme libéral.** Papier vélin.   5 fr.
BOUTMY (E.), de l'Institut. **Philosophie de l'architecture en Grèce.**
CARUS (P.). **Le Problème de la conscience du moi,** traduit de l'anglais par M. A. Monod, avec gravures.
CHALLEMEL-LACOUR. * **La Philosophie individualiste,** étude sur G. de Humboldt.
COIGNET (Mme). **La Morale indépendante.**   5 fr.
CONTA (B.). * **Les Fondements de la métaphysique,** trad. du roumain par D. Tescanu.
COQUEREL Fils (Ath.). **Transformations historiques du christianisme.** Papier vélin.   5 fr.
— **Histoire du Credo.** Papier vélin.   5 fr.
— **La Conscience et la Foi.**
COSTE (Ad.). **Les Conditions sociales du bonheur et de la force.**
DELBŒUF (J.), prof. à l'Université de Liège. **La Matière brute et la Matière vivante.**
ESPINAS (A.), doyen de la Faculté des lettres de Bordeaux. * **La Philosophie expérimentale en Italie.**
FAIVRE (E.), professeur à la Faculté des sciences de Lyon. **De la Variabilité des espèces.**
FÉRÉ (Ch.). **Sensation et Mouvement.** Étude de psycho-mécanique, avec figures.
— **Dégénérescence et Criminalité,** avec figures.
FONSEGRIVE, professeur au lycée Buffon. **La Causalité efficiente.** 1893.
FONTANÈS. **Le Christianisme moderne.** Papier vélin.   5 fr.
FONVIELLE (W. de). **L'Astronomie moderne.**
FRANCK (Ad.), de l'Institut. * **Philosophie du droit pénal.** 4e édit.
— **Des Rapports de la Religion et de l'État.** 2e édit.
— **La Philosophie mystique en France au XVIIIe siècle.**
GAUCKLER. **Le Beau et son histoire.**
GREEF (De). **Les Lois sociologiques.** 1893.
GUYAU. * **La Genèse de l'idée de temps.** 1890.
HARTMANN (E. de). **La Religion de l'avenir.** 2e édit.
— **Le Darwinisme,** ce qu'il y a de vrai et de faux dans cette doctrine. 3e édit.
HERBERT SPENCER. * **Classification des sciences.** 4e édit.
— **L'Individu contre l'État.** 3e édit.
JANET (Paul), de l'Institut. * **Le Matérialisme contemporain.** 5e édit.
— * **Philosophie de la Révolution française.** 5e édit.
— * **Saint-Simon et le Saint-Simonisme.**

Suite de la *Bibliothèque de philosophie contemporaine*, format in-12,
à 2 fr. 50 le volume:

JANET (Paul), de l'Institut. **Les Origines du socialisme contemporain.** 2° édit. 1892.
— **La Philosophie de Lamennais.**
LAUGEL (Auguste). * **L'Optique et les Arts.**
— * **Les Problèmes de la nature.**
— * **Les Problèmes de la vie.**
— * **Les Problèmes de l'âme.**
— * **La Voix, l'Oreille et la Musique.** Papier vélin
LEBLAIS. **Matérialisme et Spiritualisme.** Papier vélin.   5 fr.
LEMOINE (Albert). * **Le Vitalisme et l'Animisme.**   5 fr.
LEOPARDI. **Opuscules et Pensées,** traduit de l'italien par M. Aug. Dapples.
LEVALLOIS (Jules). **Déisme et Christianisme.**
LEVÊQUE (Charles), de l'Institut. * **Le Spiritualisme dans l'art.**
— * **La Science de l'invisible.**
LÉVY (Antoine). **Morceaux choisis des philosophes allemands.**
LIARD, directeur de l'Enseignement supérieur. * **Les Logiciens anglais con-
temporains.** 3° édit.
— **Des définitions géométriques et des définitions empiriques.** 2° édit.
LOMBROSO. **L'Anthropologie criminelle et ses récents progrès.** 2° édit. 1891.
— **Nouvelles recherches d'anthropologie criminelle et de psychiatrie.** 1892.
— **Les Applications de l'anthropologie criminelle.** 1892.
LUBBOCK (Sir John). * **Le Bonheur de vivre.** 2 volumes. 1891-1892.
LYON (Georges), maître de conférences à l'École normale. * **La Philosophie de
Hobbes.** 1893.
MARIANO. **La Philosophie contemporaine en Italie.**
MARION, professeur à la Sorbonne. * **J. Locke, sa vie, son œuvre.** 2° édit.
MAUS (I.), avocat à la Cour d'appel de Bruxelles. **De la Justice pénale.**
MOSSO. **La Peur.** Étude psycho-physiologique (avec figures).
PAULHAN (Fr.). **Les Phénomènes affectifs et les lois de leur apparition.**
— * **Joseph de Maistre et sa philosophie.** 1893.
PIOGER (Dr Julien). **Le Monde physique,** essai de conception expérimentale. 1893.
QUEYRAT (Fr.), professeur de l'Université. * **L'imagination et ses variétés chez
l'enfant.** 1893.
RÉMUSAT (Charles de), de l'Académie française. * **Philosophie religieuse.**
RIBOT (Th.), professeur au Collège de France, directeur de la *Revue philoso-
phique.* **La Philosophie de Schopenhauer.** 4° édition.
— * **Les Maladies de la mémoire.** 7° édit.
— **Les Maladies de la volonté.** 7° édit.
— **Les Maladies de la personnalité.** 5° édit.
— **La Psychologie de l'attention.** 2° édit.
RICHET (Ch.), professeur à la Faculté de médecine. **Essai de psychologie géné-
rale** (avec figures). 2° édit.
ROBERTY (E. de). **L'Inconnaissable, sa métaphysique, sa psychologie.**
— **L'Agnosticisme.** Essai sur quelques théories pessimistes de la connaissance.
— **La Recherche de l'Unité.** 1 vol. 1893.
ROISEL. **De la Substance.**
SAIGEY. **La Physique moderne.**
SAISSET (Émile), de l'Institut. * **L'Ame et la Vie.**
— * **Critique et Histoire de la philosophie** (fragm. et disc.).
SCHMIDT (O.). **Les Sciences naturelles et la Philosophie de l'inconscient.**
SCHŒBEL. **Philosophie de la raison pure.**
SCHOPENHAUER. * **Le Libre arbitre,** traduit par M. Salomon Reinach. 5° édit.
— * **Le Fondement de la morale,** traduit par M. A. Burdeau. 4° édit.
— **Pensées et Fragments,** avec intr. par M. J. Bourdeau. 11° édit.
SELDEN (Camille). **La Musique en Allemagne,** étude sur Mendelssohn.
SICILIANI (P.). **La Psychogénie moderne.**
SIGHELE. **La Foule criminelle,** essai de psychologie collective. 1892.
STRICKER. **Le Langage et la Musique,** traduit de l'allemand par M. Schwiedland.
STUART MILL. * **Auguste Comte et la Philosophie positive.** 4° édit.
— **L'Utilitarisme.** 2° édit.
TAINE (H.), de l'Académie française. **L'Idéalisme anglais,** étude sur Carlyle.
— * **Philosophie de l'art dans les Pays-Bas.** 2° édit.
TARDE. **La Criminalité comparée.** 2° édition.
— * **Les Transformations du Droit.** 2° édit. 1894.

THAMIN (R.), professeur à la Faculté des lettres de Lyon. **Éducation et positivisme.** 1892. Ouvrage couronné par l'Académie des sciences morales et politiques.
TISSIÉ. *** Les Rêves,** avec préface du professeur Azam.
VIANNA DE LIMA. **L'Homme selon le transformisme.**
WUNDT. **Hypnotisme et suggestion.** Étude critique, traduit par M. Keller. 1893.
ZELLER. **Christian Baur et l'École de Tubingue,** traduit par M. Ritter.
ZIEGLER. **La Question sociale est une Question morale,** traduit par M. Palante.

BIBLIOTHÈQUE DE PHILOSOPHIE CONTEMPORAINE

Volumes in-8.

Brochés à 5 fr., 7 fr. 50 et 10 fr. — Cart. anglais, 1 fr. en plus par volume.
Demi-reliure, en plus............. 2 francs par volume.

ADAM (Ch.), professeur à la Faculté des lettres de Dijon. **La Philosophie en France** (première moitié du XIX° siècle). 1 vol. 1894. ... 7 fr. 50
AGASSIZ. **De l'Espèce et des Classifications.** 1 vol. ... 5 fr.
ARRÉAT. **Psychologie du peintre.** 1 vol. 1892. ... 5 fr.
BAIN (Alex.). *** La Logique inductive et déductive.** Traduit de l'anglais par M. G. Compayré, 2 vol. 2° édition. ... 20 fr.
— *** Les Sens et l'Intelligence.** 1 vol. Traduit par M. Cazelles. 2° édit. ... 10 fr.
— **Les Émotions et la Volonté,** Trad. par M. Le Monnier. 1 vol. ... 10 fr.
BARDOUX. *** Les Légistes, leur influence sur la société française.** 1 vol. ... 5 fr.
BARNI (Jules). *** La Morale dans la démocratie.** 1 vol. 2° édit. ... 5 fr.
BARTHÉLEMY SAINT-HILAIRE, de l'Institut. **La Philosophie dans ses rapports avec les sciences et la religion.** 1 vol. ... 5 fr.
BERGSON, docteur ès lettres, professeur au lycée Henri IV. **Essai sur les données immédiates de la conscience.** 1 vol. ... 3 fr. 75
BLONDEL, docteur ès lettres. **L'Action.** Essai d'une critique de la vie et d'une science de la pratique. 1 vol. 1893. ... 7 fr. 50
BOURDEAU (L.). **Le Problème de la mort,** ses solutions imaginaires, d'après la science positive. 1 vol. 1893. ... 5 fr.
BOURDON, docteur ès lettres. *** L'expression des émotions et des tendances dans le langage.** 1 vol. 1892. ... 7 fr. 50
BUCHNER. **Nature et Science.** 1 vol. 2° édit. Trad. de l'allemand par M. Lauth. 7 fr. 50
CARRAU (Ludovic), professeur à la Sorbonne. **La Philosophie religieuse en Angleterre, depuis Locke jusqu'à nos jours.** 1 vol. ... 5 fr.
CLAY (R.). *** L'Alternative, contribution à la psychologie.** 1 vol. Traduit de l'anglais par M. A. Burdeau, député. 2° édit. 1892. ... 10 fr.
COLLINS (Howard). **La Philosophie de Herbert Spencer.** 1 vol., précédé d'une préface de M. Herbert Spencer, traduit de l'anglais par H. de Varigny. 2° édition. 1894. ... 10 fr.
DELBOS, professeur de philosophie au lycée Michelet. **Le Problème moral dans la philosophie de Spinoza et dans l'histoire du spinozisme.** 1 vol. 1894. 10 fr.
DEWAULE, docteur ès lettres. *** Condillac et la Psychologie anglaise contemporaine.** 1 vol. 1892. ... 5 fr.
DURKHEIM, chargé de cours à la faculté des lettres de Bordeaux. *** De la division du travail social.** 1 vol. 1893. ... 7 fr. 50
EGGER (V.), professeur à la Faculté des lettres de Nancy. **La Parole intérieure.** 1 vol. ... 5 fr.
FERRI (Louis), professeur à l'Université de Rome. **La Psychologie de l'association, depuis Hobbes jusqu'à nos jours.** 1 vol. ... 7 fr. 50
FLINT, professeur à l'Université d'Edimbourg. **La Philosophie de l'histoire en France.** 1 vol. ... 7 fr. 50
— *** La Philosophie de l'histoire en Allemagne.** 1 vol. ... 7 fr. 50
FONSEGRIVE, professeur au lycée Buffon. *** Essai sur le libre arbitre.** Ouvrage couronné par l'Académie des sciences morales et politiques. 1 vol. ... 10 fr.
FOUILLÉE (Alf.), ancien maître de conférences à l'École normale supérieure. *** La Liberté et le Déterminisme.** 1 vol. 2° édit. ... 7 fr. 50
— **Critique des systèmes de morale contemporains.** 1 vol. 2° éd. ... 7 fr. 50

— 5 —

FOUILLÉE (Alf.). * La Morale, l'Art, la Religion, d'après Guyau. 1 vol. 2ᵉ édit. 3 fr. 75
— L'Avenir de la Métaphysique fondée sur l'expérience. 1 vol. 1890. 5 fr.
— * L'Évolutionnisme des idées-forces. 1 vol. 7 fr. 50
— La Psychologie des idées-forces. 2 vol. 1893. 15 fr.
FRANCK (A.), de l'Institut. Philosophie du droit civil. 1 vol. 5 fr.
GAROFALO, agrégé de l'Université de Naples. La Criminologie. 1 vol. 3ᵉ édit. 7 fr. 50
GURNEY, MYERS et PODMORE. Les Hallucinations télépathiques, traduit et abrégé des « *Phantasms of The Living* » par L. MARILLIER, préface de CH. RICHET. 1 vol. 2ᵉ édit. 1892. 7 fr. 50
GUYAU (M.). La Morale anglaise contemporaine. 1 vol. 2ᵉ édit. 7 fr. 50
— Les Problèmes de l'esthétique contemporaine. 1 vol. 5 fr.
— Esquisse d'une morale sans obligation ni sanction. 1 vol. 2 édit. 1893. 5 fr.
— L'Irréligion de l'avenir, étude de sociologie. 1 vol. 3ᵉ édit. 7 fr. 50
— * L'Art au point de vue sociologique. 1 vol. 7 fr. 50
— * Hérédité et Education, étude sociologique. 1 vol. 2ᵉ édit. 5 fr.
HERBERT SPENCER. * Les Premiers principes. Traduit par M. Cazelles. 1 vol. 10 fr.
— Principes de biologie. Traduit par M. Cazelles. 2 vol. 20 fr.
— * Principes de psychologie. Trad. par MM. Ribot et Espinas. 2 vol. 20 fr.
— * Principes de sociologie. 4 vol., traduits par MM. Cazelles et Gerschel :
Tome I. 10 fr. — Tome II. 7 fr. 50. — Tome III. 15 fr. — Tome IV. 3 fr. 75
— * Essais sur le progrès. Traduit par M. A. Burdeau. 1 vol. 5ᵉ édit. 7 fr. 50
— Essais de politique. Traduit par M. A. Burdeau. 1 vol. 3ᵉ édit. 7 fr. 50
— Essais scientifiques. Traduit par M. A. Burdeau. 1 vol. 2ᵉ édit. 7 fr. 50
— * De l'Education physique, intellectuelle et morale. 1 vol. 11ᵉ édit. 5 fr.
— Descriptive Sociology, or Groups of sociological facts. *French* compiled by James COLLIER. 1 vol. in-folio. 50 fr.
(Voy. p. 2, 18 et 19.)
HIRTH (G.). * Physiologie de l'Art. Traduit de l'allemand et introd. par M. L. ARRÉAT. 1 vol. 1892. 5 fr.
HUXLEY, de la Société royale de Londres. * Hume, sa vie, sa philosophie. Traduit de l'anglais et précédé d'une introduction par G. COMPAYRÉ. 1 vol. 5 fr.
JANET (Paul), de l'Institut. * Les Causes finales. 1 vol. 3ᵉ édit. 10 fr.
— * Histoire de la science politique dans ses rapports avec la morale. 2 forts vol. 3ᵉ édit., revue, remaniée et considérablement augmentée. 20 fr.
— * Victor Cousin et son œuvre. 1 vol. 3ᵉ édition. 7 fr. 50
JANET (Pierre), professeur au collège Rollin. L'Automatisme psychologique, essai sur les formes inférieures de l'activité mentale. 1 vol. 2ᵉ édit. 1894. 7 fr. 50
JAURÈS (J.). De la réalité du Monde sensible. 1 vol. 1892. 7 fr. 50
LAUGEL (Auguste). Les Problèmes (Problèmes de la nature, problèmes de la vie, problèmes de l'âme). 1 vol. 7 fr. 50
LAVELEYE (de), correspondant de l'Institut. De la Propriété et de ses formes primitives. 1 vol. 4ᵉ édit. revue et augmentée. 10 fr.
— Le Gouvernement dans la démocratie. 2 vol. 2ᵉ édit. 1892. 15 fr.
LIARD, directeur de l'enseignement supérieur. Descartes. 1 vol. 5 fr.
— * La Science positive et la Métaphysique. 1 vol. 2ᵉ édit. 7 fr. 50
LOMBROSO. L'Homme criminel (criminel-né, fou-moral, épileptique), précédé d'une préface de M. le docteur LETOURNEAU. 1 vol. 10 fr.
— Atlas de 40 planches, 2ᵉ édit. 12 fr.
— L'Homme de génie, traduit sur la 8ᵉ édition italienne par FR. COLONNA D'ISTRIA, et précédé d'une préface de M. CH. RICHET. 1 vol. avec 11 pl. hors texte. 10 fr.
LOMBROSO et LASCHI. Le Crime politique et les Révolutions. 2 vol. avec planches hors texte. 1892. 15 fr.
LYON (Georges), maître de conférences à l'École normale supérieure. * L'Idéalisme en Angleterre au XVIIIᵉ siècle. 1 vol. 7 fr. 50
MARION (H.), professeur à la Sorbonne. De la Solidarité morale. Essai de psychologie appliquée. 1 vol. 3ᵉ édit. 5 fr.
MATTHEW ARNOLD. La Crise religieuse. 1 vol. 7 fr. 50
MAUDSLEY. La Pathologie de l'esprit. 1 vol. Trad. de l'ang. par M. Germont. 10 fr.
NAVILLE (E.), correspond. de l'Institut. La physique moderne. 1 vol. 2ᵉ édit. 5 fr.
NORDAU (Max). Dégénérescence, traduit de l'allemand par Aug. Dietrich. 1894. Tome I, 7 fr. 50. Tome II. 10 fr.
NOVICOW. * Les Luttes entre Sociétés humaines et leurs phases successives. 1 vol. 1893. 10 fr.
OLDENBERG, professeur à l'Université de Kiel. Le Bouddha, sa Vie, sa Doctrine, sa Communauté, trad. par P. Foucher. Préf. de Lucien Lévy. 1 vol. 1894. 7 fr. 50

Suite de la *Bibliothèque de philosophie contemporaine*, format in-8.

PAULHAN (Fr.). L'Activité mentale et les Éléments de l'esprit. 1 vol.   10 fr.
— Les Caractères, 1 vol. 1894.   5 fr.
PAYOT (J.), professeur de philosophie au lycée de Bar-le-Duc. L'Éducation de la volonté. 1 vol. 1894.   5 fr.
PÉREZ (Bernard). Les Trois premières années de l'enfant. 1 vol. 5ᵉ édit.   5 fr.
— L'Enfant de trois à sept ans. 1 vol. 3ᵉ édit.   5 fr.
— L'Éducation morale dès le berceau. 1 vol. 2ᵉ édit.   5 fr.
— L'Art et la Poésie chez l'enfant. 1 vol.   5 fr.
— Le Caractère, de l'enfant à l'homme. 1 vol.   5 fr.
PICAVET (E.), maître de conférences à l'École des hautes études. * Les Idéologues, essai sur l'histoire des idées, des théories scientifiques, philosophiques, religieuses, etc., en France, depuis 1789. 1 vol. (Ouvr. couronné par l'Académie française.) 10 fr.
PIDÉRIT. La Mimique et la Physiognomonie. Trad. de l'allemand par M. Girot. 1 vol., avec 95 figures dans le texte.   5 fr.
PILLON (F.), ancien rédacteur de la *Critique philosophique*. * L'Année philosophique, 1ʳᵉ, 2ᵉ et 3ᵉ années, 1890, 1891 et 1892. 3 vol. Chaque volume séparément.   5 fr.
PIOGER (J.). La Vie et la Pensée, Essai de conception expérimentale. 1 vol. 1894.   5 fr.
PREYER, professeur à l'Université de Berlin. Éléments de physiologie. Traduit de l'allemand par M. J. Soury. 1 vol.   5 fr.
— L'Ame de l'enfant. Observations sur le développement psychique des premières années. 1 vol., traduit de l'allemand par M. H. C. de Varigny.   10 fr.
PROAL. * Le Crime et la Peine. 1 vol. 2ᵉ édit. 1894. Ouvrage couronné par l'Académie des sciences morales et politiques.   10 fr.
RAUH (F.), professeur à la Faculté des lettres de Toulouse. Essai sur le fondement métaphysique de la morale. 1 vol. 1891.   5 fr.
RIBOT (Th.), professeur au Collège de France, directeur de la *Revue philosophique*. L'Hérédité psychologique. 1 vol. 5ᵉ édit.   7 fr. 50
— * La Psychologie anglaise contemporaine. 1 vol. 3ᵉ édit.   7 fr. 50
— * La Psychologie allemande contemporaine. 1 vol. 2ᵉ éd.   7 fr. 50
  (Voy. p. 3, 16.)
RICARDOU (A.), docteur ès lettres. De l'Idéal, étude philosophique. 1 vol. 1891. Ouvrage couronné par l'Académie des sciences morales et politiques.   5 fr.
RICHET (Ch.), professeur à la Faculté de médecine de Paris. L'Homme et l'Intelligence. Fragments de psychologie et de physiologie. 1 vol. 2ᵉ édit.   10 fr.
ROBERTY (E. de). L'Ancienne et la Nouvelle philosophie. 1 vol.   7 fr. 50
— * La Philosophie du siècle (positivisme, criticisme, évolutionnisme). 1 vol. 5 fr.
ROMANES. * L'Évolution mentale chez l'homme. 1891. 1 vol.   7 fr. 50
SAIGEY (E.). Les Sciences au XVIIIᵉ siècle. La Physique de Voltaire. 1 vol. 5 fr.
SCHOPENHAUER. Aphorismes sur la sagesse dans la vie. 3ᵉ édit. Traduit par M. Cantacuzène. 1 vol.   5 fr.
— De la Quadruple racine du principe de la raison suffisante, suivi d'une *Histoire de la doctrine de l'idéal et du réel*. Trad. par M. Cantacuzène. 1 vol. 5 fr.
— * Le Monde comme volonté et comme représentation. Traduit par M. A. Burdeau. 3 vol. Chacun séparément.   7 fr. 50
SÉAILLES, maître de conf. à la Sorbonne. Essai sur le génie dans l'art. 1 v. 5 fr.
SERGI, professeur à l'Université de Rome. La Psychologie physiologique, traduit de l'italien par M. Mouton. 1 vol. avec figures.   7 fr. 50
SOLLIER (Dr Paul). * Psychologie de l'idiot et de l'imbécile. 1 vol. avec 12 planches hors texte. 1891.   5 fr.
SOURIAU (Paul), professeur à la Faculté des lettres de Lille. L'Esthétique du mouvement. 1 vol.   5 fr.
— * La suggestion dans l'art. 1 vol. 1893.   5 fr.
STUART MILL. * La Philosophie de Hamilton. 1 vol.   10 fr.
— * Mes Mémoires. Histoire de ma vie et de mes idées. 1 vol. 2ᵉ édit.   5 fr.
— * Système de logique déductive et inductive. 3ᵉ édit. 2 vol.   20 fr.
— * Essais sur la religion. 2ᵉ édit. 1 vol.   5 fr.
  (Voy. p. 3.)
SULLY (James). Le Pessimisme. Traduit de l'anglais par MM. Bertrand et Gérard. 1 vol. 2ᵉ édit.   7 fr. 50
VACHEROT (Et.), de l'Institut. Essais de philosophie critique. 1 vol.   7 fr. 50
— La Religion. 1 vol.   7 fr. 50
WUNDT. Éléments de psychologie physiologique. 2 vol., avec figures, trad. de l'allem. par le Dr Élie Rouvier, et précédés d'une préface de M. D. Nolen.   20 fr.

COLLECTION HISTORIQUE DES GRANDS PHILOSOPHES

PHILOSOPHIE ANCIENNE

ARISTOTE (Œuvres d'), traduction de J. Barthélemy-Saint-Hilaire, de l'Institut.

— **Psychologie** (Opuscules), avec notes. 1 vol. in-8 ...... 10 fr.

— **Rhétorique**, avec notes. 2 vol. in-8 ...... 16 fr.

— **Politique.** 1 v. in-8 ... 10 fr.

— **La Métaphysique d'Aristote.** 3 vol. in-8 ...... 30 fr.

— **Traité de la production et de la destruction des choses,** avec notes. 1 v. gr. in-8 ...... 10 fr.

— **De la Logique d'Aristote,** par M. Barthélemy-Saint-Hilaire. 2 vol. in-8 ...... 10 fr.

— **Table alphabétique des matières de la traduction générale d'Aristote,** par M. Barthélemy-Saint-Hilaire. 2 forts vol. in-8. 1892 ...... 30 fr.

— **L'Esthétique d'Aristote,** par M. Bénard. 1 vol. in-8. 1889 ... 5 fr.

SOCRATE. * **La Philosophie de Socrate,** par M. Alf. Fouillée. 2 vol. in-8 ...... 16 fr.

— **Le Procès de Socrate.** Examen des thèses socratiques, par M. G. Sorel. 1 vol. in-8. 1889. 3 fr. 50

PLATON. **Études sur la Dialectique dans Platon et dans Hegel,** par M. Paul Janet. 1 vol. in-8. 6 fr.

— **Platon et Aristote,** par Van der Rest. 1 vol. in-8 ...... 10 fr.

PLATON. * **Platon, sa philosophie,** précédé d'un aperçu de sa vie et de ses œuvres, par Ch. Bénard. 1 vol. in-8. 1893 ...... 10 fr.

ÉPICURE. **La Morale d'Épicure et ses rapports avec les doctrines contemporaines,** par M. Guyau. 1 volume in-8. 3e édit ...... 7 fr. 50

ÉCOLE D'ALEXANDRIE. * **Histoire de l'École d'Alexandrie,** par M. Barthélemy-St-Hilaire. 1 vol. in-8 ...... 6 fr.

BÉNARD. **La Philosophie ancienne,** histoire de ses systèmes. 1re partie : *La Philosophie et la Sagesse orientales. — La Philosophie grecque avant Socrate. — Socrate et les socratiques. — Études sur les sophistes grecs.* 1 v. in-8 ...... 9 fr.

FABRE (Joseph). * **Histoire de la philosophie, antiquité et moyen âge.** 1 vol. in-18 ...... 3 fr. 50

FAVRE (Mme Jules), née Velten. **La Morale des stoïciens.** 1 volume in-18. 1887 ...... 3 fr. 50

— **La Morale de Socrate.** 1 vol. in-18. 1888 ...... 3 fr. 50

— **La Morale d'Aristote.** 1 vol. in-18. 1889 ...... 3 fr. 50

OGEREAU. **Essai sur le système philosophique des stoïciens.** 1 vol. in-8 ...... 5 fr.

RODIER (G.), docteur ès lettres. * **La Physique de Straton de Lampsaque.** 1 vol. in-8 ...... 3 fr.

TANNERY (Paul), professeur suppléant au Collège de France. **Pour l'histoire de la science hellène** (de Thalès à Empédocle). 1 v. in-8. 1887 ...... 7 fr. 50

BROCHARD (V.), professeur à la Sorbonne. * **Les Sceptiques grecs** (couronné p' l'Académie des sciences morales et politiques). 1 vol. in-8. 1887 ...... 8 fr.

MILHAUD (G.). **Les origines de la science grecque.** 1 vol. in-8. 1893 ...... 5 fr.

PHILOSOPHIE MODERNE

LEIBNIZ. * **Œuvres philosophiques,** avec introduction et notes par M. Paul Janet. 2 vol. in-8. 16 fr.

— **Leibniz et Pierre le Grand,** par Foucher de Careil. 1 v. in-8. 2 fr.

— **Leibniz et les deux Sophie,** par Foucher de Careil. In-8. 2 fr.

DESCARTES, par L. Liard. 1 v. in-8. 5 fr.

— **Essai sur l'Esthétique de Descartes,** par Krantz, doyen de la Faculté des lettres de Nancy. 1 v. in-8 ...... 6 fr.

SPINOZA. **Benedicti de Spinoza opera, quotquot reperta sunt,** recognoverunt J. Van Vloten et J.-P.-N. Land. 2 forts vol. in-8 sur papier de Hollande ...... 45 fr.

— **Inventaire des livres formant sa bibliothèque,** publié d'après un document inédit avec des notes biographiques et bibliographiques et une introduction par A.-J. Servaas van Rvoijen. 1 v. in-4 sur papier de Hollande. 1891 ...... 15 fr.

GEULINCK (Arnoldi). **Opera philosophica** recognovit J.-P.-N. Land, 3 volumes, sur papier de Hollande, gr. in-8. Chaque vol. ...... 17 fr. 75

GASSENDI. **La Philosophie de Gassendi**, par P.-F. Thomas, docteur ès lettres, professeur au lycée de Versailles. 1 vol. in-8. 1889. 6 fr.

LOCKE. * **Sa vie et ses œuvres**, par M. Marion, professeur à la Sorbonne. 1 vol. in-18. 3e édition. 2 fr. 50

MALEBRANCHE. * **La Philosophie de Malebranche**, par M. Ollé-Laprune, maître de conférences à l'École normale supérieure. 2 vol. in-8. 16 fr.

PASCAL. **Études sur le scepticisme de Pascal**, par M. Droz, professeur à la Faculté des lettres à Besançon. 1 vol. in-8. 6 fr.

VOLTAIRE. **Les Sciences au XVIIIe siècle**. Voltaire physicien, par M. Em. Saigey. 1 vol. in-8. 5 fr.

FRANCK (Ad.), de l'Institut. **La Philosophie mystique en France au XVIIIe siècle**. 1 volume in-18. 2 fr. 50

DAMIRON. **Mémoires pour servir à l'histoire de la philosophie au XVIIIe siècle**. 3 vol. in-8. 15 fr.

PHILOSOPHIE ÉCOSSAISE

DUGALD STEWART. * **Éléments de la philosophie de l'esprit humain**, traduits de l'anglais par L. Peisse. 3 vol. in-12. 9 fr.

HAMILTON. * **La Philosophie de Hamilton**, par J. Stuart Mill. 1 vol. in-8. 10 fr.

HUME. * **Sa vie et sa philosophie**, par Th. Huxley, trad. de l'angl. par M. G. Compayré. 1 vol. in-8. 5 fr.

BACON. **Étude sur François Bacon**, par M. J. Barthélemy-Saint-Hilaire, de l'Institut. 1 vol. in-18. 2 fr. 50

— * **Philosophie de François Bacon**, par M. Ch. Adam, professeur à la Faculté des lettres de Dijon (ouvrage couronné par l'Institut). 1 volume in-8. 7 fr. 50

PHILOSOPHIE ALLEMANDE

KANT. * **La Critique de la raison pratique**, traduction nouvelle avec introduction et notes, par M. Picavet. 1 vol. in-8. 6 fr.

— **Critique de la raison pure**, trad. par M. Tissot. 2 v. in-8. 16 fr.

— **Éclaircissements sur la Critique de la raison pure**, trad. par M. J. Tissot. 1 vol. in-8. 6 fr.

— **Principes métaphysiques de la morale**, augmentés des *Fondements de la métaphysique des mœurs*, traduct. par M. Tissot. 1 vol. in-8. 8 fr.

— Même ouvrage, traduction par M. Jules Barni. 1 vol. in-8. 8 fr.

— * **La Logique**, traduction par M. Tissot. 1 vol. in-8. 4 fr.

— * **Mélanges de logique**, traduction par M. Tissot. 1 v. in-8. 6 fr.

— * **Prolégomènes à toute métaphysique future** qui se présentera comme science, traduction de M. Tissot. 1 vol. in-8. 6 fr.

— * **Anthropologie**, suivie de divers fragments relatifs aux rapports du physique et du moral de l'homme, et du commerce des esprits d'un monde à l'autre, traduction par M. Tissot. 1 vol. in-8. 6 fr.

— **Traité de pédagogie**, trad. J. Barni ; préface et notes par M. Raymond Thamin. 1 vol. in-12. 2 fr.

KANT. **Principes métaphysiques de la science de la nature**, trad. pour la 1re fois en français et accompagnés d'une introduction sur la Philosophie de la nature dans Kant, par Ch. Andler et Ed. Chavannes, anciens élèves de l'École normale supérieure, agrégés de l'Université. 1 vol. grand in-8. 1891. 4 fr. 50

FICHTE. * **Méthode pour arriver à la vie bienheureuse**, trad. par M. Fr. Bouillier. 1 vol. in-8. 8 fr.

FICHTE. **Destination du savant et de l'homme de lettres**, traduit par M. Nicolas. 1 vol. in-8. 3 fr.

— * **Doctrines de la science**. 1 vol. in-8. 9 fr.

SCHELLING. **Bruno, ou du principe divin**. 1 vol. in-8. 3 fr. 50

HEGEL. * **Logique**. 2e édit. 2 vol. in-8. 14 fr.

— * **Philosophie de la nature**. 3 vol. in-8. 25 fr.

— * **Philosophie de l'esprit**. 2 vol. in-8. 18 fr.

— * **Philosophie de la religion**. 2 vol. in-8. 20 fr.

— **La Poétique**, trad. par M. Ch. Bénard. Extraits de Schiller, Gœthe, Jean-Paul, etc., 2 v. in-8. 12 fr.

— **Esthétique**. 2 vol. in-8, trad. par M. Bénard. 16 fr.

HEGEL. **Antécédents de l'hégélianisme dans la philosophie française**, par E. BEAUSSIRE. 1 vol. in-18 .... 2 fr. 50

— * **La Dialectique dans Hegel et dans Platon**, par M. Paul JANET. 1 vol. in-8 .... 6 fr.

— **Introduction à la philosophie de Hegel**, par VÉRA. 1 vol. in-8, 2e édit. .... 6 fr. 50

HUMBOLDT (G. de). **Essai sur les limites de l'action de l'État.** 1 vol. in-18 .... 3 fr. 50

HUMBOLDT (G. de). * **La Philosophie individualiste**, étude sur G. de HUMBOLDT, par M. CHALLEMEL-LACOUR. 1 v. in-18 .... 2 fr. 50

RICHTER (Jean-Paul-Fr.). **Poétique ou Introduction à l'Esthétique**, trad. par ALEX. BUCHNER et LÉON DUMONT. 2 vol. in-8. 1862. 15 fr.

SCHILLER. **L'Esthétique de Schiller**, par FR. MONTARGIS. 1 v. in-8. 4 fr.

STAHL. * **Le Vitalisme et l'Animisme de Stahl**, par M. Albert LEMOINE. 1 vol. in-18 .... 2 fr. 50

PHILOSOPHIE ALLEMANDE CONTEMPORAINE

BUCHNER (L.). **Nature et Science.** 1 vol. in-8. 2e édit. .... 7 fr. 50

— * **Le Matérialisme contemporain**, par M. Paul JANET. 4e édit. 1 vol. in-18 .... 2 fr. 50

CHRISTIAN BAUR et l'École de **Tubingue**, par M. Ed. ZELLER. 1 vol. in-18 .... 2 fr. 50

HARTMANN (E. de). **La Religion de l'avenir.** 1 vol. in-18 .. 2 fr. 50

— **Le Darwinisme**, ce qu'il y a de vrai et de faux dans cette doctrine. 1 vol. in-18. 3e édition .. 2 fr. 50

O. SCHMIDT. **Les Sciences naturelles et la Philosophie de l'inconscient.** 1 v. in-18. 2 fr. 50

PIDERIT. **La Mimique et la Physiognomonie.** 1 v. in-8. 5 fr.

PREYER. **Éléments de physiologie.** 1 vol. in-8 .... 5 fr.

— **L'Âme de l'enfant.** Observations sur le développement psychique des premières années. 1 vol. in-8. 10 fr.

SCHOEBEL. **Philosophie de la raison pure.** 1 vol. in-18. 2 fr. 50

SCHOPENHAUER. **Essai sur le libre arbitre.** 1 vol. in-18. 5e éd. 2 fr. 50

SCHOPENHAUER. **Le Fondement de la morale.** 1 vol. in-18. 2 fr. 50

— **Essais et fragments**, trad. et précédé d'une Vie de Schopenhauer, par M. BOURDEAU. 1 v. in-18. 11e éd. 2 f. 50

— **Aphorismes sur la sagesse dans la vie.** 1 vol. in-8. 3e éd. 5 fr.

— **De la quadruple racine du principe de la raison suffisante.** 1 vol. in-8 .... 5 fr.

— **Le Monde comme volonté et représentation.** 3 vol. in-8 ; chacun séparément .... 7 fr. 50

— **La Philosophie de Schopenhauer**, par M. Th. RIBOT. 1 vol. in-18. 4e édit. .... 2 fr. 50

RIBOT (Th.). * **La Psychologie allemande contemporaine.** 1 vol. in-8. 2e édit. .... 7 fr. 50

STRICKER. **Le Langage et la Musique.** 1 vol. in-18 .... 2 fr. 50

WUNDT. **Psychologie physiologique.** 2 vol. in-8 avec fig. 20 fr.

— **Hypnotisme et Suggestion.** 1 vol. in-18 .... 2 fr. 50

OLDENBERG. **Le Bouddha, sa vie, sa doctrine, sa communauté.** 1 vol. in-8 .... 7 fr. 50

PHILOSOPHIE ANGLAISE CONTEMPORAINE

STUART MILL. * **La Philosophie de Hamilton.** 1 fort vol. in-8. 10 fr.

— * **Mes Mémoires.** Histoire de ma vie et de mes idées. 1 v. in-8. 5 fr.

— * **Système de logique déductive et inductive.** 2 v. in-8. 20 fr.

— * **Auguste Comte et la philosophie positive.** 1 vol. in-18. 2 fr. 50

— **L'Utilitarisme.** 1 v. in-18. 2 fr. 50

— **Essais sur la Religion.** 1 vol. in-8. 2e édit. .... 5 fr.

— **La République de 1848 et ses détracteurs**, trad. et préface de M. SADI CARNOT. 1 v. in-18. 1 fr.

— **La Philosophie de Stuart Mill**, par H. LAURET. 1 v. in-8. 6 fr.

HERBERT SPENCER. * **Les Premiers Principes.** In-8. 10 fr.

HERBERT SPENCER. **Principes de biologie.** 2 forts vol. in-8. 20 fr.

— * **Principes de psychologie.** 2 vol. in-8 .... 20 fr.

— * **Introduction à la science sociale.** 1 v. in-8, cart. 6e édit. 6 fr.

— * **Principes de sociologie.** 4 vol. in-8 .... 36 fr. 25

— * **Classification des sciences.** 1 vol. in-18. 2e édition. 2 fr. 50

— * **De l'éducation intellectuelle, morale et physique.** 1 vol. in-8. 5e édit. .... 5 fr.

— * **Essais sur le progrès.** 1 vol. in-8. 2e édit. .... 7 fr. 50

— **Essais de politique.** 1 vol. in-8. 2e édit. .... 7 fr. 50

HERBERT SPENCER. Essais scientifiques. 1 vol. in-8.. 7 fr. 50
— Les Bases de la morale évolutionniste. 1 v. in-8. 3e édit. 6 fr.
— L'Individu contre l'État. 1 vol. in-18. 2e édit........ 2 fr. 50
BAIN. * Des sens et de l'intelligence, 1 vol. in-8... 10 fr.
— Les Émotions et la Volonté. 1 vol. in-8............ 10 fr.
— * La Logique inductive et déductive. 2 vol. in-8. 2e édit. 20 fr.
— * L'Esprit et le Corps. 1 vol. in-8, cartonné. 4e édit...... 6 fr.
— * La Science de l'éducation. 1 v. in-8, cartonné. 6e édit. 6 fr.
COLLINS (Howard). La Philosophie de Herbert Spencer. 1 vol. in-8, 2e édit...... 10 fr.
DARWIN. * Descendance et Darwinisme, par Oscar SCHMIDT. 1 vol. in-8, cart. 5e édit. 6 fr.
— Le Darwinisme, par E. DE HARTMANN. 1 vol. in-18. 2 fr. 50
FERRIER. Les Fonctions du Cerveau. 1 vol. in-8........ 3 fr.
CHARLTON BASTIAN. Le Cerveau, organe de la pensée, chez l'homme et les animaux. 2 vol. in-8. 12 fr.
CARLYLE. L'Idéalisme anglais, étude sur Carlyle, par H. TAINE. 1 vol. in-18.......... 2 fr. 50
BAGEHOT. * Lois scientifiques du développement des nations. 1 vol. in-8, cart. 4e édit.... 6 fr.
DRAPER. Les Conflits de la science et de la religion. In-8. 7e éd. 6 fr.
HOBBES. La Philosophie de Hobbes, par G. LYON. 1 vol. in-18. 2 fr. 50
MATTHEW ARNOLD. La Crise religieuse. 1 vol. in-8.... 7 fr. 50
MAUDSLEY. * Le Crime et la Folie. 1 vol. in-8, cart. 5e édit... 6 fr.
— La Pathologie de l'esprit. 1 vol. in-8............ 10 fr.
FLINT. * La Philosophie de l'histoire en France et en Allemagne. 2 vol in-8. Chacun séparément .... 7 fr. 50
RIBOT (Th.). La Psychologie anglaise contemporaine. 3e édit. 1 vol. in-8........... 7 fr. 50
LIARD. * Les Logiciens anglais contemporains. 1 vol. in-18. 2e édit........... 2 fr. 50
GUYAU *. La Morale anglaise contemporaine. 1 vol. in-8. 2e édit. 7 fr. 50
HUXLEY. * Hume, sa vie, sa philosophie. 1 vol. in-8...... 5 fr.
JAMES SULLY. Le Pessimisme. 1 vol. in-8. 2e éd...... 7 fr. 50
— Les Illusions des sens et de l'esprit. 1 vol. in-8, cart.. 6 fr.
CARRAU (L.). La Philosophie religieuse en Angleterre, depuis Locke jusqu'à nos jours. 1 volume in-8................. 5 fr.
LYON (Georges). L'Idéalisme en Angleterre au XVIIIe siècle. 1 vol. in-8........... 7 fr. 50
— La Philosophie de Hobbes. 1 vol. in-18............ 2 fr. 50

PHILOSOPHIE ITALIENNE CONTEMPORAINE

SICILIANI. La Psychogénie moderne. 1 vol. in-18..... 2 fr. 50
ESPINAS. * La Philosophie expérimentale en Italie, origines, état actuel. 1 vol. in-18. 2 fr. 50
MARIANO. La Philosophie contemporaine en Italie, essais de philosophie hégélienne. 1 vol. in-18. 2 fr. 50
FERRI (Louis). La Philosophie de l'association depuis Hobbes jusqu'à nos jours. In-8. 7 fr. 50
LEOPARDI. Opuscules et pensées. 1 vol. in-18........... 2 fr. 50
MOSSO. La Peur. 1 volume in-18. 2 fr. 50
LOMBROSO. L'Homme criminel. 1 vol. in-8............. 10 fr.
— Atlas accompagnant l'ouvrage ci-dessus............ 12 fr.
LOMBROSO. L'Homme de génie, in-8.................... 10 fr.
— L'Anthropologie criminelle, ses récents progrès. 1 volume in-18. 2e édit........ 2 fr. 50
— Nouvelles observations d'anthropologie criminelle et de psychiatrie. 1 v. in-18. 2 fr. 50
— Les Applications de l'anthropologie criminelle. 1 vol. in-18. 2 fr. 50
LOMBROSO et LASCHI. Le Crime politique et les révolutions. 2 vol. in-8, avec pl. hors texte. 15 fr.
MANTEGAZZA. La Physionomie et l'expression des sentiments. 2e édit. 1 vol. in-8, cart... 6 fr.
SERGI. La Psychologie physiologique. 1 vol. in-8.. 7 fr. 50
GAROFALO. La Criminologie. 1 volume in-8. 3e édit..... 7 fr. 50

OUVRAGES DE PHILOSOPHIE
PRESCRITS POUR L'ENSEIGNEMENT DES LYCÉES ET DES COLLÉGES

COURS ÉLÉMENTAIRE DE PHILOSOPHIE
Suivi de Notions d'histoire de la Philosophie
et de Sujets de Dissertations donnés à la Faculté des lettres de Paris
Par Émile BOIRAC
Professeur de philosophie au lycée Condorcet.

1 vol. in-8, 7e édition, 1894. Broché, 6 fr. 50. Cartonné à l'anglaise, 7 fr. 50

LA DISSERTATION PHILOSOPHIQUE
Choix de sujets — Plans — Développements
PRÉCÉDÉ D'UNE INTRODUCTION SUR LES RÈGLES DE LA DISSERTATION PHILOSOPHIQUE
PAR LE MÊME

1 vol. in-8, 3e édit. 1893. Broché, 6 fr. 50. Cartonné à l'anglaise, 7 fr. 50.

AUTEURS DEVANT ÊTRE EXPLIQUÉS DANS LA CLASSE DE PHILOSOPHIE
AUTEURS FRANÇAIS
Ces auteurs français sont expliqués également dans la classe de première (lettres)
de l'enseignement moderne.

CONDILLAC. — **Traité des Sensations**, livre I, avec notes, par Georges LYON, maître de conférences à l'Ecole normale supérieure, docteur ès lettres. 1 vol. in-12......... 1 fr. 40

DESCARTES. — **Discours sur la Méthode**, avec notes, introduction et commentaires, par V. BROCHARD, directeur des conférences de philosophie à la Sorbonne. 1 vol. in-12. 3e édition... 1 fr. 25

DESCARTES. — **Les Principes de la philosophie**, livre I, avec notes, par LE MÊME. 1 vol. in-12, broché.. 1 fr. 25

LEIBNIZ. — **La Monadologie**, avec notes, introduction et commentaires, par D. NOLEN, recteur de l'académie de Besançon. 1 vol. in-12. 2e édit................ 2 fr.

LEIBNIZ. — **Nouveaux essais sur l'entendement humain**, Avant-propos et livre I, avec notes, par Paul JANET, de l'Institut, professeur à la Sorbonne. 1 vol. in-12......... 1 fr.

MALEBRANCHE. — **De la Recherche de la vérité**, livre II (*de l'Imagination*), avec notes, par Pierre JANET, ancien élève de l'Ecole normale supérieure, professeur au collège Rollin. 1 vol. in-12.. 1 fr. 80

PASCAL. — **De l'Autorité en matière de philosophie.** — **De l'Esprit géométrique.** — **Entretien avec M. de Sacy**, avec notes, par ROBERT, professeur à la Faculté des lettres de Rennes. 1 vol. in-12. 2e édit... 1 fr.

AUTEURS LATINS

CICÉRON. — **De natura Deorum**, livre II, avec notes, par PICAVET, agrégé de l'Université, professeur au collège Rollin. 1 vol. in-12...................... 2 fr.

CICÉRON. — **De officiis**, livre I, avec notes, par E. BOIRAC, professeur agrégé au lycée Condorcet. 1 vol. in-12.. 1 fr. 40

LUCRÈCE. — **De natura rerum**, livre V, avec notes, par G. LYON, maître de conférences à l'Ecole normale supérieure. 1 vol. in-12.......................... 1 fr. 50

SÉNÈQUE. — **Lettres à Lucilius** (les 16 premières), avec notes, par DAURIAC, ancien élève de l'Ecole normale supérieure, professeur à la Faculté des lettres de Montpellier. 1 vol. in-12. 1 fr. 25

AUTEURS GRECS

ARISTOTE. — **Morale à Nicomaque**, livre X, avec notes, par L. CARRAU, professeur à la Sorbonne. 1 vol. in-12.. 1 fr. 25

ÉPICTÈTE. — **Manuel**, avec notes, par MONTARGIS, ancien élève de l'Ecole normale supérieure, professeur de philosophie au lycée de Troyes. 1 vol. in-12............ 1 fr.

PLATON. — **La République**, livre VI, avec notes, par ESPINAS, ancien élève de l'École normale supérieure, professeur à la Faculté des lettres de Bordeaux. 1 vol. in-12...... 2 fr.

XÉNOPHON. — **Mémorables**, livre I, avec notes, par PENJON, ancien élève de l'École normale supérieure, professeur à la Faculté des lettres de Lille. 1 vol. in-12............ 1 fr. 25

ÉLÉMENTS DE PHILOSOPHIE SCIENTIFIQUE ET DE PHILOSOPHIE MORALE
Suivis de sujets de Dissertations
Mathématiques élémentaires et Première (Sciences)
Par P. F. THOMAS, professeur de Philosophie au lycée Hoche
1 vol. in-8. Broché, 3 fr. 50 — Cartonné à l'anglaise, 4 fr 50

BIBLIOTHÈQUE D'HISTOIRE CONTEMPORAINE

Volumes in-12 brochés à 3 fr. 50. — Volumes in-8 brochés de divers prix

Cartonnage anglais, 50 cent. par vol. in-12; 1 fr. par vol. in-8.

Demi-reliure, 1 fr. 50 par vol. in-12; 2 fr. par vol. in-8.

EUROPE

SYBEL (H. de). * **Histoire de l'Europe pendant la Révolution française,** traduit de l'allemand par Mlle Dosquet. Ouvrage complet en 6 vol. in-8. 42 fr.
DEBIDOUR, inspecteur général de l'Instruction publique. * **Histoire diplomatique de l'Europe, de 1815 à 1878,** 2 vol. in-8. 1891. (Ouvrage couronné par l'Institut.) 18 fr.

FRANCE

AULARD, professeur à la Sorbonne. * **Le Culte de la Raison et le Culte de l'Être suprême,** étude historique (1793-1794). 1 vol. in-12. 3 fr. 50
— * **Études et leçons sur la Révolution française.** 1 vol. in-12. 3 fr. 50
BLANC (Louis). **Histoire de Dix ans** (1830-1840). 5 vol. in-8. 25 fr.
— 25 pl. en taille-douce. Illustrations pour l'*Histoire de Dix ans.* 6 fr.
CARNOT (H.), sénateur. * **La Révolution française,** résumé historique. 1 volume in-12. Nouvelle édit. 3 fr. 50
ÉLIAS REGNAULT. **Histoire de Huit ans** (1840-1848). 3 vol. in-8. 15 fr.
— 14 planches en taille-douce. Illustrations pour l'*Histoire de Huit ans.* 4 fr.
GAFFAREL (P.), professeur à la Faculté des lettres de Dijon. * **Les Colonies françaises.** 1 vol. in-8. 5e édit. 5 fr.
LAUGEL (A.). * **La France politique et sociale.** 1 vol. in-8. 5 fr.
ROCHAU (de). **Histoire de la Restauration.** 1 vol. in-12. 3 fr. 50
TAXILE DELORD. * **Histoire du second Empire** (1848-1870). 6 v. in-8. 42 fr.
WAHL, inspecteur général de l'Instruction publique. **L'Algérie.** 1 vol. in-8. 2e édit. (Ouvrage couronné par l'Académie des sciences morales et politiques.) 5 fr.
LANESSAN (de), gouverneur général de l'Indo-Chine. **L'Expansion coloniale de la France.** Étude économique, politique et géographique sur les établissements français d'outre-mer. 1 fort. vol. in-8, avec cartes. 1886. 12 fr.
— **L'Indo-Chine française.** Étude économique, politique et administrative sur la *Cochinchine, le Cambodge, l'Annam et le Tonkin.* (Ouvrage couronné par la Société de géographie commerciale de Paris, médaille Dupleix.) 1 vol. in-8, avec 5 cartes en couleurs hors texte. 1889. 15 fr.
SILVESTRE (J.). **L'Empire d'Annam et les Annamites,** publié sous les auspices de l'administration des colonies. 1 vol. in-12, avec 1 carte de l'Annam. 1889. 3 fr. 50

ANGLETERRE

BAGEHOT (W.). * **Lombard-street.** Le Marché financier en Angleterre. 1 vol. in-12. 3 fr. 50
LAUGEL (Aug.). * **Lord Palmerston et lord Russel.** 1 vol. in-12. 3 fr. 50
SIR CORNEWAL LEWIS. * **Histoire gouvernementale de l'Angleterre depuis 1770 jusqu'à 1830.** Traduit de l'anglais. 1 vol. in-8. 7 fr.
REYNALD (H.), doyen de la Faculté des lettres d'Aix. * **Histoire de l'Angleterre depuis la reine Anne jusqu'à nos jours.** 1 volume in-12. 2e édit. 3 fr. 50
THACKERAY. **Les Quatre George.** 1 vol. in-12. 3 fr. 50

ALLEMAGNE

SIMON (Ed.). * **L'Allemagne et la Russie au XIXe siècle.** 1 volume in-12. 3 fr. 50

VÉRON (Eug.). *** Histoire de la Prusse**, depuis la mort de Frédéric II jusqu'à la bataille de Sadowa. 1 vol. in-12. 6ᵉ édit., augmentée d'un chapitre nouveau contenant le résumé des événements jusqu'à nos jours, par P. BONDOIS, professeur agrégé d'histoire au lycée Buffon. 3 fr. 50

— *** Histoire de l'Allemagne**, depuis la bataille de Sadowa jusqu'à nos jours. 1 volume in-12. 3ᵉ édition, mise au courant des événements par P. BONDOIS. 3 fr. 50

BOURLOTON (Ed.). *** L'Allemagne contemporaine.** 1 vol. in-18. 3 fr. 50

AUTRICHE-HONGRIE

ASSELINE (L.). *** Histoire de l'Autriche**, depuis la mort de Marie-Thérèse jusqu'à nos jours. 1 vol. in-12. 3ᵉ édit. 3 fr. 50

SAYOUS (Ed.), professeur à la Faculté des lettres de Toulouse. **Histoire des Hongrois** et de leur littérature politique, de 1790 à 1815. 1 vol. in-18. 3 fr. 50

ITALIE

SORIN (Élie). **Histoire de l'Italie**, depuis 1815 jusqu'à la mort de Victor-Emmanuel. 1 vol. in-12. 1888 3 fr. 50

ESPAGNE

REYNALD (H.). *** Histoire de l'Espagne**, depuis la mort de Charles III jusqu'à nos jours. 1 vol. in-12. 3 fr. 50

RUSSIE

CRÉHANGE (M.), agrégé de l'Université. **Histoire contemporaine de la Russie.** 1 vol. in-12. 3 fr. 50

SUISSE

DAENDLIKER. **Histoire du peuple suisse.** Trad. de l'allem. par Mᵐᵉ Jules FAVRE et précédé d'une Introduction de M. Jules FAVRE. 1 volume in-8. 5 fr.

GRÈCE & TURQUIE

BÉRARD. *** La Turquie et l'Hellénisme contemporain.** 1 v. in-12. 1893. 3 fr. 50

AMÉRIQUE

DEBERLE (Alf.). **Histoire de l'Amérique du Sud**, depuis sa conquête jusqu'à nos jours. 1 vol. in-12. 2ᵉ édit. 3 fr. 50

LAUGEL (Aug.). *** Les États-Unis pendant la guerre 1861-1864.** Souvenirs personnels. 1 vol. in-12, cartonné. 4 fr.

BARNI (Jules). *** Histoire des idées morales et politiques en France au dix-huitième siècle.** 2 vol. in-12. Chaque volume. 3 fr. 50

— *** Les Moralistes français au dix-huitième siècle.** 1 vol. in-12 faisant suite aux deux précédents. 3 fr. 50

BEAUSSIRE (Émile), de l'Institut. **La Guerre étrangère et la Guerre civile.** 1 vol. in-12. 3 fr. 50

DESPOIS (Eug.). *** Le Vandalisme révolutionnaire.** Fondations littéraires, scientifiques et artistiques de la Convention. 4ᵉ édition, précédée d'une notice sur l'auteur par M. Charles BIGOT. 1 vol. in-12. 3 fr. 50

CLAMAGERAN (J.), sénateur. *** La France républicaine.** 1 volume in-12. 3 fr. 50

GUÉROULT (Georges). *** Le Centenaire de 1789**, évolution politique, philosophique, artistique et scientifique de l'Europe depuis cent ans. 1 vol. in-12. 1889. 3 fr. 50

LAVELEYE (E. de), correspondant de l'Institut. **Le Socialisme contemporain.** 1 vol. in-12. 8ᵉ édit. augmentée. 3 fr. 50

MARCELLIN PELLET, ancien député. **Variétés révolutionnaires.** 3 vol. in-12, précédés d'une préface de A. RANC. Chaque vol. séparém. 3 fr. 50

SPULLER (E.), sénateur, ministre de l'Instruction publique. *** Figures disparues**, portraits contemporains, littéraires et politiques. 3 vol. in-12. Chacun séparément. 3 fr. 50

— **Histoire parlementaire de la deuxième République.** 1 volume in-12. 2ᵉ édit. 3 fr. 50

— *** Éducation de la démocratie.** 1 vol. in-12. 1892. 3 fr. 50

— **L'Évolution politique et sociale de l'Église.** 1 vol. in-12. 1893. 3 fr. 50

BOURDEAU (J.). **Le Socialisme allemand et le Nihilisme russe.** 1 vol. in-12. 2ᵉ édit. 1894. 3 fr. 50

BIBLIOTHÈQUE INTERNATIONALE D'HISTOIRE MILITAIRE

VOLUMES PETIT IN-8 DE 250 A 400 PAGES

AVEC CROQUIS DANS LE TEXTE

Chaque volume cartonné à l'anglaise............ 5 francs

VOLUMES PUBLIÉS :

1. — Précis des campagnes de Gustave-Adolphe en Allemagne (1630-1632), précédé d'une Bibliographie générale de l'histoire militaire des temps modernes.
2. — Précis des campagnes de Turenne (1644-1675).
3. — Précis de la campagne de 1805 en Allemagne et en Italie.
4. — Précis de la campagne de 1815 dans les Pays-Bas.
5. — Précis de la campagne de 1859 en Italie.
6. — Précis de la guerre de 1866 en Allemagne et en Italie.
7. — Précis des campagnes de 1796 et 1797 en Italie et en Allemagne.

(Recommandé pour les candidats à l'École spéciale militaire de Saint-Cyr.)

BIBLIOTHÈQUE HISTORIQUE ET POLITIQUE

ALBANY DE FONBLANQUE. **L'Angleterre, son gouvernement, ses institutions.** Traduit de l'anglais sur la 14ᵉ édition par M. F.-C. DREYFUS, avec Introduction par M. H. BRISSON. 1 vol. in-8.   5 fr.

DESCHANEL (E.), sénateur. **Le Peuple et la Bourgeoisie.** 1 vol. in-8. 2ᵉ édit.   5 fr.

DU CASSE. **Les Rois frères de Napoléon Iᵉʳ.** 1 vol. in-8.   10 fr.

LOUIS BLANC. **Discours politiques** (1848-1881). 1 vol. in-8.   7 fr. 50

PHILIPPSON. **La Contre-révolution religieuse au XVIᵉ siècle.** 1 vol. in-8.   10 fr.

HENRARD (P.). **Henri IV et la princesse de Condé.** 1 vol. in-8.   6 fr.

NOVICOW. **La Politique internationale.** 1 fort vol. in-8.   7 fr.

COMBES DE LESTRADE. **Éléments de sociologie.** 1 vol. in-8. 1889. 5 fr.

REINACH (Joseph), député. **La France et l'Italie devant l'histoire** (1893). 1 vol. in-8.   5 fr.

LORIA (A.). **Les Bases économiques de la constitution sociale.** 1 vol. in-8. 1893.   7 fr. 50

PUBLICATIONS HISTORIQUES ILLUSTRÉES

HISTOIRE ILLUSTRÉE DU SECOND EMPIRE, par Taxile DELORD. 6 vol. in-8 colombier avec 500 gravures de FERAT, Fr. REGAMEY, etc. Chaque vol. broché, 8 fr. — Cart. doré, tr. dorées.   11 fr. 50

HISTOIRE POPULAIRE DE LA FRANCE, depuis les origines jusqu'en 1815. — Nouvelle édition. — 4 vol. in-8 colombier avec 1323 gravures sur bois dans le texte. Chaque vol. broché, 7 fr. 50. — Cart. toile, tranches dorées.   11 fr.

HISTOIRE CONTEMPORAINE DE LA FRANCE, depuis 1815 jusqu'à la fin de la guerre du Mexique. — Nouvelle édition. — 4 vol. in-8 colombier avec 1033 gravures dans le texte. Chaque vol. broché, 7 fr. 50. — Cart. toile, tranches dorées.   11 fr.

RECUEIL DES INSTRUCTIONS

DONNÉES

AUX AMBASSADEURS ET MINISTRES DE FRANCE

DEPUIS LES TRAITÉS DE WESTPHALIE JUSQU'A LA RÉVOLUTION FRANÇAISE
Publié sous les auspices de la Commission des archives diplomatiques
au Ministère des Affaires étrangères.

Beaux volumes in-8 raisin, imprimés sur papier de Hollande.

I. — AUTRICHE, avec Introduction et notes, par M. Albert SOREL, membre de l'Institut.. 20 fr.

II. — SUÈDE, avec Introduction et notes, par M. A. GEFFROY, membre de l'Institut.. 20 fr.

III. — PORTUGAL, avec Introduction et notes, par le vicomte DE CAIX DE SAINT-AYMOUR.. 20 fr.

IV et V. — POLOGNE, avec Introduction et notes, par M. LOUIS FARGES, 2 vol.. 30 fr.

VI. — ROME, avec Introduction et notes, par M. G. HANOTAUX, 20 fr.

VII. — BAVIÈRE, PALATINAT ET DEUX-PONTS, avec Introduction et notes, par M. André LEBON.. 25 fr.

VIII et IX. — RUSSIE, avec Introduction et notes, par M. Alfred RAMBAUD, Professeur à la Sorbonne. 2 vol. Le 1er vol. 20 fr. Le second vol. 25 fr.

X. — NAPLES ET PARME, avec Introduction et notes par M. Joseph REINACH.. 20 fr.

La publication se continuera par les volumes suivants :

ESPAGNE, par M. Morel-Fatio.	DANEMARK, par M. Geffroy.
ANGLETERRE, par M. Jusserand.	SAVOIE ET MANTOUE, par M. Horric
PRUSSE, par M. E. Lavisse.	de Beaucaire.
TURQUIE, par M. Girard de Rialle.	

INVENTAIRE ANALYTIQUE

DES

ARCHIVES DU MINISTÈRE DES AFFAIRES ÉTRANGÈRES

PUBLIÉ

Sous les auspices de la Commission des archives diplomatiques

I. — **Correspondance politique de MM. de CASTILLON et de MARILLAC, ambassadeurs de France en Angleterre (1538-1540)**, par M. JEAN KAULEK, avec la collaboration de MM. Louis Farges et Germain Lefèvre-Pontalis. 1 beau vol. in-8 raisin sur papier fort.. 15 fr.

II. — **Papiers de BARTHÉLEMY, ambassadeur de France en Suisse, de 1792 à 1797 (année 1792)**, par M. Jean KAULEK. 1 beau vol. in-8 raisin sur papier fort.. 15 fr.

III. — **Papiers de BARTHÉLEMY (janvier-août 1793)**, par M. Jean KAULEK. 1 beau vol. in-8 raisin sur papier fort.................. 15 fr.

IV. — **Correspondance politique de ODET DE SELVE, ambassadeur de France en Angleterre (1546-1549)**, par M. G. LEFÈVRE-PONTALIS. 1 beau vol. in-8 raisin sur papier fort............... 15 fr.

V. — **Papiers de BARTHÉLEMY (septembre 1793 à mars 1794,)** par M. Jean KAULEK. 1 beau vol. in-8 raisin sur papier fort......... 18 fr.

VI. — **Papiers de BARTHÉLEMY (avril 1794 à février 1795)**, par M. Jean KAULEK. 1 beau vol. in-8 raisin sur papier fort .... 20 fr.

Correspondance des Deys d'Alger avec la Cour de France (1759-1833), recueillie par Eug. PLANTET, attaché au Ministère des Affaires étrangères. 2 vol. in-8 raisin avec 2 planches en taille-douce hors texte. 30 fr.

Correspondance des Beys de Tunis et des Consuls de France avec la Cour (1577-1830), recueillie par Eug. PLANTET, publiée sous les auspices du Ministère des Affaires étrangères. TOME 1. 1 fort vol. in-8 raisin. 15 fr.

*REVUE PHILOSOPHIQUE
DE LA FRANCE ET DE L'ÉTRANGER

Dirigée par Th. RIBOT

Professeur au Collège de France.

(19ᵉ année, 1894.)

La REVUE PHILOSOPHIQUE paraît tous les mois, par livraisons de 7 feuilles grand in-8, et forme ainsi à la fin de chaque année deux forts volumes d'environ 680 pages chacun.

CHAQUE NUMÉRO DE LA *REVUE* CONTIENT :

1° Plusieurs articles de fond; 2° des analyses et comptes rendus des nouveaux ouvrages philosophiques français et étrangers; 3° un compte rendu aussi complet que possible des *publications périodiques* de l'étranger pour tout ce qui concerne la philosophie; 4° des notes, documents, observations, pouvant servir de matériaux ou donner lieu à des vues nouvelles.

Prix d'abonnement :

Un an, pour Paris, 30 fr. — Pour les départements et l'étranger, 33 fr.

La livraison........................ 3 fr.

Les années écoulées se vendent séparément 30 francs, et par livraisons de 3 francs.

Table générale des matières contenues dans les 12 premières années (1876-1887), par M. BÉLUGOU. 1 vol. in-8.................. 3 fr.

*REVUE HISTORIQUE
Dirigée par G. MONOD

Maître de conférences à l'École normale, directeur à l'École des hautes études.

(19ᵉ année, 1894.)

La REVUE HISTORIQUE paraît tous les deux mois, par livraisons grand in-8 de 15 ou 16 feuilles, et forme à la fin de l'année trois beaux volumes de 500 pages chacun.

CHAQUE LIVRAISON CONTIENT :

I. Plusieurs *articles de fond*, comprenant chacun, s'il est possible, un travail complet. — II. Des *Mélanges et Variétés*, composés de documents inédits d'une étendue restreinte et de courtes notices sur des points d'histoire curieux ou mal connus. — III. Un *Bulletin historique* de la France et de l'étranger, fournissant des renseignements aussi complets que possible sur tout ce qui touche aux études historiques. — IV. Une *Analyse des publications périodiques* de la France et de l'étranger, au point de vue des études historiques. — V. Des *Comptes rendus critiques* des livres d'histoire nouveaux.

Prix d'abonnement :

Un an, pour Paris, 30 fr. — Pour les départements et l'étranger, 33 fr.

La livraison........................ 6 fr.

Les années écoulées se vendent séparément 30 francs, et par fascicules de 6 francs. Les fascicules de la 1ʳᵉ année se vendent 9 francs.

Tables générales des matières contenues dans les dix premières années de la Revue historique.

I. — Années 1876 à 1880, par M. CHARLES BÉMONT. 1 vol. in-8. 3 fr. »
Pour les abonnés. 1 fr. 50
II. — Années 1881 à 1885, par M. RENÉ COUDERC. 1 vol. in-8. 3 fr. »
Pour les abonnés. 1 fr. 50
III. — Années 1886 à 1890. 1 vol. in-8, 5 fr.; pour les abonnés. 2 fr. 50

ANNALES DE L'ÉCOLE LIBRE
DES
SCIENCES POLITIQUES
RECUEIL BIMESTRIEL
Publié avec la collaboration des professeurs et des anciens élèves de l'Ecole.
(Neuvième année, 1894)
COMITÉ DE RÉDACTION :

M. Émile Boutmy, de l'Institut, directeur de l'École ; M. Léon Say, de l'Académie française, ancien ministre des Finances ; M. Alf. de Foville, directeur ; M. R. Stourm, ancien inspecteur des Finances et administrateur des Contributions indirectes ; M. Alexandre Ribot, député, ancien ministre ; M. Gabriel Alix ; M. L. Renault, professeur à la Faculté de droit ; M. André Lebon, député ; M. Albert Sorel, de l'Institut ; M. A. Vandal, auditeur de 1re classe au Conseil d'État ; Directeurs des groupes de travail, professeur à l'Ecole.

Secrétaire de la rédaction : M. Aug. Arnauné, docteur en droit.

Les sujets traités dans les *Annales* embrassent tout le champ couvert par le programme d'enseignement de l'École : *Economie, politique, finances, statistique, histoire constitutionnelle, droit international, public et privé, droit administratif, législations civile et commerciale privées, histoire législative et parlementaire, histoire diplomatique, géographie économique, ethnographie, etc.*

MODE DE PUBLICATION ET CONDITIONS D'ABONNEMENT

Les *Annales de l'Ecole libre des sciences politiques* paraissent tous les deux mois (15 janvier, 15 mars, 15 mai, 15 juillet, 15 septembre et 15 novembre), par fascicules gr. in-8 de 186 pages chacun.

Un an (du 15 janvier) : Paris, **18 fr.** ; départements et étranger, **19 fr.**

La livraison, **5 francs.**

Les trois premières années (1886-1887-1888) *se vendent chacune* **16 francs** ; *la quatrième année* (1889) *et les suivantes se vendent chacune* **18 francs.**

Revue mensuelle de l'École d'Anthropologie de Paris
(4e année, 1894)
PUBLIÉE PAR LES PROFESSEURS :

MM. A. Bordier (Géographie médicale), Capitan (Anthropologie pathologique), Mathias Duval (Anthropogénie et Embryologie), Georges Hervé (Ethnologie), J.-V. Laborde (Anthropologie biologique) André Lefèvre (Ethnographie et Linguistique), Ch. Letourneau (Histoire des civilisations), Manouvrier (Anthropologie physiologique), Mahoudeau (Anthropologie zoologique), Adr. de Mortillet (Ethnographie comparée), Gabr. de Mortillet (Anthropologie préhistorique), Schrader (Anthropologie géographique), Hovelacque, Directeur du comité d'administration de l'Ecole,

Cette revue paraît tous les mois depuis le 15 janvier 1891 ; chaque numéro forme une brochure in-8 raisin d'au moins 32 pages, et contient une leçon d'un des professeurs de l'Ecole, avec figures intercalées dans le texte ou planches hors texte et des analyses et comptes rendus des faits, des livres et des revues périodiques qui doivent intéresser les personnes s'occupant d'anthropologie.

ABONNEMENT : France et Étranger, **10 fr.** — Le Numéro, **1 fr.**

ANNALES DES SCIENCES PSYCHIQUES
Dirigées par le Dr DARIEX
(4° année, 1894)

Les ANNALES DES SCIENCES PSYCHIQUES ont pour but de rapporter, avec force preuves à l'appui, toutes les observations sérieuses qui leur seront adressées, relatives aux faits soi-disant occultes : 1° de télépathie, de lucidité, de pressentiment ; 2° de mouvements d'objets, d'apparitions objectives. En dehors de ces chapitres de faits sont publiées des théories se bornant à la discussion des bonnes conditions pour observer et expérimenter ; des analyses, bibliographies, critiques, etc.

Les ANNALES DES SCIENCES PSYCHIQUES paraissent tous les deux mois par numéros de quatre feuilles in-8 carré (64 pages), *depuis le 15 janvier 1891.*

ABONNEMENT : Pour tous pays, **12 fr.** — Le Numéro, **2 fr. 50.**

BIBLIOTHÈQUE SCIENTIFIQUE
INTERNATIONALE
Publiée sous la direction de M. Émile ALGLAVE

La *Bibliothèque scientifique internationale* est une œuvre dirigée par les auteurs mêmes, en vue des intérêts de la science, pour la populariser sous toutes ses formes, et faire connaître immédiatement dans le monde entier les idées originales, les directions nouvelles, les découvertes importantes qui se font chaque jour dans tous les pays. Chaque savant expose les idées qu'il a introduites dans la science et condense pour ainsi dire ses doctrines les plus originales.

On peut ainsi, sans quitter la France, assister et participer au mouvement des esprits en Angleterre, en Allemagne, en Amérique, en Italie, tout aussi bien que les savants mêmes de chacun de ces pays.

La *Bibliothèque scientifique internationale* ne comprend pas seulement des ouvrages consacrés aux sciences physiques et naturelles; elle aborde aussi les sciences morales, comme la philosophie, l'histoire, la politique et l'économie sociale, la haute législation, etc.; mais les livres traitant des sujets de ce genre se rattachent encore aux sciences naturelles, en leur empruntant les méthodes d'observation et d'expérience qui les ont rendues si fécondes depuis deux siècles.

Cette collection paraît à la fois en français, en anglais, en allemand et en italien : à Paris, chez Félix Alcan; à Londres, chez C. Kegan, Paul et Cⁱᵉ; à New-York, chez Appleton; à Leipzig, chez Brockhaus; à Milan, chez Dumolard frères.

LISTE DES OUVRAGES PAR ORDRE D'APPARITION

78 VOLUMES IN-8, CARTONNÉS A L'ANGLAISE. CHAQUE VOLUME : 6 FRANCS.

1. J. TYNDALL. **Les Glaciers et les Transformations de l'eau**, avec figures. 1 vol. in-8. 6ᵉ édition. 6 fr.
2. BAGEHOT. **Lois scientifiques du développement des nations** dans leurs rapports avec les principes de la sélection naturelle et de l'hérédité. 1 vol. in-8. 5ᵉ édition. 6 fr.
3. MAREY. **La Machine animale**, locomotion terrestre et aérienne, avec de nombreuses fig. 1 vol. in-8. 5ᵉ édit. augmentée. 6 fr.
4. BAIN. **L'Esprit et le Corps**. 1 vol. in-8. 5ᵉ édition. 6 fr.
5. PETTIGREW. **La Locomotion chez les animaux**, marche, natation. 1 vol. in-8, avec figures. 2ᵉ édit. 6 fr.
6. HERBERT SPENCER. **La Science sociale**. 1 v. in-8, 11ᵉ édit. 6 fr.
7. SCHMIDT (O.). **La Descendance de l'homme et le Darwinisme**. 1 vol. in-8, avec fig. 6ᵉ édition. 6 fr.
8. MAUDSLEY. **Le Crime et la Folie**. 1 vol. in-8. 6ᵉ édit. 6 fr.
9. VAN BENEDEN. **Les Commensaux et les Parasites dans le règne animal**. 1 vol. in-8, avec figures. 3ᵉ édit. 6 fr.
10. BALFOUR STEWART. **La Conservation de l'énergie**, suivi d'une Étude sur la *nature de la force*, par M. P. de SAINT-ROBERT, avec figures. 1 vol. in-8. 5ᵉ édition. 6 fr.
11. DRAPER. **Les Conflits de la science et de la religion**. 1 vol. in-8. 8ᵉ édition. 6 fr.
12. L. DUMONT. **Théorie scientifique de la sensibilité**. 1 vol. in-8. 4ᵉ édition. 6 fr.
13. SCHUTZENBERGER. **Les Fermentations**. 1 vol. in-8, avec fig. 5ᵉ édit. 6 fr.
14. WHITNEY. **La Vie du langage**. 1 vol. in-8. 3ᵉ édit. 6 fr.

15. COOKE et BERKELEY. * Les Champignons. 1 vol. in-8, avec figures. 4° édition.   6 fr.
16. BERNSTEIN. * Les Sens. 1 vol. in-8, avec 91 fig. 5° édit.   6 fr.
17. BERTHELOT. * La Synthèse chimique. 1 vol. in-8. 6° édit.   6 fr.
18. VOGEL. * La Photographie et la Chimie de la lumière, avec 95 figures. 1 vol. in-8. 4° édition. *Épuisé.*
19. LUYS. * Le Cerveau et ses fonctions, avec figures. 1 vol. in-8. 7° édition.   6 fr.
20. STANLEY JEVONS. * La Monnaie et le Mécanisme de l'échange. 1 vol. in-8. 5° édition.   6 fr.
21. FUCHS. * Les Volcans et les Tremblements de terre. 1 vol. in-8, avec figures et une carte en couleur. 5° édition.   6 fr.
22. GÉNÉRAL BRIALMONT. * Les Camps retranchés et leur rôle dans la défense des États, avec fig. dans le texte et 2 planches hors texte. 4° édit. *Sous presse.*
23. DE QUATREFAGES. * L'Espèce humaine. 1 v. in-8. 11° édit.   6 fr.
24. BLASERNA et HELMHOLTZ. * Le Son et la Musique. 1 vol. in-8, avec figures. 5° édition.   6 fr.
25. ROSENTHAL. * Les Nerfs et les Muscles. 1 vol. in-8, avec 75 figures. 3° édition. *Épuisé.*
26. BRUCKE et HELMHOLTZ. * Principes scientifiques des beaux-arts. 1 vol. in-8, avec 39 figures. 4° édition.   6 fr.
27. WURTZ. * La Théorie atomique. 1 vol. in-8. 6° édition.   6 fr.
28-29. SECCHI (le père). * Les Étoiles. 2 vol. in-8, avec 63 figures dans le texte et 17 pl. en noir et en couleur hors texte. 2° édit.   12 fr.
30. JOLY. * L'Homme avant les métaux. 1 vol. in-8, avec figures. 4° édition.   6 fr.
31. A. BAIN. * La Science de l'éducation. 1 vol. in-8. 7° édit.   6 fr.
32-33. THURSTON (R.). * Histoire de la machine à vapeur, précédée d'une Introduction par M. HIRSCH. 2 vol. in-8, avec 140 figures dans le texte et 16 planches hors texte. 3° édition.   12 fr.
34. HARTMANN (R.). Les Peuples de l'Afrique. 1 vol. in-8, avec figures. 2° édition.   6 fr.
35. HERBERT SPENCER. Les Bases de la morale évolutionniste. 1 vol. in-8. 4° édition.   6 fr.
36. HUXLEY. L'Écrevisse, introduction à l'étude de la zoologie. 1 vol. in-8, avec figures.   6 fr.
37. DE ROBERTY. De la Sociologie. 1 vol. in-8. 3° édition.   6 fr.
38. ROOD. Théorie scientifique des couleurs. 1 vol. in-8, avec figures et une planche en couleur hors texte.   6 fr.
39. DE SAPORTA et MARION. L'Évolution du règne végétal (les Cryptogames). 1 vol. in-8 avec figures.   6 fr.
40-41. CHARLTON BASTIAN. Le Cerveau, organe de la pensée chez l'homme et chez les animaux. 2 vol. in-8, avec figures. 2° éd.   12 fr.
42. JAMES SULLY. Les Illusions des sens et de l'esprit. 1 vol. in-8, avec figures. 2° édit.   6 fr.
43. YOUNG. Le Soleil. 1 vol. in-8, avec figures.   6 fr.
44. DE CANDOLLE. * L'Origine des plantes cultivées. 3° édition. 1 vol. in-8.   6 fr.
45-46. SIR JOHN LUBBOCK. * Fourmis, abeilles et guêpes. Études expérimentales sur l'organisation et les mœurs des sociétés d'insectes hyménoptères. 2 vol. in-8, avec 65 figures dans le texte et 13 planches hors texte, dont 5 coloriées.   12 fr.
47. PERRIER (Edm.). La Philosophie zoologique avant Darwin. 1 vol. in-8. 2° édition.   6 fr.
48. STALLO. La Matière et la Physique moderne. 1 vol. in-8, 2° éd., précédé d'une Introduction par CH. FRIEDEL.   6 fr.

49. MANTEGAZZA. **La Physionomie et l'Expression des sentiments.**
    1 vol. in-8. 2ᵉ édit., avec huit planches hors texte.   6 fr.
50. DE MEYER. **Les Organes de la parole et leur emploi pour
    la formation des sons du langage.** 1 vol. in-8, avec 51 figures,
    précédé d'une Introd. par M. O. CLAVEAU.   6 fr.
51. DE LANESSAN. **Introduction à l'Étude de la botanique** (le Sapin).
    1 vol. in-8, 2ᵉ édit., avec 143 figures dans le texte.   6 fr.
52-53. DE SAPORTA et MARION. **L'Évolution du règne végétal** (les
    Phanérogames). 2 vol. in-8, avec 136 figures.   12 fr.
54. TROUESSART. **Les Microbes, les Ferments et les Moisissures.**
    1 vol. in-8, 2ᵉ édit., avec 107 figures dans le texte.   6 fr.
55. HARTMANN (R.). **Les Singes anthropoïdes, et leur organisation
    comparée à celle de l'homme.** 1 vol. in-8, avec gravures. 6 fr.
56. SCHMIDT (O.). **Les Mammifères dans leurs rapports avec leurs
    ancêtres géologiques.** 1 vol. in-8 avec 51 figures.   6 fr.
57. BINET et FÉRÉ. **Le Magnétisme animal.** 1 vol. in-8. 3ᵉ éd.   6 fr.
58-59. ROMANES. **L'Intelligence des animaux.** 2 v. in-8. 2ᵉ édit.   12 fr.
60. F. LAGRANGE. **Physiologie des exercices du corps.** 1 vol. in-8.
    5ᵉ édition.   6 fr.
61. DREYFUS (Camille). * **Évolution des mondes et des sociétés.** 1 vol.
    in-8. 3ᵉ édit.   6 fr.
62. DAUBRÉE. * **Les Régions invisibles du globe, et des espaces
    célestes.** 1 vol. in-8 avec 85 grav. dans le texte. 2ᵉ éd.   6 fr.
63-64. SIR JOHN LUBBOCK. * **L'Homme préhistorique.** 2 vol. in-8,
    avec 228 gravures dans le texte. 3ᵉ édit.   12 fr.
65. RICHET (Ch.). **La Chaleur animale.** 1 vol. in-8, avec figures. 6 fr.
66. FALSAN (A.). **La Période glaciaire principalement en France et
    en Suisse.** 1 vol. in-8, avec 105 grav. et 2 cartes.   6 fr.
67. BEAUNIS (H.). **Les Sensations internes.** 1 vol. in-8.   6 fr.
68. CARTAILHAC (E.). **La France préhistorique,** d'après les sépultures
    et les monuments. 1 vol. in-8, avec 162 gravures.   6 fr.
69. BERTHELOT. * **La Révolution chimique, Lavoisier.** 1 vol. in-8. 6 fr.
70. SIR JOHN LUBBOCK. * **Les Sens et l'instinct chez les animaux,**
    principalement chez les insectes. 1 vol. in-8, avec 150 grav. 6 fr.
71. STARCKE. * **La Famille primitive.** 1 vol. in-8.   6 fr.
72. ARLOING. * **Les Virus.** 1 vol. in-8, avec fig.   6 fr.
73. TOPINARD. * **L'Homme dans la Nature.** 1 vol. in-8, avec fig. 6 fr.
74. BINET (Alf.). * **Les Altérations de la personnalité.** 1 vol. in-8 avec
    figures.   6 fr.
75. DE QUATREFAGES (A.). **Darwin et ses précurseurs français.** 1 vol.
    in-8. 2ᵉ édition refondue.   6 fr.
76. LEFÈVRE (A.). * **Les Races et les langues.** 1 vol. in-8.   6 fr.
77-78. DE QUATREFAGES. **Les Émules de Darwin.** 2 vol. in-8 avec
    préfaces de MM. E. PERRIER et HAMY.   12 fr.

OUVRAGES SOUS PRESSE :

DUMESNIL. **L'hygiène de la maison.** 1 vol. in-8, avec gravures.
CORNIL ET VIDAL. **La microbiologie.** 1 vol. in-8, avec gravures.
GUIGNET. **Poteries, verres et émaux.** 1 vol. in-8, avec gravures.
ANDRÉ (Ch.). **Le Système solaire.** 1 vol. in-8, avec gravures.
KUNCKEL D'HERCULAIS. **Les Sauterelles.** 1 vol. in-8, avec gravures.
MORTILLET (de). **L'Origine de l'homme.** 1 vol. in-8, avec gravures.
PERRIER (E.). **L'Embryogénie générale.** 1 vol. in-8, avec gravures.
POUCHET (G.). **La Forme et la vie.** 1 vol. in-8, avec gravures.
BERTILLON. **La Démographie.** 1 vol. in-8.
BERTHELOT. **La Philosophie chimique.** 1 vol. in-8.
CARTAILHAC. **Les Gaulois.** 1 vol. in-8, avec gravures.

LISTE PAR ORDRE DE MATIÈRES
DES 78 VOLUMES PUBLIÉS
DE LA BIBLIOTHÈQUE SCIENTIFIQUE INTERNATIONALE
Chaque volume in-8, cartonné à l'anglaise..... 6 francs.

SCIENCES SOCIALES

* Introduction à la science sociale, par HERBERT SPENCER. 1 vol. in-8. 10e édit.   6 fr.
* Les Bases de la morale évolutionniste, par HERBERT SPENCER. 1 vol. in-8. 4e édit.   6 fr.

Les Conflits de la science et de la religion, par DRAPER, professeur à l'Université de New-York. 1 vol. in-8. 8e édit.   6 fr.

Le Crime et la Folie, par H. MAUDSLEY, professeur de médecine légale à l'Université de Londres. 1 vol. in-8. 5e édit.   6 fr.

* La Défense des États et les Camps retranchés, par le général A. BRIALMONT, inspecteur général des fortifications et du corps du génie de Belgique. 1 vol. in-8, avec nombreuses figures dans le texte et 2 pl. hors texte. 4e édit. (Sous presse).   6 fr.

* La Monnaie et le Mécanisme de l'échange, par W. STANLEY JEVONS, professeur à l'Université de Londres. 1 vol. in-8. 5e édit.   6 fr.

La Sociologie, par DE ROBERTY. 1 vol. in-8. 3e édit.   6 fr.

* La Science de l'éducation, par Alex. BAIN, professeur à l'Université d'Aberdeen (Écosse). 1 vol. in-8. 7e édit.   6 fr.

* Lois scientifiques du développement des nations dans leurs rapports avec les principes de l'hérédité et de la sélection naturelle, par W. BAGEHOT. 1 vol. in-8. 5e édit.   6 fr.

* La Vie du langage, par D. WHITNEY, professeur de philologie comparée à Yale-College de Boston (États-Unis). 1 vol. in-8. 3e édit.   6 fr.

* La Famille primitive, par J. STARCKE, professeur à l'Université de Copenhague. 1 vol. in-8.   6 fr.

PHYSIOLOGIE

Les Illusions des sens et de l'esprit, par James SULLY. 1 vol. in-8. 2e édit.   6 fr.

* La Locomotion chez les animaux (marche, natation et vol), suivie d'une étude sur l'Histoire de la navigation aérienne, par J.-B. PETTIGREW, professeur au Collège royal de chirurgie d'Édimbourg (Écosse). 1 vol. in-8, avec 140 figures dans le texte. 2e édit.   6 fr.

Les Nerfs et les Muscles, par J. ROSENTHAL, professeur à l'Université d'Erlangen (Bavière). 1 vol. in-8, av. 75 grav. 3e édit. (Épuisé.)

* La Machine animale, par E.-J. MAREY, membre de l'Institut, prof. au Collège de France. 1 vol. in-8, avec 117 figures. 4e édit.   6 fr.

* Les Sens, par BERNSTEIN, professeur de physiologie à l'Université de Halle (Prusse). 1 vol. in-8, avec 91 figures dans le texte. 4e édit.   6 fr.

Les Organes de la parole, par H. DE MEYER, professeur à l'Université de Zurich, traduit de l'allemand et précédé d'une introduction sur l'Enseignement de la parole aux sourds-muets, par O. CLAVEAU, inspecteur général des établissements de bienfaisance. 1 vol. in-8, avec 51 grav. 6 fr.

La Physionomie et l'Expression des sentiments, par P. MANTEGAZZA, professeur au Muséum d'histoire naturelle de Florence. 1 vol. in-8, avec figures et 8 planches hors texte.   6 fr.

* Physiologie des exercices du corps, par le docteur F. LAGRANGE. 1 vol. in-8. 6e édit. Ouvrage couronné par l'Institut.   6 fr.

La Chaleur animale, par CH. RICHET professeur de physiologie à la Faculté de médecine de Paris. 1 vol. in-8, avec figures dans le texte.   6 fr.

Les Sensations internes, par H. BEAUNIS, directeur du laboratoire de psychologie physiologique à la Sorbonne. 1 vol. in-8.   6 fr.

* Les Virus, par M. ARLOING, professeur à la Faculté de médecine de Lyon, directeur de l'école vétérinaire. 1 vol. in-8, avec fig.   6 fr.

PHILOSOPHIE SCIENTIFIQUE

* Le Cerveau et ses fonctions, par J. LUYS, membre de l'Académie de médecine, médecin de la Charité. 1 vol. in-8, avec fig. 7e édit.   6 fr.

Le Cerveau et la Pensée chez l'homme et les animaux, par CHARLTON BASTIAN, professeur à l'Université de Londres. 2 vol. in-8 avec 184 fig. dans le texte. 2e édit.   12 fr.

Le Crime et la Folie, par H. MAUDSLEY, professeur à l'Université de Londres. 1 vol. in-8. 6e édit.   6 fr.

* **L'Esprit et le Corps**, considérés au point de vue de leurs relations, suivi d'études sur les *Erreurs généralement répandues au sujet de l'esprit*, par Alex. BAIN, prof. à l'Université d'Aberdeen (Écosse). 1 v. in-8. 4° éd.　　6 fr.

* **Théorie scientifique de la sensibilité** : *le Plaisir et la Peine*, par Léon DUMONT. 1 vol. in-8. 3° édit.　　6 fr.

La Matière et la Physique moderne, par STALLO, précédé d'une préface par M. Ch. FRIEDEL, de l'Institut. 1 vol. in-8. 2° édit.　　6 fr.

Le Magnétisme animal, par Alf. BINET et Ch. FÉRÉ. 1 vol. in-8, avec figures dans le texte. 3° édit.　　6 fr.

L'Intelligence des animaux, par ROMANES. 2 v. in-8. 2° édit. précédée d'une préface de M. E. PERRIER, prof. au Muséum d'histoire naturelle.　　12 fr.

* **L'Évolution des mondes et des sociétés**, par C. DREYFUS, député de la Seine. 1 vol. in-8. 3° édit.　　6 fr.

* **Les Altérations de la personnalité**, par Alf. BINET, directeur adjoint du laboratoire de psychologie à la Sorbonne (Hautes études). 1 vol. in-8, avec gravures.　　6 fr.

ANTHROPOLOGIE

* **L'Espèce humaine**, par A. DE QUATREFAGES, membre de l'Institut, professeur d'anthropologie au Muséum d'histoire naturelle de Paris. 1 vol. in-8. 10° édit.　　6 fr.

Ch. Darwin et ses précurseurs français, par A. DE QUATREFAGES. 1 vol. in-8. 2° édition.　　6 fr.

Les Émules de Darwin, par A. DE QUATREFAGES, avec une préface de M. EDM. PERRIER, de l'Institut, et une notice sur la vie et les travaux de l'auteur par E.-T. HAMY, de l'Institut. 2 vol. in-8.　　12 fr.

* **L'Homme avant les métaux**, par N. JOLY, correspondant de l'Institut, professeur à la Faculté des sciences de Toulouse. 1 vol. in-8, avec 150 figures dans le texte et un frontispice. 4° édit.　　6 fr.

* **Les Peuples de l'Afrique**, par R. HARTMANN, professeur à l'Université de Berlin. 1 vol. in-8, avec 93 figures dans le texte. 2° édit.　　6 fr.

Les Singes anthropoïdes et leur organisation comparée à celle de l'homme, par R. HARTMANN, professeur à l'Université de Berlin. 1 vol. in-8, avec 63 figures gravées sur bois.　　6 fr.

* **L'Homme préhistorique**, par SIR JOHN LUBBOCK, membre de la Société royale de Londres. 2 vol. in-8, avec 228 gravures dans le texte. 3° édit.　　12 fr.

La France préhistorique, par E. CARTAILHAC. 1 vol. in-8, avec 150 gravures dans le texte.　　6 fr.

* **L'Homme dans la Nature**, par TOPINARD, ancien secrétaire général de la Société d'Anthropologie de Paris. 1 vol. in-8, avec 101 gravures dans le texte.　　6 fr.

* **Les Races et les Langues**, par André LEFÈVRE, professeur à l'École d'Anthropologie de Paris. 1 vol. in-8.　　6 fr.

ZOOLOGIE

* **La Descendance de l'homme et le Darwinisme**, par O. SCHMIDT, professeur à l'Université de Strasbourg. 1 vol. in-8, avec figures. 6° édit. 6 fr.

Les Mammifères dans leurs rapports avec leurs ancêtres géologiques, par O. SCHMIDT. 1 vol. in-8, avec 51 figures dans le texte.　　6 fr.

* **Fourmis, Abeilles et Guêpes**, par sir JOHN LUBBOCK, membre de la Société royale de Londres. 2 vol. in-8, avec figures dans le texte, et 13 planches hors texte dont 5 coloriées.　　12 fr.

* **Les Sens et l'instinct chez les animaux**, et principalement chez les insectes, par Sir JOHN LUBBOCK. 1 vol. in-8 avec grav.　　6 fr.

L'Écrevisse, introduction à l'étude de la zoologie, par Th.-H. HUXLEY, membre de la Société royale de Londres et de l'Institut de France, professeur d'histoire naturelle à l'École royale des mines de Londres. 1 vol. in-8, avec 82 figures dans le texte.　　6 fr.

* **Les Commensaux et les Parasites** dans le règne animal, par P.-J. VAN BENEDEN, professeur à l'Université de Louvain (Belgique). 1 vol. in-8, avec 82 figures dans le texte. 3° édit.　　6 fr.

La Philosophie zoologique avant Darwin, par EDMOND PERRIER, professeur au Muséum d'histoire naturelle de Paris. 1 vol. in-8. 2° édit.　　6 fr.

Darwin et ses précurseurs français, par A. de QUATREFAGES, de l'Institut. 1 vol. in-8. 2° édit.　　6 fr.

BOTANIQUE — GÉOLOGIE

* **Les Champignons**, par COOKE et BERKELEY. 1 v. in-8, avec 110 fig. 4° édit. 6 fr.

* **L'Évolution du règne végétal**, par G. DE SAPORTA, correspondant de l'In-

stitut, et MARION, correspondant de l'Institut, professeur à la Faculté des sciences de Marseille :

* I. *Les Cryptogames.* 1 vol. in-8, avec 85 figures dans le texte. 6 fr.
* II. *Les Phanérogames.* 2 vol. in-8, avec 136 fig. dans le texte. 12 fr.
* **Les Volcans et les Tremblements de terre**, par FUCHS, professeur à l'Université de Heidelberg. 1 vol. in-8, avec 36 figures et une carte en couleur. 5° édition. 6 fr.
* **La Période glaciaire**, principalement en France et en Suisse, par A. FALSAN. 1 vol. in-8, avec 105 gravures et 2 cartes hors texte. 6 fr.
* **Les Régions invisibles du globe et des espaces célestes**, par A. DAUBRÉE, de l'Institut, professeur au Muséum d'histoire naturelle. 1 vol. in-8. 2° édit., avec 89 gravures dans le texte. 6 fr.
* **L'Origine des plantes cultivées**, par A. DE CANDOLLE, correspondant de l'Institut. 1 vol. in-8. 3° édit. 6 fr.
* **Introduction à l'étude de la botanique** (*le Sapin*), par J. DE LANESSAN, professeur agrégé à la Faculté de médecine de Paris. 1 vol. in-8. 2° édit., avec figures dans le texte. 6 fr.
* **Microbes, Ferments et Moisissures**, par le docteur L. TROUESSART. 1 vol. in-8, avec 108 figures dans le texte. 2° éd. 6 fr.

CHIMIE

Les Fermentations, par P. SCHÜTZENBERGER, membre de l'Académie de médecine, prof. de chimie au Collège de France. 1 v. in-8, avec fig. 5° édit. 6 fr.
* **La Synthèse chimique**, par M. BERTHELOT, secrétaire perpétuel de l'Académie des sciences, professeur de chimie organique au Collège de France. 1 vol. in-8. 6° édit. 6 fr.
* **La Théorie atomique**, par Ad. WURTZ, membre de l'Institut, professeur à la Faculté des sciences et à la Faculté de médecine de Paris. 1 vol. in-8. 6° édit., précédée d'une introduction sur *la Vie et les Travaux* de l'auteur, par M. Ch. FRIEDEL, de l'Institut. 6 fr.
* **La Révolution chimique** (*Lavoisier*), par M. BERTHELOT. 1 vol. in-8. 6 fr.

ASTRONOMIE — MÉCANIQUE

* **Histoire de la Machine à vapeur, de la Locomotive et des Bateaux à vapeur**, par R. THURSTON, professeur de mécanique à l'Institut technique de Hoboken, près de New-York, revue, annotée et augmentée d'une Introduction par M. HIRSCH, professeur de machines à vapeur à l'École des ponts et chaussées de Paris. 2 vol. in-8, avec 160 figures dans le texte et 16 planches tirées à part. 3° édit. 12 fr.
* **Les Étoiles**, notions d'astronomie sidérale, par le P. A. SECCHI, directeur de l'Observatoire du Collège Romain. 2 vol. in-8, avec 68 figures dans le texte et 16 planches en noir et en couleurs. 2° édit. (*Épuisé.*) 12 fr.
Le Soleil, par C.-A. YOUNG, professeur d'astronomie au Collège de New-Jersey. 1 vol. in-8, avec 87 figures. 6 fr.

PHYSIQUE

La Conservation de l'énergie, par BALFOUR STEWART, professeur de physique au collège Owens de Manchester (Angleterre), suivi d'une étude sur la *Nature de la force*, par P. DE SAINT-ROBERT (de Turin). 1 vol. in-8 avec figures. 4° édit. 6 fr.
* **Les Glaciers et les Transformations de l'eau**, par J. TYNDALL, professeur de chimie à l'Institution royale de Londres, suivi d'une étude sur le même sujet, par HELMHOLTZ, professeur à l'Université de Berlin. 1 vol. in-8, avec nombreuses figures dans le texte et 8 planches tirées à part sur papier teinté. 5° édit. 6 fr.
* **La Photographie et la Chimie de la lumière**, par VOGEL, professeur à l'Académie polytechnique de Berlin. 1 vol. in-8, avec 95 figures dans le texte et une planche en photoglyptie. 4° édit. (*Épuisé.*) 6 fr.
* **La Matière et la Physique moderne**, par STALLO, précédé d'une préface par Ch. FRIEDEL, membre de l'Institut. 1 vol. in-8. 2° édit. 6 fr.

THÉORIE DES BEAUX-ARTS

* **Le Son et la Musique**, par P. BLASERNA, prof. à l'Université de Rome, suivi des *Causes physiologiques de l'harmonie musicale*, par H. HELMHOLTZ, prof. à l'Université de Berlin. 1 vol. in-8, avec 41 fig. 4° édit. 6 fr.
Principes scientifiques des Beaux-Arts, par E. BRUCKE, professeur à l'Université de Vienne, suivi de *l'Optique et les Arts*, par HELMHOLTZ, prof. à l'Université de Berlin. 1 vol. in-8, avec fig. 4° édit. 6 fr.
* **Théorie scientifique des couleurs** et leurs applications aux arts et à l'industrie, par O. N. ROOD, professeur de physique à Colombia-College de New-York (États-Unis). 1 vol. in-8, avec 130 figures dans le texte et une planche en couleurs. 6 fr.

PUBLICATIONS

HISTORIQUES, PHILOSOPHIQUES ET SCIENTIFIQUES

qui ne se trouvent pas dans les collections précédentes.

Actes du 1ᵉʳ Congrès international d'anthropologie criminelle de Rome. Biologie et sociologie. 1887. 1 vol. gr. in-8. 15 fr.

AGUILERA. **L'Idée de droit en Allemagne depuis Kant jusqu'à nos jours.** 1 vol. in-8. 1892. 5 fr.

ALAUX. **Esquisse d'une philosophie de l'être.** In-8. 1 fr.

— **Les Problèmes religieux au XIXᵉ siècle.** 1 vol. in-8. 7 fr. 50

— **Philosophie morale et politique,** études. 1 vol. in-8. 1893. 7 fr. 50 (Voy. p. 2.)

ALGLAVE. **Des Juridictions civiles chez les Romains.** 1 vol. in-8. 2 fr. 50

ALTMEYER (J.-J.). **Les Précurseurs de la réforme aux Pays-Bas.** 2 forts volumes in-8. 12 fr.

ARRÉAT. **Une Éducation intellectuelle.** 1 vol. in-18. 2 fr. 50

— **Journal d'un philosophe.** 1 vol. in-18. 3 fr. 50 (Voy. p. 2 et 4.)

Autonomie et fédération. 1 vol. in-18. 1 fr.

AZAM. **Entre la raison et la folie. Les Toqués.** Gr. in-8. 1891. 1 fr.

— **Hypnotisme et double conscience,** avec préfaces et lettres de MM. Paul Bert, Charcot et Ribot. 1 vol. in-8. 1893. 9 fr.

BAETS (Abbé M.). **Les Bases de la morale et du droit.** In-8. 6 fr.

BALFOUR STEWART et TAIT. **L'Univers invisible.** 1 vol. in-8. 7 fr.

BARNI. **Les Martyrs de la libre pensée.** 1 vol. in-18. 2ᵉ édit. 3 fr. 50 (Voy. p. 4 ; KANT, p. 8 ; p. 13 et 31.)

BARTHÉLEMY SAINT-HILAIRE. (Voy. pages 2, 4 et 7 et ARISTOIE.)

BAUTAIN (Abbé). **La Philosophie morale.** 2 vol. in-8. 12 fr.

BEAUNIS (H.). **Impressions de campagne (1870-1871).** In-18. 3 fr. 50

BÉNARD (Ch.). **Philosophie dans l'éducation classique.** In-8. 6 fr. (Voy. p. 7, ARISTOTE ; p. 8, SCHELLING et HEGEL.)

BERTAULD. **De la Méthode.** Méthode spinosiste et méthode hégélienne. 2ᵉ édition. 1891. 1 vol. in-18. 3 fr. 50

— **Méthode spiritualiste.** Étude critique des preuves de l'existence de Dieu. 2ᵉ édition. 2 vol. in-18. 7 fr.

— **Esprit et liberté.** 1 vol. in-18. 1892. 3 fr. 50

BLANQUI. **Critique sociale.** 2 vol. in-18. 7 fr.

BOILLEY (P.). **La Législation internationale du travail.** In-12. 3 fr.

BONJEAN (A.). **L'Hypnotisme,** ses rapports avec le droit, la thérapeutique, la suggestion mentale. 1 vol. in-18. 1890. 3 fr.

BOUCHARDAT. **Le Travail,** son influence sur la santé. In-18. 2 fr. 50

BOUCHER (A.). **Darwinisme et socialisme.** 1890. In-8. 1 fr. 25

BOURBON DEL MONTE. **L'Homme et les animaux.** 1 vol. in-8. 5 fr.

BOURDEAU (Louis). **Théorie des sciences.** 2 vol. in-8. 20 fr.

— **Les Forces de l'industrie.** 1 vol. in-8. 5 fr.

— **La Conquête du monde animal.** In-8. 5 fr.

— **La Conquête du monde végétal.** 1893. In-8. 5 fr.

— **L'Histoire et les historiens.** 1 vol. in-8. 7 fr. 50 (Voy. p. 4.)

BOURDET (Eug.). **Principes d'éducation positive**. In-18. 3 fr. 50
— **Vocabulaire de la philosophie positive**. 1 vol. in-18. 3 fr. 50
BOURLOTON (Edg.) et ROBERT (Edmond). **La Commune et ses idées à travers l'histoire**. 1 vol. in-18. 3 fr. 50 (Voy. p. 13.)
BUCHNER. **Essai biographique sur Léon Dumont**. In-18. 2 fr.
Bulletins de la Société de psychologie physiologique. 1re année, 1885, 1 broch. in-8, 1 fr. 50. — 2e année, 1886, 1 broch. in-8, 3 fr. — 3e année, 1887, 1 fr. 50. — 4e année, 1888, 1 fr. 50; — 5e année, 1889, 1 fr. 50; — 6e année, 1890. 1 fr. 50
BUSQUET. **Représailles**, poésies. In-18. 1 vol. 3 fr.
BUSSIÈRE et LEGOUIS. **Le Général Beaupuy (1753-1796)**. In-8. 3 fr. 50
CARDON (G.). **Les Fondateurs de l'Université de Douai**. In-8. 10 fr.
CELLARIER (F.). **Études sur la raison**. 1 vol. in-12. 3 fr.
— **Rapports du relatif et de l'absolu**. 1 vol. in-18. 4 fr.
CLAMAGERAN. **L'Algérie**. 3e édit. 1 vol. in-18. 3 fr. 50
— **La Réaction économique et la démocratie**. 1 v. in-8. 1891. 1 fr. 25 (Voy. p. 13.)
CLAVEL (Dr). **La Morale positive**. 1 vol. in-8. 3 fr.
— **Critique et conséquences des principes de 1789**. In-18. 3 fr.
— **Les Principes au XIXe siècle**. In-18. 1 fr.
CONTA. **Théorie du fatalisme**. 1 vol. in-18. 4 fr.
— **Introduction à la métaphysique**. 1 vol. in-18. 3 fr.
COQUEREL fils (Athanase). **Libres études**. 1 vol. in-8. 5 fr.
CORTAMBERT (Louis). **La Religion du progrès**. In-18. 3 fr. 50
COSTE (Ad.). **Hygiène sociale contre le paupérisme**. In-8. 6 fr.
— **Les Questions sociales contemporaines** (avec la collaboration de MM. A. Burdeau et Arréat). 1 fort vol. in-8. 10 fr.
— **Nouvel exposé d'économie politique et de physiologie sociale**. In-18. 3 fr. 50 (Voy. p. 2 et 32.)
CRÉPIEUX-JAMIN. **L'Écriture et le caractère**. 1 vol. in-8 avec de nombreux fac-similés. 5 fr.
DANICOURT (Léon). **La Patrie et la République**. In-18. 2 fr. 50
DAURIAC. **Sens commun et raison pratique**. 1 br. in-8. 1 fr. 50
— **Croyance et réalité**. 1 vol. in-18. 1889. 3 fr. 50
— **Le Réalisme de Reid**. In-8. 1 fr.
— **Introduction à la psychologie du musicien**. 1891. 1 br. in-8. 1 fr.
DAVY. **Les Conventionnels de l'Eure**. 2 forts vol. in-8. 18 fr.
DELBOEUF. **Examen critique de la loi psychophysique**. In-18. 3 fr. 50
— **Le Sommeil et les rêves**. 1 vol. in-18. 3 fr. 50
— **De l'Étendue de l'action curative de l'hypnotisme. L'hypnotisme appliqué aux altérations de l'organe visuel**. In-8. 1 fr. 50
— **Le Magnétisme animal**, visite à l'École de Nancy. In-8. 2 fr. 50
— **Magnétiseurs et médecins**. 1 vol. in-8. 1890. 2 fr.
— **Les Fêtes de Montpellier**. In-8. 1891. 2 fr.
— **Megamicros**. 1 br. in-8. 1893. 1 fr. 50 (Voy. p. 2.)
DELMAS. **Libres pensées** (littérature et morale). 1 vol. in-8. 2 fr. 50
DESCHAMPS. **La Philosophie de l'écriture**. 1 vol. in-8. 1892. 3 fr.
DESTREM (J.). **Les Déportations du Consulat**. 1 br. in-8. 1 fr. 50
DIDE. *Jules Barni, sa vie, son œuvre. 1 v. in-18, avec le portrait de *J. Barni*, gravé en taille-douce. 1891. 2 fr. 50
DOLLFUS (Ch.). **Lettres philosophiques**. In-18. 3 fr.
— **Considérations sur l'histoire**. In-8. 7 fr. 50
— **L'Ame dans les phénomènes de conscience**. 1 vol. in-18. 3 fr. 50
DUBOST (Antonin). **Des conditions de gouvernement en France**. 1 vol. in-8. 7 fr. 50
DUBUC (P.). *Essai sur la méthode en métaphysique. 1 vol. in-8. 5 fr.
DUFAY. **Études sur la destinée**. 1 vol. in-18. 3 fr.

DUNAN. **Sur les formes à priori de la sensibilité.** 1 vol. in-8. 5 fr.
— **Les Arguments de Zénon d'Élée contre le mouvement.** 1 br. in-8. 1 fr. 50
DURAND-DÉSORMEAUX. **Réflexions et Pensées.** In-8. 2 fr. 50
— **Études philosophiques,** l'action, la connaissance. 2 vol. in-8. 15 fr.
DUTASTA. **Le Capitaine Vallé.** 1 vol. in-18. 3 fr. 50
DUVAL-JOUVE. **Traité de logique.** 1 vol. in-8. 6 fr.
DUVERGIER DE HAURANNE (Mme E.). **Histoire populaire de la Révolution française.** 1 vol. in-18. 3e édit. 3 fr. 50
— **Éléments de science sociale.** 1 vol. in-18. 4e édit. 3 fr. 50
ESCANDE. **Hoche en Irlande** (1795-1798). 1 vol. in-18. 3 fr. 50
ESPINAS. **Du Sommeil provoqué chez les hystériques.** Br. in-8. 1 fr. (Voy. p. 2 et 4.)
FABRE (Joseph). **Histoire de la philosophie.** Première partie : Antiquité et moyen âge. 1 vol. in-12. 3 fr. 50
FAU. **Anatomie des formes du corps humain,** à l'usage des peintres et des sculpteurs. 1 atlas de 25 planches avec texte. 2e édition. Prix, figures noires, 15 fr. ; fig. coloriées. 30 fr.
FAUCONNIER. **Protection et libre-échange.** In-8. 2 fr. — **La Morale et la religion dans l'enseignement,** 75 c. — **L'Or et l'argent.** In-8. 2 fr. 50
FEDERICI. **Les Lois du progrès.** 2 vol. in-8. Chacun. 6 fr.
FERRIÈRE (Em.). **Les Apôtres,** essai d'histoire religieuse. 1 vol. in-12. 4 fr. 50
— **L'Ame est la fonction du cerveau.** 2 volumes in-18. 7 fr.
— **Le Paganisme des Hébreux jusqu'à la captivité de Babylone.** 1 vol. in-18. 3 fr. 50.
— **La Matière et l'énergie.** 1 vol. in-18. 4 fr. 50
— **L'Ame et la vie.** 1 vol. in-18. 4 fr. 50
— **Les Erreurs scientifiques de la Bible.** 1 vol. in-18, 1891. 3 fr. 50
— **Les Mythes de la Bible.** 1 vol. in-18, 1893. 3 fr. 50 (Voy. p. 32.)
FERRON (de). **Institutions municipales et provinciales dans les différents États de l'Europe.** Comparaison. Réformes. 1 vol. in-8. 8 fr.
— **Théorie du progrès.** 2 vol. in-18. 7 fr.
— **De la Division du pouvoir législ. en deux Chambres.** In-8. 8 fr.
FLOURNOY. **Des phénomènes de synopsie** (*audition colorée*). 1 vol. in-8. 1893. 6 fr.
FOX (W.-J.). **Des Idées religieuses.** In-8. 3 fr.
GASTINEAU. **Voltaire en exil.** 1 vol. in-18. 3 fr.
GAYTE (Claude). **Essai sur la croyance.** 1 vol. in-8. 3 fr.
GOBLET D'ALVIELLA. **L'Idée de Dieu,** d'après l'anthr. et l'histoire. In-8. 6 f.
GOURD. **Le Phénomène.** 1 vol. in-8. 7 fr. 50
GRASSERIE (R. de la). **De la classification objective et subjective des arts, de la littérature et des sciences.** 1 vol. in-8. 5 fr.
GREEF (Guillaume de). **Introduction à la Sociologie.** 2 vol. in-8. Chacun. 6 fr. (Voy. p. 2.)
GRESLAND. **Le Génie de l'homme,** libre philosophie. Gr. in-8. 7 fr.
GRIMAUX (Ed.). **Lavoisier** (1748-1794), d'après sa correspondance et divers documents inédits. 1 vol. gr. in-8 avec gravures. 1888. 15 fr.
GRIVEAU (M.). **Les Éléments du beau.** Préface de M. SULLY-PRUDHOMME. In-18, avec 60 fig. 1893. 4 fr. 50
GUILLAUME (de Moissey). **Traité des sensations.** 2 vol. in-8. 12 fr.
GUILLY. **La Nature et la Morale.** 1 vol. in-18. 2e édit. 2 fr. 50
GUYAU. **Vers d'un philosophe.** In-18. 3 fr. 50 (Voy. p. 2, 5, 7 et 10.)
HAYEM (Armand). **L'Être social.** 1 vol. in-18. 2e édit. 2 fr. 50
HENRY (Ch.). **Lois générales des réactions psycho-motrices.** In-8. 2 fr.
— **Cercle chromatique,** avec introduction sur la *théorie générale de la dynamogénie,* grand in-folio, cartonné. 40 fr.

HENRY (Ch.). **Rapporteur esthétique** *avec notice sur ses applications à l'art industriel, à l'histoire de l'art, à la méthode graphique.* 20 fr.

HERZEN. **Récits et Nouvelles.** In-18. 3 fr. 50 — **De l'autre rive.** In-18. 3 fr. 50. — **Lettres de France et d'Italie.** In-18. 3 fr. 50

HIRTH (G.). **La Vue plastique, fonction de l'écorce cérébrale.** In-8. Trad. de l'allem. par L. Arréat, avec grav. et 34 pl. 8 fr. (Voy. p. 5.)

HUXLEY. **La Physiographie,** introduction à l'étude de la nature, traduit et adapté par M. G. Lamy. 1 vol. in-8. 2ᵉ éd., avec fig. 8 fr. (Voy. p. 5 et 32.)

ISSAURAT. **Moments perdus de Pierre-Jean.** 1 vol. in-18. 3 fr.
— **Les Alarmes d'un père de famille.** In-8. 1 fr.

JANET (Paul). **Le Médiateur plastique de Cudworth.** 1 vol. in-8. 1 fr. (Voy. p. 3, 5, 7, 8, 9 et 11.)

JEANMAIRE. **La Personnalité dans la psychologie moderne.** In-8. 5 fr.

JOIRE. **La Population, richesse nationale; le Travail, richesse du peuple.** 1 vol. in-8. 5 fr.

JOYAU. **De l'invention dans les arts et dans les sciences.** 1 v. in-8. 5 fr.
— **Essai sur la liberté morale.** 1 vol. in-18. 3 fr. 50
— **La Théorie de la grâce et la liberté morale de l'homme.** 1 vol. in-8. 2 fr. 50

JOZON (Paul). **De l'Écriture phonétique.** In-18. 3 fr. 50

KINGSFORD (A.) et MAITLAND (E.). **La Voie parfaite ou le Christ ésotérique,** précédé d'une préface d'Edouard Schuré. 1 vol. in-8. 1892. 6 fr.

KOVALEVSKY. **L'Ivrognerie,** ses causes, son traitement. 1 v. in-18. 1 fr. 50

KOVALEVSKI (M.). **Tableau des origines et de l'évolution de la famille et de la propriété.** 1 vol. in-8. 1890. 4 fr.

LABORDE. **Les Hommes et les Actes de l'insurrection de Paris** devant la psychologie morbide. 1 vol. in-18. 2 fr. 50

LACOMBE. **Mes droits.** 1 vol. in-12. 2 fr. 50

LAGGROND. **L'Univers, la force et la vie.** 1 vol. in-8. 2 fr. 50

LA LANDELLE (de). **Alphabet phonétique.** In-18. 2 fr. 50

LANGLOIS. **L'Homme et la Révolution.** 2 vol. in-18. 7 fr.

LAUSSEDAT. **La Suisse.** Études méd. et sociales. In-18. 3 fr. 50

LAVELEYE (Em. de). **De l'avenir des peuples catholiques.** In-8. 25 c.
— **Lettres sur l'Italie** (1878-1879). In-18. 3 fr. 50
— **L'Afrique centrale.** 1 vol. in-12. 3 fr.
— **La Péninsule des Balkans.** 2ᵉ édit. 2 vol. in-12. 1888. 10 fr.
— **La Monnaie et le bimétallisme international.** 1 vol. in-18. 2ᵉ édition. 1891. 3 fr. 50
— **Essais et Études.** Première série (1861-1875). 1 vol. in-8. 1894. 7 fr. 50 (Voy. p. 5 et 13.)

LEDRU-ROLLIN. **Discours politiques et écrits divers.** 2 vol. in-8. 12 fr.

LEGOYT. **Le Suicide.** 1 vol. in-8. 8 fr.

LEMER (Julien). **Dossier des Jésuites et des libertés de l'Église gallicane.** 1 vol. in-18. 3 fr. 50

LOURDEAU. **Le Sénat et la Magistrature dans la démocratie française.** 1 vol. in-18. 3 fr. 50

La Lutte contre l'abus du tabac. In-16, cart. à l'angl. 3 fr. 30

MAGY. **De la Science et de la nature.** 1 vol. in-8. 6 fr.

MAINDRON (Ernest). **L'Académie des sciences** (Histoire de l'Académie; fondation de l'Institut national; Bonaparte, membre de l'Institut). 1 beau vol. in-8 cavalier, avec 53 gravures dans le texte, portraits, plans, etc. 8 planches hors texte et 2 autographes. 12 fr.

MALON (Benoît). **Le Socialisme intégral.**
Première partie : *Histoire des théories et tendances générales.* 1 volume grand in-8, avec portrait de l'auteur. 2ᵉ éd. 1892. 6 fr.
Deuxième partie : *Des réformes possibles et des moyens pratiques.* 1 vol. grand in-8. 1892. 6 fr.
— **Précis théorique, historique et pratique de socialisme** (lundis socialistes). 1 vol. in-12. 1892. 3 fr. 50

MARAIS. **Garibaldi et l'armée des Vosges.** In-18. 1 fr. 50
MARSAUCHE (L.). **La Confédération helvétique d'après la constitution**, préface de M. Frédéric Passy. 1 vol. in-18. 1894. 3 fr. 50
MASSERON (I.). **Danger et nécessité du socialisme.** In-18. 3 fr. 50
MATHIEU (H.). **Un peu de philosophie naturaliste.** In-18. 2 fr. 50
MAURICE (Fernand). **La Politique extérieure de la République française.** 1 vol. in-12. 3 fr. 50
MENIÈRE. **Cicéron médecin.** 1 vol. in-18. 4 fr. 50
— **Les Consultations de Mme de Sévigné.** 1 vol. in-8. 3 fr.
MICHAUT (N.). **De l'Imagination.** 1 vol. in-8. 5 fr.
MILSAND. **Les Études classiques.** 1 vol. in-18. 3 fr. 50
— **Le Code et la Liberté.** In-8. 2 fr. (Voy. p. 3.)
MORIN (Miron). **Essais de critique religieuse.** 1 fort vol. in-8. 5 fr.
MORIN (Frédéric). **Politique et philosophie.** 1 v. in-18. 3 fr. 50 (V. p. 32.)
NETTER (A.). **La Parole intérieure et l'âme.** 1 vol. in-18. 2 fr. 50
NIVELET. **Loisirs de la vieillesse.** 1 vol. in-12. 3 fr.
— **Gall et sa doctrine.** 1 vol. in-8. 1890. 5 fr.
— **Miscellanées littéraires et scientifiques.** 1 vol. in-18. 1893. 2 fr.
NIZET. **L'Hypnotisme**, étude critique. 1 vol. in-12. 1892. 2 fr. 50
NOEL (E.). **Mémoires d'un imbécile**, préface de *Littré*. In-18. 3e éd. 3 fr. 50
NOTOVITCH. **La Liberté de la volonté.** In-18. 3 fr. 50
NOVICOW. **La Politique internationale.** 1 vol. in-8. 7 fr. (Voy. p. 5.)
NYS (Ernest). **Les Théories politiques et le droit international.** 1 vol. in-8. 1891. 4 fr.
OLECHNOWICZ. **Histoire de la civilisation de l'humanité**, d'après la méthode brahmanique. 1 vol. in-12. 3 fr. 50
PARIS (le colonel). **Le Feu à Paris et en Amérique.** 1 v. in-18. 3 fr. 50
PARIS (comte de). **Les Associations ouvrières en Angleterre (Trades-unions).** 1 vol. in-18. 7e édit. 1 fr. — Édition sur papier fort. 2 fr. 50
PAULHAN (Fr.). **Le Nouveau mysticisme.** 1 vol. in-18. 1891. 2 fr. 50 (Voy. p. 3, 5 et 32.)
PELLETAN (Eugène). **La Naissance d'une ville (Royan).** In-18. 1 fr. 40
— *Jarousseau, le pasteur du désert.** 1 vol. in-18. 2 fr.
— *Un Roi philosophe, Frédéric le Grand.** In-18. 3 fr. 50
— **Droits de l'homme.** 1 vol. in-12. 3 fr. 50
— **Profession de foi du XIXe siècle.** In-12. 3 fr. 50
PELLIS (F.). **La Philosophie de la mécanique.** 1 vol. in-8. 1888. 2 fr. 50
PÉNY (le major). **La France par rapport à l'Allemagne.** Étude de géographie militaire. 1 vol. in-8. 2e édit. 6 fr.
PÉRÈS (Jean). **Du Libre arbitre.** Grand in-8. 1891. 1 fr.
PEREZ (Bernard). **Thiery Tiedmann. — Mes deux chats.** In-12. 2 fr.
— **Jacotot et sa Méthode d'émancipation intellect.** In-18. 3 fr.
— **Dictionnaire abrégé de philosophie**, à l'usage des classes. 1893. 1 vol. in-12. 1 fr. 50 (Voy. p. 5.)
PERGAMENI (H.). **Histoire de la littérature française.** In-8. 9 fr.
PETROZ (P.). **L'Art et la Critique en France** depuis 1822. In-18. 3 fr. 50
— **Un Critique d'art au XIXe siècle.** In-18. 1 fr. 50
— **Esquisse d'une histoire de la peinture au Musée du Louvre.** 1 vol. in-8. 1890. 5 fr.
PHILBERT (Louis). **Le Rire.** In-8. (Cour. par l'Académie française.) 7 fr. 50
PIAT (Abbé C.). **L'Intellect actif ou Du rôle de l'activité mentale dans la formation des idées.** 1 vol. in-8. 4 fr.
PICARD (Ch.). **Sémites et Aryens (1893).** In-18. 4 fr. 50
PICAVET (F.). **L'Histoire de la philosophie, ce qu'elle a été, ce qu'elle peut être.** In-8. 2 fr.
— **La Mettrie et la critique allemande.** 1889. In-8. 1 fr. (Voy. p. 6, 8 et 11.)

POEY. **Le Positivisme.** 1 fort vol. in-12. 4 fr. 50
— **M. Littré et Auguste Comte.** 1 vol. in-18. 3 fr. 50
PORT (Célestin), de l'Institut. **La Légende de Cathelineau,** ses débuts, son brevet de généralissime, son élection, sa mort (mars-juillet 1793), avec nombreux documents inédits ou inconnus. 1 fort vol. in-8. 1893. 5 fr.
POULLET. **La Campagne de l'Est** (1870-1871). In-8, avec cartes. 7 fr.

QUINET (Edgar). **Œuvres complètes.** 30 volumes in-18. Chaque volume, 3 fr. 50. Chaque ouvrage se vend séparément :
*1. Génie des religions. 6e édition.
*2. Les Jésuites. — L'Ultramontanisme. 11e édition.
*3. Le Christianisme et la Révolution française. 6e édition.
*4-5. Les Révolutions d'Italie. 5e édition. 2 vol.
*6. Marnix de Sainte-Aldegonde. — Philosophie de l'Histoire de France. 4e édition.
*7. Les Roumains. — Allemagne et Italie. 3e édition.
8. Premiers travaux : Introduction à la Philosophie de l'histoire. — Essai sur Herder. — Examen de la Vie de Jésus. — Origine des dieux. — L'Église de Brou. 3e édition.
9. La Grèce moderne. — Histoire de la poésie. 3e édition.
*10. Mes Vacances en Espagne. 5e édition.
11. Ahasverus. — Tablettes du Juif errant. 5e édition.
12. Prométhée. — Les Esclaves. 4e édition.
13. Napoléon (poème). (*Épuisé.*)
14. L'Enseignement du peuple. — Œuvres politiques avant l'exil. 8e édition.
*15. Histoire de mes idées (Autobiographie). 4e édition.
*16-17. Merlin l'Enchanteur. 2e édition. 2 vol.
*18-19-20. La Révolution. 10e édition. 3 vol.
*21. Campagne de 1815. 7e édition.
22-23. La Création. 3e édition. 2 vol.
24. Le Livre de l'exilé. — La Révolution religieuse au XIXe siècle. — Œuvres politiques pendant l'exil. 2e édition.
25. Le Siège de Paris. — Œuvres politiques après l'exil. 2e édition.
26. La République. Conditions de régénération de la France. 2e édit.
*27. L'Esprit nouveau. 5e édition.
28. Le Génie grec. 1re édition.
*29-30. Correspondance. Lettres à sa mère. 1re édition. 2 vol.

RÉGAMEY (Guillaume). **Anatomie des formes du cheval,** à l'usage des peintres et des sculpteurs. 6 planches en chromolithographie, publiées sous la direction de Félix Régamey, avec texte par le Dr Kuhff. 2 fr. 50
RENOUVIER (Ch.). *** Les Principes de la nature.** 2e édition, revue, corrigée et augmentée des *Essais de critique générale* (3e essai). 2 vol. in-12. 8 fr.
RIBERT (Léonce). *** Esprit de la Constitution** du 25 février 1875. 1 vol. in-18. 3 fr. 50
RIBOT (Paul). **Spiritualisme et Matérialisme.** 2e éd. 1 vol. in-8. 6 fr.
SOSNY (Ch. de). **La Méthode consciencielle.** 1 vol. in-8. 4 fr.
SALMON (Ph.). **Age de la pierre.** Division industr. de la période paléolith. quatern. et de la période néolith. In-8 avec 36 pl. 1892. 3 fr.
SANDERVAL (O. de). **De l'Absolu.** La loi de vie. 1 vol. in-8. 2e éd. 5 fr.
— **Kahel. Le Soudan français,** carnet de voyage. 1 vol. in-8 avec gravures dans le texte et 5 cartes. 8 fr.
SECRÉTAN (Ch.). **Études sociales.** 1889. 1 vol. in-18. 3 fr. 50
— **Les Droits de l'humanité.** 1 vol. in-18. 1891. 3 fr. 50
— **La Croyance et la civilisation.** 1 vol. in-18. 2e édit. 1891. 3 fr. 50
— **Mon Utopie.** 1 vol. in-18. 3 fr. 50
— **Le Principe de la morale.** 1 vol. in-8. 2e éd. 7 fr. 50
SERGUEYEFF. **Physiologie de la veille et du sommeil.** 2 volumes grand in-8. 1890. 20 fr.

— 30 —

SIÉREBOIS. **Psychologie réaliste.** 1876. 1 vol. in-18.   2 fr. 50
SOREL (Albert). **Le Traité de Paris du 30 novembre 1815.** In-8. 4 fr. 50
SOUFFRET (F.). **De la Disparité physique et mentale des races
   humaines et de ses principes.** 1 vol. gr. in-8.   5 fr.
SPIR (A.). **Esquisses de philosophie critique.** 1 vol. in-18.   2 fr. 50
STRADA (J.). **La loi de l'histoire.** Constitution scientifique de l'histoire.
   1 vol. in-8. 1894.   5 fr.
STRAUS. **Les Origines de la forme républicaine du gouvernement
   dans les États-Unis d'Amérique.** 1 vol. in-18.   4 fr. 50
STUART MILL (J.). **La République de 1848 et ses détracteurs.**
   Préface de M. SADI CARNOT. In-18. 2ᵉ éd.   1 fr. (Voy. p. 3 et 6.)
TARDE. **Les Lois de l'imitation.** Étude sociologique. 1 vol. in-8. 1890. 6 fr.
   (Voy. p. 3.)
TÉNOT (Eugène). **Paris et ses fortifications** (1870-1880). 1 vol. in-8. 5 fr.
   — **Les Frontières de la France** (1870-82-92). In-8. 2ᵉ éd.   9 fr.
TERQUEM (A.). **La Science romaine à l'époque d'Auguste.** Étude
   historique d'après Vitruve. 1 vol. gr. in-8.   3 fr.
THOMAS (J.). **Principes de philosophie morale.** 1 vol. in-8. 1889. 3 fr. 50
THOMAS (G.). **Michel-Ange poète et l'expression de l'amour plato-
   nique dans la poésie italienne du Moyen âge et de la Renais-
   sance.** 1 vol. in-8. 1891.   3 fr.
THULIÉ. **La Folie et la Loi.** 2ᵉ édit. 1 vol. in-8.   3 fr. 50
   — **La Manie raisonnante du docteur Campagne.** In-8.   2 fr.
TIBERGHIEN. **Les Commandements de l'humanité.** 1 vol. in-18. 3 fr.
   — **Enseignement et philosophie.** 1 vol. in-18.   4 fr.
   — **Introduction à la philosophie.** 1 vol. in-18.   6 fr.
   — **La Science de l'âme.** 1 vol. in-12. 3ᵉ édit.   6 fr.
   — **Éléments de morale universelle.** In-12.   2 fr.
TISSANDIER. **Études de théodicée.** 1 vol. in-8.   4 fr.
TISSOT. **Principes de morale.** 1 vol. in-8. 6 fr. (Voy. KANT, p. 7.)
TRATCHEVSKY (E.). **France et Allemagne.** 1 vol. in-8.   3 fr.
VACHEROT. **La Science et la Métaphysique.** 3 vol. in-18.   10 fr. 50
   — Voy. p. 4 et 6.
VALLIER. **De l'Intention morale.** 1 vol. in-8.   3 fr. 50
VAN ENDE (U.). **Histoire naturelle de la croyance,** *première partie :*
   l'Animal. 1 vol. in-8.   5 fr.
VIGOUREUX (Ch.). **L'Avenir de l'Europe** au double point de vue de la poli-
   tique de sentiment et de la politique d'intérêt. 1892. 1 vol. in-18. 3 fr. 50
VILLIAUMÉ. **La Politique moderne.** 1 vol. in-8.   6 fr.
VOITURON. **Le Libéralisme et les Idées religieuses.** In-12.   4 fr.
WEILL (Alexandre). **Le Pentateuque selon Moïse et le Pentateuque
   selon Esra.** 1 fort vol. in-8, contenant le volume suivant.   7 fr. 50
   — **Vie, doctrine et gouvernement de Moïse.** 1 vol. in-8.   3 fr.
WEILL (Denis). **Le Droit d'association et le Droit de réunion** devant
   les chambres et les tribunaux. 1893. 1 vol. in-12.   3 fr. 50
WUARIN (L.). **Le Contribuable.** 1 vol. in-16.   3 fr. 50
X... **Tablettes de la vie.** 1 vol. gr. in-8. 1891.   3 fr.
YUNG (Eugène). **Henri IV écrivain.** 1 vol. in-8.   5 fr.
ZIESING (Th.). **Érasme ou Salignac.** Étude sur la lettre de François
   Rabelais. 1 brochure gr. in-8.   4 fr.

BIBLIOTHÈQUE UTILE

111 VOLUMES PARUS.

Le volume de 192 pages, broché, 60 centimes.
Cartonné à l'anglaise ou en cartonnage toile dorée, 1 fr.

Le titre de cette collection est justifié par les services qu'elle rend et la part pour laquelle elle contribue à l'instruction populaire.

Elle embrasse l'histoire, la philosophie, le droit, les sciences, l'économie politique et les arts, c'est-à-dire qu'elle traite toutes les questions qu'un homme instruit ne doit plus ignorer. Son esprit est essentiellement démocratique. La plupart de ses volumes sont adoptés pour les Bibliothèques par le *Ministère de l'instruction publique*, le *Ministère de la guerre*, la *Ville de Paris*, la *Ligue de l'enseignement*, etc.

HISTOIRE DE FRANCE

Les Mérovingiens, par Buchez.

Les Carlovingiens, par Buchez.

Les Luttes religieuses des premiers siècles, par J. Bastide. 4º édit.

Les Guerres de la Réforme, par J. Bastide. 4º édit.

La France au moyen âge, par F. Morin.

Jeanne d'Arc, par Fréd. Lock.

Décadence de la monarchie française, par Eug. Pelletan. 4º édit.

***La Révolution française**, par H. Carnot (2 volumes).

La Défense nationale en 1792, par P. Gaffarel.

Napoléon 1er, par Jules Barni.

***Histoire de la Restauration**, par Fréd. Lock. 3º édit.

***Histoire de Louis-Philippe**, par Edgar Zevort. 2º édit.

Mœurs et Institutions de la France, par P. Bondois. 2 volumes.

Léon Gambetta, par J. Reinach.

***Histoire de l'armée française**, par L. Bère.

***Histoire de la marine française**, par Alfr. Doneaud. 2º édit.

Histoire de la conquête de l'Algérie, par Quesnel.

Les Origines de la guerre de 1870, par Ch. de Larivière.

PAYS ÉTRANGERS

L'Espagne et le Portugal, par E. Raymond. 2º édition.

Histoire de l'Empire ottoman, par L. Collas. 2º édition.

***Les Révolutions d'Angleterre**, par Eug. Despois. 3º édition.

Histoire de la maison d'Autriche, par Ch. Rolland. 2º édition.

L'Europe contemporaine (1789-1879), par P. Bondois.

Histoire contemporaine de la Prusse, par Alfr. Doneaud.

Histoire contemporaine de l'Italie, par Félix Henneguy.

Histoire contemporaine de l'Angleterre, par A. Regnard.

HISTOIRE ANCIENNE

***La Grèce ancienne**, par L. Combes. 2º édition.

L'Asie occidentale et l'Égypte, par A. Ott. 2º édition.

L'Inde et la Chine, par A. Ott.

Histoire romaine, par Creighton.

L'Antiquité romaine, par Wilkins (avec gravures).

L'Antiquité grecque, par Mahaffy (avec gravures).

GÉOGRAPHIE

***Torrents, fleuves et canaux de la France**, par H. Blerzy.

Les Colonies anglaises, par H. Blerzy.

Les Îles du Pacifique, par le capitaine de vaisseau Jouan (avec 1 carte).

Les Peuples de l'Afrique et de l'Amérique, par Girard de Rialle.

Les Peuples de l'Asie et de l'Europe, par Girard de Rialle.

L'Indo-Chine française, p. Faque.

***Géographie physique**, par Geikie.

Continents et Océans, par Grove (avec figures).

***Les Frontières de la France**, par P. Gaffarel.

L'Afrique française, par A. Joyeux, avec une préface de M. de Lanessan.

COSMOGRAPHIE

Les Entretiens de Fontenelle sur la pluralité des mondes, mis au courant de la science par Boillot.

***Le Soleil et les Étoiles**, par le P. Secchi, Briot, Wolf et Delaunay. 2º édition (avec figures).

Les Phénomènes célestes, par Zurcher et Margollé.

A travers le ciel, par Amigues.

Origines et Fin des mondes, par Ch. Richard. 3º édition.

***Notions d'astronomie**, par L. Catalan. 4º édition (avec figures).

SCIENCES APPLIQUÉES

Le Génie de la science et de l'industrie, par B. GASTINEAU.

***Causeries sur la mécanique**, par BROTHIER. 2ᵉ édit.

Médecine populaire, par TURCK.

La Médecine des accidents, par BROQUÈRE.

Les Maladies épidémiques (Hygiène et Prévention), par L. MONIN.

Hygiène générale, par L. CRUVEILHIER. 6ᵉ édit.

Petit Dictionnaire des falsifications, par DUFOUR.

Les Mines de la France et de ses colonies, par P. MAIGNE.

Les Matières premières et leur emploi, par H. GENEVOIX.

Les Procédés industriels, du même.

La Machine à vapeur, par H. GOSSIN, avec figures.

La Photographie, par H. GOSSIN.

La Navigation aérienne, par G. DALLET, avec figures.

L'Agriculture française, par A. LARBALÉTRIER, avec figures.

Les Chemins de fer, par G. MAYER, (avec figures.)

Les grands ports maritimes de commerce, par D. BELLET, (avec figures.)

SCIENCES PHYSIQUES ET NATURELLES

Télescope et Microscope, par ZURCHER et MARGOLLÉ.

***Les Phénomènes de l'atmosphère**, par ZURCHER. 4ᵉ édit.

***Histoire de l'air**, par ALBERT LÉVY.

Histoire de la terre, par BROTHIER.

Principaux faits de la chimie, par SAMSON. 5ᵉ édit.

Les Phénomènes de la mer, par E. MARGOLLÉ. 5ᵉ édit.

***L'Homme préhistorique**, par ZABOROWSKI. 2ᵉ édit.

Les mondes disparus, du même.

Les Grands Singes, du même.

Histoire de l'eau, par BOUANT.

Introduction à l'étude des sciences physiques, par MORAND. 5ᵉ édit.

Le Darwinisme, par E. FERRIÈRE.

***Géologie**, par GEIKIE (avec fig.).

Les Migrations des animaux et le Pigeon voyageur, par ZABOROWSKI.

Premières Notions sur les sciences, par Th. HUXLEY.

La Chasse et la Pêche des animaux marins, par JOUAN.

Zoologie générale, par H. BEAUREGARD (avec figures).

Botanique générale, par E. GÉRARDIN (avec figures).

La vie dans les mers, par H. COUPIN, avec gravures.

PHILOSOPHIE

La Vie éternelle, par ENFANTIN. 2ᵉ éd.

Voltaire et Rousseau, par Eug. NOEL. 3ᵉ édit.

Histoire populaire de la philosophie, par L. BROTHIER. 3ᵉ édit.

***La Philosophie zoologique**, par Victor MEUNIER. 2ᵉ édit.

***L'Origine du langage**, par ZABOROWSKI.

Physiologie de l'esprit, par PAULHAN (avec figures).

L'Homme est-il libre? par RENARD.

La Philosophie positive, par le docteur ROBINET. 2ᵉ édit.

ENSEIGNEMENT. — ÉCONOMIE DOMESTIQUE

De l'Éducation, par H. SPENCER.

La Statistique humaine de la France, par Jacques BERTILLON.

Le Journal, par HATIN.

De l'Enseignement (professionnel, par CORBON. 3ᵉ édit.

Les Délassements du travail, par Maurice CRISTAL. 2ᵉ édit.

Le Budget du foyer, par H. LENEVEUX.

Paris municipal, par H. LENEVEUX.

Histoire du travail manuel en France, par H. LENEVEUX.

L'Art et les Artistes en France, par Laurent PICHAT, sénateur. 4ᵉ édit.

Premiers principes des beaux-arts, par J. COLLIER (avec gravures).

Économie politique, par STANLEY JEVONS. 3ᵉ édit.

Le Patriotisme à l'école, par JOURDY, chef d'escadron d'artillerie.

Histoire du libre-échange en Angleterre, par MONGREDIEN.

Économie rurale et agricole, par PETIT.

La Richesse et le bonheur, par Ad. COSTE.

Alcoolisme ou épargne, le dilemme social, par Ad. COSTE.

DROIT

***La Loi civile en France**, par MORIN. 3ᵉ édit.

La Justice criminelle en France, par G. JOURDAN. 3ᵉ édit.

Imprimeries réunies, rue Mignon, 2, Paris. — 14747